新生儿婴儿
护理养育指南

逐天、逐周、逐月讲解0~1岁婴儿护理养育重点及方式方法

陈宝英　刘　宏　王书荃　戴耀华◎主编
支持单位：中国妇幼保健协会

第3版

中国妇女出版社

图书在版编目（CIP）数据

新生儿婴儿护理养育指南 / 陈宝英等主编. -- 3版. -- 北京 : 中国妇女出版社, 2023.5（2025.9 重印）
ISBN 978-7-5127-2258-3

Ⅰ.①新… Ⅱ.①陈… Ⅲ.①新生儿－护理－指南②婴儿－护理－指南 Ⅳ.①R174-62

中国国家版本馆CIP数据核字（2023）第002088号

策划编辑：王海峰
责任编辑：王海峰
封面设计：尚世视觉
责任印制：李志国

出版发行：中国妇女出版社
地　　址：北京市东城区史家胡同甲24号　　邮政编码：100010
电　　话：（010）65133160（发行部）　　65133161（邮购）
网　　址：www.womenbooks.cn
邮　　箱：zgfncbs@womenbooks.cn
法律顾问：北京市道可特律师事务所
经　　销：各地新华书店
印　　刷：北京通州皇家印刷厂

开　　本：170mm×240mm　1/16
印　　张：27.25
字　　数：500千字
版　　次：2023年5月第3版　　2025年9月第5次印刷
定　　价：118.00元

如有印装错误，请与发行部联系

专家顾问

首席专家 申昆玲　教授、主任医师、博士生导师，中华医学会儿科分会前主任委员，国家呼吸系统疾病临床医学研究中心主任，亚洲儿科呼吸学会主席，中华医学会儿科分会呼吸组组长，国家卫健委第二届儿童用药专家委员会名誉主任委员

首席顾问 于小千　中国妇幼保健协会常务副会长、秘书长，中国宋庆龄基金会理事，上海交通大学国家健康研究院特聘教授

特别顾问 严松彪　中国妇幼保健协会副会长，首都医科大学附属北京妇产医院北京妇幼保健院院长、党委副书记、主任医师

丁　冰　中国妇幼健康研究会副秘书长

审核专家 朱宗涵　首都儿科研究所研究员、儿科专家，原北京市卫生局局长

陆　虹　北京大学护理学院书记、副院长

何　仲　博士生导师，北京协和医学院人文学院院长

丛笑梅　博士生导师，美国康涅狄格大学终身教授

梅　建　中国儿童中心研究员，中国心理学会常务副秘书长，中国优生科学协会副会长，中国关心下一代工作委员会专家委员会副秘书长

刘翔平　北京师范大学心理学院教授、博士生导师

郭红霞　中国教育科学研究院副研究员

陈　琴　北京师范大学学前教育学博士、发展心理学博士后，中国教育科学研究院副研究员

本书编委会

总策划、主编

陈宝英　妇产科主任医师、教授，享受国务院政府特殊津贴。曾任北京积水潭医院党委副书记兼副院长、首都医科大学附属北京妇产医院党委书记兼院长、世界卫生组织母婴和妇女保健研究培训中心主任

刘　宏　北京妇产医院护理部主管护师、中国妇幼保健协会助产专家委员会委员、中国妇幼保健协会助产分会委员、中国妇幼保健协会助产分会导乐专业培训学组常委

王书荃　中国教育科学研究院研究员、教授。现任国务院中国关心下一代工作委员会专家委员会委员、中国优生优育协会专家指导委员会委员、中国心理学会心理学标准与服务研究委员会常务委员

戴耀华　教授、研究员、博士生导师，享受国务院政府特殊津贴。1981年至今，先后在中国医学科学院儿科研究所、首都儿科研究所工作。曾被世界卫生组织总部聘请为世界卫生组织儿童和青少年卫生和发展专家执委会成员

副主编

张　峰　首都医科大学附属北京儿童医院儿童保健中心主任医师

李广隽　首都医科大学附属北京妇产医院围产医学部总护士长、副主任护师，全国第一届婴儿抚触大赛冠军

陈建军　中华护理学会儿科专业委员会主任委员，《中华护理》杂志审稿专家，北京大学第一医院主任护师

王　玲　中国妇幼保健协会副秘书长，北京市海淀区妇幼保健院原院长、主任医师

编　委　（按姓氏笔画排列）

于莎莎　马文利　王玉琨　卢　婜　叶　艳　冯　斌　朱利欣
朱洪平　任玉风　刘玉旺　刘　华　刘维民　牟　龙　李慧玲
何　弢　宋国超　宋清华　张大华　张帅明　陈　梅　陈　静
林嫦梅　周　静　房珉晖　孟玲慧　赵亚辉　赵志刚　郝洪秋
郗　芳　唐艳莉　梁卫兰　韩冬韧　焦　颖　霍记平

支持单位　中国妇幼保健协会

致　谢

各月龄宝宝及家长	张添童　蓝冰滢　李颜旭　李　瑶　赵梓墨　赵　辰 胡宸睿　龚云涛　谢传行　刘晓丽　马心祎　韦永兰 李嘉萱　董　蕊　杜宇辰　范羽飞　赵祎男　乔春雨 刘煜邦　宋永爱　孙靖桐　刘　蕊　张钧羿　曹　晛 张景芃　刘　慧　杜伯犀　张晓宾　陈丽萍
护理视频操作者	董　蕊
导演、摄像及剪辑	李　震　唐　臣　张　明　谢秋波　刘小鑫
脚本编写	李广隽　刘　宏　刘　华　韩冬轫　刘　霞
配音人员	任玉风　华　莎
支持品牌	Britax 宝得适
致谢单位	北京爱育华妇儿医院 毅英妈咪宝贝俱乐部（石景山店） 蓝猪坊创意美食工作室 博云视觉（北京）科技有限公司 超块链信息科技有限公司 北京米心创意儿童摄影
工作人员	孙鑫丽　邓银强　王　佳　孟香香　张泽祥　王玉莹 耿兴东　朱彦珣
致谢个人	王志平　乔卫军　刘春霞　陈安平　周　建　彭　杨 齐咏梅　牛志兰　季淑敏　张新平　王　俊　阳　槿 鲍　婕

1.扫码关注微信公众号“童芽”。

2.点击弹出链接，点开视频页面观看全书操作视频。

3.此后直接进入“童芽学院”，点击本书封面，根据相关提示即可观看全书视频。

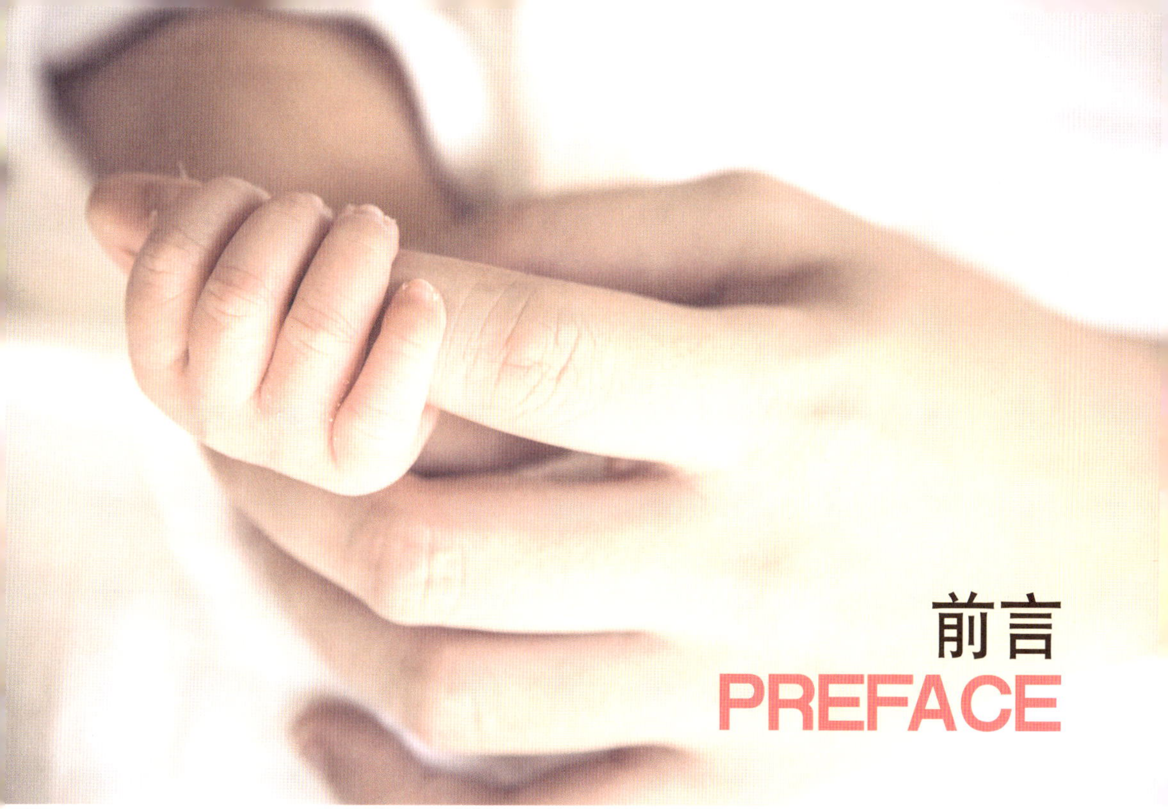

前言
PREFACE

随着我国妇幼健康事业的不断发展，婴幼儿的身心健康水平也在不断提高。但时至今日，仍有一些年轻的父母对于新生儿及婴儿的护理、养育知识知之甚少。为了更好地普及科学的育儿知识，在中国妇幼保健协会的支持下，北京童芽健康科技研究院发起、组织近百位专家策划并编写了这本《新生儿婴儿护理养育指南》。

本书编者均来自三级甲等医院、中国教育科学研究院等国内顶级专业机构，他们都是新生儿及婴儿护理、营养、保健、心理、教育以及疾病治疗和预防等方面的权威人士。

全书以新生儿及婴儿的身心发育为主线，集日常护理、疾病预防和早期发展于一体，逐天、逐周、逐月讲解新生儿及婴儿的成长发育特点，进而展开介绍适合不同月龄婴幼儿的护理内容和护理方法，非常利于父母尤其是新手父母系统学习和参照操作。

本书内容共分四篇。第一篇是“准备篇”，分两部分：第一部分介绍了父母应该如何迎接宝宝的到来；第二部分介绍了父母应该怎样从母乳喂养的角度为新生儿的到来做准备。第二篇是“新生儿篇（0～28天）”，分五部分：第一部分逐天、逐周地介绍了新生儿出生后每一天或每一周的养育重点及护理方法；第二部分介绍了新生儿的疫苗与接种的相关知识；第三部分告诉你如何对新生儿的体格和智力发展进行家庭式测量和评价；第四部分讲述了家庭环境是如何对新生儿产生影响的；第五部分对新生儿时期的常见疾病及家庭护理方法做了详细解读。第三篇是“婴儿篇（2～12个月）”，重点关注新生儿期之后到1岁期间婴儿的家庭养育及护理方法，每一个月为一部分，每一部分按照喂养与护理、疫苗与接种、成长与发育、环境与教育展开。第四篇是“婴儿疾病篇”，重点介绍婴儿常见的疾病与家庭护理方法。

本书的一大特色是，读者可以边读书边看视频。为了使新手父母更直观地学习新生儿、婴儿护理养育的实操方法，我们将很多护理实操方法、早期教育的方法以及一些婴儿用具的操作规范拍成视频，与本书同步发行，例如袋鼠式护理方法、半躺式母乳喂养姿势、婴儿安全座椅操作规范等。

本书共有26个视频，其中护理视频14个、早教视频12个。用手机扫描书中相应之处的照片，读者可随时随地观看视频，学习育儿方法。为了给年轻父母提供最大价值的参考标准，我们尽可能选用真人宝宝拍摄视频，并严格按月龄选用宝宝。这些视频真实反映了每个月龄阶段的宝宝在接受早期教育及护理时的状态。

纸质图书与操作视频的结合，促使全新的阅读方式产生。这种阅读方式，将大大提高年轻父母的学习效率。

适合阅读本书的人有：1.母婴护理从业人员，如月嫂、月子会所母婴护理人员、医院的妇幼医生和母婴护理人员等；2.孕产妇及其家属，后者主要指对孕产妇进行主要看护的家属，如孕产妇的父母、公婆、丈夫等。

由衷希望《新生儿婴儿护理养育指南》能够给全国各地成千上万的新手父母及母婴护理从业人员带来全新的育儿理念、丰富的育儿知识和科学的育儿方法。

希望全天下的孩子都能在良好的环境中健康茁壮地成长。

陈宝英

主任医师、教授，北京妇产学会执行会长

曾任世界卫生组织母婴和妇女保健研究培训中心主任

首都医科大学附属北京妇产医院原党委书记兼院长

2021年7月

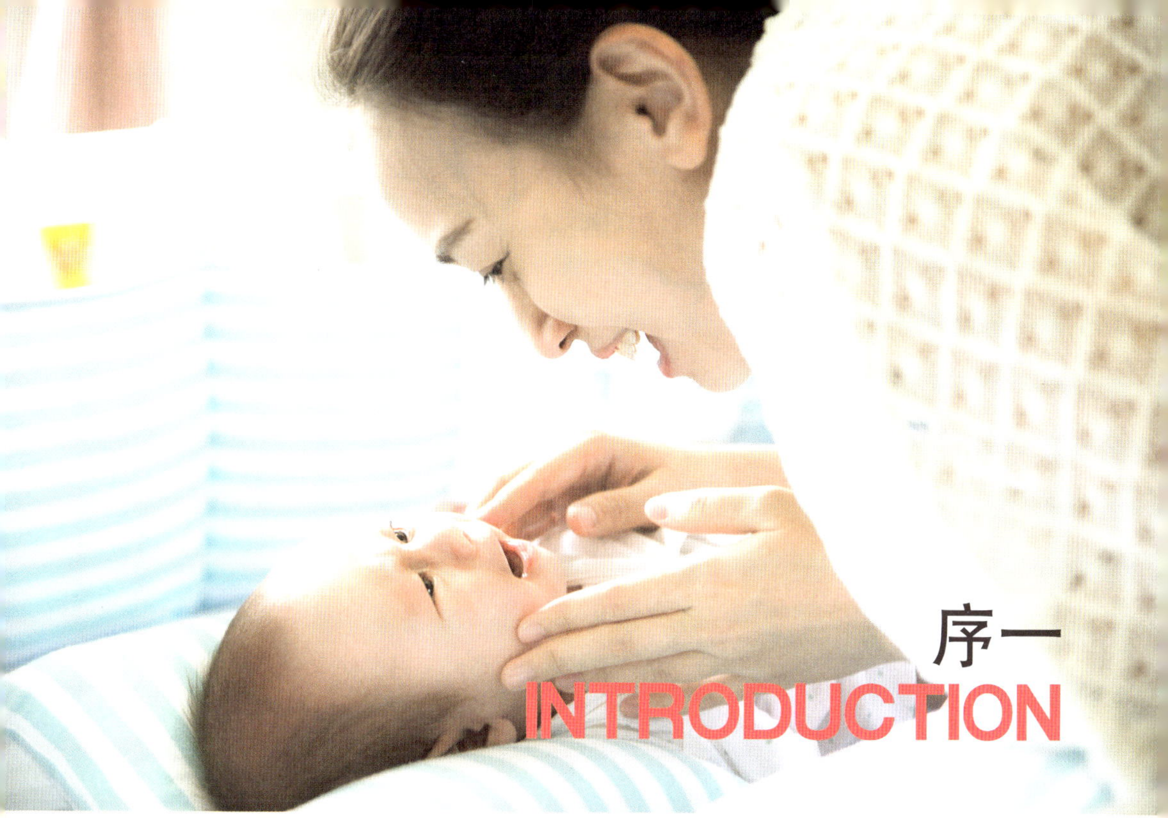

序一
INTRODUCTION

儿童是每个家庭的未来，更是国家的未来。儿童的体格、智力、心理、社会能力等的全面发展十分重要。

我国全面实行三孩政策后，将进入一个生育高峰期。据相关专家预测，我国未来几年新出生人口将大幅增加。很多初为人父人母的新手父母或是即将迎来二胎宝宝甚至三胎宝宝的年轻父母，既有正在迎接新生宝宝到来的兴奋、激动和骄傲，又有即将面对角色转换的紧张、不安和无措。

如何养育一个新生宝宝，并把他呵护成人，是所有年轻父母都高度关注、渴望做到的事情。

有秘籍吗？陈宝英教授领衔近百位知名妇产科、儿科、护理、心理、早教专家合力完成的《新生儿婴儿护理养育指南》一书，将对年轻父母养育自己宝宝的过程给予精准指导。

本书像时针一样准确地记录了宝宝从出生第一天到满月，从出生第一个月到一周岁的成长过程，并辅以宝宝的日常护理、科学喂养、身心发展、智力开发等专业指导。

本书将医学、教育学、心理学等不同学科领域国内外最新研究成果高度整合在一起，无疑将成为新生儿婴儿护理养育操作范例。

本书的另一创举是将很多科学育儿的操作规范通过视频的方式展示给年轻父母，开启了“边读文字，边看视频”的新型阅读模式。

此外，本书文字流畅，通俗易懂，不但是年轻父母养育宝宝的宝典，也将成为广大妇幼工作者的实操指南。

让我们一起陪伴宝宝健康成长！

相信阅读过本书的读者都将从中获益！

于小千

中国妇幼保健协会常务副会长、秘书长

中国宋庆龄基金会理事

上海交通大学国家健康研究院特聘教授

2018年1月10日晨

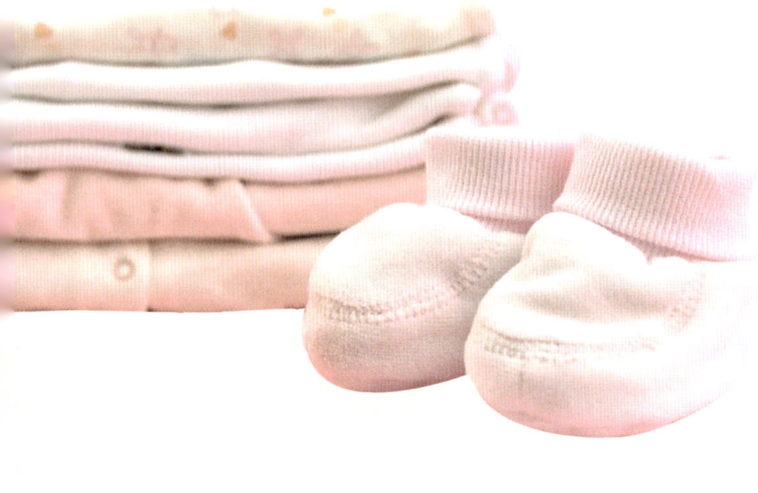

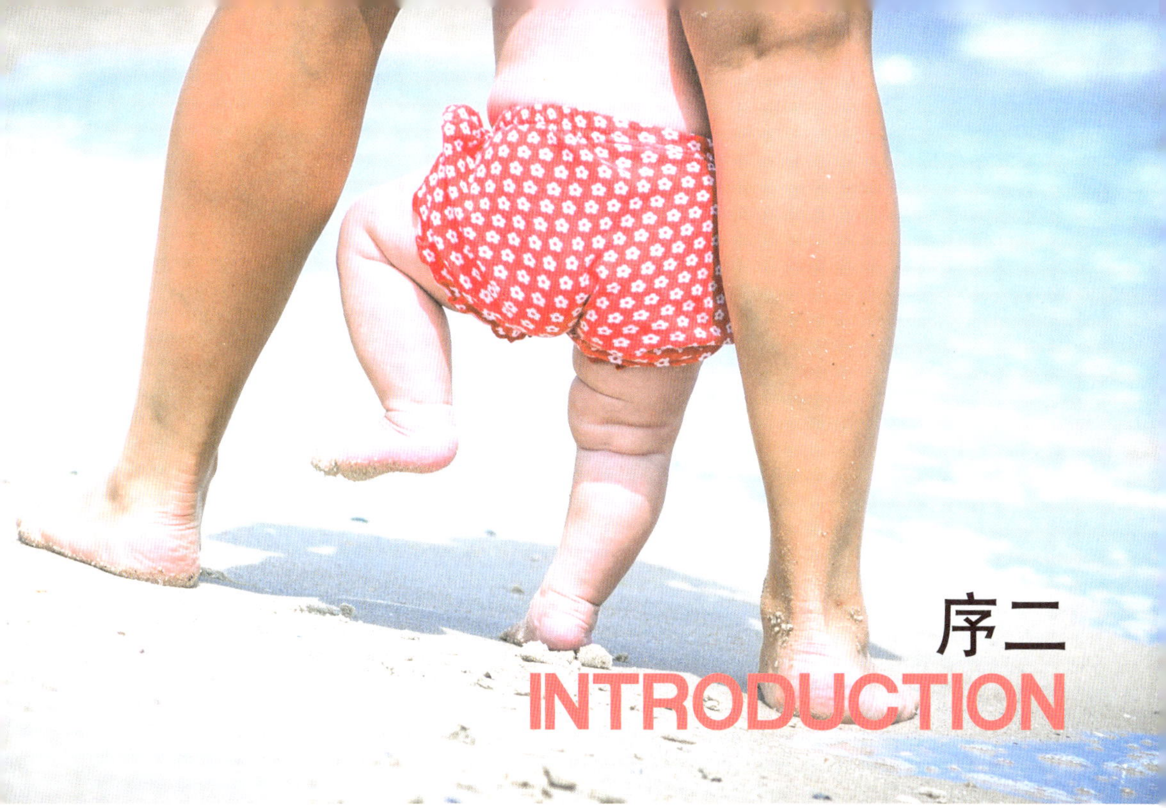

序二 INTRODUCTION

儿童时期是人一生发展最为关键的时期。为儿童提供必要的生存、发展、受保护和参与社会的机会与条件，尽可能满足儿童生存发展的需要，促进其潜能最大程度地发挥，将为儿童一生的发展奠定重要基础。儿童是人类的未来，是社会可持续发展的重要资源。儿童的发展是一个国家经济、社会发展与进步的重要组成部分，促进儿童发展，对于全面提高中华民族的素质、建设人力资源强国具有重要战略意义。

儿童根据年龄可划分为胎儿期、新生儿期、婴儿期、学龄前期、学龄期和青春期，始终处在不断生长发育的动态过程中。2008年，国际上有专家首次提出了生命早期1000天的概念，即从受精卵形成到胎儿期宫内生长再到出生后2周岁以内这一时期。这一时期是一个生命生长发育的关键期。此时期是机体组织、器官系统生长发育的关键时期，不仅关系着儿童当下的体格发育与大脑发育，而且还与未来的认知功能及慢性疾病的发生直接相关。其中，新生儿期和婴儿期尤为重要。在新生儿期（从胎儿娩出、脐带结扎至出生后28天），孩子需要适应宫外新环境，经历解剖生理学上的巨大变化，全身各系统的功能也将从不成熟开始慢慢发育。在婴儿期（指出生后满28天至1周岁），孩子生长特别快，1周岁时体重至少3倍于出生体重，身长约为出生时身长的1.5倍。此时，我们必须为其供给适量的营养要素。这期间，孩子的中枢神经系统发育迅速，条件反射不断形成。为促进此时期孩子脑组织的生长和智力发育，除应注意补充充足的营养，针对性强的早期教育与智力开发也是非常重要的。

孩子还未出生时，几乎所有父母内心都充满了期待和希望，然而在孩子出生后都会不知所措、万分迷茫。所以，针对家长的教育和培训是非常重要的。在互联网时代，更多更新的技术使得这种教育更为便捷。

这本《新生儿婴儿护理养育指南》由陈宝英教授领衔近百位知名妇产、护理、早教、儿科专家合力完成。全书将根据宝宝不同阶段身心发育的特点，从宝宝的日常护理、营养饮食、早期教育和疾病处理四个方面给予抚养者和代抚养者全面、科学的优育指导。本书会让家长减少育儿上的盲目性，更加了解宝宝，从而以最科学的方式方法培养、教育宝宝，让宝宝快乐、健康地成长。

本书相关操作视频也将同步推出。全书共有26个操作视频，其中早教视频12个、护理视频14个。

最后，祝愿每位家长都能享受到为人父母的快乐，并能帮助孩子健康成长。

申昆玲

教授、主任医师、博士生导师

中华医学会儿科分会前主任委员

国家呼吸系统疾病临床医学研究中心主任

亚洲儿科呼吸学会主席

2018年3月

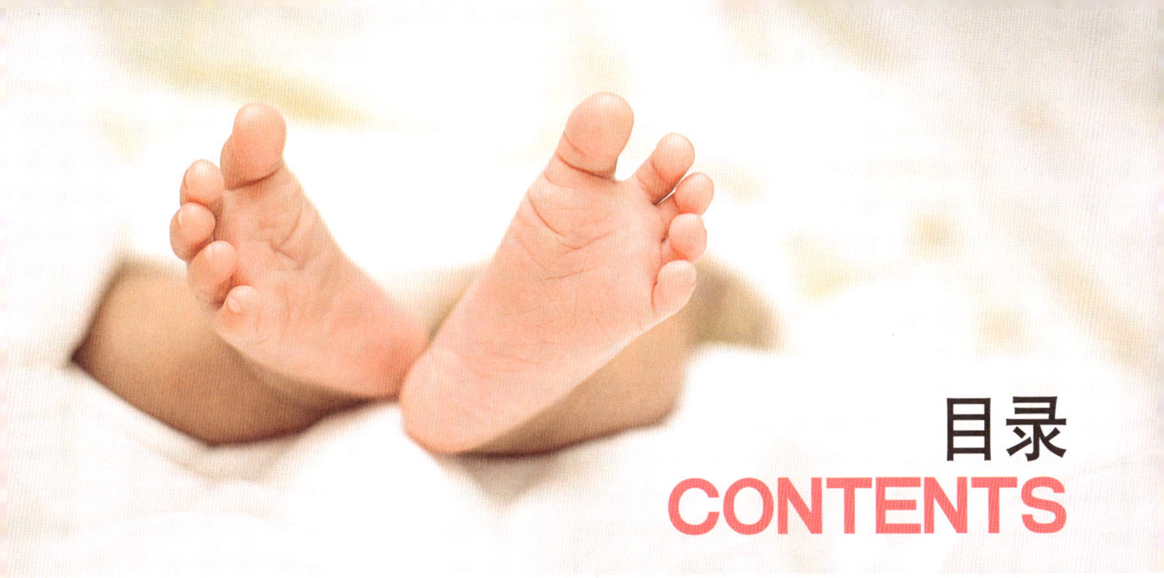

目录
CONTENTS

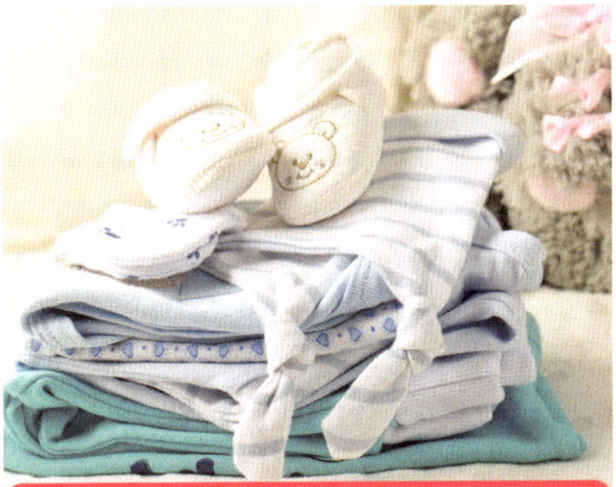

第一篇　准备篇

父母如何迎接宝宝的到来……003

备好适合宝宝的衣服和被褥……003
如何为宝宝选购日常用品……004
如何选购婴儿床……004
分娩前的准备……005
为什么要使用儿童安全座椅……006

母乳喂养的准备……009

认识乳房……009
母乳喂养好处多……011
母乳的变化……012
乳房的准备……013
准备专用的哺乳胸罩……014
早期母婴皮肤接触的重要性……014
如何促进泌乳……016
哪些情况不适合母乳喂养……016
乳头凹陷可以哺乳吗……017
袋鼠式护理……019

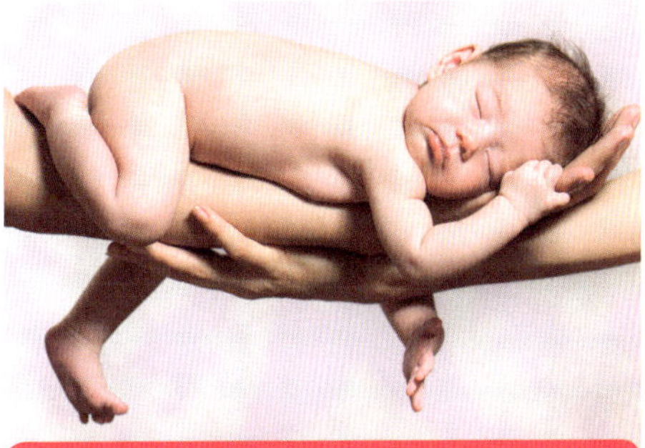

第二篇　新生儿篇（0~28天）

新生儿的喂养与护理……023

宝宝第1周……023

第1天……023

刚出生的宝宝什么样……023

新生宝宝会有哪些活动 024
尽早让宝宝吸吮乳头 025
初乳的重要性 025
母乳喂养的技巧和方法 025
怎样让宝宝正确地“吃奶” 027
宝宝一天该吃几次奶 027
怎样护理剖宫产出生的宝宝 028
剖宫产妈妈如何进行母乳喂养 028
新生宝宝怎么抱 030
新生宝宝如何保暖 031
怎样给宝宝穿脱衣服 031
可以给宝宝戴手套吗 032
宝宝的第1次大小便 032
宝宝为什么会哭闹 032
应对宝宝哭闹的小技巧 033
宝宝的睡眠问题 035
宝宝脐部如何护理 035
如何选择尿布及预防尿布疹 036
致新手爸爸的话 037
如何应对特殊困惑 037

第 2 天 039

第2天宝宝的喂养 039
宝宝为什么总是要吃奶 039
宝宝第2天体重下降是怎么回事 040
生理性黄疸 040
第2天脐部护理 040
新生儿皮肤红斑 040
新生宝宝生殖器护理 040
新生宝宝臀部护理 041
宝宝第2天的大小便 041
新生儿出现红色尿怎么办 041
新生儿第1次洗澡 042
为什么新生儿总睡觉 043
新生儿什么时候做听力筛查和复查 043

第 3 天 044

宝宝第3天怎么喂养 044
宝宝为什么总打嗝 044
如何为宝宝拍嗝 045
妈妈的乳汁不够怎么办 046
如何预防乳头皲裂 046
什么是生理性乳胀 047
如何用手挤奶 048
第3天宝宝的大小便 048
注意观察宝宝的肤色变化 048
女宝宝可能有“假月经” 048
宝宝乳房增大、乳头凹陷是怎么回事 049
礼貌拒绝过多探访 049

第4天至第 6 天 049

新生儿这时能吃多少奶 049
怎么判断宝宝有没有吃饱 049
如何识别宝宝饥饿的信号 050
如何判断乳汁是否充足 050
什么情况下需要给宝宝添加配方奶 051
为什么添加配方奶而非纯牛奶 051
宝宝大小便有变化吗 051
宝宝体重逐日回升 052
继续观察宝宝的黄疸 052
新生儿乳房增大及乳头凹陷 052
宝宝的睡眠 052
怎样给宝宝做抚触 052
新生儿黄疸需要停止母乳喂养吗 054
新生儿生理性黄疸需要喂葡萄糖水吗 054

第 7 天 055

宝宝的喂养 055
宝宝该吃多少奶 055
新生儿吃奶吃吃停停怎么办 055

宝宝的大小便 056
宝宝的体重开始回升 056
宝宝的睡眠 057
唤醒睡眠宝宝的方法 057
宝宝的皮肤护理 058
第7天的特别关注 058
脐部护理 058
防止扁平头和歪脖子 058

宝宝第2周 059

宝宝体重逐日回升 059
如何应对宝宝的频繁吃奶 059
吃母乳的宝宝需要喝水吗 060
如何实现纯母乳喂养 060
宝宝的大小便 061
宝宝能看多远 061
脐部护理依然很重要 061
宝宝的五官护理 061
继续关注宝宝黄疸的消退情况 062
宝宝吸气时喉部会发出声音是怎么回事 062
可以给新生儿使用安抚奶嘴吗 062
如何纠正乳头错觉 062
宝宝只吃一侧乳房就饱了，对侧乳房的奶怎么办 063
母乳量大、太冲怎么办 063
乳腺炎及其常见原因 064
如何选择吸奶器 065
如何使用和清洗吸奶器 066
乳汁的储存 066
如何使用储存的母乳 067
怎样为新生儿修剪指甲 067

宝宝第3周 068

宝宝需要补充维生素D吗 068
宝宝需要补钙吗 068
黄疸还没消退怎么办 068
湿疹如何护理 069

宝宝第4周 070

溢奶和吐奶 070
怎样做空气浴 071
怎样做日光浴 072
宝宝头上的“奶痂”怎么去除 072

新生儿的疫苗与接种 073

新生宝宝为什么要接种疫苗 073
宝宝出生后为什么需要接种卡介苗 073
感染艾滋病病毒（HIV）的母亲所生的宝宝可以接种卡介苗吗 073
接种卡介苗之后可能出现哪些反应，又该如何处理 074
首剂乙肝疫苗在接种时间上有具体要求吗 074
如果妈妈是“大三阳”，宝宝该如何接种乙肝疫苗 075
早产宝宝如何接种乙肝疫苗 075
宝宝满月后应该到哪儿接种疫苗 075
宝宝接种疫苗前，宝爸宝妈要做哪些准备工作 076
宝宝接种疫苗时，宝爸宝妈应该注意哪些问题 076
带宝宝接种疫苗时为什么要签知情同意书 077
宝宝接种疫苗后，宝爸宝妈有哪些问题需注意 077
发热是接种疫苗的正常反应吗？该如何处理 078

新生儿的成长与发育 079

新生儿的体格发育指标与评价 079

新生儿的特点 079
怎样衡量新生儿的体格发育水平 080
怎样评价新生儿的体格发育水平 081

新生儿的智力发展指标与评价 081

怎样衡量新生儿的智力发展水平 081
新生儿智力发展的特点 082
怎样评价新生儿的智力发展水平 082
对智力发展评价结果的解释 083

新生儿的环境与教育 085

什么是环境？什么是教育 085
家庭环境中有哪些教育因素 085
安静觉醒状态下的新生儿有很强的学习能力 086
新生儿哭闹时，放妈妈的心音录音是否有用 087
新生儿也会对外界环境产生兴趣 088
哭是新生儿最初的语言 088
语言教育应该从什么时候开始 088
新生儿就有模仿行为 089
新生儿最早的躯体活动 089
新生儿行为能力的发展需要父母共同关怀、引导 089
为新生儿提供舒适、温暖、安宁的环境 090
早期教育从什么时候开始 090
新生儿听什么音乐好 090

适合新生儿的亲子游戏 090

游戏一：多做操，身体好 090
游戏二：看一看，听一听 091
游戏三：转转头，吐吐舌 091
游戏四：抬头操 092

适合新生儿的益智玩具 093

色彩鲜艳的玩具及有声玩具 093

新生儿常见疾病及应对措施 094

新生儿窒息 094
新生儿黄疸 096
新生儿低血糖 098
新生儿肺炎 099
新生儿产时锁骨骨折 102
新生儿坏死性小肠结肠炎 103

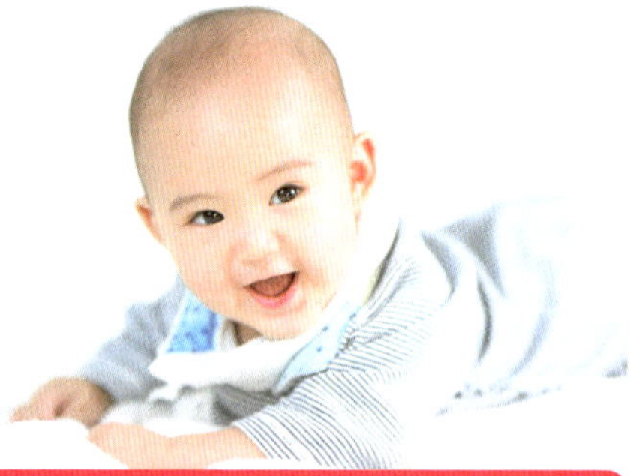

第三篇　婴儿篇（2~12个月）

第2个月 109

2个月婴儿的喂养与护理 109

2个月宝宝的体重 109
宝宝的第二次快速生长期 109
母乳喂养要点 109
如何按需母乳喂养 110

如何进行人工喂养 110
混合喂养 112
注意不要喂养过量 112
如何选择奶嘴 112
关于安抚奶嘴 113
如何预防婴儿猝死综合征 114
宝宝连续几天不解大便怎么办 114
宝宝腹泻如何护理 115
避免过度摇晃和上抛宝宝 115
喂奶时应穿什么衣服 116
哺乳期的乳汁分泌问题 116
哺乳期妈妈的营养 116
哺乳期妈妈是否需要补钙 118
乳头白点及处理方式 119
这个时期妈妈应注意避孕 120

2个月婴儿的疫苗与接种 121

脊髓灰质炎疫苗可预防何种疾病 121
目前我国的脊髓灰质炎疫苗有哪几种 121
宝宝需要接种HIB疫苗吗 121
宝宝需要接种肺炎疫苗吗 122

2个月婴儿的成长与发育 123

2个月宝宝的特点 123
2个月宝宝体格发育参照指标 123
怎样评价2个月宝宝的体格发育水平 124
2个月宝宝智力发展的特点 124
怎样评价2个月宝宝的智力发展水平 125
对智力发展评价结果的解释 125

2个月婴儿的环境与教育 126

适时为宝宝提供视听统合环境 126
给宝宝布置房间应该注意些什么 126
在适宜的空间让宝宝练习俯卧抬头 127
宝宝开始“轮流说话”了 127
找到宝宝啼哭的原因并及时回应 128
家长该如何跟2个月的宝宝“说话” 128
2个月的宝宝可以竖抱吗 128
是否应该阻止宝宝吃手 129
妈妈的行为节奏对宝宝的影响 129
尽早与宝宝进行肌肤接触的意义是什么 129
剖宫产的宝宝需要更多关注吗 130
音乐对宝宝身心发育有什么影响 130
艺术教育对宝宝有什么好处 131

适合2个月婴儿的亲子游戏 131

游戏一：一起划小船 131
游戏二：神奇的触摸球 131
游戏三：宝宝笑一笑 131
游戏四：听声寻物 132

适合2个月婴儿的益智玩具 132

视听玩具 132

第3个月 133

3个月婴儿的喂养与护理 133

继续坚持母乳喂养 133
宝宝厌奶怎么办 133
预防乳汁不足的方法 134
宝宝的第三次生长加速期 134
3个月宝宝的人工喂养 134
3个月宝宝的混合喂养 135
尽量不要给宝宝补水 135
关注宝宝口腔 135
使用婴儿车的安全要点 135
如何选用背巾和背带 136
进行母乳喂养的妈妈回归职场前要做哪些准备工作 138

职场妈妈如何进行母乳喂养 138

3个月婴儿的疫苗与接种 138

百白破三联混合疫苗可预防哪几种疾病 138
宝宝出生时未能及时接种卡介苗怎么办 138
可以预防百日咳、白喉以及破伤风的疫苗有几种 139
接种百白破疫苗后为什么在接种局部会摸到硬块 139
宝宝接种疫苗后局部出现硬结怎么办 139

3个月婴儿的成长与发育 140

3个月宝宝的特点 140
3个月宝宝体格发育参照指标 140
怎样评价3个月宝宝的体格发育水平 141
3个月宝宝智力发展的特点 141
怎样评价3个月宝宝的智力发展水平 142
对智力发展评价结果的解释 142

3个月婴儿的环境与教育 143

宝宝开始对人笑 143
3个月宝宝的感觉能力的发展 143
要让宝宝多接触大自然 144
如何在家庭中给宝宝营造丰富的视觉刺激 144
多给宝宝提供锻炼手眼协调的机会 144
如何给宝宝更丰富的语言刺激 145
如何促进宝宝的语言发展 145
如何帮助宝宝学翻身 145
家庭氛围潜移默化地影响着宝宝的成长 146
如何培养亲子感情 146
宝宝喜欢什么样的声音和节奏 147
如何给3个月的宝宝看图画 147

适合3个月婴儿的亲子游戏 147

游戏一：被单翻身 147
游戏二：拉拉小手 148
游戏三：飞呀飞高高 148
游戏四：翻身看看 149

适合3个月婴儿的益智玩具 149

悬吊玩具 149

4个月 151

4个月婴儿的喂养与护理 151

4个月宝宝的体重 151
4个月时不要添加辅食 151
为宝宝添加辅食的信号 151
不要添加果汁、菜水 152
如何给宝宝补充铁剂 152
多到户外活动 153
宝宝该出牙了 153
宝宝出牙的外在表现有哪些 153
如何缓解宝宝的“出牙痛” 154
怎样为宝宝清洁口腔 154
如何应对宝宝的夜啼 154
如何为宝宝选择枕头 155
如何预防宝宝坠床及其他意外 155
宝宝一旦坠床，妈妈怎么办 156
注意预防意外伤害 156
宝宝出现哪些情况需要就医 156

4个月婴儿的疫苗与接种 157

口服脊髓灰质炎疫苗需注意哪些问题 157
什么是一类疫苗？什么是二类疫苗 157
如何选择二类疫苗 157

4个月婴儿的成长与发育 158
4个月宝宝的特点 158
4个月宝宝体格发育参照指标 159
怎样评价4个月宝宝的体格发育水平 159
4个月宝宝智力发展的特点 160
怎样评价4个月宝宝的智力发展水平 160
对智力发展评价结果的解释 161

4个月婴儿的环境与教育 161
宝宝这时将真正开始认识丰富的世界 161
4个月宝宝的新能力 162
宝宝会翻身后，爸爸妈妈应注意什么 162
充分利用户外空间促进宝宝各项能力的发展 163
宝宝“咿咿呀呀”的发音是无意识的发音吗 163
宝宝是如何与大人“沟通”的 163
宝宝的语言理解能力是怎么发展起来的 164
如何帮助宝宝练习主动翻身 164
如何对宝宝进行拉坐、扶坐训练 164
是否要阻止宝宝拿什么吃什么的行为 165
如何与4个月的宝宝建立亲密感 165
宝宝的学习有什么特点 165
应给宝宝选择什么样的音乐素材 166
给宝宝听音乐时应注意什么 166

适合4个月婴儿的亲子游戏 166
游戏一：拉大锯 166
游戏二：抓握玩具 167
游戏三：藏猫猫 167
游戏四：荡秋千 168

适合4个月婴儿的益智玩具 168
色彩鲜艳的玩具 168

第5个月 170

5个月婴儿的喂养与护理 170
继续坚持母乳喂养 170
仍不需要添加辅食 170
宝宝不肯用奶瓶怎么办 170
如何用勺子喂宝宝 171
职场妈妈如何做到工作、喂奶两不误 171
工作时如何顺利挤奶 172

5个月婴儿的疫苗与接种 173
百白破疫苗需要接种几次 173
宝宝接种疫苗后可能会有哪些正常反应 173
宝宝接种疫苗后可能会有哪些异常反应 173

5个月婴儿的成长与发育 174
5个月宝宝的特点 174
5个月宝宝体格发育参照指标 174
怎样评价5个月宝宝的体格发育水平 174
5个月宝宝智力发展的特点 175
怎样评价5个月宝宝的智力发展水平 175
对智力发展评价结果的解释 176

5个月婴儿的环境与教育 176
多和宝宝玩“藏猫猫”游戏 176
帮宝宝练习靠坐 177
让宝宝为爬行做一些准备 177
如何引导宝宝观察环境 177
宝宝对别人叫自己的名字没有反应怎么办 178
是否需要制止宝宝的“捣乱”行为 179
摇摇篮、举高高会对宝宝大脑造成损伤吗 179
如何相应地对待不同气质特征的宝宝 180

父亲在宝宝成长中的作用 180
这时可进行有计划的音乐启蒙 180
和宝宝一起读图 181

适合5个月婴儿的亲子游戏 181

游戏一：独坐和伸手抓取 181
游戏二：小手摸一摸 182
游戏三：骑大马 182
游戏四：小小音乐家 183

适合5个月婴儿的益智玩具 183

不同质地的积木和球类玩具 183

第6个月 184

6个月婴儿的喂养与护理 184

是否该添加辅食了 184
是否要为宝宝准备一些磨牙食品 184
人工喂养的宝宝应以配方奶为主 184
宝宝只吃一侧奶怎么办 184
不要让宝宝含着奶瓶睡觉 185
母乳喂养的宝宝奶睡不会增加龋齿风险 185
添加辅食的时机 186
添加辅食的原则 186

6个月婴儿的疫苗与接种 187

乙肝疫苗共需接种几次 187
6月龄宝宝开始接种的流脑A群疫苗可预防哪种脑炎 187
宝宝需要口服轮状病毒疫苗吗 187
手足口病疫苗有必要接种吗 188
流感疫苗怎么接种 188
HIB与流感疫苗有何不同 189

6个月婴儿的成长与发育 189

6个月宝宝的特点 189
6个月宝宝体格发育参照指标 190
怎样评价6个月宝宝的体格发育水平 190
6个月宝宝智力发展的特点 191
怎样评价6个月宝宝的智力发展水平 191
对智力发展评价结果的解释 192

6个月婴儿的环境与教育 192

如何帮助宝宝发展坐的能力 192
如何促进宝宝分辨不同味道和气味的能力的发育 193
排除可抓握物品的安全隐患 193
教宝宝学会用动作表达自己的意愿 194
如何给宝宝读绘本 194
如何教宝宝叫“爸爸、妈妈” 194
父母如何做好宝宝的榜样 195
家长的行为模式对宝宝的影响 196
宝宝认生怎么办 196
长时间由保姆或老人带的宝宝，跟爸爸妈妈不亲怎么办 197
这时的艺术教育有效果吗 197

适合6个月婴儿的亲子游戏 198

游戏一：翻身游戏 198
游戏二：找一找 198
游戏三：苹果长在大树上 199
游戏四：开飞机 200

适合6个月婴儿的益智玩具 200

方便宝宝抓握的玩具 200

第7个月 202

7个月婴儿的喂养与护理 202

7个月宝宝的体重 202
继续坚持母乳喂养 202
什么时候为宝宝添加固体食物 202
为什么开始为宝宝添加辅食要添加含铁丰富的食物 203
添加辅食的注意事项 203
为宝宝添加辅食要特别注意食物过敏 203
添加辅食过程中可能会出现哪些问题?如何处理 204
宝宝一日食谱举例 204
宝宝吃辅食后如何补充水分 205
如何培养宝宝喝水的习惯 205
为什么不建议宝宝喝果汁 206
预防龋齿 206
宝宝发热时如何喂养 206

7个月婴儿的疫苗与接种 206

什么情况下宝宝需暂缓接种疫苗 206
哪些宝宝不宜接种疫苗 207

7个月婴儿的成长与发育 207

7个月宝宝的特点 207
7个月宝宝体格发育参照指标 208
怎样评价7个月宝宝的体格发育水平 208
7个月宝宝智力发展的特点 209
怎样评价7个月宝宝的智力发展水平 209
对智力发展评价结果的解释 210

7个月婴儿的环境与教育 211

开始对自己的身体产生兴趣 211
促进宝宝左右两侧身体的均衡发展 211
在家中为宝宝创设一个专有地盘 211
口腔运动及语言发展关键期 212
半岁左右的宝宝能听懂语言吗 213
如何教宝宝听懂大人的指令 213
可以给宝宝使用安抚奶嘴吗 213
爬行的意义 214
正确看待母婴依恋 215
不要过多干预宝宝的无意识玩耍 215
音乐对宝宝的智力发育的影响 216

适合7个月婴儿的亲子游戏 217

游戏一：独坐重心训练 217
游戏二：握握手、拍拍手、点点头 217
游戏三：照镜子 217
游戏四：小鼓咚咚 217

适合7个月婴儿的益智玩具 218

探究玩具 218

第8个月 219

8个月婴儿的喂养与护理 219

协调好母乳或配方奶喂养与辅食添加的关系 219
妈妈来月经了，还能喂奶吗 219
这时如何添加辅食 219
这时可让宝宝吃颗粒状的固体食物 220
可以为没长牙的宝宝添加固体食物吗 221
宝宝一日食谱举例 221
8个月宝宝的大小便 224
添加辅食后，没长牙的宝宝需要口腔护理吗 224
防止吞食异物，预防意外伤害 224
不宜让宝宝看电视、看手机 225
8个月宝宝的服装和鞋袜 225

8个月婴儿的疫苗与接种 225

接种完麻疹风疹二联疫苗的宝宝身上起疹子怎么办 225

麻腮风疫苗与麻风疫苗有何不同，何时接种 226

8个月婴儿的成长与发育 227

8个月宝宝的特点 227

8个月宝宝体格发育参照指标 227

怎样评价8个月宝宝的体格发育水平 227

8个月宝宝智力发展的特点 228

怎样对8个月宝宝的智力发展进行评价 228

对智力发展评价结果的解释 229

8个月婴儿的环境与教育 230

这时是宝宝学习爬行的关键时期 230

宝宝正在通过模仿学习各种技能 230

鼓励宝宝的探索行为 230

宝宝这时能在与人交往中理解动作和语言的联系 231

如何培养宝宝收拾东西的习惯 231

宝宝只会贴床打转或向后退行是怎么回事 232

宝宝爱咬人是怎么回事 232

学会双向沟通是情绪发展的里程碑之一 233

如何教会宝宝尊重爸爸妈妈 233

宝宝可以看电视吗 233

如何保护宝宝的艺术天分 234

如何给宝宝听音乐 234

适合8个月婴儿的亲子游戏 234

游戏一：手膝爬行 234

游戏二：小洞内有什么 235

游戏三：打电话 235

游戏四：抓木珠 236

适合8个月婴儿的益智玩具 236

指拨类玩具 236

第9个月 237

9个月婴儿的喂养与护理 237

如何添加辅食 237

鼓励宝宝自己吃饭 238

宝宝的辅食需要加盐吗 238

一日食谱举例 238

9个月婴儿的疫苗与接种 241

流脑A群疫苗的第2针和第1针应该间隔多久 241

流脑A+C疫苗与流脑A疫苗有何不同 241

9个月婴儿的成长与发育 241

9个月宝宝的特点 241

9个月宝宝体格发育参照指标 242

怎样评价9个月宝宝的体格发育水平 242

9个月宝宝智力发展的特点 243

怎样评价9个月宝宝的智力发展水平 243

对智力发展评价结果的解释 244

9个月婴儿的环境与教育 245

如何看待宝宝的反抗行为 245

宝宝越来越喜欢与人互动了 245

宝宝懂得害羞了 245

多与宝宝玩“藏与找”的游戏 245

让宝宝在爬行中获得乐趣 246

帮助宝宝更好地理解语音、语意 246

家人说方言对宝宝语言能力的发展有不利影响吗……247
宝宝爬行时常用一条腿带动另一条腿，这种情况正常吗……247
如何训练宝宝两手配合的能力……248
宝宝喜欢重复做某些事情是怎么回事……248
正确对待宝宝的分离焦虑……249
如何给宝宝选发声玩具……249
如何培养宝宝的韵律感……250

适合9个月婴儿的亲子游戏……250

游戏一：障碍爬……250
游戏二：大和小……251
游戏三：抓泡泡……251
游戏四：看到了，找到了……252

适合9个月婴儿的益智玩具……252

镶嵌类玩具……252

第10个月……254

10个月婴儿的喂养与护理……254

10个月宝宝的体重……254
这时如何添加辅食……254
让宝宝练习咀嚼（增加辅食的硬度）……255
让辅食更加吸引宝宝……255
宝宝不爱吃蔬菜怎么办……256
一日食谱举例……257
培养宝宝良好的睡眠习惯……260
宝宝误食药物怎么办……260
注意宝宝乘车安全……262
宝宝烧伤、烫伤怎么办……262

10个月婴儿的疫苗与接种……263

有热性惊厥病史的宝宝能接种疫苗吗……263
患过脑炎的宝宝如何接种疫苗……263
宝宝接种疫苗后曾出现过敏反应还可以继续接种疫苗吗……263

10个月婴儿的成长与发育……264

10个月宝宝的特点……264
10个月宝宝体格发育参照指标……264
怎样评价10个月宝宝的体格发育水平……264
10个月宝宝智力发展的特点……265
怎样评价10个月宝宝的智力发展水平……265
对智力发展评价结果的解释……266

10个月婴儿的环境与教育……266

宝宝会察言观色了……266
帮助宝宝练习独自站立……266
哪些活动可帮助宝宝建立空间感……267
如何进一步促进宝宝的爬行兴趣……267
如何与宝宝一起看图画书……268
教宝宝学会使用肢体语言……268
宝宝为什么喜欢扔东西……269
多练习撒手动作……270
宝宝第一次跌倒，爸爸妈妈的态度应该是怎样的……270
如何避免宝宝产生恐惧心理……271
10个月宝宝是否可以看画展……271

适合10个月婴儿的亲子游戏……271

游戏一：小脚踩大脚……271
游戏二：揉纸团……272
游戏三：拍手游戏……272
游戏四：驮物爬行……273

适合10个月婴儿的益智玩具 273

思维玩具 273

第11个月 275

11个月婴儿的喂养与护理 275

如何添加辅食 275
按需喂养，防止宝宝肥胖 275
需要补充有利于牙齿生长的营养品吗 276
一日食谱举例 276
宝宝喜欢边吃边玩怎么办 278
宝宝频繁夜醒怎么办 278
如何缓解宝宝长牙期的不适感 278

11个月婴儿的疫苗与接种 279

卵圆孔未闭的宝宝能接种疫苗吗 279
患有先天性心脏病的宝宝可否接种疫苗 279
不能接种某些疫苗的宝宝患相应疾病的风险会增大吗 279
宝宝接种了疫苗就绝对安全了吗 279

11个月婴儿的成长与发育 280

11个月宝宝的特点 280
11个月宝宝体格发育参照指标 280
怎样评价11个月宝宝的体格发育水平 280
11个月宝宝智力发展的特点 281
怎样评价11个月宝宝的智力发展水平 281
对智力发展评价结果的解释 282

11个月婴儿的环境与教育 283

宝宝的自我意识开始萌芽 283
宝宝的情绪开始全面发展 283
宝宝越来越爱玩假装游戏 283
宝宝练习站立时应该注意什么 283
在家里能站一会儿的宝宝到户外不会站了是怎么回事 284
宝宝什么时候能有意识地叫“爸爸”“妈妈” 284
如何帮助宝宝迈出人生第一步 285
如何锻炼宝宝的生活自理能力 285
宝宝不配合穿衣，家长怎么办 286
宝宝学走时，家长应该注意什么 286
宝宝“恋物”是怎么回事 287
给宝宝欣赏艺术作品，他却心不在焉该怎么办 287

适合11个月婴儿的亲子游戏 288

游戏一：扶物取物 288
游戏二：听数数 288
游戏三：一起玩 289
游戏四：手指谣 289

适合11个月婴儿的益智玩具 289

认知玩具 289

第12个月 291

12个月婴儿的喂养与护理 291

12个月宝宝的体重和身高增长趋缓 291
这个时期的宝宝需要断奶吗 291
如何添加辅食 292
怎样安排宝宝每天的进餐时间 293
12个月宝宝一日进食安排举例 293
如何预防宝宝偏食 296
进食安全 296
宝宝拒绝使用杯子怎么办 297

12个月婴儿的疫苗与接种 297

乙脑疫苗应该什么时候开始接种 297
乙脑减毒活疫苗的全程免疫一共需要接种几次 298
目前可以使用的乙脑疫苗有几种 298
为什么要保存好宝宝的预防接种证 299
为什么不同地方的疫苗接种程序不一样 299
疫苗接种的发展趋势是怎样的 299

12个月婴儿的成长与发育 300

12个月宝宝的特点 300
12个月宝宝体格发育参照指标 300
怎样评价12个月宝宝的体格发育水平 300
12个月宝宝智力发展的特点 301
怎样评价12个月宝宝的智力发展水平 301
对智力发展评价结果的解释 302

12个月婴儿的环境与教育 302

出现初级的社交倾向 302
宝宝听力、视力若有问题，什么时候矫正最合适 303
保护好宝宝的探索热情 303
为学步期的宝宝创设安全的空间环境 304
帮助宝宝说单字句 304
多与宝宝进行高质量的语言互动 304
如何不动声色地矫正宝宝学说话过程中的表达错误 305
“站、蹲、站”连续动作的练习 305
教宝宝学习使用工具 306
不想给宝宝玩手机怎么办 306
不要随便更换看护人 307
为什么有些宝宝发展得慢一些 307
12个月宝宝可以学画画吗 307

适合12个月婴儿的亲子游戏 307

游戏一：牵手走 307
游戏二：认“红色” 308
游戏三：小手捉迷藏 309
游戏四：自己抓 309

适合12个月婴儿的益智玩具 309

运动玩具 309

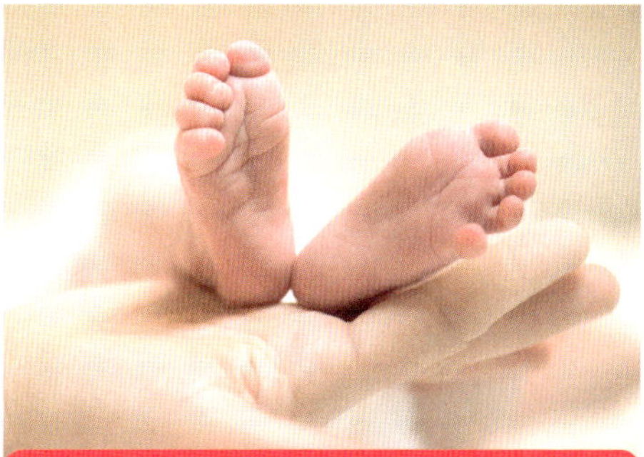

第四篇　婴儿疾病篇

一般危险症状 313

咳　嗽 314

感　冒 316

疱疹性咽峡炎 318

肺　炎 320

鹅口疮 323

肠痉挛 325

呕　吐 327

腹　泻 329

热性惊厥 332

脑　瘫 333
癫　痫 335
脐　疝 338
腹股沟疝 340
贫　血 341
营养不良 343
尿布疹 345
幼儿急疹 346
湿　疹 348
食物过敏 350
牛奶过敏 352
附录一　3岁以下婴幼儿健康养育照护指南（试行） 356
附录二　母乳喂养相关问题 372
附录三　新生儿典型护理案例 379
附录四　全书操作视频索引表 383
附录五　国家免疫规划疫苗儿童免疫程序及说明（2021版） 384
附录六　0～12个月婴儿智力发展简表 395
附录七　婴儿身高体重发育表 398
附录八　儿童生长发育曲线图 399
参考文献 403
后　记 404
用户读后感 405
专家推荐 407

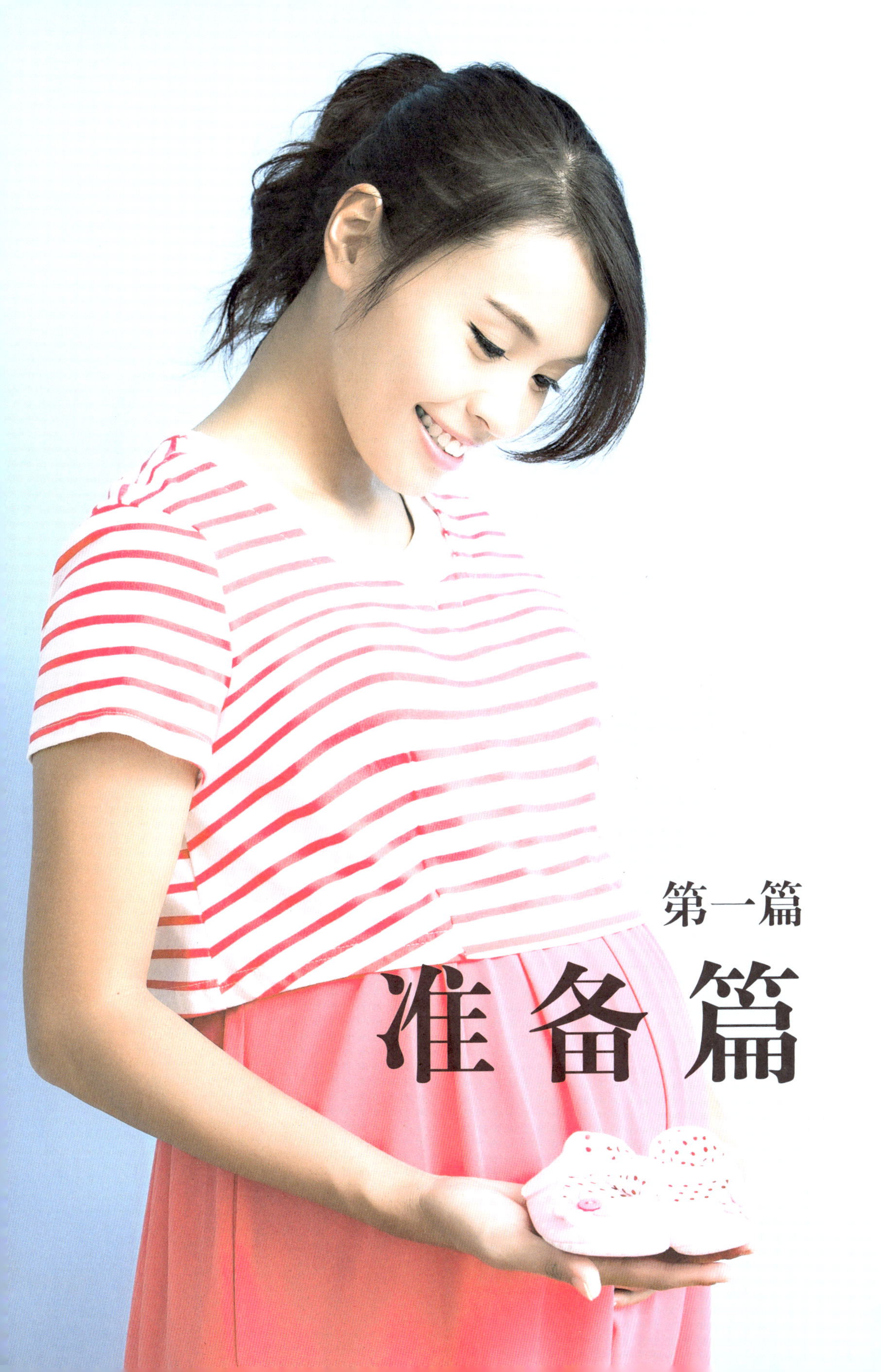

第一篇

准备篇

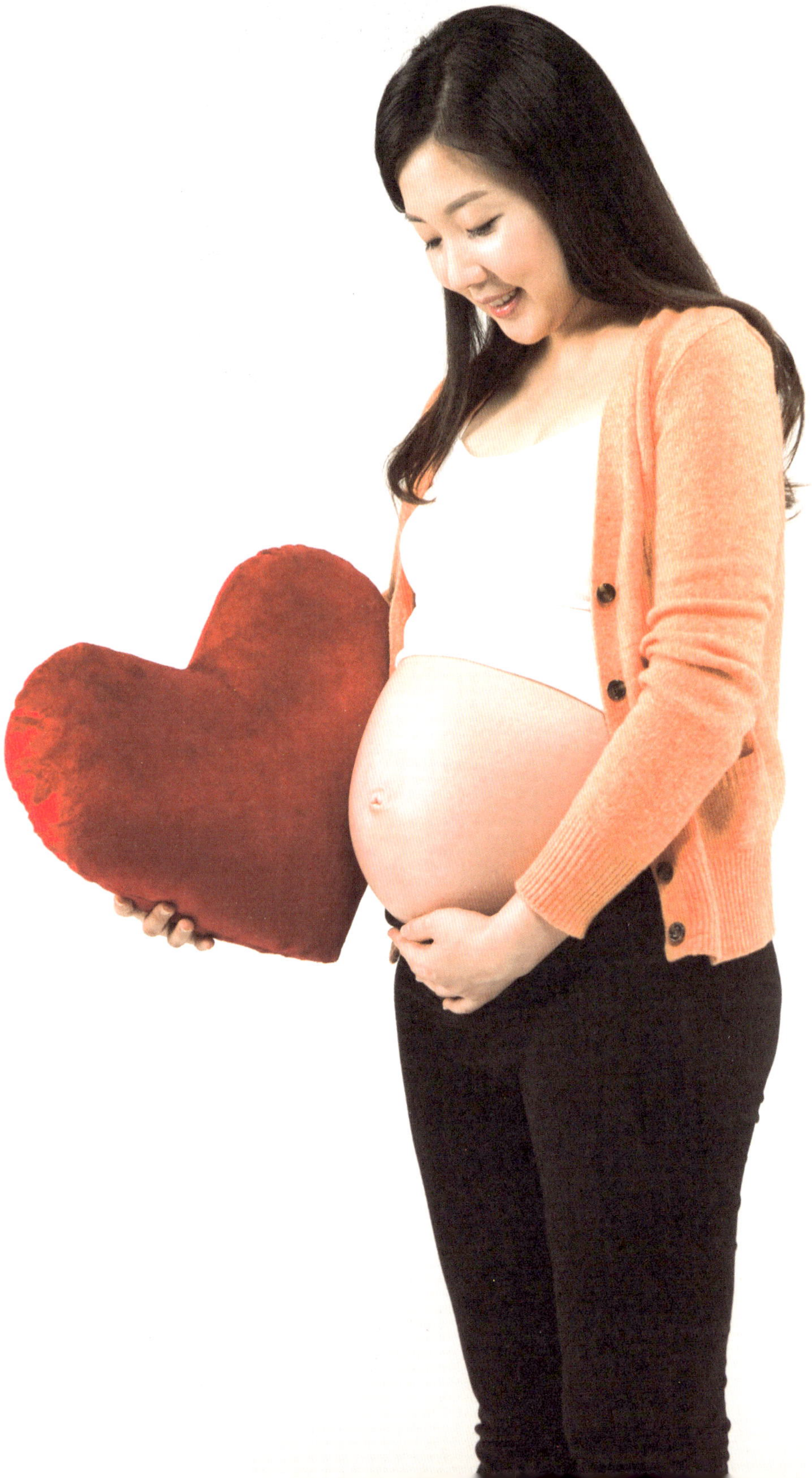

父母如何迎接宝宝的到来

妊娠期是一个充满期待和兴奋、需要做很多准备工作的时期。对于多数父母来说，尤其是第一次准备做父母的准爸爸准妈妈，既充满忐忑，又满怀期待和兴奋；既期待生一个健康、聪明的宝宝，每天在为他的到来做着各种准备工作，同时也十分担心，生怕出现一些问题。

这个时候，我们每天不仅要为胎儿的健康发育努力，如要保证充足的营养及适当的运动、要按时做产检等，还要正确面对甚至应对怀孕带来的各种不适或变化，如体重增加、尿频、乏力、下肢水肿、便秘、痔疮等，同时对生产及生产过程中可能出现的问题也十分焦虑，如分娩方式和分娩地点的选择、如果出现非预期的情况（如早产等）又该怎么办等。

备好适合宝宝的衣服和被褥

为了迎接新生宝宝的到来，需要事先为宝宝准备一些适合他的衣服和被褥。根据很多宝妈提供的经验，我们推荐下面的参考清单。

1.6～8件上衣、2～3条裤子、3～4套连体衣。

2.2个单层包被、2个双层包被、2个厚包被。去医院待产时，可视季节情况带到医院，无须都带。

3.2个新生儿睡袋（1个薄款、1个夹层款）。可选项，非必需。

重要提示

对于宝宝用品，最好选择纯棉的，尽量选择大一点儿的尺寸，但不要购买那些领子、袖子及裤腿比较紧的衣服。新生儿的衣物严禁用樟脑球（无论是天然的还是合成的）防蛀。

另外，不要给新生儿穿鞋。过早穿鞋可能会影响宝宝足部的发育。长期穿袜子或连脚衣同样可能影响宝宝足部的发育。

4.2顶婴儿帽。

5.3双婴儿袜子。

6.1套婴儿毛巾和浴巾。

7.数条小毛巾。

如何为宝宝选购日常用品

在为即将出生的宝宝准备日常用品时，准父母们面对琳琅满目的商品，往往难以抵挡诱惑，从而购买一些不必要的用品，造成浪费。那么，究竟哪些用品是必需的呢？可参考下面的必备品清单。

婴儿床。具体内容详见“如何选购婴儿床”。

摇篮。非必需用品，一般来讲使用时间不长。

床上用的寝具。床垫、床单和被子。2岁以内的宝宝一般不建议使用枕头；如用枕头，新生儿枕头的高度不宜超过1cm。切忌在床上放置靠垫、毛毯、毛绒玩具等柔软的物品。

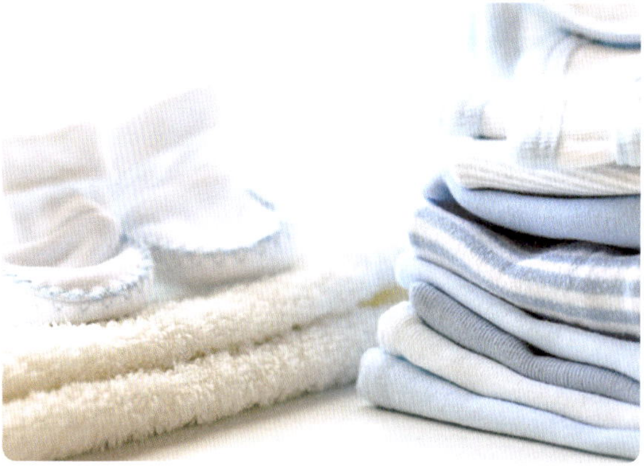

洗澡用品。澡盆、温度计等。

婴儿车。婴儿车的质量一定要有保障，因为婴儿车是宝宝3岁前外出的必备用品。宝宝在6个月以前都不会坐，所以一定要选择宝宝可以平躺的婴儿车。选择婴儿车时，注意车内一定不要有很多可以拆卸的小零件，且在宝宝平躺时的正上方不能有任何装饰，因为婴儿车在行进的过程中或是小宝宝因为强烈的好奇心拉拽这些物品时，会带来不确定的危险。此外，宝宝6个月以后，部分父母会买轻便婴儿车以备外出使用，建议买具有安全带的婴儿车以及可调节倾斜度的婴儿车。

选用物品。直径15cm～20cm的小盆2个（分别用来为宝宝洗脸和洗屁股），婴儿用湿纸巾数包及纸尿裤数包（或尿布数条）。

如何选购婴儿床

宝宝睡在婴儿床上时一般来讲是无人陪伴的，所以婴儿床的安全性能十分重要。使用婴儿床时最常见的意外是坠床。当床垫过高、床栏过松时，宝宝很容易从上面摔下来。准父母们在买婴儿床时需注意以下几点：

1.床栏的间隙必须小于6cm，以防止宝宝将头伸出床栏间隙时被卡住。床栏的高度

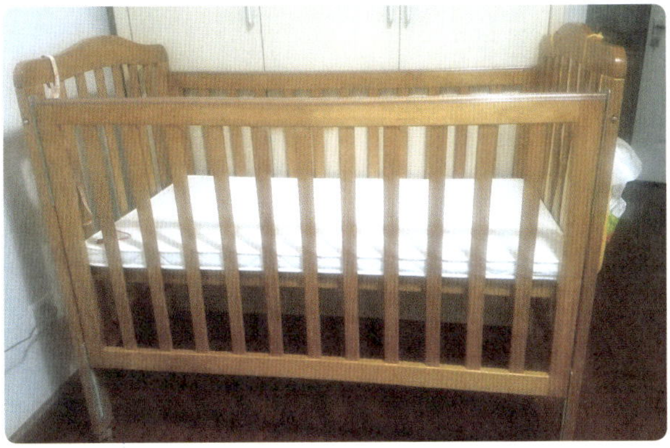

一般以高出床垫50cm为宜。当宝宝在婴儿床里时，一定要将四周的床栏竖起来，关好并卡紧。

2.床栏的隔板上不应该有镂空设计或其他雕饰，防止刮伤宝宝。

3.如果床的四角有复杂的装饰或角柱，务必卸掉，只保留圆滑的床角即可，否则容易剐到衣服或其他柔软的物品，从而给宝宝带来不确定的危险。

另外，新买来的床垫，请将包裹床垫的塑料全部去掉，因为塑料包裹一旦破损容易给宝宝带来窒息的危险。并且床垫一定要选质地结实、偏硬的，不要选过软的床垫。

床垫的大小一定要适合床的尺寸。如果床垫边缘与床栏之间有两指宽以上距离的话，务必更换更合适的床垫，以防止宝宝滑落到床栏和床垫的缝隙中。

使用婴儿床的过程中，要定期检查婴儿床，如零件是否结实、材质是否光滑、有无裂痕和木刺等。

床围的使用也要注意。如果选用床围，一定要有至少6条以上的带子固定，且带子的长度不能超过15cm，以防带子和床围勒住宝宝造成窒息。宝宝可以借助外力站起来时，建议去掉床围。不要使用枕头或软的寝具代替床围。

需要特别注意的是，一些照顾者为了方便，经常将宝宝的日常用品（如宝宝常用的纸尿裤、小毛巾等）放在婴儿床上，认为宝宝不会翻身，没有关系。其实，这样做是非常危险的，很可能导致宝宝窒息。

重要提示

如果宝宝会坐了，要降低床垫的高度，以确保宝宝坐着的时候不会从床上掉下来。在宝宝学习站立之前（一般在宝宝6～9个月的时候），要把床垫高度尽可能调到最低。婴儿摔伤最常发生在他们学习爬的时候。当宝宝长到约90cm，或当他站起来时床栏的高度低于其乳头的位置，就应该给他换床了。

分娩前的准备

经历10个月的期待，准父母马上就要等到宝宝出生的时刻了。在宝宝出生前，准父母们为了妈妈和宝宝的安全，应事先做好以下准备工作：

1.准备一个关键物品包，以便在紧急情况下拎包就走。这个包应包括分娩前和分娩后住院时必不可少的物品，例如干、湿纸巾，妈妈和宝宝的衣服，卫生巾，家人的联系方式，宝宝要用到的毛巾、包被、尿裤，宝宝出院时穿的衣服等。

2.到达医院最快的方式以及就诊的流程一定要事先熟知。急诊的地点、分娩的产房、产科病房的准确地点，陪同分娩的人务必事先亲自认真地走一遍，以免准妈妈分娩时由于过于慌乱而耽误时间。救护车的电话也要记牢，以备紧急情况下使用。

3.知道在什么情况下必须马上去医院就诊。

（1）发生有规律的子宫收缩需要考虑马上住院

有规律的子宫收缩又称为阵缩，是分娩开始的标志。若孕妇每10分钟内至少有2次宫缩，而且每次宫缩的强度足以引发腹胀或腰酸的感觉；至少持续半分钟；发展趋势是强度渐增、持续时间渐长、间歇逐渐缩短，无论是否已见红或破水，均应准备住院。频繁而强烈的子宫收缩会影响孕妇入睡。

（2）破水时要马上住院

阴道突然大量流出或少量持续不断流出似尿液的液体，可能是破水了。破水后，子宫腔与外界相通，增加了上行感染的机会；在胎头浮动或胎位不正时还会增加脐带脱垂的危险。故破水后无论有无子宫收缩，均应及时就医。入院途中，尽量取卧位以减少脐带脱垂的危险，会阴局部应使用消毒会阴垫，以防发生感染。

为什么要使用儿童安全座椅

正确选购和使用儿童安全座椅，被认为是最能有效防止交通事故造成儿童意外伤害的方法之一。机动车内的安全保护措施，例如安全带、气囊，是为成人设计的，不能很好地保护孩子。

安全带的最低身高限制为140cm。安全带肩带的位置在锁骨和前胸，但是

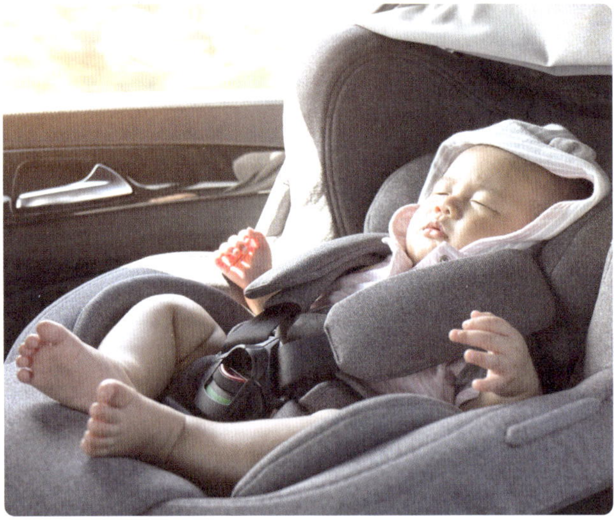

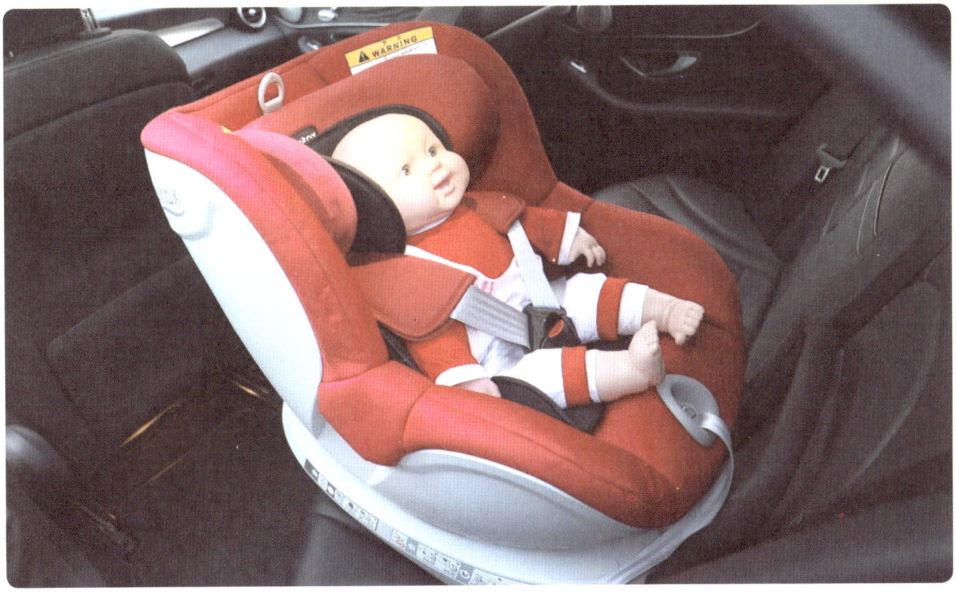

视频1：儿童安全座椅的使用（打开微信公众号“童芽”，点击“童芽学院”，点击本书封面，点击右下角“拍图看视频”按钮，拍摄此图观看相关操作视频。）

对于身材矮小的孩子，正好压在颈部（颈动脉和气管的位置）。真正发生事故时，安全带不仅不能保护孩子，反而容易压迫气管，引起窒息；压迫颈动脉，导致脑部缺血，甚至造成颈动脉的切割伤，从而危及生命。

让孩子自己坐在副驾驶的座位上或成人抱着孩子坐在副驾驶的座位上都是危险的。孩子坐在副驾驶座位上时，在紧急情况下，安全气囊打开后，会冲击孩子头部，造成致命伤害。孩子被成人抱在怀里坐在副驾驶座位上时，一旦紧急刹车、成人失控，孩子可能会受到成人身体的挤压以及安全气囊的冲击，受到双重伤害。

使用安全座椅，可以在汽车遭受突然的碰撞或突然减速的情况下，降低孩子受伤的风险。

如何选择儿童安全座椅

选择儿童安全座椅主要应考虑以下几点：

1.务必选用符合国家安全标准（GB 27887—2011），并通过CCC认证标志的儿童安全座椅。

2.要选择适合儿童体重、年龄的安全座椅。儿童安全座椅一般标有适用儿童的体重、年龄标准，体重为主要参考依据。

3.座椅的固定方式也要注意。儿童安全座椅的安装方式主要分为安全带捆绑安装和ISOFIX接口安装两种。安全带捆绑式座椅适用于各种车辆，ISOFIX接口安装式座椅只能安装在配备相应接口的车辆上。选购座椅时，可以根据车辆是否配备相应的接口选择合适的安全座椅。

4.儿童安全座椅的舒适性和材质是否透气、配件是否光滑、安全扣是否牢固等。

儿童安全座椅的种类

年龄组	安全座椅种类	通用准则
0~2岁	1.仅反向安装的座椅； 2.转换型座椅	2岁以内的婴幼儿、低于向后坐安全座椅的体重或身高上限的幼儿，建议面向后坐。
2~6岁	1.转换型座椅； 2.内置安全带的向前安装的座椅	当儿童身体条件超过向后坐座椅的体重或身高上限，建议使用内置安全带的向前安装的座椅，直到儿童体重、身高达到标准上限。
6~12岁	加高座椅	当儿童的身体条件超过向前坐安全座椅的体重或身高上限，建议使用加高座椅，直到儿童身高、体形适合汽车安全带为止，通常身高要达到145cm（8~12岁）。13岁以下的儿童建议坐在汽车后座。
12~18岁	汽车安全带	当儿童的身体条件达到可以使用安全带的标准时，应使用肩带和腿带兼用的三点式安全带，以达到最佳的保护效果。13岁以下儿童需坐在汽车后座。

需要准备婴儿提篮吗

婴儿提篮基本包括分离式婴儿提篮和整体式婴儿提篮两种。分离式婴儿提篮本身没有相应的固定装置，它是借助一个底盘固定在汽车座椅上。整体式婴儿提篮可以直接与汽车座椅固定在一起。婴儿提篮一般适用于6个月内的婴儿。一般来讲，6个月内的婴儿乘车外出机会较少，婴儿提篮使用率不高。当然，具体是否需要准备，可根据自身情况决定。

使用儿童安全座椅的注意事项

1.没有ISOFIX接口的座椅，要用车载安全带安装固定。

2.不要让卡口处于半锁定状态，并且在紧急情况下应能快速将宝宝抱出。

3.不要将儿童安全座椅安装在有安全气囊的汽车前排座位上。

4.确保儿童安全座椅的安全带的松紧程度及护垫的位置完全符合说明书的要求。

5.穿过儿童安全座椅的汽车安全带必须保持紧绷状态。

6.请不要把物品放到后座上；否则在紧急刹车时，这些物品可能会伤害到儿童。

7.若儿童安全座椅在事故中受损，必须换用新的座椅。

8.不要对座椅做任何修改或添加部件，否则可能严重影响其安全性和功能。

9.不要让座椅接触腐蚀性物质。

10.尽量延长反向安装时间。

母乳喂养的准备

母乳喂养有着非常广泛的好处。每个妈妈都应珍惜母乳喂养的机会，因为一旦错过，很难弥补。在哺乳初期，大多数妈妈或多或少都会出现一些问题，有一些困惑，可以通过各种渠道寻求帮助和支持，尽快度过哺乳初期的不适。千万不要轻易放弃，以免留下遗憾。

认识乳房

乳房的生理构造

乳房是雌性哺乳动物孕育后代的重要器官。成年女性的乳房位于胸大肌上，通常处于第二肋骨到第六肋骨的范围。乳头位于乳房中心，周围色素沉着区为乳晕。乳房主要由结缔组织、脂肪组织、乳腺组织以及大量血管和神经组织构成。

乳腺组织。成年女性的乳腺组织由15～20个乳腺叶组成，其主要功能是泌乳，还具有显示女性特征的作用。乳腺叶由许多乳腺小叶构成，乳腺小叶含有很多腺泡。

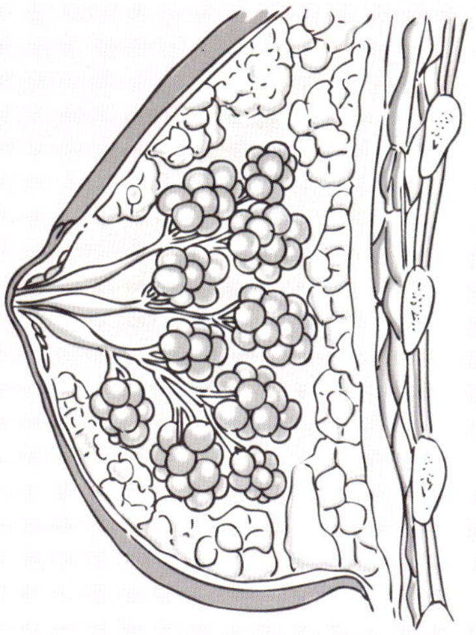

乳房生理结构示意图

脂肪组织。脂肪组织包裹着整个乳腺组织（乳晕除外）。脂肪组织层厚则乳房大，反之则小。

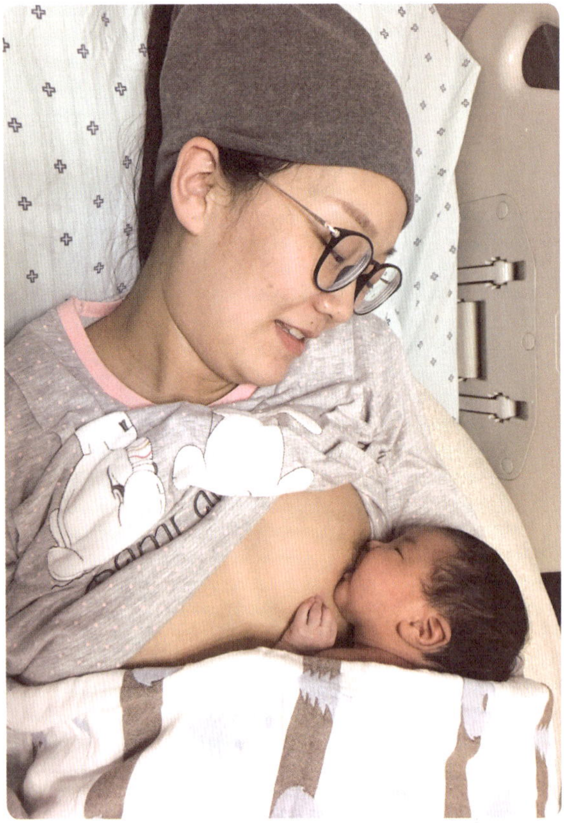

结缔组织。连接胸部浅筋和胸肌筋膜的纤维束，起支撑和固定乳房的作用。

血管、淋巴管和神经。乳房含有丰富的血管和神经。血管和淋巴管的主要功能是供给养分和排出废物。神经与乳房皮肤的感觉器相连，能感知外界刺激。

乳晕。乳晕的直径为3cm～4cm；色泽各异，青春期呈玫瑰红色，妊娠期、哺乳期因色素沉着加深而呈深褐色。

乳汁的分泌原理

了解乳汁是如何分泌的，才能在乳汁不足或过多时采取相应的措施，达到母婴之间的供需平衡。

乳汁的分泌需要大脑垂体分泌的两种重要激素（即泌乳素和催产素）的作用。当然，在乳汁分泌的调节过程中，还有雌激素、孕激素、甲状腺素、胰岛素等许多激素的共同参与。此外，妈妈营养物质的摄入情况及妈妈的情绪状况等都会对乳汁分泌产生一定程度的影响。

宝宝对乳头频繁而有效的吸吮刺激能反射到母亲脑部，从而促进影响乳汁分泌和排出的两种重要激素（即泌乳素和催产素）的产生。早接触、早吸吮、勤哺乳能提高母亲体内这两种激素的血浓度，所以按需哺乳、宝宝频繁而有效的吸吮是保证泌乳量的重要方法。规律的哺乳可维持数月至数年。一旦宝宝的吸吮停止，泌乳随即减少或停止。

哺乳期母亲的焦虑、烦恼、恐惧、不安等情绪，会通过神经反射影响乳汁的分泌与排出。母亲营养不良，也会使乳汁分泌减少。例如，有些母亲因为害怕肥胖而拒绝食用富含营养物质的食物，未摄入足够液体，甚至节食减肥，这必然会使乳汁分泌量减少甚至导致泌乳停止。

母乳喂养好处多

母乳是喂养宝宝的最佳选择。母乳营养丰富，含有优质蛋白质、糖类、脂肪酸、消化酶、免疫因子、维生素、矿物质等，非常易于宝宝消化、吸收，且又不易被污染。

对宝宝的益处

1.母乳营养丰富、均衡，蛋白质比例得当，容易消化吸收。

2.可提高免疫力，保护宝宝免受感染性疾病侵袭，例如腹泻、中耳炎、呼吸道感染等。

3.可促进肠道的发育和成熟，降低坏死性小肠结肠炎、婴儿猝死综合征的发生危险。

4.可促进智商发育。母乳中含有丰富的氨基酸、不饱和脂肪酸及牛磺酸等，有益于宝宝大脑神经系统发育。

5.母乳喂养能减少过敏性疾病（如哮喘、湿疹、变态反应等）的发生。

6.母乳中的蛋白质分子小、比例恰当、电解质浓度低，适宜宝宝不成熟的肾发育水平。

7.母乳喂养还可促进宝宝神经系统发育和口腔健康，对成人后的多种疾病（如肥胖、高血压、高血脂、糖尿病、冠心病等）有一级预防作用。

对母亲的益处

1.哺乳能促进子宫收缩，减少产后出血，加速子宫复旧。

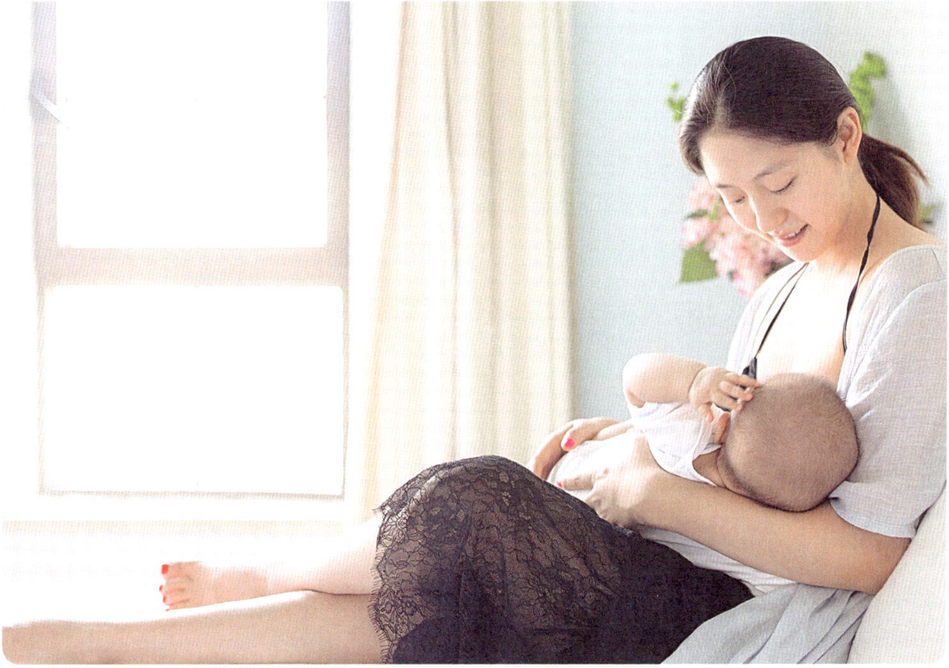

2. 可导致自然闭经，从而有助于加大生育间隔、调节生育节奏。如能坚持纯母乳喂养、昼夜喂奶，大部分母亲生产后6个月内排卵不会恢复。自然闭经数月能使母亲的贫血状况得到改善，能使体能尽快恢复。

3. 可减少乳腺癌、卵巢癌等的发生机会。

4. 可促进母亲体形更快恢复，因为哺乳可以大量消耗孕期储备的脂肪和热量。

5. 哺乳的过程能促进骨骼的再矿化，有助于降低母亲未来绝经后骨质疏松的发生风险。

对家庭的益处

节省费用，节省时间，方便清洁，随时供应，减少污染。

对社会的益处

能全面提高国民身体素质；能增进母子感情；有助于宝宝智力、语言、社交能力的发育，从而促进其心理和社会适应能力的发育；低碳环保，绿色安全。

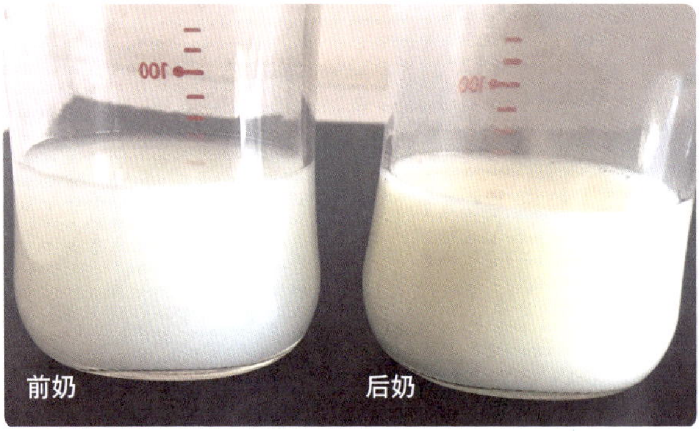

母乳的变化

初乳与成熟乳

初乳是母亲分娩后最初几日产生的特殊乳汁，很稠，颜色清亮或呈黄色。初乳中蛋白质含量特别高，脂肪和乳糖含量则较少，对新生儿的生长发育和抗感染能力的发展十分重要。初乳中维生素A、维生素C和牛磺酸的含量特别丰富。7天后，初乳渐渐转化为过渡乳、成熟乳。成熟乳量大。此时，乳房充盈，开始变硬、变重。有些人称这个转变过程为“下奶”。

前奶与后奶

根据每次哺乳的前后时间区分，二者没有严格的界限。

前奶。每次哺乳最初几分钟的奶。前奶较后奶颜色蓝些，富含大量水、蛋白质、乳糖及其他营养物质。宝宝吃了大量前奶后，将从中汲取他所需要的全部水分。这相当于宝宝的开胃菜，能够帮宝宝解渴。因此，宝宝在6个月前，即使在热天也不需要额外补充水分。

后奶。每次哺乳几分钟之后的奶。后奶外观较前奶白，富含高热量的脂肪。这种脂肪为母乳提供较多的能量。后奶是宝宝的正餐，能量充足。这是哺乳时要让宝宝吸吮时间尽可能长一点儿的重要原因，是为了保证宝宝吸吮到足够的后奶。

重要提示

每次喂奶不要只喂一侧乳房或时间太短（例如少于4分钟），要保证宝宝充分摄入前奶、后奶。

宝宝需要安慰性吸吮时，会进行较短、较浅的吸吮，吃的主要是前奶，而饥饿时宝宝会长时间地吸吮以获得更多后奶。这种母乳成分上的变化可以保证宝宝不会摄入过多的热量。而配方奶没有这种变化，容易导致宝宝热量摄入过多，引发青少年肥胖，这也是宝宝成年后罹患高血压、高血糖、高血脂等代谢性疾病的一个危险因素。

乳房的准备

孕期做好乳头护理是母乳喂养的必修课。哺乳期注意不要使用酒精、抑菌剂和肥皂清理乳头，洗澡时使用清水冲洗乳头即可。宝宝吸奶时，乳头周围的蒙哥马利腺会分泌一种物质，能滋润皮肤并抑制细菌滋生。

孕期还要对乳头进行评估。如果乳头影响哺乳，要尽快采取措施。

将拇指和食指分别放在乳头上、下两侧，然后向中间轻捏，如果乳头未能凸出或不足以用手捏住，可能就是扁平乳头或凹陷乳头。

凹陷乳头有些需要治疗，有些不需要。有的哺乳顾问认为，宝宝含乳正确时，可以将凹陷的乳头深吸入口中；使用特别的乳头护罩也可以使乳头凸出。怀孕末期可以将乳头护罩佩戴在胸罩内，佩戴舒适、轻盈的情况下，可以逐日增加使用时间；产后哺乳期间，也可以在两次哺乳之间佩戴乳头护罩。

较为严重的乳头凹陷可以在足月临产前或产后哺乳之前咨询相关专业人员，利用特殊的负压抽吸法进行矫正。具体方法是，每次负压抽吸乳头30～60秒后放松，不可时间过长，每日反复数次。若感到疼痛，可减小负压，防止破坏乳头和乳晕处的皮肤。

如果条件允许，可以自制一个凹陷乳头矫正器。如下页图所示，将一个注射器A的活塞撤去，在针乳头处通过一根塑料软管连接注射器B的针乳头。使用

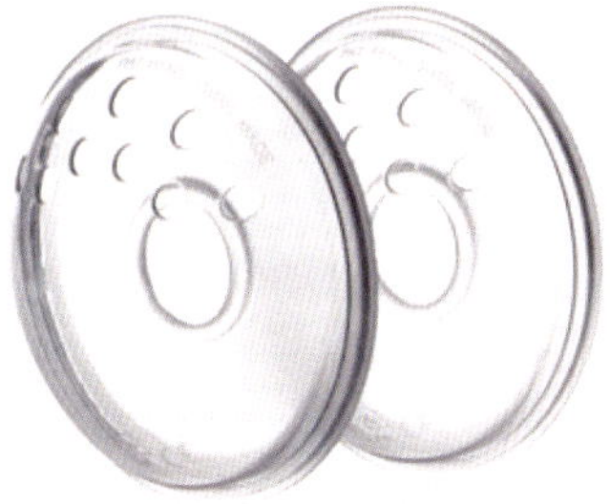

乳头护罩

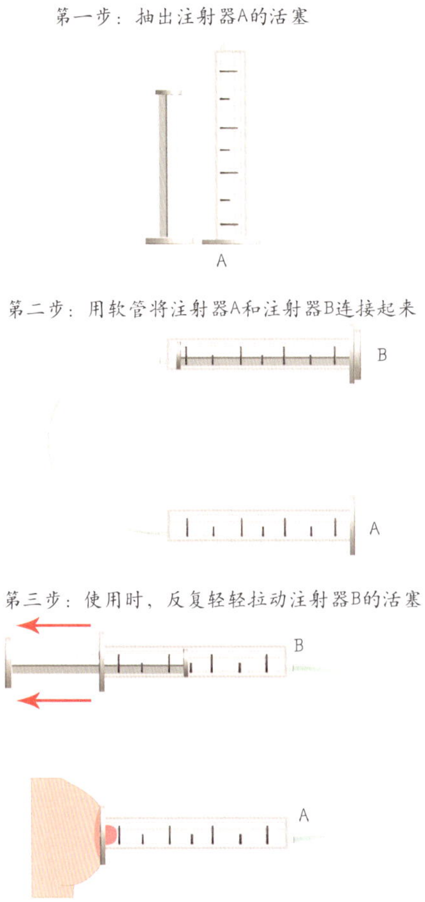

自制凹陷乳头矫正器流程示意图

的时候，将撤去活塞的注射器A的平滑端罩在乳头上——针管和乳房之间必须贴紧以防漏气，然后慢慢反复拉动注射器B的活塞，动作一定要温和。建议使用10mL～20mL的注射器。从乳头上拿开注射器A时，注意先将注射器B的活塞推满，以减少负压吸力。每日哺乳前抽吸数次，再加上宝宝的反复吸吮，一部分凹陷乳头或扁平乳头可得到缓解。

准备专用的哺乳胸罩

哺乳开始前要准备好哺乳期专用的哺乳胸罩。在购买哺乳胸罩时，罩杯及胸围要留有富余，以避免罩杯或胸围过紧导致堵奶或继发乳房感染。

早期母婴皮肤接触的重要性

母亲的体温可以帮新生儿保温，使其镇静，增加其安全感，减少其哭闹和氧耗，稳定其血氧和血糖水平，促进其正常的肠道生理菌群的建立。

对于正常阴道产的新生儿，应按常规彻底为其清除呼吸道分泌物，立即擦干其全身的羊水，要注意为其保暖。断脐后，将新生儿裸体放在母亲的胸前（让新生儿与母亲胸前皮肤直接接触），母亲用双手搂住新生儿，并在其上方盖毛巾或婴儿小被。这时，产床床头最好抬高30°。当宝宝有觅食反射时，帮助其含住乳头，尽早开始第一次喂奶。

对于剖宫产的新生儿，可以在断脐后为其穿好衣服，让其与母亲贴贴脸、拉拉手，进行局部皮肤接触。术后回到母婴病房后，将新生儿的衣扣解开，尿布取下，露出胸腹与母亲进行直接皮肤接触。母亲可用手抱住新生儿，直接接触30分钟。新生儿有觅食反射时，帮助其含住乳头，进行吸吮。

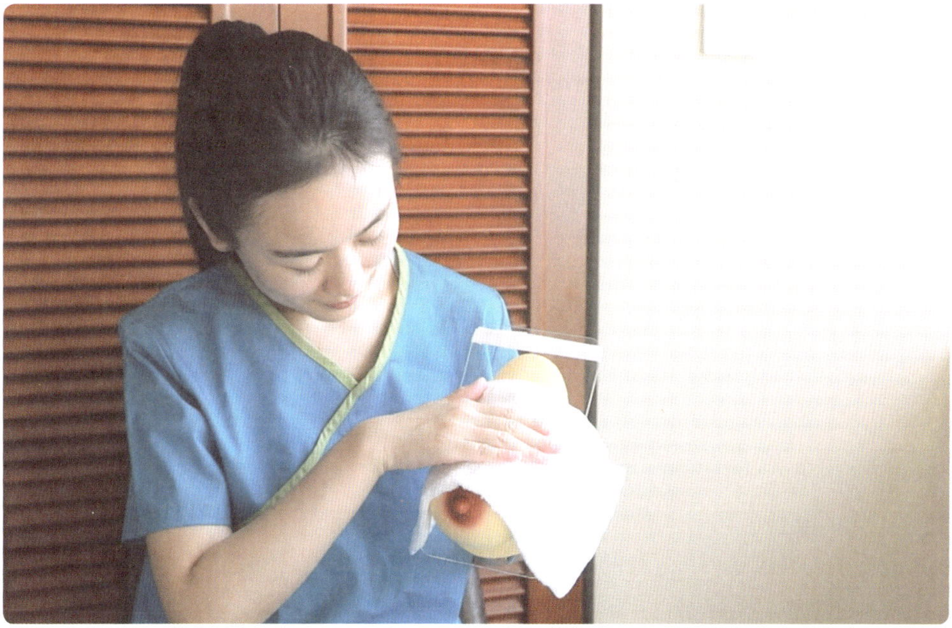

视频2：促进泌乳反射（打开微信公众号“童芽”，点击“童芽学院”，点击本书封面，点击右下角“拍图看视频”按钮，拍摄此图观看相关操作视频。）

母婴皮肤尽早接触的好处有：

1.促进母婴情感联结；

2.促使新生儿含接和吸吮乳头；

3.延长哺乳持续时间；

4.促使更早分泌初乳；

5.强化宝宝主导的母乳喂养，促进宝宝主动吸吮母乳；

6.帮助宝宝尽早实现从胎儿到婴儿的转变，强化其稳定性，让其更适应外部世界和新环境；

7.有利于母乳喂养，因为未清洗的乳房因气味、味道等因素更利于新生儿主动觅乳；

8.可以稳定新生儿的心率、体温、血压、脉搏、氧饱和度等，甚至可稳定其血糖；

9.稳定新生儿的情绪；

10.在有创、有痛操作时更易释放镇痛物质；

11.有利于新生儿和母亲细菌定植保持一致；

12.可充分利用宝宝出生后的警觉期；

13.防止因母婴分离导致宝宝某些激素的反常分泌；

14.有利于催产素的分泌，帮助下奶以及尽快娩出胎盘；

15.能提高母亲胸前温度，利于为宝宝保暖，增加其安全感，减少其不耐受感。

如何促进泌乳

女性在产后身体上会有一种很神奇的自然反射——“泌乳反射”，又称“喷乳反射”，即经过某种刺激后，乳汁分泌的量和速度会明显增加。妈妈建立了良好的泌乳反射，对母乳从乳房中流出有重要作用。用吸奶器吸奶时能将泌乳反射观察得更清楚。也许乳房前一分钟还没有奶，或者只是一滴一滴往外滴，但等到泌乳反射出现，即使在吸奶器不工作的时候，乳房也会像花洒一样往外喷乳汁。

那么，如何刺激身体才能产生泌乳反射呢？最好的办法当然是让宝宝直接吸吮，也可以适量喝一些温热饮料，如牛奶、汤类、白开水等。另外，热敷及按摩乳房或背部也会有一些作用，但在按摩时力量要适度，切忌用力过猛，以免使乳腺管受损。

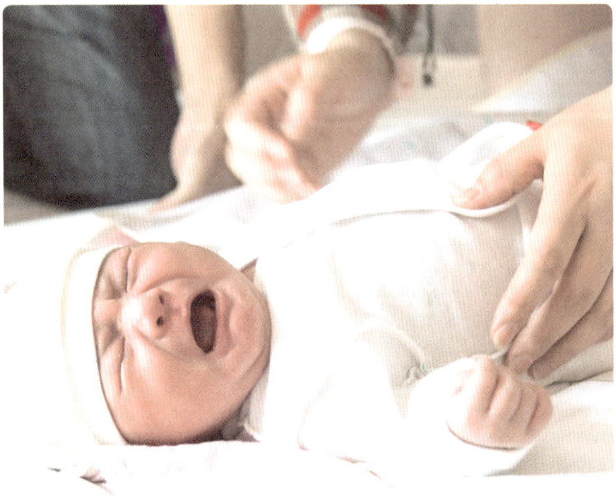

哪些情况不适合母乳喂养

母乳无疑是最理想的天然营养品，但在一些特殊情况下不宜进行母乳喂养。以往有些临床医生对患某些疾病的宝宝或母亲往往不加分析地一律给出停止哺乳的诊断，这是不恰当的。根据现代医学和营养学观点，对于这样的情况，首先应权衡哺乳安全性和危害性，结合病情对母婴身体健康的影响、母亲身心能否承受哺乳工作等因素做出选择。

1.母亲正在接受放射性核素诊断或治疗，或曾暴露于有放射性物质的环境时，不宜母乳喂养。

2.母亲正在接受抗代谢药物、化疗药物及会通过母乳代谢的药物治疗期间，不宜母乳喂养。

3.严重的心脏病患者；严重的肾脏、肝脏疾病患者；高血压、糖尿病伴有重要器官功能损害的患者；严重精神病以及反复发作的癫痫患者；有严重的先天代谢性疾病的患者等进行哺乳有可能增加母亲的负担，导致病情恶化，不宜母乳喂养。

4.母亲患有传染病，并处于急性传染期，如处于各型传染性肝炎的急性期，不宜哺乳。这时，要给予配方奶代替，并要定时用吸乳器吸出母乳以防止回奶。待母亲病愈，传染期已过，可继续哺乳。妈妈乙型肝炎表面抗原阳性，但宝宝出生后24小时内注射了乙肝免疫球蛋白和乙肝疫苗，是可以吃母乳的。

5.目前多数学者认为母乳喂养不会导致宝宝感染丙肝病毒，所以肝功异常或病毒水平高者请咨询专业人员。然而，乳头破损者要暂停母乳喂养。

6.患有阴道疱疹的母亲可以母乳喂养，但若疱疹局限在乳房，哺喂则不适合。

7.若母亲乳房长有水痘，在损伤结痂前应将母乳挤出喂给宝宝，同时给宝宝注射疫苗。

8.患有肺结核的母亲在仍有传染性期间，在接受正规治疗2周内，不可以进行母乳喂养。

9.母亲患有梅毒时，大多已经通过胎盘垂直传播传染给胎儿。宝宝有先天性梅毒时，经正规治疗后可以接受母乳喂养。宝宝接触破损的乳头或乳房也有感染可能，此时应暂停母乳喂养，直至破损愈合。

10.有吸毒史的母亲在戒毒前不适合母乳喂养。

11.怀疑或明确诊断患有罕见的遗传代谢病，如半乳糖血症，不宜母乳喂养。

12.对于患有苯丙酮尿症的宝宝，不宜进行母乳喂养，应立即给宝宝使用特殊配方奶粉，从而快速降低宝宝体内苯丙氨酸的含量。此时，妈妈要注意挤奶以维持泌乳功能。待宝宝的血苯丙氨酸浓度稳定后，可采取部分母乳喂养。这时，需在医生指导下配比，调整母乳和特殊配方奶的比例，并定期检测宝宝的血苯丙氨酸浓度。

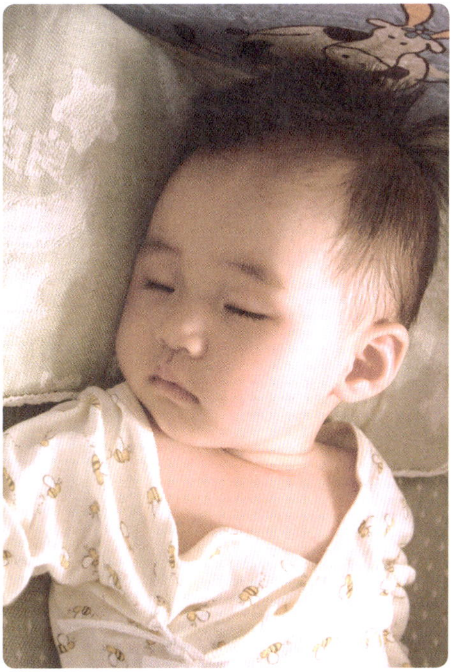

乳头凹陷可以哺乳吗

什么是乳头凹陷？如果用两个指头在乳晕上面稍微挤一下，乳头可以凸出来，就不算乳头凹陷，可以进行母乳喂养。如果用手挤的时候，乳头会凹进去且没有办法拉出来，这种乳头进行母乳喂养可能是有困难的。

一旦发生乳头凹陷怎么办呢？

孕期正常洗护，不可过度清洗乳房，乳晕处更要避免用肥皂或酒精之类

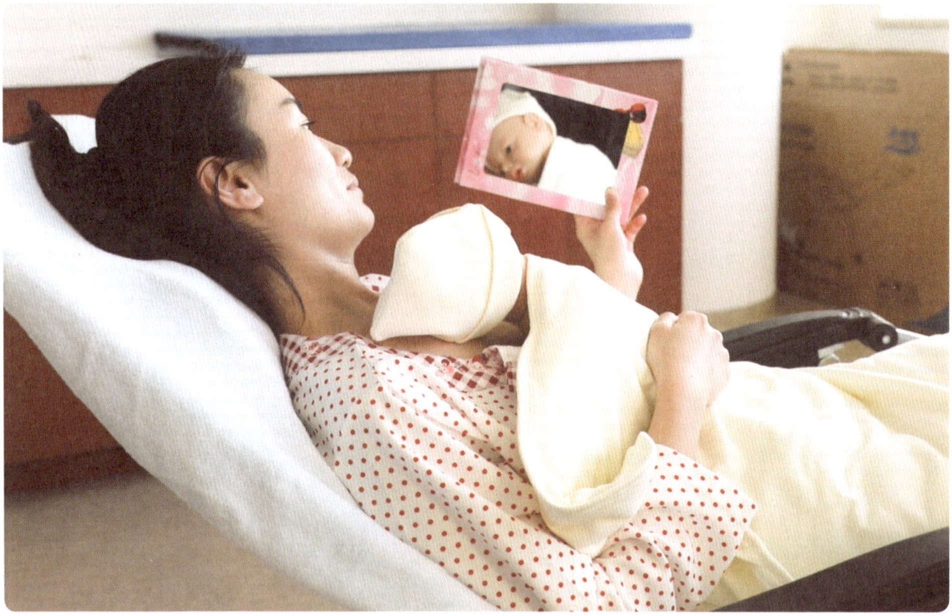

视频3：袋鼠式护理（打开微信公众号“童芽”，点击“童芽学院”，点击本书封面，点击右下角“拍图看视频”按钮，拍摄此图观看相关操作视频。）

刺激物清洗；也不必在孕期牵拉乳头，避免过早刺激，诱发宫缩。

分娩后可以使用乳头矫正器，或拿一个大一点儿的注射器，将针头去掉，利用负压通过针乳头来牵拉乳头，有时可以把乳头吸出来。也可以自制一个矫正器（参考本书P13～P14的内容），利用负压吸出凹陷的乳头。如果家里有吸奶器，可以先用吸奶器把乳头吸出来一点儿，再让宝宝含接。

产后最初几天，肿胀的乳房会让乳头显得更加平坦，不利宝宝含住，可稍挤出一些乳汁，使乳晕变软，然后再用C形或U形手法托住乳晕处，使乳晕连同乳头被宝宝含吮，以便在宝宝口腔内形成一个易于吸吮的“长奶头”。

哺乳时先让宝宝吸吮平坦一侧的乳头。宝宝饥饿时吸吮力强，易吸住乳头和大部分乳晕。母亲应取环抱式或侧坐式喂哺，以便较好地控制宝宝头部，从而更利于宝宝吸吮。

若宝宝吸吮未成功，可用抽吸法使乳头凸出，以便宝宝吸吮。

重要提示

对于暂时吸吮未成功的宝宝，切忌使用橡胶乳头，以免让宝宝产生乳头错觉，给成功吸吮带来更大困难。母亲应每日挤乳8次或8次以上，并用小杯或小勺喂给宝宝，同时继续纠正乳头并训练宝宝的吸吮能力。

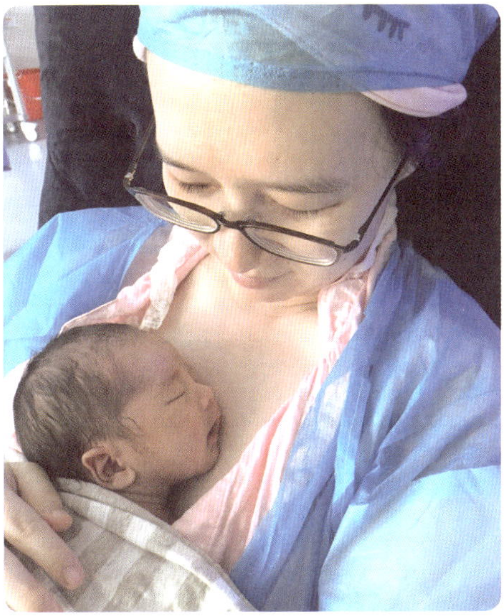

可在哺乳间隙佩戴可纠正乳头凹陷的纠正罩对乳头进行矫正。

袋鼠式护理

袋鼠式护理，从名字上不难理解，就是以类似袋鼠、无尾熊等有袋动物照顾幼儿的方式，将新生儿直立式地贴在母（父）亲的胸口，以为宝宝提供他（她）所需的温暖及安全感，是建立亲密的亲子关系的一大秘密法宝，适用于所有新生儿，尤其是早产儿。

袋鼠式护理，除能增进母婴情感互动，还能提高母乳喂养率，稳定早产宝宝的生理状况，减少宝宝哭泣，延长宝宝的睡眠时间。妈妈和宝宝间皮肤和皮肤的接触，还能降低妈妈的焦虑情绪。对于早产宝宝，袋鼠式护理不仅可以让宝宝更加健康活泼，降低宝宝发生感染的概率，带给宝宝十足的安全感和亲密感，对将来宝宝的性格塑造也是有益的。

具体做法是让赤裸的宝宝俯卧在妈妈或爸爸怀里，再以大毛巾覆盖，每次可维持1～2小时甚至以上。妈妈同时可以哺乳。具体操作可观看视频3。

重要提示

1.实施袋鼠式护理时，妈妈最好保持清醒，不要睡觉，不要玩手机，以保证宝宝安全。

2.实施时，避免进食热饮或较烫的食物，防止烫伤宝宝。

3.实施时，尽量将宝宝头朝上放置，便于看清宝宝面部，利于观察宝宝情绪以及保证宝宝呼吸通畅。

4.不能以平躺体位实施袋鼠式护理，靠背和地面呈30°～40°为宜，以防宝宝发生窒息。实施时，最好始终让宝宝保持头高脚低姿势，以保证安全。

5.对于早产宝宝，袋鼠式护理时需考虑许多因素，如宝宝体重需在1000g以上、生命体征要稳定等。具体可咨询专业医护人员。

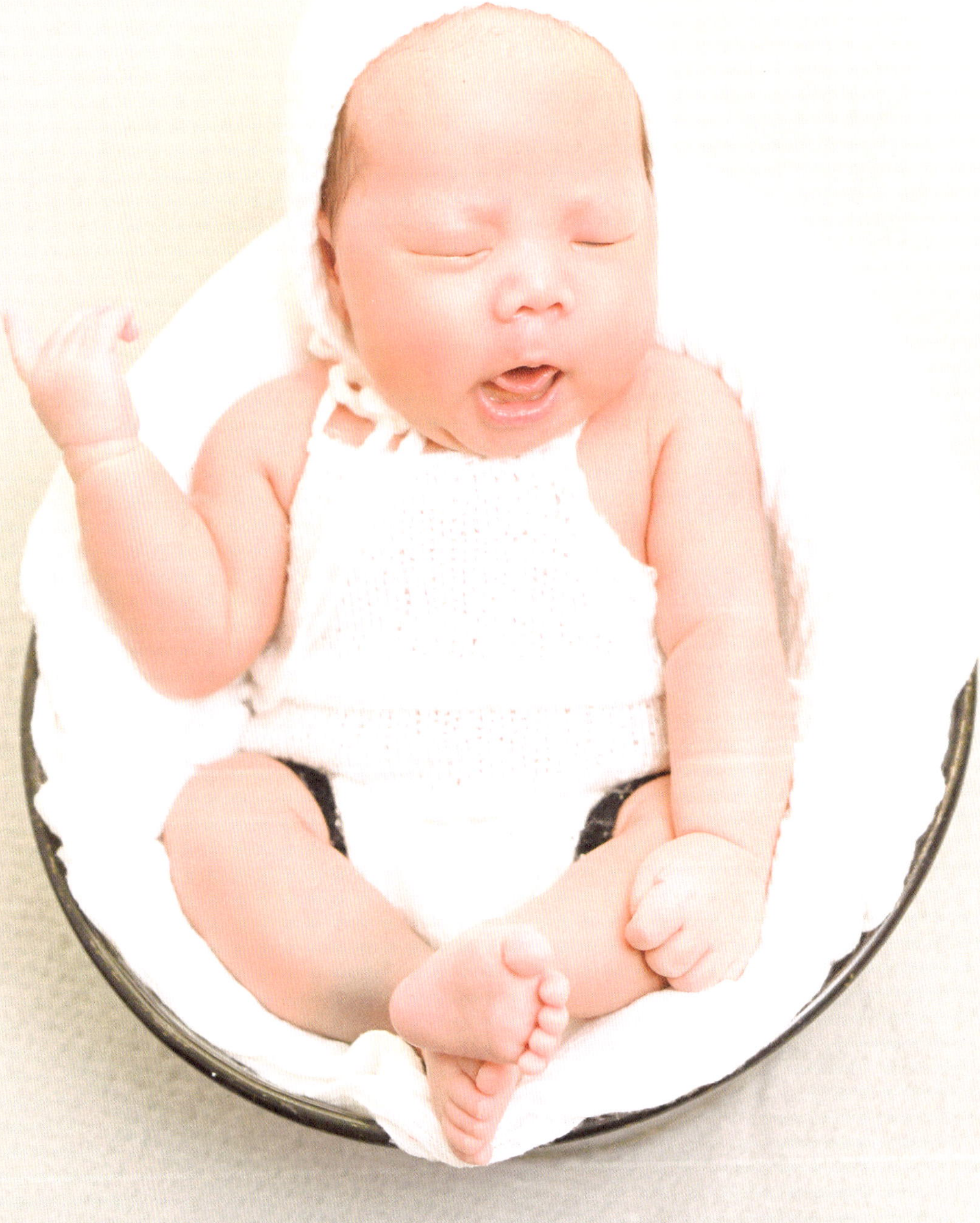

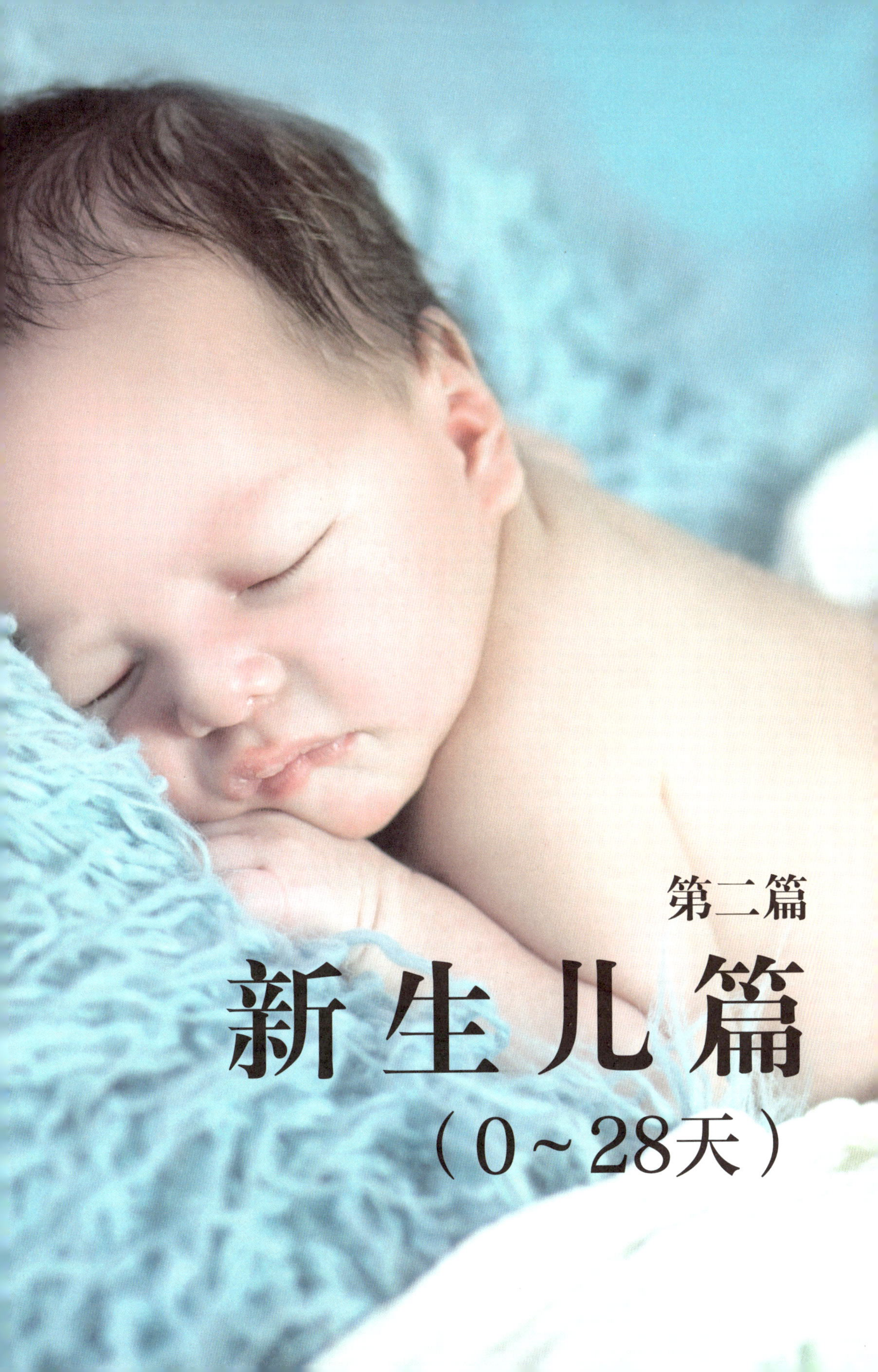

第二篇

新生儿篇

（0～28天）

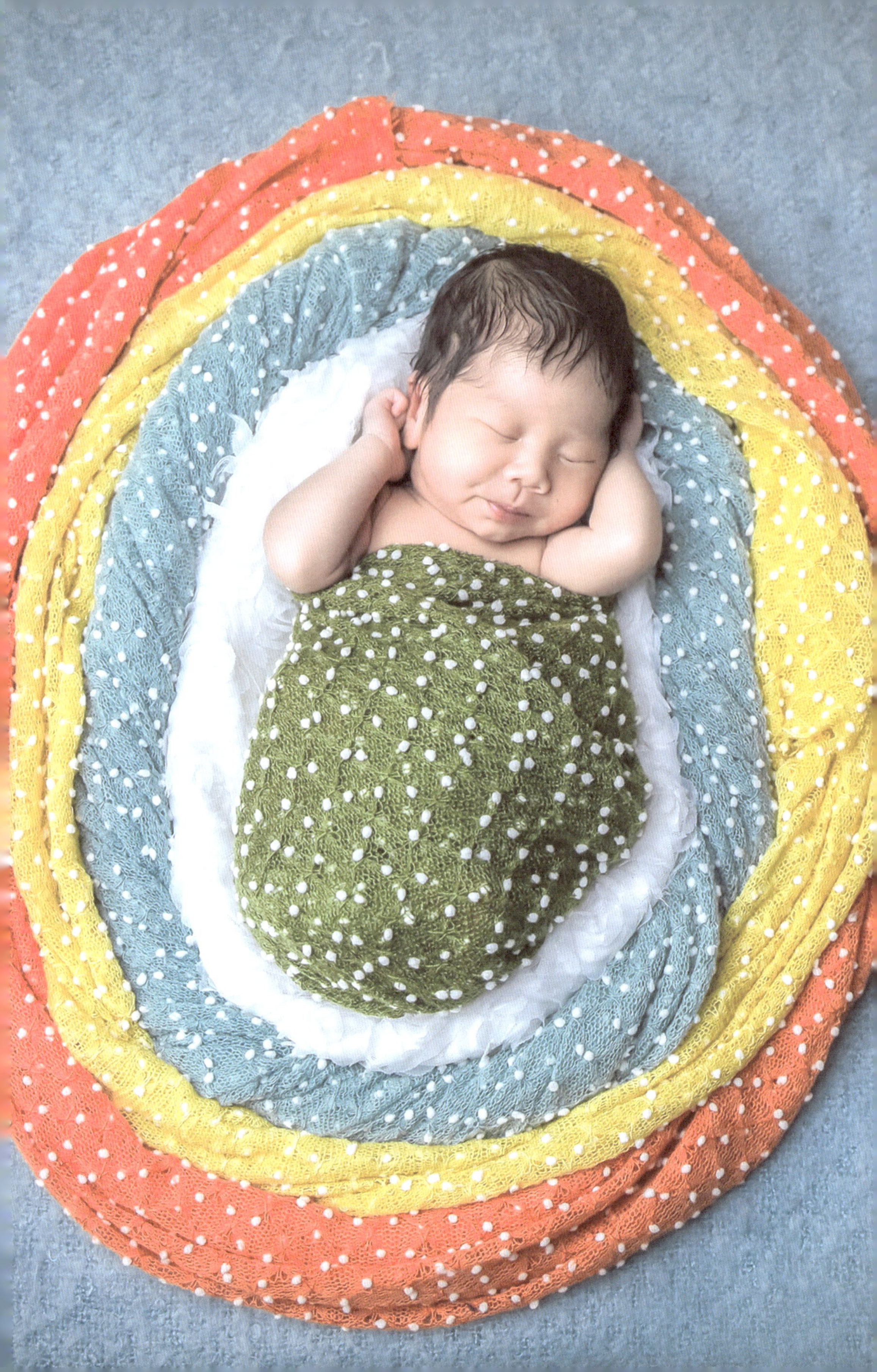

新生儿的喂养与护理

宝宝第1周

第1天

刚出生的宝宝什么样

随着一声响亮的啼哭，一个新的生命来到了世界上。我们除了要欢迎他（她）的到来，更应了解他（她）。一个正常的新生儿在外观上有什么特点呢？

头较大，头与身长的比例为1：4（成人为1：8），躯干长，四肢相对较短。

由于分娩时受产道的挤压，初生宝宝的头部可能会变形，有的还有因为局部水肿形成的产瘤。产瘤俗称“先锋头”，一般在出生后数天内即可自行消失，妈妈们不必担心。有的宝宝头发很茂盛，有的却十分稀疏，湿漉漉地贴在头皮上。宝宝出生时头发的状况不能代表其长大后头发的状况，妈妈们不必发愁。由于头骨尚未完全闭合，妈妈可以在宝宝的头部明显看到前后囟门。

由于受产道挤压，新生儿的脸部、眼睛看上去可能会有些肿，两颊可能不

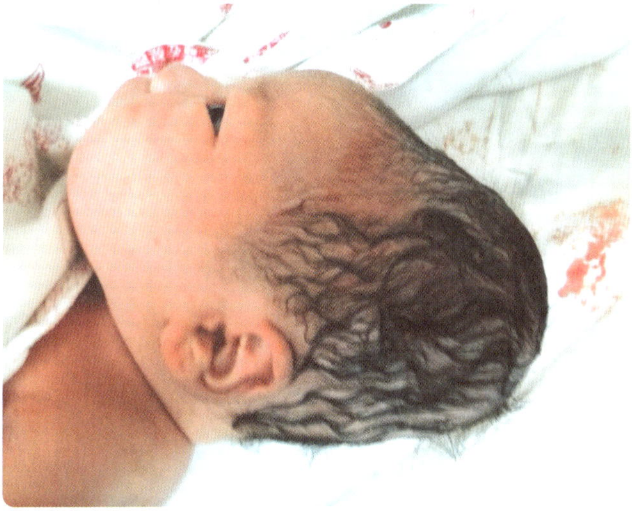

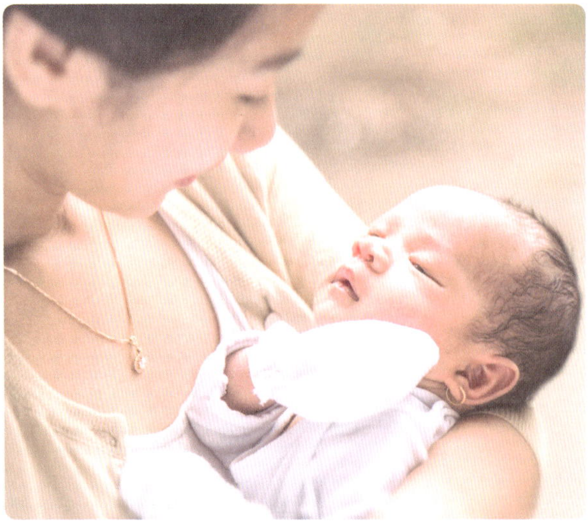

对称，鼻梁也可能比较扁，鼻尖处还可能会出现黄白色的粟粒疹。新生儿的眼睛运动并不协调，常有生理性斜视，一般在2～4周时才会消失。

新生儿的皮肤非常薄，颜色发红，皱褶很多，通常覆盖有一层白色的光滑的物质。这些物质俗称胎脂，可以保护宝宝的皮肤不被液体环境伤害，并有一定保暖作用。新生儿全身也可能覆盖有一层软软的绒毛——多数在几周内消失。有的宝宝腰腹部还会出现青紫色的“蒙古斑”。

由于子宫内的空间限制，绝大多数新生儿都是以头向胸俯屈、双手紧抱在胸前、双腿蜷曲、双手紧握的姿势出生的。出生后，新生儿的头、颈、躯干虽然会逐渐伸展开，但四肢仍会在一段时间内保持蜷曲状态，双手也会保持一段时间的握拳姿势。

新生宝宝会有哪些活动

宝宝天生就具有好多惊人的能力。

1.宝宝一出生就会啼哭。本能的啼哭伴随着肺的扩张，随即是自主呼吸的建立。

2.啼哭停止后，宝宝会自然放松。这时是母婴皮肤接触的最好时机，记得给宝宝盖上温暖且干燥的毯子或小被。

3.出生大约3分钟后，宝宝将逐渐进入清醒状态，会出现少量的头部和肩部的运动。

4.8分钟后，宝宝会出现更多的头部和肩部活动。宝宝的口腔会有吸吮动作（这就是觅食反射）；会睁眼看向乳房；会口流唾液；会左右晃动头部；会用颊部蹭妈妈的胸部；会将手放在口中，或是蹭来蹭去刺激妈妈的乳房；会伸舌，舔妈妈；甚至会用一只手或两只手按摩妈妈的乳房。

5.在出生后的1小时内，宝宝随时可能会有片刻的休息。

6.大约出生后35分钟，宝宝就会努力想要抬起上半身，甚至出现类似跳跃的动作，目的是找寻乳房。

7.出生半小时左右，宝宝会含住乳头，开始吸吮。让母乳成为宝宝的第一口奶，意义重大。若妈妈正处于分娩镇痛期，这样的吸吮可能会延迟。

8.宝宝在出生1.5～2小时后可能会进入熟睡阶段。

尽早让宝宝吸吮乳头

新生宝宝一般在出生后20～50分钟内处于兴奋状态，他们这时的吸吮反射最为强烈。要尽早让宝宝与妈妈进行皮肤接触并吸吮乳头，这样可以使妈妈体内产生更多泌乳素和催产素，从而有利于乳汁分泌；这也有利于宝宝尽早获得营养丰富的初乳。母乳喂养时，妈妈和宝宝持续而频繁的肌肤接触，还有助于建立亲密的亲子关系。妈妈给宝宝哺乳时，还可促进自身的子宫收缩，减少产后出血。

初乳的重要性

妈妈产后最初几天分泌的乳汁叫初乳，呈淡黄色。初乳如金。早接触是为了早吸吮，早吸吮的重大意义之一便是使宝宝尽早获得初乳。另外，早吸吮可以促进宝宝尽早建立有效吸吮的能力，更可促进妈妈泌乳。

1.初乳对宝宝的重要意义。初乳中所含的蛋白质、碳水化合物、矿物质和微量元素都非常丰富，且比例合理，容易被宝宝消化、吸收，因此营养价值极高。初乳可以帮助宝宝抵御各种感染，增强免疫力。初乳还可以促使宝宝尽早排出胎便、减少黄疸的发生和预防过敏。

2.宝宝吃初乳对妈妈的意义。宝宝吃初乳可使妈妈的乳头尽早接受宝宝的吮吸刺激，促进乳汁分泌，预防乳腺炎。宝宝的吮吸还可促进妈妈的子宫收缩，利于妈妈早日恢复，甚至可以预防产后出血。另外，尽早哺乳还有利于建立母婴间的紧密联结，增进母婴感情，增强亲子关系。

母乳喂养的技巧和方法

对宝宝来说，母乳是最好的天然食物。说到母乳喂养，妈妈首先要学会的

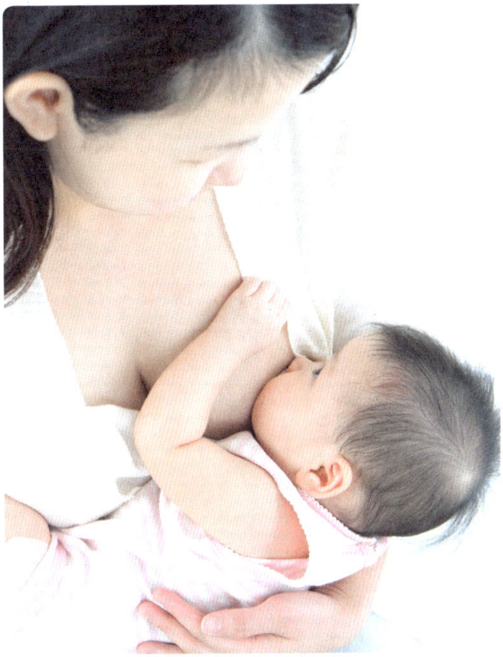

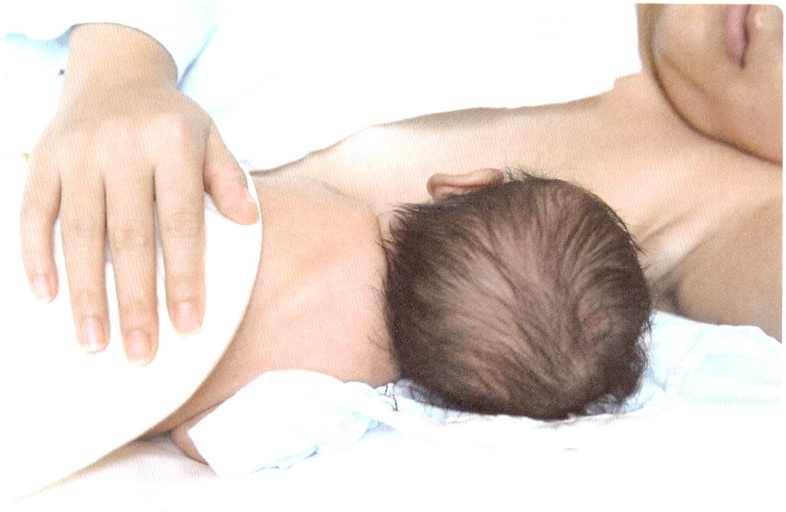

视频4：哺乳姿势（打开微信公众号“童芽”，点击“童芽学院”，点击本书封面，点击右下角“拍图看视频”按钮，拍摄此图观看相关操作视频。）

便是怎么哺乳。正确的喂养姿势会让宝宝和妈妈都十分舒适。喂养姿势如果不正确，对宝宝来说“不仅吃饭很难受”，还可能引发中耳炎、口腔疾病等。对于妈妈来说，不正确的喂养姿势会导致腰酸背痛。这些均不利于母乳喂养的长期坚持。如何舒适地进行母乳喂养呢？下面介绍一些关于母乳喂养的技巧和方法（具体操作见视频4）。

1.母亲喂奶的正确体位。母亲身体要放松。宝宝的身体要贴近母亲，宝宝的头与身体要呈一条直线。宝宝的鼻子对着乳头，下颏挨着乳房。母亲托着宝宝的头、肩及臀部。

2.宝宝正确的含乳姿势。宝宝嘴张大，下唇向外翻；舌呈勺状环绕乳房；面颊鼓起呈圆形。宝宝吃奶时，母亲可见到上方的乳晕比下方多；可见到宝宝有慢而深的吸吮；能看到宝宝的吞咽动作；能听到宝宝吞咽的声音。

3.母亲正确的托乳房姿势。食指和大拇指呈“C”形，以食指支撑着乳房的基底部，大拇指轻压乳房的上方，其余三指并拢贴在乳房下的胸壁上。避免用“剪刀式”手形夹托乳房，除非在奶流过急或宝宝呛奶、溢奶时。手指不应离乳头太近，等宝宝含接好后，要及时撤出手来搂抱宝宝，以形成一个舒适的体位。

另外，母乳喂养还要注意以下两点：

1.母亲坐位喂奶时，要选择高度合适的椅子，放松肩部，给予后背很好的支撑倚靠，在后背垫一个枕头也许会有帮助。若椅子太高，可在脚下垫一矮凳或瑜伽砖。注意不要让母亲的膝盖过高，要保证宝宝的鼻头正对着母亲的乳头。母亲如果将宝宝放在膝上，要将宝宝托高些（可用哺乳枕），以使母亲不必身体前倾着喂奶。

2.侧卧位喂奶时，母亲要用舒适、放松的体位躺着，将头枕在枕头的边缘。宝宝的头不要枕在母亲的手臂上。母亲的手臂（哺乳侧）要放在宝宝头上方。宝宝也要呈侧卧位。母亲不要用手按宝宝的头部，以使宝宝的头部能自由活动，从而避免乳房堵住宝宝的鼻部，引起呼吸不畅。医护人员来帮忙时，千万不要将宝宝的头部往前推，强迫宝宝吃奶，只需在母亲托抱宝宝时轻轻帮扶一下即可。

怎样让宝宝正确地“吃奶”

妈妈哺乳时，尽量让宝宝的口和下颏紧贴妈妈的乳房，这样宝宝才能主动地把整个乳晕都含在口中。宝宝正确含乳是要把乳头和大部分的乳晕都含入口中。宝宝能正确含乳才能更有效地刺激妈妈泌乳，也可以让妈妈避免乳头皲裂。妈妈在哺乳时，注意不要让乳房压住宝宝的鼻子，最好轻轻地把乳房向里按得凹陷一点儿，给宝宝留出呼吸空间。另外，总的原则是要让宝宝的身体呈一条直线，不能让宝宝扭着脖子吃奶；否则宝宝会不舒适，也就不能好好地吃奶了，甚至连乳头都含接不好。

宝宝一天该吃几次奶

为了使妈妈们尽快分泌足够的乳汁，满足宝宝的需求，宝宝出生第一天就应努力让宝宝吸吮8次以上。具体的哺乳时间并不重要。一般来讲，哺乳时间差异较大，通常每次要持续10分钟以上，但如果太长（半小时以上）或太短（少于4分钟），可能就意味着有一些问题。但在最初的几天或对于一个低体重儿来说，哺乳时间较长是正常的。对于奶少的妈妈来讲，要确保宝宝24小时内有效吸吮乳房的时间不能少于140分钟。

新生宝宝胃容量参考表

宝宝月龄	第一周							第二周	第三周	第四周
	1天	2天	3天	4天	5天	6天	7天			
宝宝的胃容量	5mL～7mL	10mL～13mL	22mL～27mL	36mL～46mL	43mL～57mL					
	弹珠大小 	龙眼大小 		荔枝大小 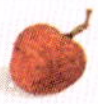			乒乓球大小 	鸡蛋大小 	桃子大小 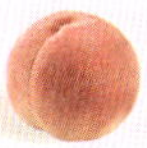	

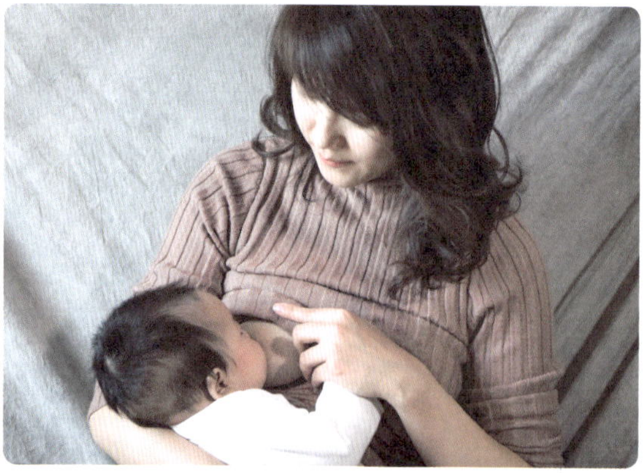

出生后第1天，宝宝的胃容量为5mL～7mL，相当于玻璃弹球大小；第3天，宝宝的胃容量为22mL～27mL，相当于龙眼大小；第5天，宝宝的胃容量为43mL～57mL，相当于荔枝大小。频繁的喂养能保证宝宝获得所需要的母乳量，同时也可确保泌乳量满足宝宝的需求。宝宝出生第1天，之所以让宝宝频繁吸吮，最重要的目的是通过宝宝的吸吮刺激妈妈尽早、尽快下奶，毕竟宝宝是“最好的催乳师”。

怎样护理剖宫产出生的宝宝

通过剖宫产方式出生的宝宝由于没有经过产道的挤压，不但平衡能力和适应能力比自然分娩的宝宝差，还容易患新生儿肺炎等呼吸系统疾病。由于先天触觉防御过度，剖宫产出生的宝宝往往比较爱哭、爱动，睡眠时容易惊醒，胆子一般较小。对于这样的宝宝，我们需给予更多关注和护理。

多进行感情交流和母婴接触

父母应经常抱着宝宝，增加和宝宝的皮肤与目光接触，并且可以轻轻地摇动宝宝，让宝宝的平衡能力得到最初的锻炼。注意，一定不要用力摇晃宝宝！摇动宝宝时还要保护好宝宝的头颈部，以免宝宝的大脑受到损伤。

多进行抚触

抚触从宝宝一出生就可以进行。操作时，父母可以将宝宝包在干净、柔软的大毛巾里，轻轻揉搓宝宝全身。

剖宫产妈妈如何进行母乳喂养

剖宫产妈妈术后活动会受限制，身体相对较虚弱，早接触、早吸吮、早开奶该如何进行呢？相关母乳喂养专家经过观察和研究后提出的生物性养育哺乳方式，能解决这个问题。

最常规的哺乳方式是半躺式哺乳。操作方法是，妈妈自己以最舒适的姿势半躺，可以用枕头或被子来支撑自己的身体，然后让宝宝趴在妈妈身上，享受更多的肌肤接触。这样的姿势可以诱发宝宝自然的吸吮以及觅乳反射。加上重力作用，宝宝趴着含乳时，可以紧贴妈妈的乳房。这是一种十分适合母婴的相对更为舒服的母乳喂养体位，也称为半躺式哺乳。

此外，针对剖宫产妈妈，我们还推荐以下几种哺乳体位。

让宝宝横趴在妈妈胸部吃奶

操作方法：妈妈舒适平躺，让赤裸的宝宝腹部向下横趴或者斜趴于妈妈胸部，避开腹部刀口；妈妈和宝宝身上盖薄毯或棉质单衣。

优点：妈妈可以与宝宝有最大面积的肌肤接触；妈妈可以自如地抚摸宝宝。

注意事项：必须有人一直陪伴在妈妈和宝宝的身边。

让宝宝俯卧趴于妈妈一侧吃奶

操作方法：妈妈舒适平躺，裸露单侧身体，同侧手臂略伸展；赤裸的宝宝在妈妈身边侧卧，胸腹部紧贴妈妈身体，头部略高于妈妈的乳房；妈妈和宝宝身上盖薄毯或棉质单衣。

优点：宝宝的头部位置相对稳定；对于大乳房妈妈，此姿势更舒适。

注意事项：必须有人一直陪伴在妈妈和宝宝的身边。

让宝宝趴于妈妈肩膀上吃奶

操作方法：妈妈舒适平躺，裸露单侧身体；宝宝俯卧趴于妈妈的肩膀上，头置于乳房的一侧或前方。

优点：母婴之间非常贴合，宝宝能够非常容易地含住乳头并进行有效吸吮。

注意事项：妈妈对宝宝不能有很好的控制，因此陪伴者必须全程给予支持和协助。

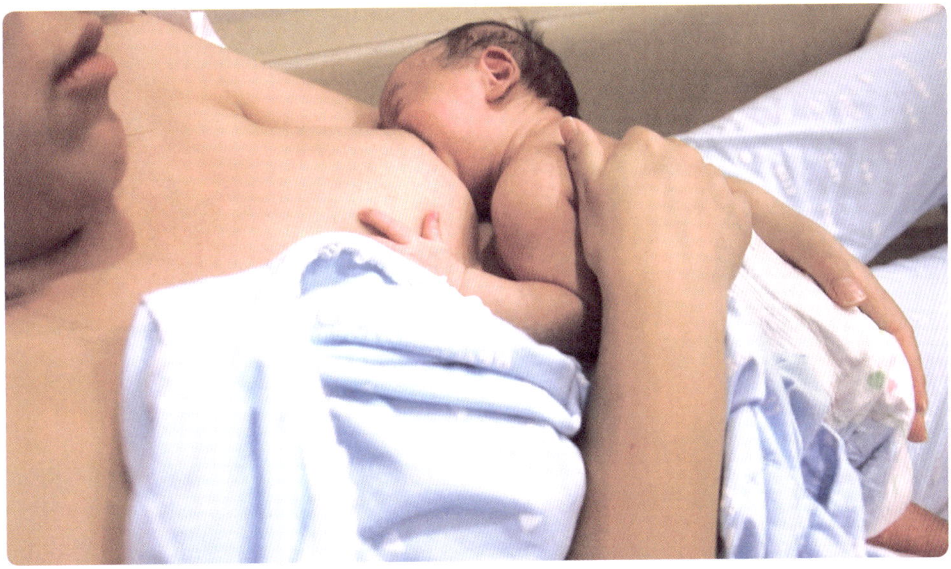

视频5：半躺式哺乳姿势（打开微信公众号“童芽”，点击“童芽学院”，点击本书封面，点击右下角“拍图看视频”按钮，拍摄此图观看相关操作视频。）

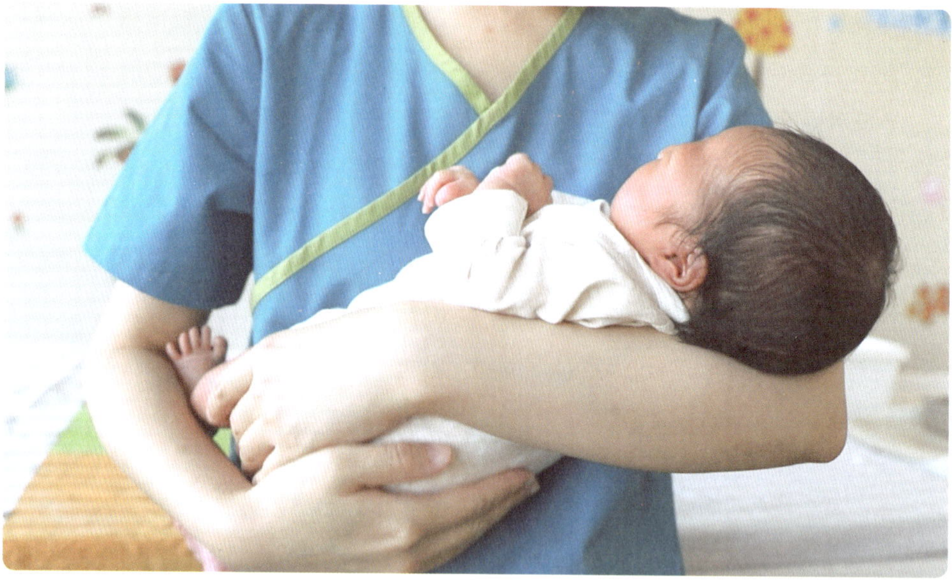

视频6：新生儿的正确抱姿（打开微信公众号“童芽”，点击“童芽学院”，点击本书封面，点击右下角“拍图看视频”按钮，拍摄此图观看相关操作视频。）

总之，剖宫产术后，妈妈的哺乳体位要符合以下几点：

1.避免宝宝直接压迫妈妈腹部的刀口；

2.宝宝的头部和四肢可以自由运动，不受限制；

3.在充分考虑妈妈意愿的前提下，尽可能让母婴有更多、更持久的肌肤接触；

4.确保有人可以全程在妈妈和宝宝的身边提供支持和帮助。

新生宝宝怎么抱

宝宝在母体内被温暖的子宫和羊水包裹着，处于一种非常舒适的状态。宝宝出生后，大多时候父母因缺乏经验，再加上紧张，抱宝宝的时候会让宝宝不舒适，父母自己也很累。

下面介绍几种抱宝宝的方法。

手托法。用左手托住宝宝的背、颈、头，右手托住宝宝的屁股和腰。这一方法多用于把宝宝从床上抱起和放下时。

重要提示

1～2个月的宝宝，肌肉、骨骼还没有发育好。竖抱宝宝时，宝宝头部的重量将全部压在颈椎上，所以尽量不要竖抱宝宝。将宝宝横抱在臂弯中时，要掌握好两个重心，可用一只手托住宝宝的头颈部分，用另一只手托住宝宝的臀部、腰部，使宝宝的头、颈、肩呈一条直线。这样，宝宝就安全了。

腕抱法。将宝宝的头放在左臂弯里，用左肘部护着宝宝的头，用左腕和左手护住宝宝的背和腰，将右小臂从宝宝身上伸过护住宝宝的腿，右手托着宝宝的屁股和腰。这一方法是比较常用的抱宝宝的方法。

新生宝宝如何保暖

因室温比子宫内温度低，宝宝出生后体温会明显下降。因此，刚出生的宝宝应该戴上帽子，穿上柔软舒适的上衣（甚至包上合适的包被），以使体温尽快达到36℃以上，但也不宜穿得过厚、过多，以防发生脱水热。

原则上，宝宝的穿着应以舒适、不影响生理功能（如皮肤排汗、手脚运动等）为基准，所以应给宝宝穿轻便、宽松、容易穿脱、透气性好的衣服，但要保证能维持宝宝的体温。

怎样给宝宝穿脱衣服

给新生宝宝穿脱衣服，动作要轻柔，要避免给宝宝造成伤害，若遇宝宝哭闹应先暂停操作，安抚宝宝，待其安静后再进行。

具体的操作方法是，先关闭门窗，防止对流风，让室温保持在24℃～26℃，然后根据宝宝的身长、体重，准备好舒适的衣服。给宝宝穿衣服时，可在宝宝身下垫一条浴巾，把干净的衣裤展开平

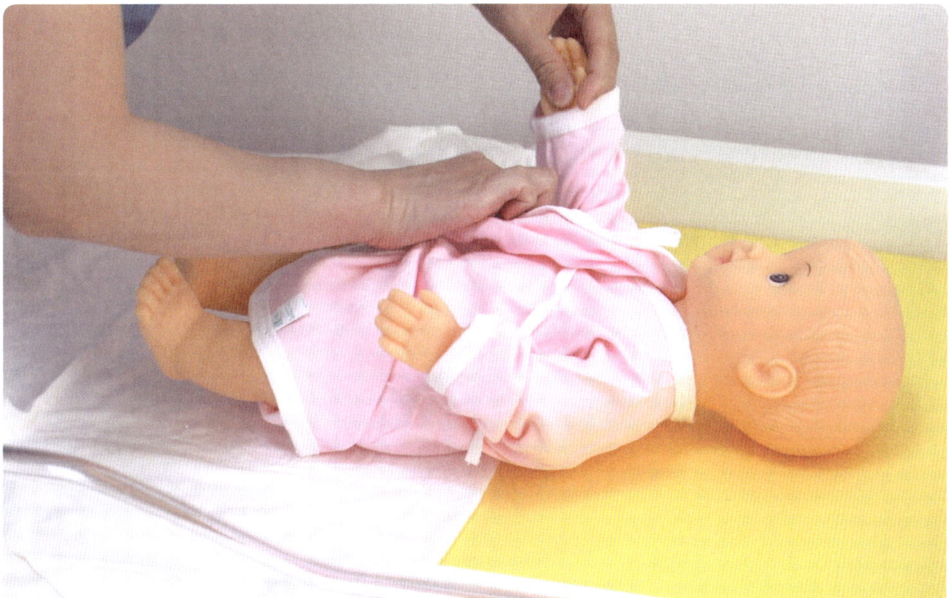

视频7：为新生儿更换衣服（打开微信公众号“童芽”，点击“童芽学院”，点击本书封面，点击右下角“拍图看视频”按钮，拍摄此图观看相关操作视频。）

放在一旁。把宝宝放在衣服上，注意要让宝宝的手臂与衣袖的位置对齐。为了让宝宝的手更容易进入衣袖，可以把衣袖卷成圆形，然后把宝宝的手臂放进衣袖，同时用另一只手从袖口伸进去轻轻抓住宝宝的手，把他的手臂拉出来，再拉直衣袖。注意不要给宝宝穿得太厚、太多，否则会妨碍宝宝活动。具体操作方法可观看视频7。

可以给宝宝戴手套吗

不建议给宝宝戴手套。从发育的角度看，给宝宝戴手套会直接束缚宝宝的双手，使手指活动受到限制，不利于宝宝的触觉发育。另外，若给宝宝戴毛巾手套或用其他棉织品做的手套，如里面的线头脱落，很容易缠住宝宝的手指，影响手指局部血液循环，如果发现不及时，有可能引发新生儿手指坏死，从而造成严重后果。

宝宝的第1次大小便

排胎便

新生宝宝会在出生后的12小时内首次排出墨绿色黏稠大便，这是胎儿在子宫内时便已形成的粪便，称为胎便。如果宝宝出生后24小时内没有排出胎便，就要及时报告医生或护士，排除肠道畸形的可能。也有一些宝宝一出生就开始

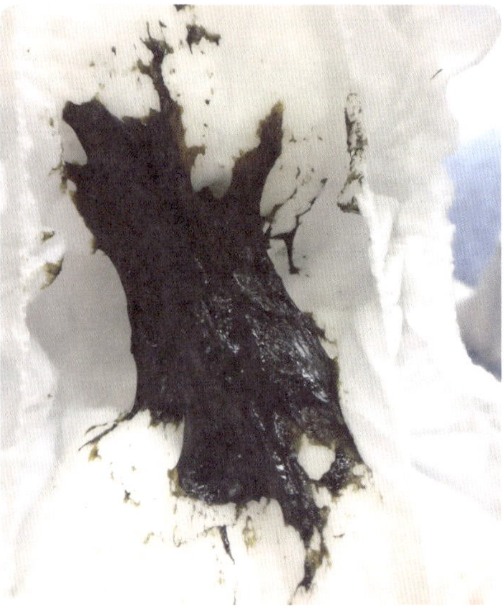

排胎便了。

排尿

大多数宝宝出生后不久便会排尿，出生后第一天尿量较少。如果宝宝出生后24小时内未排尿，妈妈要及时报告医生或护士，以排除病理情况。也有一些宝宝在助产士处理脐带时就开始排尿了。新生儿出生后1～2天每日应该有1～2次小便。小便一般是透明、淡黄色的。喂养不足时，宝宝小便的颜色会加深，甚至可能出现粉红色的尿液结晶。

宝宝为什么会哭闹

哭泣对宝宝有多重意义。感到饥饿或不适时，宝宝会用哭泣来寻求帮助。哭泣可以帮宝宝舒缓过于强烈的视觉、声音和其他感官刺激，还可以帮他减压。

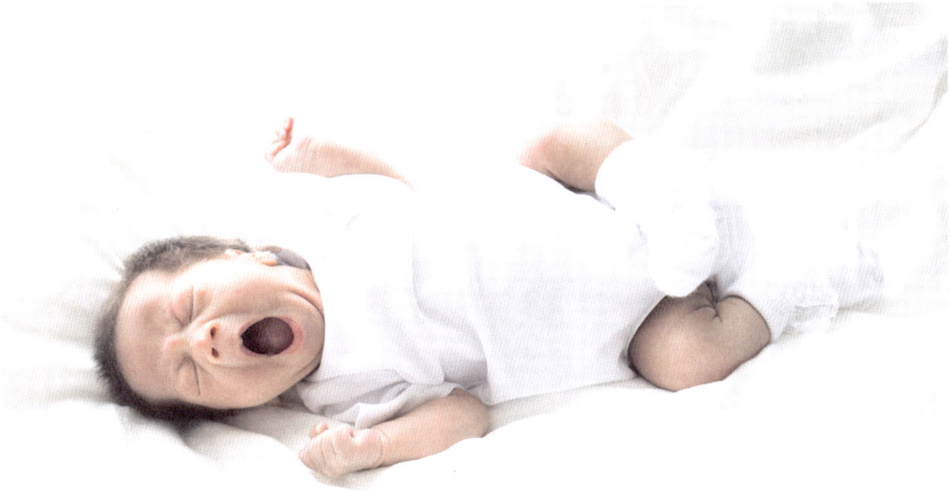

宝宝每天都会有烦躁的时候，既不是因为肚子饿，也不是因为身体不舒服或疲倦。这期间不管你做什么都无法让他安静下来，但烦躁过去后，宝宝可能看起来更加精神，而且之后很快会进入比平时更深沉的熟睡中。这种哭闹现象似乎是在帮助宝宝消耗过剩的精力，好让他恢复安逸的状态。

仔细体会宝宝不同的哭声，可以分辨他什么时候想要人抱、什么时候想要人哄、什么时候需要人照顾、什么时候我们最好不要理他……也就是说，我们可以通过宝宝的哭泣方式来判断他的各种特殊需求。举例来说，宝宝饥饿时哭声通常短促而低沉，声音时高时低；生气时哭得十分激烈；疼痛或难受时会突然大哭，声音非常尖锐，先是长长的一声尖叫，然后是长时间的停顿，接着是较平缓的悲鸣；表示“别理我……”的哭泣通常与饥饿时的哭泣很像……

有时几种不同类型的哭泣会相互重叠。比如，宝宝刚睡醒时若觉得饥肠辘辘，会用哭声索求食物。假如我们没有迅速回应，宝宝饥饿的哭泣可能变成愤怒的号啕大哭。此时，我们可以听出宝宝哭声的变化。随着宝宝渐渐长大，他的哭声会变得更有力、更响亮、持续时间更久，还会有更多变化来表达不同的需求和想法。

应对宝宝哭闹的小技巧

在宝宝刚出生的几个月内，解决他的哭闹问题的最好办法是大人迅速回应。如果能得到及时回应，宝宝就不会哭那么久。回应宝宝的哭泣时，首先应

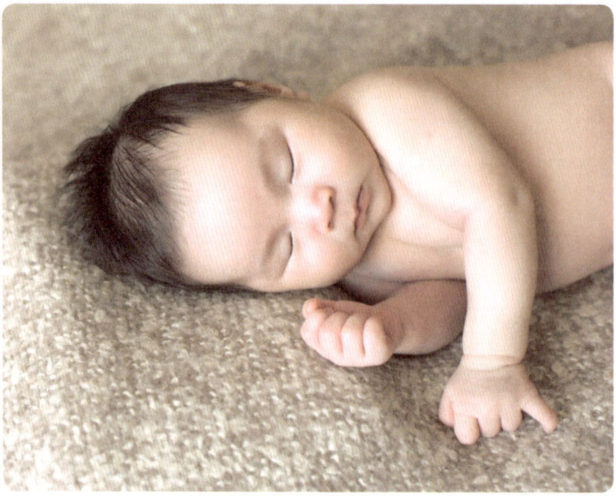

8.给他拍嗝，帮他排出肚子里的气。

9.为他洗热水澡。

假如这些都不管用，也许最好的处理方法就是让宝宝自己独处一会儿。很多宝宝不哭一下就睡不着，好好哭一会儿反而可以更快入睡。如果宝宝是因为疲劳很想睡觉才哭闹，通常不会哭很久。假如不管我们做什么，宝宝都无法安静下来，那他可能是生病了。这时，我们可以给他测量一下体温。如果他的体温超过正常体温，应立刻带其就医。

照护人的状态越放松，宝宝就越容易哄，如果有无法控制局势的感觉，应向其他家庭成员或朋友求助。换个人暂时照护宝宝有时也许能让这个小家伙快速安静下来。谨记一点，绝对不能大力摇晃宝宝。大力摇晃宝宝可能导致宝宝失明、大脑损伤甚至死亡。一定要把这个信息转告所有看护宝宝的人。

此外，不要因为宝宝的哭闹有心理负担。宝宝哭闹是宝宝适应外界环境的方式之一。没有人可以保证每次都能哄好哭闹的宝宝，所以不要对自己要求过高。试着用现实可行的办法解决问题，也可寻求他人的帮助，重要的是好好休息、享受和宝宝在一起的美好时刻。

解决他最迫切的需求。比如，他又冷又饿，尿片也湿透了，应该先帮他保暖，再帮他换尿片，然后再为他喂奶。假如宝宝的哭声听起来有点儿尖厉或十分惊恐，我们应考虑可能有衣物或其他东西让他感觉不舒服，比如也许有东西缠住了他的手指或脚趾。如果宝宝不冷、尿片干爽、肚子不饿，但他还是哭个不停，我们可尝试下列安抚手段并找出宝宝最喜欢的一种。

1.抱起宝宝，进行安抚或袋鼠式护理，以给予宝宝安全感。

2.轻轻抚摸宝宝的头，或拍打他的后背以及前胸。

3.为宝宝打个襁褓，如用宝宝抱毯将他舒舒服服地裹起来。

4.为他唱歌或跟他讲话。

5.为他播放轻柔的音乐。

6.抱着他到处走走看看。

7.在他面前发出有节奏的声音。

宝宝的睡眠问题

睡眠是新生宝宝最主要的生活方式。对于所有的新生宝宝，都建议采取平卧位睡觉。当然，宝宝本能地会将头偏向一侧。由于宝宝刚刚出生后容易吐羊水或溢奶，可以在宝宝颏下垫一块小方巾，便于及时清理。

新生儿房间的理想温度应保持在22℃～24℃，寒冷的冬季要注意保暖，夏季则应注意通风和降温；湿度应保持在50%～60%，有条件的家庭可以使用加湿器。注意不要把宝宝放在空调、窗户等通风设备旁。要保持房间内阳光充足，但要避免强光直射宝宝面部。居室门窗宜加纱门、纱窗和窗帘，以避免蚊蝇侵扰。

宝宝夜间入睡时不宜通宵开灯，这样不但不利于宝宝的健康，还可能妨碍宝宝建立正常的昼夜作息节律，为宝宝形成白天清醒、夜间睡觉的生活习惯制造障碍。如果有条件，宝宝应该单独睡在属于自己的小床上。即使和父母一起睡，宝宝也不应和大人盖一床被子。不要让宝宝含着妈妈的乳头睡觉。

宝宝脐部如何护理

给宝宝洗浴后，应用消过毒的棉签蘸浓度为75%的酒精擦拭其脐根部消毒。擦拭时从脐根部中心螺旋式向四周擦拭。要仔细检查脐部，如有分泌物，可反复消毒几遍直至擦净。在脐带护理过程中，如果发现宝宝脐轮红肿、有脓

家庭选择加湿器的注意事项

1. 建议选择冷雾加湿器增加空气湿度，不建议使用蒸汽蒸发器，以免发生意外。

2. 使用冷雾加湿器，必须严格按照说明书进行清洁，以避免细菌、霉菌以及尘螨等微生物的滋生。不使用时，一定要排空加湿器内的水分。

3. 霉菌和尘螨是导致很多呼吸道过敏性疾病的重要原因。湿度大于75%的环境是尘螨生存繁殖的最佳环境。使用冷雾加湿器时，有可能会让喷出来的冷雾与霉菌和尘螨等混合形成气溶胶停留在空气中。这些气溶胶在空气中最长可停留8小时。对于有过敏、哮喘等家族病史的宝宝，要特别注意家里的湿度。

4. 如果没有条件严格按照说明书对冷雾加湿器进行及时清洁，或者对此类加湿器使用方法没有充分的认识，则不建议使用。

5. 提高空气湿度还有很多简易、温和、价廉且安全的方法，例如拖地、晾湿衣服或者冬季在暖气片上放置湿毛巾。

性分泌物、有臭味时，应及时带宝宝去医院就诊。注意不要用甲紫涂搽宝宝的肚脐，以免影响观察脐部感染情况。

如何选择尿布及预防尿布疹

市场上有很多种尿布，如传统布尿片、现代布尿片、纸尿裤等，可供爸爸妈妈们选择。可根据宝宝的大小、身材、月龄，尿布质地，个人喜好，是否环保，吸水性，透气性等情况进行挑选。

可以在宝宝吃奶前或睡醒后换尿布。在宝宝每次大便甚至小便后也要及时更换尿布，以避免尿布疹。

那么，如何预防尿布疹呢？

1.保证臀部清洁、干燥。尿液和粪便的刺激，加之潮湿的环境是造成宝宝尿布疹的主要原因，故保证宝宝臀部周围清洁、干燥非常重要。爸爸妈妈需要注意的事项包括：及时更换被大小便浸湿的尿布，以免刺激皮肤；每次大便后要彻底清洁肛周，必要时使用清水冲洗臀部；如果使用传统布尿片，务必及时更换；如果使用一次性尿裤，要注意松紧度；等等。

2.减少局部不良刺激。如使用传统布尿片，建议选择棉质、柔软的布类。洗涤时一定要漂洗干净。尽量选择儿童专用的中性或弱酸性洗涤剂。如必须使用洗衣粉或肥皂等碱性洗涤剂洗涤尿

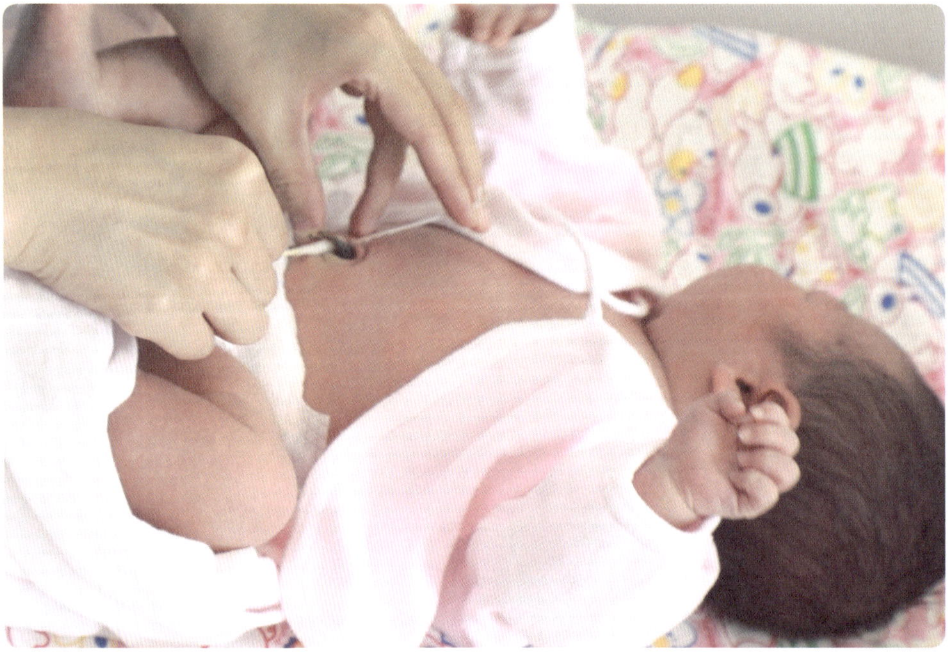

视频8：新生儿脐部护理（打开微信公众号“童芽”，点击“童芽学院”，点击本书封面，点击右下角“拍图看视频”按钮，拍摄此图观看相关操作视频。）

布，更应充分漂洗干净。当宝宝臀部出现皮损时，要避免用力擦拭皮肤，而应该充分清洁后使用柔软的毛巾轻轻搌干。

3.适当使用隔离护肤品。如果宝宝皮肤比较敏感或容易出现尿布疹等情况，可以给宝宝使用含有氧化锌以及凡士林为基质的护臀膏，从而在宝宝皮肤和尿液、粪便之间形成薄薄的隔离层，减少尿液和粪便对皮肤的刺激，起到预防尿布疹或减轻尿布疹相关症状的作用。尤其在宝宝大便次数较多或者臀部已经发红时，更应使用护臀膏来预防和缓解尿布疹。

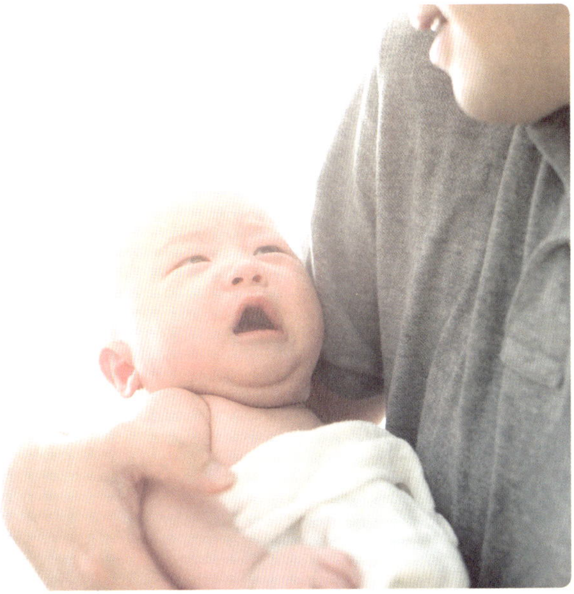

4.非常严重的尿布疹可能同时有真菌感染，应及时就医。

致新手爸爸的话

宝宝一出生，您就升级为“宝爸”了。宝宝出生后，刚刚经历生产的新手宝妈，每天都要面对从没经历过的事情。如果宝爸不帮忙，宝妈一人则有可能难以承受。宝妈刚刚经历了分娩、宫缩带来的疼痛、会阴部伤口的疼痛，有些妈妈可能还有喂养方面的问题，再加上生理性激素水平的改变，可能出现产后抑郁，这个时候特别需要宝爸给予心理支持和具体的协助。

希望宝爸们都能读一读这本书，并好好思考一下。当宝妈不知所措时，希望宝爸们能说一声“别急、别急，我们一起来面对”。

如果宝妈因剖宫产或体力疲惫等缘故，不能与宝宝进行早期的皮肤接触，这时候宝爸可以和宝宝进行皮肤接触。

如何应对特殊困惑

有些宝宝出生后可能会有一些特殊情况，宝爸宝妈们千万别着急，要从容应对。下面介绍一些宝宝可能遭遇的特殊情况。

痣和胎记

新生宝宝可能会有一些胎记或痣，

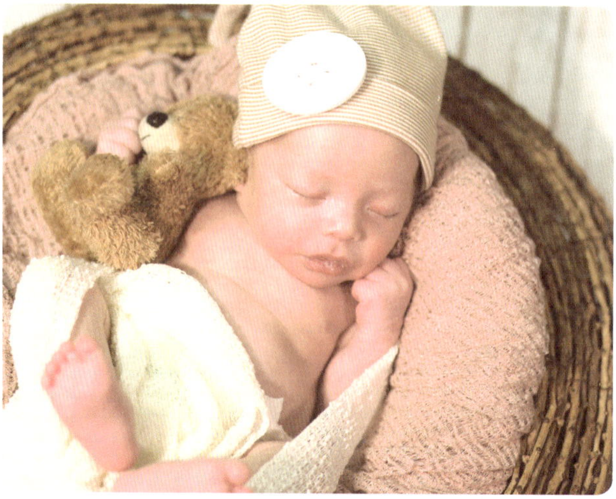

妈妈不用过分紧张。大部分胎记和痣会自行消退。下面介绍一些常见情况。

蒙古斑。属于胎记，在亚洲人中比较多见，主要出现在宝宝腰背部或臀部，表面平滑，含有过量的色素，呈棕色、灰色甚至蓝色片状皮肤颜色改变。通常在学龄前会消失，不需要治疗。

鹤咬痕。这种胎记常见于宝宝的鼻梁、额头下部、上眼皮、脑后和颈部，表现为一些或深或浅的红色斑纹。西方人称其为“天使之吻”。通常在几个月内消失，也可见几岁内消失的。如果这种胎记逐渐变小，妈妈可以继续观察；如果有长大趋势，请咨询专业人员。

毛细血管瘤。由皮肤中大量纠结的血管所致，表现为凸起的红斑。经常在1岁内会变大，多数会在学龄前自行萎缩，乃至完全消失。

葡萄酒色痣。表现为大块平滑的不规则的深红色或紫色斑块，通常分布在面部或颈部。这种痣未经治疗不会自行消失。少数宝宝可能合并有眼部或者颅内的血管畸形。故有葡萄酒色痣的宝宝应该及时就医。

耳部畸形

有些宝宝出生后有时可发现耳部有畸形。一般来讲，医护人员在宝宝出生断脐后就会全面检查宝宝的外观，其中包括外耳道通不通、耳郭有无畸形、有无副耳等。如果发现宝宝有一些这方面的小缺陷，妈妈不要心急。这些问题一般都可以获得医学上的处理和支持。

头皮血肿

有些新生宝宝头顶偏左或偏右会有个肿包，触摸时有热热的、软软的感觉。轻轻按压，宝宝不会哭闹，似无痛感。宝宝出生2～3天后，这样的肿包一般不会有什么变化。这种头皮血肿会自行消失。这与宝宝出生时受产道挤压，颅骨重叠，部分骨膜下血管破裂有关。这种出血不会持续扩大范围，一般在1～2个月时即可好转，然后会慢慢地痊愈，隆起的部分会恢复正常。头皮血肿是颅骨外面的异常，与脑部的后遗症无关，妈妈们可以放心。

第2天

第2天宝宝的喂养

妈妈分娩后，经过一天的休息，如果会阴部伤口不怎么疼了，就可以坐着哺乳。宝宝吃饱以后，妈妈不要立即把他放在床上，否则宝宝容易溢乳。宝宝刚吃完奶后，妈妈最好把宝宝竖着抱起来，让宝宝的头趴在妈妈（或爸爸）的肩膀上，然后轻轻拍打宝宝的背部，帮助宝宝打嗝。这样，宝宝就会把吃奶时吃进肚子里的空气排出来，再躺下就不容易溢乳了。

宝宝为什么总是要吃奶

这是正常的现象。不论白天还是晚上，有些宝宝每隔1～2小时就要吃奶；另一些宝宝在经历每小时吃奶几次的“密集哺乳”后，会睡3～4小时，再开始下一次“密集哺乳”。随着宝宝的成长，每次吃奶的时候，他会摄入更多的母乳，并且会延长吃奶间隔。因此，我们建议尽可能按照宝宝的需要哺乳，每天至少8次，更常见的是10～12次，甚至更多（即按需哺乳）。

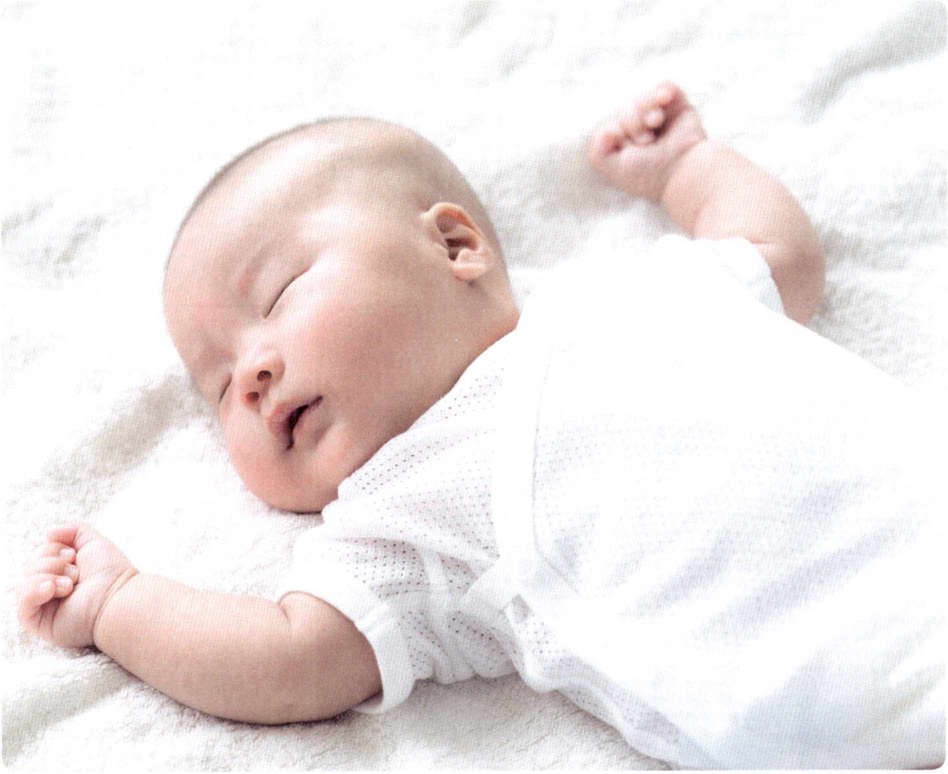

宝宝第2天体重下降是怎么回事

宝宝出生后，由于自然环境比子宫环境干燥，身体会流失掉部分水分，再加上会排出大小便，体重会有所减轻。这属于生理性体重下降，妈妈不用过度担心，只需按需哺乳即可，夜间也要坚持哺乳。

生理性黄疸

足月新生儿一般在出生后2～3天开始出现黄疸，这是由于新生儿肝脏酶系统发育尚未成熟，间接胆红素产生过多但不能及时排出体外而引起的。如果黄疸出现于宝宝出生后24小时内，相对比较重，并且发展快、消退晚，或消退后又重复出现，甚至伴有贫血、体温不正常、不好好吃奶、呕吐、大小便颜色异常等症状，可能是病理性黄疸，应及时到医院诊治。

第2天脐部护理

宝宝出生头几天，每天至少要给宝宝进行1次脐部护理，以保持脐带断端的清洁、干燥。具体内容可观看脐部护理视频（视频8）。

新生儿皮肤红斑

新生宝宝出生头几天，可能出现皮肤红斑。红斑形状不一、大小不等，呈鲜红色，分布全身，头面部和躯干更甚。一般几天后即可消失，很少超过1周。个别新生儿出现红斑时，还伴有脱皮现象。新生儿红斑对健康没有任何威胁，不用处理，会自行消退。如果宝宝有脱皮现象，可以适度涂抹润肤霜，以避免出现进一步的干裂现象。

新生宝宝生殖器护理

新生宝宝的生殖器尚未发育完全，抗病能力较弱，并且由于位置特殊，容易被尿、大便污染，必须细心呵护，严防感染。

男宝宝的生殖器护理

1.每次大小便后将宝宝臀部清洗干净，并翻开包皮，将其中的积垢清理干净。

2.给宝宝换尿布时应把阴茎向下压，使之贴伏在阴囊上，并要注意保持阴囊干燥、清洁。

3.不要用力挤压或捏宝宝的外生殖器。

4.不要在宝宝的生殖器及周围涂抹花露水或痱子粉。

女宝宝的生殖器护理

1.每次大小便后应从前向后轻轻擦洗干净宝宝的会阴部，避免尿液和粪便污染。

2.不要过度清洁宝宝外阴部位的分

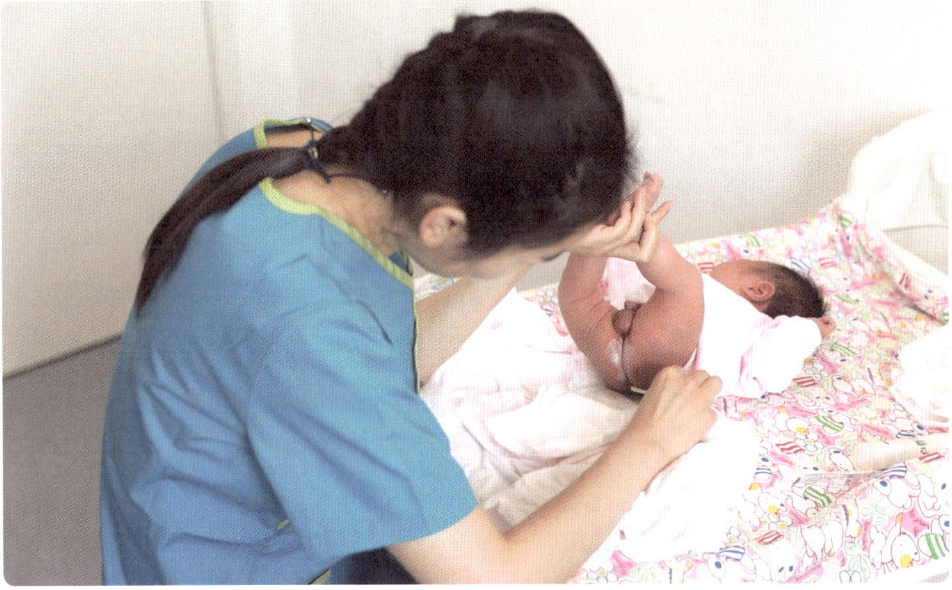

视频9：臀部护理（打开微信公众号“童芽”，点击“童芽学院”，点击本书封面，点击右下角“拍图看视频”按钮，拍摄此图观看相关操作视频。）

泌物。

3.切忌使用含药物成分的液体和皂类为宝宝清洗外阴，以免刺激皮肤，甚至造成过敏。

新生宝宝臀部护理

宝宝皮肤非常娇嫩，臀部在粪便及尿液中的刺激物质以及一些含有刺激成分的清洁剂的刺激下，或因未及时更换纸尿裤或尿布，长时间处于潮湿、闷热的环境中，非常容易出现小屁股发红等情况。为预防这种情况，给宝宝做好臀部皮肤护理很重要。

以下几个方法可供参考：

1.给宝宝勤换尿布。

2.宝宝臀部轻微发红时，可使用护臀膏；严重时应去医院就诊。

3.宝宝大便后，要及时清洗并暴露其臀部于空气或阳光下，以使局部皮肤保持干燥。

宝宝第2天的大小便

宝宝第2天仍旧会排胎便，次数为2～3次。部分宝宝这时会排黄绿色的过渡便。小便次数也是2～3次。

新生儿出现红色尿怎么办

新生儿偶尔会排出粉红色的尿，多数是由于尿液浓缩所致。

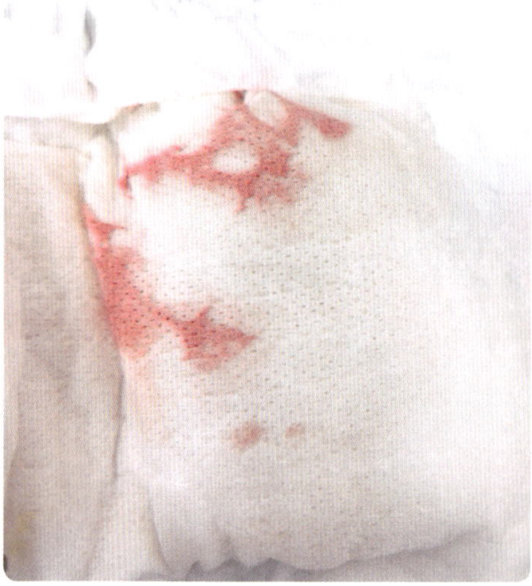

随着摄入的母乳增多，新生儿的粉红色尿液会逐渐消失。如果粉红色尿持续出现或宝宝出现脱水症状时，应该及时就医。

新生儿第1次洗澡

宝宝出生次日，护理人员一般会第1次给宝宝洗澡，并且会教新手父母为宝宝洗澡的操作方法。洗澡不仅能清洁皮肤，还可通过水对皮肤的刺激加速血液循环，促进新陈代谢，从而增加宝宝的食欲，改善宝宝的睡眠。同时，洗澡过程中，宝宝能够很好地感受到触觉、温度觉等刺激，其感知觉能力因此会得到发展。

具体操作方法如下：

1.一侧手臂抱紧宝宝，用清水清洁其双眼，注意要由内侧向外侧清洗；

2.由上至下，清洗其头面部；

重要提示

1.最好在适宜的环境沐浴，室温应该保持在24℃～26℃，水温以37℃～39℃为宜。准备洗澡水时，水温可略高一点儿，在宝宝下水前再试一下水温。最好先放凉水再放热水，水量达澡盆的1/2～2/3为宜。

2.新生儿出生后次日生命体征平稳后即可进行沐浴。最好在喂奶后1小时左右沐浴，哺乳后不宜立即沐浴。

3.每天或隔日进行一次即可，每次10分钟为宜。注意动作要轻柔，还要注意保暖、避免受凉，更要保证安全。

4.操作者要剪短指甲、洗净双手、摘掉饰物。

5.沐浴前检查新生儿全身皮肤有无破损、干裂等，观察脐带有无红肿、渗血等情况。

6.使用沐浴露时，注意不要直接涂在新生儿皮肤上。

7.润肤剂可以根据新生儿皮肤的情况、季节、地域和环境温湿度合理使用，在沐浴后立即涂抹，并在5分钟内完成润肤工作。

8.事先准备好洗澡用的物品，如干净的衣服、一次性纸尿裤、棉签、浓度75%的酒精、沐浴露、水温计、小梳子、浴盆、大浴巾、小毛巾等。

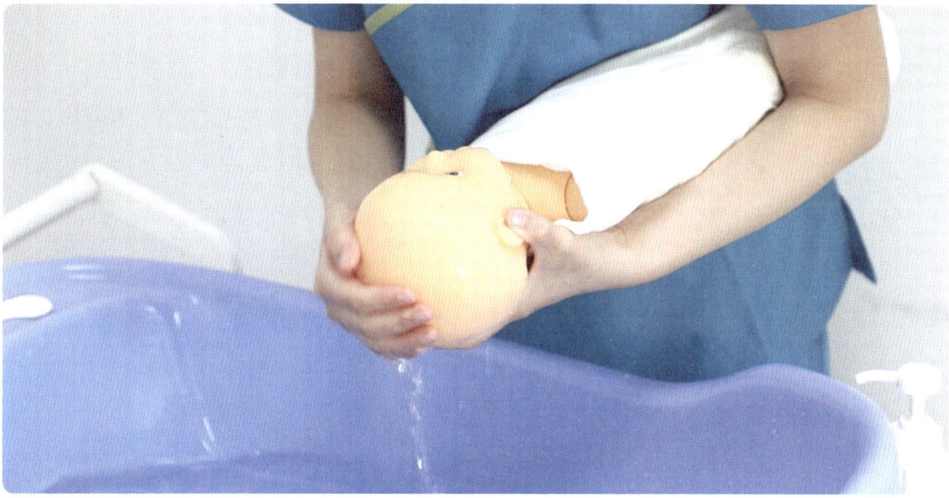

视频10：为新生儿洗澡（打开微信公众号“童芽”，点击“童芽学院”，点击本书封面，点击右下角“拍图看视频”按钮，拍摄此图观看相关操作视频。）

3.用小毛巾轻轻擦干其头面部；

4.脱去宝宝的衣服，先将其双脚置于水中，再缓慢地将其身体浸入水中（水没过其胸部即可），依次清洗其颈部、上肢、前胸、腹部、腹股沟、下肢等部位；

5.将宝宝翻转，头部枕于成人前臂，从上向下清洗其后背、会阴及臀部；

6.将宝宝抱出水面，置于大浴巾上擦干；

7.将宝宝放在干净的床上，帮其保暖，给予脐部护理，为其穿好纸尿裤、穿好衣服。

为什么新生儿总睡觉

新生儿的睡眠时间为每天16～20小时，一般每24小时吃8～10次奶。如果是母乳喂养，宝宝的吃奶次数可能更多，每2～3小时就会吃1次奶。新生儿每天除了吃，基本处于睡觉状态。相对于成人，新生儿睡眠时间较长、较多是正常的。然而，如果宝宝总是连续睡4小时以上，大人就要特别注意了。一般不要叫醒喂奶，可以轻轻地用乳头刺激宝宝，宝宝就会觉醒吃奶。如果宝宝吃奶时也呈嗜睡状态，大人就要特别注意，必要时要去看医生。

新生儿什么时候做听力筛查和复查

新生儿出生后可以进行听力筛查，一般建议出生满48小时后进行。

听力筛查测试的基础条件是新生儿要处于睡眠状态、房间环境要安静。听力筛查一般是用专用听筛测试仪进行检测，是一项没有声音的检测，不会损害新生儿的听觉能力。

筛查结果为“通过”或“未通过”。“未通过”代表耳声发射检查未达标，并不代表宝宝耳朵听不见。“未通过”的常见原因有两个：一是新生儿的生理特点影响了耳声发射的传导，如新生儿耳孔小，外耳道狭窄且弯曲，外耳及中耳道有残存的胎脂、羊水等。这些因素均有可能造成耳声发射“未通过”。若是以上原因，家长不必紧张，多数宝宝日龄增加后进行复查时能够“通过”。二是宝宝真的存在听力异常。这种情况需要尽早诊断，尽早治疗。

所以，对于听力筛查“未通过”的宝宝，家长不必过于紧张。但是为了进一步明确宝宝的听力状况，家长最好在宝宝出生后42天左右带宝宝进行听力筛查的复查。专业人员会根据宝宝的听力情况进行详细的检查。

第3天

宝宝第3天怎么喂养

经过前两天频繁有效的吸吮刺激，大多数妈妈在第3天会感觉到乳房十分充盈，甚至会有胀痛感。第3天是母乳喂养成功进行的关键期。在帮助宝宝学会吸吮和含接的基础上，要更好地和宝宝互动，让宝宝每次先吃空一侧乳房，再吃另一侧乳房。及时排空乳房和按需哺乳，是最重要的喂养原则，有助于预防妈妈胀奶和因胀奶引起的反射性泌乳减少。

一般来讲，这时妈妈喂奶前会有明显的胀奶感，甚至可能发现奶水会自然流出；喂奶时有下奶感，随着宝宝的吸吮，可听到宝宝连续的吞咽声，甚至可以看到奶水从宝宝嘴角外溢。喂奶时，妈妈能感觉到宝宝慢而有力的吸吮。宝宝吸奶的力量变小时，一般表示宝宝差不多吃饱了。此时，宝宝会主动松开乳头或含着乳头入睡。一般来讲，两次喂奶间，宝宝有满足感，能安静睡眠，有时醒后还能玩耍片刻。家长要十分注意宝宝的小便次数。纯母乳喂养的宝宝没有摄入任何液体，第3天能有3次以上的清亮小便，说明宝宝吃进了足够的奶量。

宝宝为什么总打嗝

大部分宝宝时不时就会打嗝，父母可能会比较紧张，担心宝宝是不是生病了。一般来讲，这其实是正常现象，父母不必为此过分担心。

宝宝总打嗝的可能性原因一般有两类：一是宝宝的神经系统发育还不完善，不能很好地协调膈肌的运动，因此

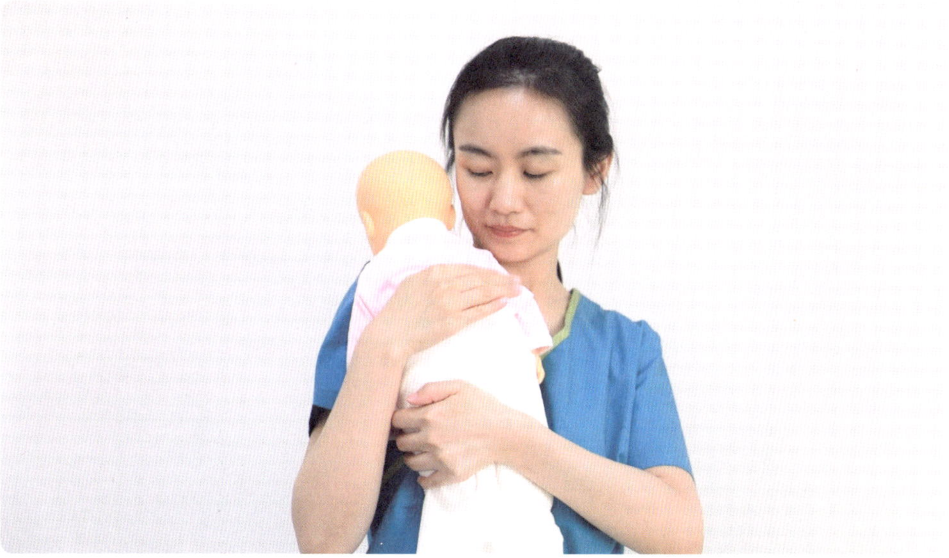

视频11：为宝宝拍嗝（打开微信公众号“童芽”，点击“童芽学院”，点击本书封面，点击右下角“拍图看视频”按钮，拍摄此图观看相关操作视频。）

受到刺激时宝宝就会打嗝；二是其他非生理性原因所致，如进食过急、过饱、吃奶时吞咽过多空气及经常哭闹等，均会诱发膈肌阵发性和痉挛性收缩，从而引发打嗝现象。

如何为宝宝拍嗝

如果宝宝在吃奶过程中出现打嗝的情况，可以先停止喂奶，给宝宝换个姿势。另外，不要让宝宝一边哭闹一边吃奶，这样会令宝宝吞下更多的空气，导致不适甚至吐奶。

当然，你也可以尝试以下几种方法。

1.将宝宝竖直抱在胸前，让他的头靠在妈妈肩膀上，一只手扶住他的头和背，另一只手在他的背上轻轻拍打；

2.扶着宝宝，让他坐在妈妈的大腿上，一只手支撑住他的胸部和头部，另一只手轻拍他的背；

3.让宝宝趴在妈妈的腿上，扶住他的头，让他的头稍高于他的胸部，然后轻拍或者轻轻抚摸他的背。

如果拍了几分钟没有拍出嗝来，也不用担心，可以继续喂奶，不是每次都能拍出嗝来，可以等他吃饱了再拍，然后将其竖直抱起片刻以防止吐奶。

重要提示

1.拍嗝时要注意手法，手呈空心状轻轻拍打宝宝的背部。

2.动作一定要轻柔。

妈妈的乳汁不够怎么办

很多刚生完宝宝的妈妈发现自己没有乳汁或者乳汁比较少，十分担心。实际上，这个时期的宝宝对乳汁的需求量非常少。出生1天的新生儿胃容量仅为5mL～7mL。随着日龄增加，宝宝的胃容量才会逐渐增大。此时，新生儿频繁有效的吸吮是对乳房和乳头最有效的刺激，能促进乳汁分泌。

宝宝出生后，要尽快让宝宝趴在妈妈胸前和妈妈进行皮肤接触，并让他自己尝试寻找和吸吮乳头。按需哺乳、频繁而有效的吸吮能有效增加泌乳量。每24小时不要少于8次。

产后3～5天时，妈妈的乳房会有肿胀感，但泌乳量也许并没有增多。这是生理性乳胀所致。此时，千万不要按摩或用力挤压乳房。不适当的按摩会让乳房受伤，严重的伤害将影响母乳喂养。宝宝频繁有力的吸吮是帮助妈妈解决生理性乳胀的最好办法。

除非有明显脱水征象或低血糖，不要给宝宝添加配方奶粉和糖水。添加配方奶粉和糖水将大大影响宝宝吸吮乳头的时间和频率。记住，充分的吸吮能促进乳汁分泌。

"乳房亲喂"是最天然、最健康的哺乳方式，要让宝宝的嘴直接刺激乳头。亲喂对泌乳的刺激效果好于使用任何吸奶器，所以常常亲喂的妈妈泌乳更充分。

一定要放松心情，有坚定的信念，相信哺乳是与生俱来的本能。否则，过度的焦虑和担心会使泌乳量减少。

此时的新妈妈需要家人的支持和鼓励，不要因宝宝哭闹就责怪或者埋怨乳汁不多。母乳是宝宝最好的食物。家人的鼓励和帮助是新妈妈成功进行母乳喂养的保障。

如何预防乳头皲裂

1.妈妈要掌握正确的哺乳技巧，让宝宝张大嘴巴含住乳晕，还要让宝宝正确地离开乳头，以减少负压对乳头的刺激。

2.每次喂完奶，可以挤出两滴乳汁，涂抹在乳头和乳晕上，并等乳头干燥后再穿上哺乳内衣。乳汁具有抑菌作用且含有丰富蛋白质，有修复皮肤表皮细胞的功能。

3.如果乳头已经出现皲裂，可以在乳头上涂抹天然羊毛脂乳头修护霜。该修护霜不仅有助于乳头保持湿润，还可以促进伤口愈合。使用修护霜，喂奶时不必清洗，可以让宝宝直接吸吮。注意不要使用哺乳前需擦去的油膏。

重要提示

如果乳头发生剧烈疼痛，可暂时停止母乳喂养24小时，但应将乳汁挤出，用小杯或小匙喂给宝宝。

4.宝宝吃奶时，吸吮第一侧乳房的吸吮力较大。所以，可先用疼痛较轻的一侧哺乳，以减轻宝宝对另一侧乳头的吸吮力，从而防止乳头皲裂加剧。

5.乳头发生皲裂时，可缩短喂奶时间，从而避免长时间非哺乳性吸吮对乳头的刺激。一般每侧10分钟左右可提供90%的乳汁。还可以通过增加喂奶次数缩短喂奶间隔。同时，每次喂奶时可采用不同体位。

6.尽量穿棉质宽松内衣和胸罩，并适当使用乳头护罩（带网眼的），以利于局部空气流通和皮损的愈合，并可避免衣服对乳头的摩擦。

什么是生理性乳胀

生理性乳胀是正常的生理现象，跟堵奶是不一样的。受妈妈产后体内激素水平的影响，乳房内积聚了大量的血液和组织液，加上乳腺腺泡肿胀变大、压迫乳腺导管，所以会发生出奶缓慢、困难的情况。生理性乳胀一般发生在产后3～4天，两侧乳房同时发生。堵奶可能发生在哺乳期的任何阶段，通常发生在一侧乳房的某一部分。

在生理性乳胀开始之前，就要保持24小时8～12次以上的哺乳频次。生理性乳胀开始以后，不要限制哺乳时间和次数，要正确理解和执行按需哺乳。妈妈奶胀时要主动给宝宝吃奶。如果发生生理性乳胀时恰巧母婴分离，妈妈要及时挤出乳汁，可通过人力或吸乳器排出乳汁。

为了缓解生理性乳胀带来的不适感，可以使用卷心菜、土豆片、冷毛巾等对乳房进行冷敷，但要避开乳头和乳晕，

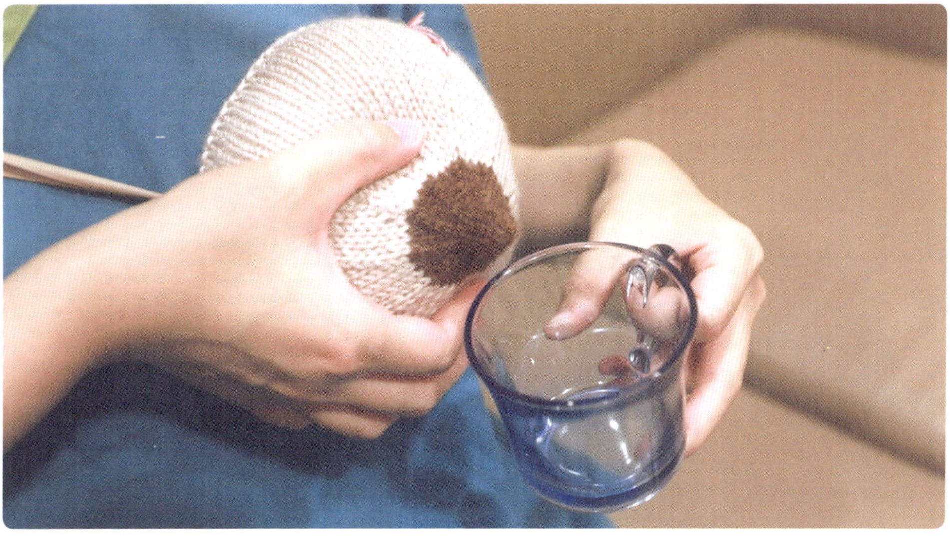

视频12：手挤奶的方法（打开微信公众号“童芽”，点击“童芽学院”，点击本书封面，点击右下角“拍图看视频”按钮，拍摄此图观看相关操作视频。）

每次敷15～20分钟即可。切不可过烫、过久热敷乳房，更不可暴力按摩乳房。

如何用手挤奶

挤奶能舒缓乳房的肿胀感，在宝宝无法吃奶时能刺激泌乳。有的妈妈奶比较多，可以用手将奶挤出来并储存起来。具体操作可观看视频12。

用手挤奶时需注意以下几点：

1.挤奶时，将拇指、食指二指相对放在距乳头根部2cm～3cm处，其他手指托住乳房。禁止挤压乳头。

2.手挤奶有刺激泌乳和泌乳两种模式。刺激泌乳模式是这样的，拇指和食指快速对捏，每秒对捏2次，或每2秒对捏3次，持续对捏十几秒甚至1～2分钟，直到乳房产生喷乳或有较多乳汁自动流出。泌乳模式是这样的，拇指及食指同时向胸壁方向轻轻按压，每隔1秒按压1次，每次按压略长于1秒钟，直至挤出乳汁。可换不同角度按照同样方法按压。一侧乳房按压3～5分钟后换另一侧。反复交替按压，直至乳房完全变软。每日按压频率为每2～3小时1次。

3.每次挤奶的时间维持在20～30分钟为宜。

4.与宝宝不在一起的妈妈应在宝宝出生后6小时内开始挤奶，并要保证每24小时至少挤奶8次；白天每2～3小时挤1次，夜间至少挤1次。

第3天宝宝的大小便

出生之后的第3天，宝宝体内黏稠的墨绿色胎便基本排完，宝宝的大便开始变为黄绿色。吃母乳的宝宝的大便很快会变成黄色，呈黏稠状，中间也许会夹杂一些细小的颗粒。这时，宝宝一天可能大便3～4次。配方奶喂养的宝宝的大便通常呈褐色或黄色，质地比母乳喂养的宝宝的大便更黏、更稠。配方奶喂养的宝宝一天可能大便1～2次。

出生第3天，宝宝可能会排尿3～4次。宝宝的排尿量在生病、发热或者气温非常高时可能会有所变化。

注意观察宝宝的肤色变化

第3天，宝宝的黄疸可能会比前一天严重一些。如果宝宝黄疸特别严重，需要就医。爸爸妈妈们一定要勤观察宝宝的肤色，以及宝宝是否不像前两天那么爱吸吮、是否嗜睡或是不是特别容易烦躁等，若发现异常，及时就医。

女宝宝可能有“假月经”

受妈妈体内雌激素的影响，新生女婴可能会在出生后3～7天内出现阴道出血。这称为“假月经”，是女宝宝新生儿期常出现的一种正常的生理现象，一般3～4天自然消失，无须特殊处理。需注意的是，要在女宝宝大小便后为其清洗干净外阴和臀部。

宝宝乳房增大、乳头凹陷是怎么回事

受母体雌激素的影响，宝宝出生1周内可能会出现乳房肿大、乳头凹陷现象。这种现象一般2～3周内即可自行消退，不需治疗。

礼貌拒绝过多探访

这时，绝大多数顺产妈妈已经和宝宝出院回到家了。宝宝刚出院回到家时，请礼貌地拒绝过多的来自亲友的探视和访问。刚出生的宝宝抵抗力弱，免疫功能尚未发育健全，易患各种感染性疾病。接触宝宝的人，应特别注意自身的健康和卫生。患急性呼吸道感染、肺结核及其他传染病的人不宜接触新生宝宝。此外，患化脓性皮肤病、真菌感染的人也不宜接触新生宝宝。

第4天至第6天

新生儿这时能吃多少奶

经过与宝宝的不断磨合，妈妈这时基

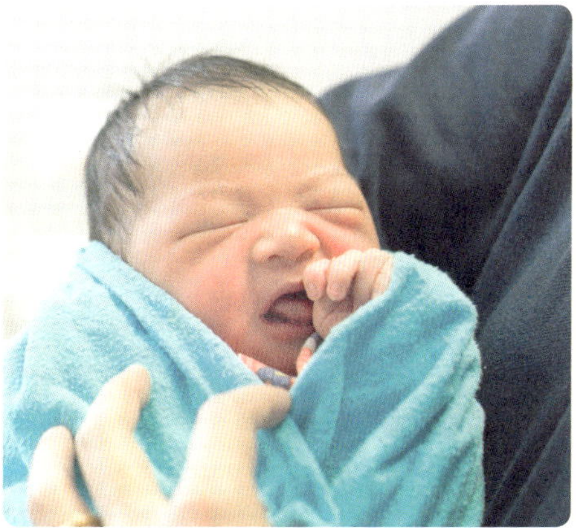

本找到了喂养宝宝的方法，也基本摸索出了宝宝吃奶的一些规律。其实，宝宝刚出生这几天的胃容量是非常有限的，多数妈妈的母乳都能够满足宝宝的需求。基于有限的研究，健康、足月宝宝出生后4天之内的喂养量可以参考下表。

宝宝的日龄	喂养量（mL/顿）
24小时内	2～10
24～48小时	5～15
48～72小时	15～30
72～96小时	30～60

产后头两天，确实因为一些原因不能进行母乳喂养的妈妈，也可以参考上表，给宝宝喂配方奶。通常，配方奶喂养的宝宝的食量是母乳喂养宝宝食量的2～3倍。

怎么判断宝宝有没有吃饱

宝宝出生后第4～6天，妈妈需按需哺

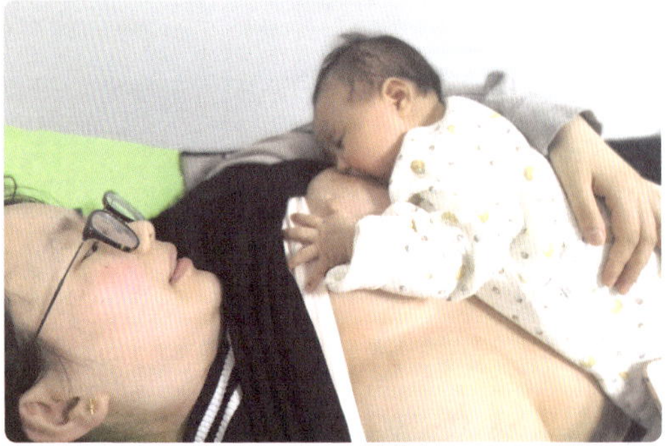

乳，要两侧交替哺乳，但要注意每次哺乳至少要排空一侧乳房；与宝宝保持同步休息，以达到供需平衡。母婴若能保持同步休息，很快便会进入规律生活的阶段。

宝宝如果吃不饱，其睡眠、健康都会受影响，比如体重和身高的增长便会不尽如人意，因此妈妈每次哺乳都应尽量让宝宝吃饱。宝宝有没有吃饱可以从以下三方面进行观察。

1.观察宝宝吃奶时的表现。宝宝吃奶时，一般吮吸2～3口就会吞咽一次。若宝宝吞咽频率降低，且乳房已经变软，表示宝宝已经吃饱了。

2.观察宝宝的精神状态。宝宝如果吃饱了，会表现出满足、愉悦的神情，有时候还会不自觉地微笑。假如妈妈已经完成哺乳，但发现宝宝仍然烦躁、哭闹，那么需要评估宝宝是否摄入足够的乳汁或伴有其他不适。

3.观察宝宝的生理状态。宝宝如果吃饱了，每天会排大便3～4次，且其大便颜色呈金黄色（奶粉喂养的宝宝大便呈淡黄色）。有的宝宝大便次数虽少，但只要颜色正常也是可以的。宝宝如果吃不饱，其大便就会呈绿色（胎便除外），而且其小便量和次数也相对较少（正常情况下宝宝第4天至少小便4次）。

此外，宝宝的体重也是判断宝宝喂养是否充足的客观指标。宝宝出生第4～6天时，其体重多数会出现生理性下降（约10%）。

如何识别宝宝饥饿的信号

宝宝所有的需求都会通过啼哭表达出来，所以有时候哭不代表饿。因此，宝宝哭时，妈妈需要学会判断他是饿了还是有其他需求。判断宝宝是否饥饿时，可以用手指触碰宝宝嘴角。如果宝宝有反应，如会用嘴追寻手指，这说明宝宝饿了。

如何判断乳汁是否充足

这个时候的宝宝每日小便次数应在6次以上，且小便颜色清亮；每日应有规律的、正常的黄绿色软便（没有泡沫，没有异常颜色）。

哺乳时，能听到宝宝的吞咽声。宝宝平均每吸吮2～3次可以吞咽一大口。

两次吃奶之间，宝宝能保持安静，有满足感，能安静入睡。

母亲哺乳前乳房有胀满感，哺乳时有下乳感，哺乳后感觉乳房相对柔软。

以上情况均能从某种程度上说明妈妈的乳汁是充足的。

如果宝宝体重下降超过10%，可能是乳汁不足所致。

什么情况下需要给宝宝添加配方奶

在妈妈和宝宝都没有特殊疾病的情况下，如果妈妈的乳房能得到宝宝频繁且有效的吸吮，大部分妈妈都能有充足的乳汁供给宝宝，不需要给宝宝添加配方奶。但是，在某些特殊情况下，需要为宝宝添加配方奶。

1.妈妈患有某些特殊的疾病，不适宜母乳喂养。比如，妈妈患有传染病，需在医护人员的指导下，给宝宝吃配方奶。

2.因为某些特殊原因，需要暂时停止哺乳。比如，妈妈需要短时间使用影响母乳喂养的药物，需要在医护人员的指导下喂宝宝配方奶。

重要提示

暂时停止哺乳的妈妈，需要每3小时左右挤奶或者使用吸奶器吸奶一次，从而保证持续泌乳。当影响母乳喂养的原因消失后，应该尽快恢复母乳喂养。

3.因为宝宝患有特殊疾病，不宜母乳喂养。此种情况非常少见。少数患有特殊代谢性疾病（如苯丙酮尿症）的宝宝，需要在医护人员的指导下进食特殊奶粉。

4.新生儿体重下降过多或者体重增加不良。此种情况下，建议先调整母乳喂养，如增加母乳喂养频次、调整喂养姿势等，从而提高母乳喂养的效果。如果调整母乳喂养后，仍然不能保证宝宝的生长发育需要，可适当为宝宝添加配方奶。

为什么添加配方奶而非纯牛奶

特殊情况下，宝宝需要混合喂养时，应添加配方奶，而不是纯牛奶。纯牛奶中含有高浓度的蛋白质和矿物质，会增加宝宝肾脏的负担。同时，纯牛奶中缺乏宝宝所需要的微生物和微量元素等，其脂肪酸的类型对于宝宝的健康也有不利的影响；而配方奶是模拟母乳成分制成的，基本可以满足宝宝的营养需求，更能适应宝宝的肠道功能。因而，对于1岁以内的宝宝，不建议喝纯牛奶。

宝宝大小便有变化吗

由于喂养方式不同，宝宝排便的规律也不一样。母乳喂养的宝宝，其大便呈金黄色、糊状、酸性，无明显臭味，每天4～6次甚至10次。配方奶喂养的宝宝，其大便呈淡黄色，质较干，常带奶块，呈中性或碱性，有臭味，每天1～2次。混合喂养的宝宝，其大便一般呈暗褐色，量多，质软，有明显臭味，每天至

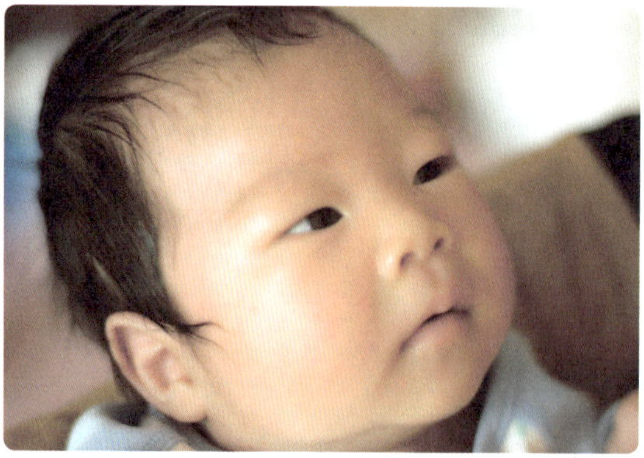

多4～5次。如宝宝的大便次数增多，呈绿色或灰白色，带黏液或脓血，应带宝宝到医院就诊。

宝宝膀胱容积小，因此如果喂养良好，宝宝每日小便的次数会逐日增加，一天可达6～10次甚至更多次。如果宝宝的尿量少且颜色深，每天少于6次，应该考虑是否有摄入不足的情况。

重要提示

可通过观察宝宝用过的纸尿裤判断其尿量及尿的颜色。如，每天出现5～6次沉甸甸的纸尿裤或6～8次及以上非常湿的布尿布，都是正常的。

宝宝体重逐日回升

一般来讲，出生后第4～6天的宝宝的体重将停止下降，并逐日回升至出生体重。大部分宝宝的体重会在7～10天恢复至出生体重，最迟不超过2周。否则需要积极寻找原因。

继续观察宝宝的黄疸

出生第4～6天，宝宝的黄疸将发展至高峰期。对于此时已出院的宝宝，建议到医院复查黄疸值。如果黄疸加重，应该及时就医。

妈妈要学会在自然光线下查看宝宝的皮肤，如果发现其颜色较之前明显发黄，而且宝宝有吃奶差、呕吐、大小便颜色异常等症状，应及时带宝宝去医院诊治。

新生儿乳房增大及乳头凹陷

这时，宝宝的乳房可能仍在增大，乳头可能仍是凹陷状态。此种状况一般2～3周内即可自行消退。切记，不要去挤压宝宝的乳头。

宝宝的睡眠

出生3天后，宝宝将开始慢慢形成自己独特的作息规律。这个时候的宝宝一般每天需要16～18小时睡眠，每次能睡3～4小时甚至5～6小时。妈妈和宝宝的互动会越来越协调。

怎样给宝宝做抚触

这时，宝宝每天大部分时间在睡眠

中，也许只有上午会有一段时间完全觉醒。这是爸爸妈妈与宝宝进行交流、沟通的好时机，比如可以利用这个时间给宝宝做抚触。给宝宝做抚触可以促进亲子关系的正常发展，促进宝宝神经系统的发育，促进宝宝生长发育，提高宝宝的免疫力。

可以参照以下操作为宝宝做抚触。所有操作均可重复4~6次。

在为宝宝做抚触之前，将宝宝放置在婴儿被上，为其脱去衣服，检查其全身情况并及时为其更换纸尿裤。抚触顺序是头部、胸部、腹部、上肢、下肢、背部及臀部。

1.额头。双手拇指放在宝宝眉心，其余四指放在宝宝头两侧。两拇指相对由宝宝眉心按摩至前额至发际。

2.下颏。两拇指放在宝宝下颏中央，其余四指放在宝宝脸颊两侧。双手拇指由宝宝下颏中央向两侧按摩至双侧耳垂。

3.头部。一只手托宝宝的头，另一只手的指腹从宝宝前额发际缓慢滑向脑后发际。

4.胸部。双手放在宝宝两侧肋缘，分别缓慢滑向侧锁骨（避开乳头）。

5.腹部。用左手从宝宝的右下腹向左下腹按顺时针方向画圆，右手紧跟左手从宝宝右下腹开始做弧形按摩。避开脐部，动作要轻柔。

6.上肢。用一只手轻握宝宝的左手，另一只手从宝宝左侧腋下开始向手腕处轻捏左上肢。用大拇指自宝宝左侧掌根推至指根，同时用食指、中指自手背掌根推至指根。用拇指、食指和中指按摩宝宝左手每一根手指。用同样的方法按摩右侧上肢。

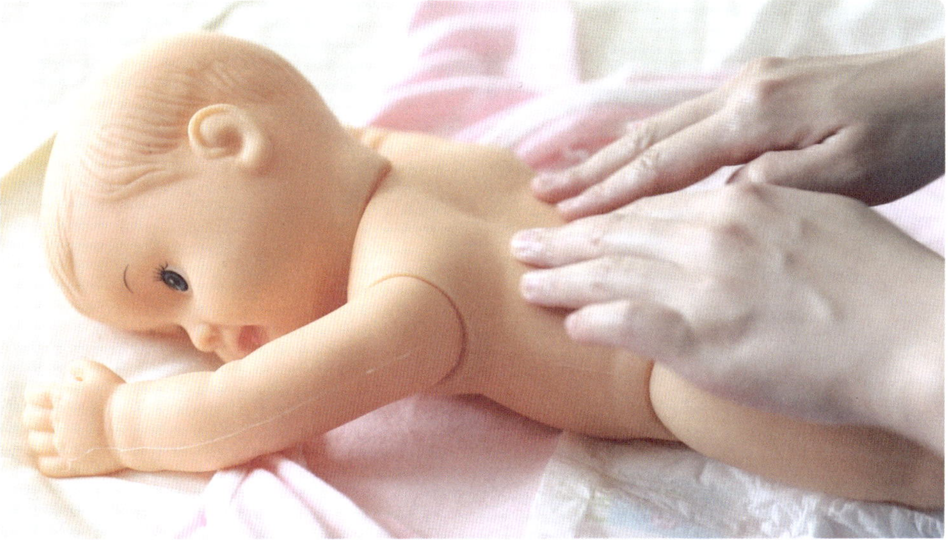

视频13：为新生儿做抚触（打开微信公众号“童芽”，点击“童芽学院”，点击本书封面，点击右下角“拍图看视频”按钮，拍摄此图观看相关操作视频。）

关于新生儿抚触的重要提示

1.注意环境舒适，关闭门窗，让室温保持在24℃～26℃，保证光线柔和，还可放柔和的背景音乐。

2.根据新生儿的状态决定抚触持续时间，一般持续10～15分钟。注意，新生儿饥饿时或进食后1小时内不宜抚触。每日1～2次最佳。

3.抚触者应先洗净双手，之后把润肤露倒在手中并揉搓双手，搓热双手后再进行抚触。

4.抚触过程中，如新生儿出现哭闹、肌张力提高、神经质活动、过度兴奋、肤色出现异常变化等情况，应暂停抚触。

5.抚触时，要通过表情及语言与新生儿交流。

7.下肢。用一只手轻握宝宝左脚，另一只手从宝宝左侧大腿根开始向脚腕处轻捏左下肢。用大拇指自宝宝左侧脚后跟推至趾根，同时用食指、中指按摩宝宝左侧脚背。用拇指、食指和中指按摩宝宝左脚每一根脚趾。用同样的方法按摩右侧下肢。

8.背部。双手平放在脊椎两侧，分别向两侧轻轻推移（从颈椎向尾椎方向依次重复该动作）；然后用手轻轻按摩宝宝脊椎两边的肌肉；最后按摩臀部。

新生儿黄疸需要停止母乳喂养吗

宝宝在出生后3～4日内会出现生理性黄疸。足月儿一般在出生后2～3天出现黄疸。足月儿的生理性黄疸4～5天时达高峰，5～7天内消退，最迟不超过2周将完全消退。生理性黄疸通常是无害的，不需要停止母乳喂养。

部分新生儿可能会出现病理性黄疸。对于病理性黄疸，过去的建议通常是停止母乳一段时间。但近年来的研究发现，停止母乳对母婴弊大于利。毕竟，母乳喂养的好处是其他喂养方式达不到的，而且现在的很多治疗方法与母乳喂养并不冲突。更重要的是，频繁有效的吸吮还能帮助肠道内的胆红素排出。

新生儿生理性黄疸需要喂葡萄糖水吗

当新生儿出现黄疸时，不建议喂其葡萄糖水。新生儿胆红素主要通过粪便排出。当摄入了大量葡萄糖水后，新生儿就会减少吸吮乳房的时间和次数，从而得不到足够的奶量，就会减少排便次数。这会影响胆红素的排出，进而加重黄疸。

第7天

宝宝的喂养

务必在“早接触”“早吸吮”及“早开奶”的基础上，继续实施母乳喂养。务必在和宝宝互动的过程中，慢慢掌握宝宝的各种“语言”——哭声的含义，从而积极回应宝宝的各种需求，尤其要做到按需哺乳。第一周，有效且频繁的吸吮，能促进妈妈尽快分泌足够的乳汁。务必在母乳喂养和与宝宝皮肤接触的过程中，慢慢建立亲密的亲子联结，以给宝宝足够的安全感。

宝宝该吃多少奶

第7天，对于大多数母婴来讲，母乳喂养的操作流程已经协调好了。这时的按需哺乳，一般情况下，每天需哺乳8～12次（每3小时哺乳1次）。如宝宝吸吮力强、妈妈乳汁很充足，宝宝很快就吃饱了，妈妈约20分钟就可完成喂奶。如宝宝吸吮力弱、妈妈乳汁不是很充足，喂一次奶要40分钟，甚至1小时。对于每一次哺乳，宝宝的吃奶时间不要太长。否则妈妈和宝宝都会很累，宝宝也吃不饱、吃不好，妈妈的乳汁分泌也可能受影响。

每次喂奶时不要频繁换乳房，让宝宝吸空一侧乳房后更换对侧乳房。妈妈要兼顾喂奶和休息，如宝宝睡了后妈妈要抓紧时间休息，即使没有感觉到累和困也要好好休息。

新生儿吃奶吃吃停停怎么办

每个新生儿都有自己独特的进食风格，妈妈要区别对待。有的宝宝吃几分钟，休息几分钟，或者吃奶时很快能睡着。对于这样的宝宝，妈妈要留出更多的哺乳时间。

妈妈与宝宝相处一段时间后，就能掌握宝宝吃奶的规律和特点了。最好在宝宝刚出现饥饿迹象（如咂嘴唇、流口水、吃手等）时，就开始喂奶，不要等他哭了再喂。在哺乳时尽量不要让宝

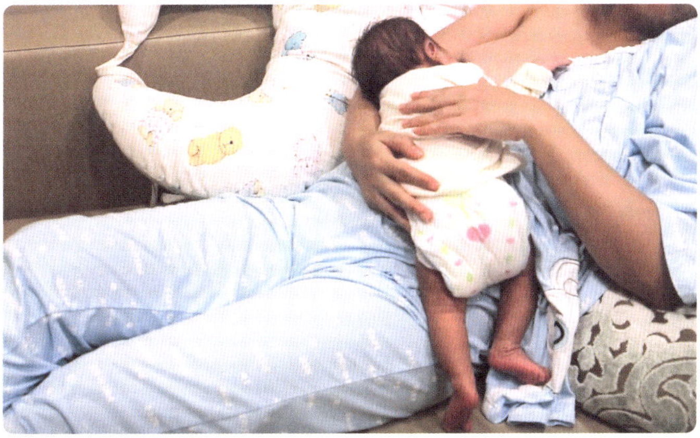

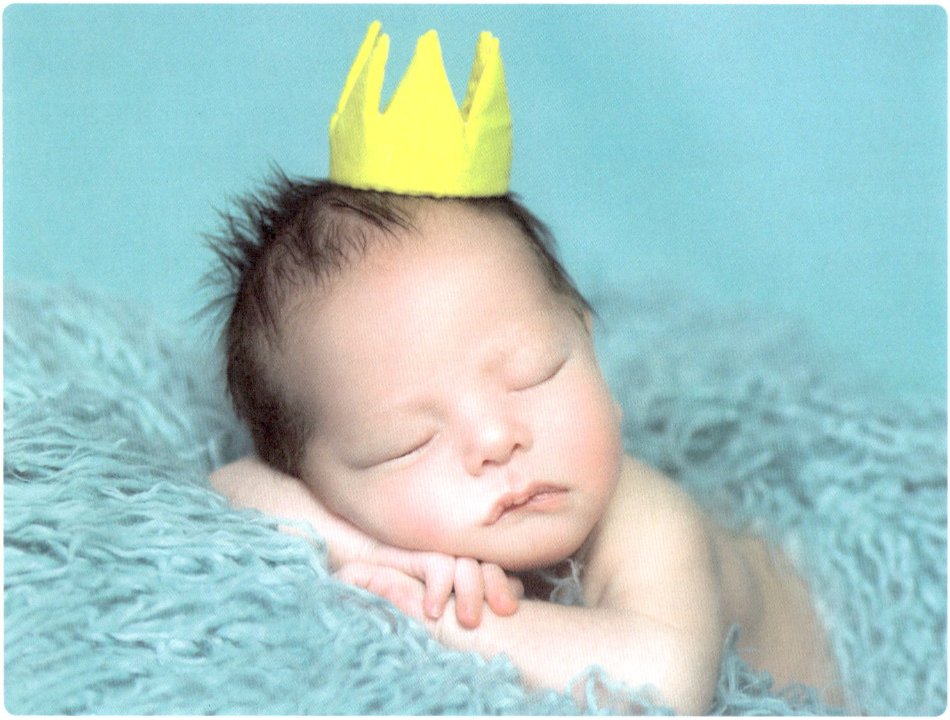

宝睡着，可以轻柔地抚摸其耳朵或者背部。如果宝宝已经睡着，则不要叫醒他，但要拔出乳头，一定不要让宝宝养成含着乳头睡的习惯。有些宝宝会在乳头拔出后立刻醒来并寻找乳头，这时妈妈可以继续哺乳。

宝宝的大小便

从第1次大便和第1次小便开始，母乳喂养的宝宝会慢慢规律排便、排尿。大便开始由前2～3天的“胎便”逐渐变为正常的母乳便或者牛奶便，每天1～4次，呈金黄色、黏稠状。配方奶喂养的宝宝，每天排便1～2次，其大便呈淡黄色、黏稠状，或为成形便。

频繁的吸吮有利于宝宝尽快地排出胎便，有利于胆红素的排出，有利于降低病理性黄疸的发生。

这时，宝宝每天小便6～10次，甚至更多。宝宝正常尿液为淡黄色或者无色，清亮透明，无异味。如果小便次数较平时明显减少，或尿液颜色明显异常，如出现红色或者深红色尿液且有异味，则属于不正常现象，应及时就诊。

宝宝的体重开始回升

宝宝体重开始回升，一般到出生后10天时，可逐渐恢复到出生时的水平。

宝宝的睡眠

现在的宝宝基本上已开始形成自己独特的作息规律，一般每天需要16～18小时的睡眠，每次能连续睡3～4小时，甚至可达5～6小时。新生宝宝每天绝大多数时间都在睡眠中度过，妈妈或爸爸每天要抓住宝宝清醒的时间，给宝宝沐浴或做抚触操，和宝宝说说话、对视，在和宝宝的交流中建立健康的亲子关系。这对稳定宝宝情绪以及促进其神经系统、体格发育都非常有利。

宝宝出生后，在为宝宝提供良好睡眠环境的基础上，妈妈要试着和宝宝同步休息。这样做既有利于妈妈产后第一周的调整休养，也有利于宝宝和妈妈亲密关系的建立。家庭成员间要逐渐形成新的角色分工，以妈妈和宝宝为中心，逐渐适应有宝宝的日子，营造更加有爱而温馨的家庭氛围。

唤醒睡眠宝宝的方法

唤醒的时机

宝宝处于浅睡阶段时，是唤醒宝宝最好的时机。双眼紧闭但明显可见眼球在快速转动，手、嘴唇有轻微活动，都是宝宝处于浅睡阶段的表现。

唤醒的方法

让室内光线尽量柔和，和宝宝温柔地说话，把包裹宝宝的小被子松开或拿掉，轻轻拍几下或轻柔按摩几下其背部，再

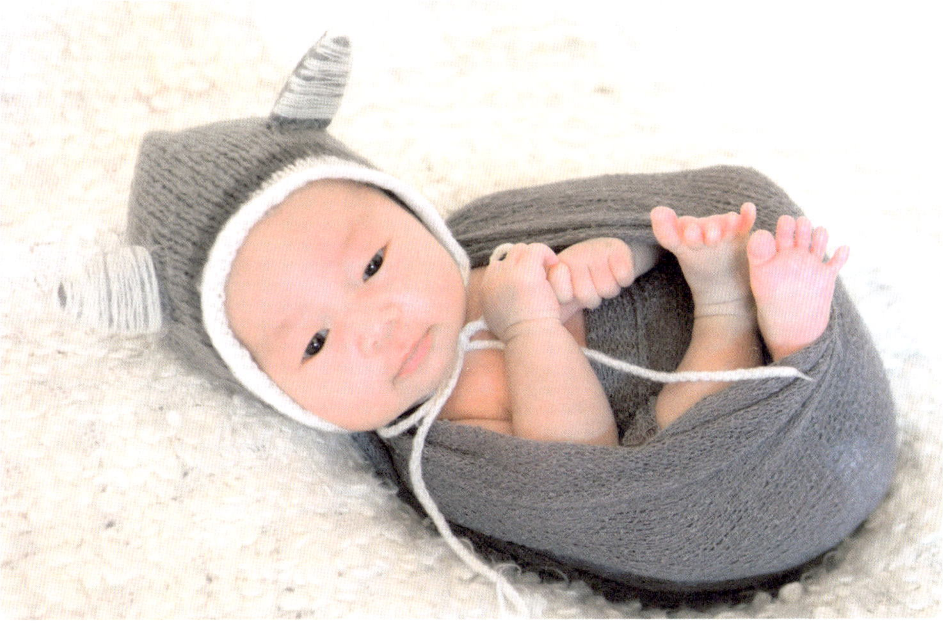

用手轻握几下宝宝的胳膊和腿，并拍拍其小手和小脚，然后用温暖的指腹轻轻抚摸宝宝的前额、脸颊和嘴唇。

哺乳唤醒

温柔地抱起宝宝，把乳头放到宝宝嘴唇边。宝宝在吸吮的时候，轻轻地抚摸他的头；宝宝吸吮速度变慢时，尝试换另一侧乳房进行哺乳。

宝宝的皮肤护理

宝宝皮肤十分娇嫩。出生第1天，让宝宝自然地吸收一部分胎脂，有利于预防皮疹和过敏。出院回家后，每隔1日给宝宝沐浴1次，并适当使用宝宝专用的宝宝皂或者洗护用品（不必每次都用），之后还可以适当使用护肤品，以让宝宝全身皮肤保持一定程度的湿润。要十分注意宝宝皮肤褶皱处和会阴部、臀部皮肤的护理；更要正确使用尿布或纸尿裤，从而预防臀红的发生。

第7天的特别关注

黄疸。宝宝的黄疸正常情况下正在逐日减轻。

乳房。新生儿乳房增大、乳头凹陷的情况开始慢慢自行消退。

脐部护理

这时，宝宝的脐带（残端）慢慢开始脱落。有的宝宝脐带可能已经脱落，消毒时脐部可能会有少许暗红色分泌物，这是正常现象。这时要继续护理脐部，每天至少进行2次脐部护理，要保持脐部的清洁、干燥，弄湿或弄脏后要及时消毒。如果脐带已脱落，脐窝仍需要每日消毒至少1次，直到没有分泌物为止。如果脐带渗血较多，而且颜色鲜红、按压5～10分钟仍然出血，应及时就诊。每次护理时要注意观察脐部有无红肿、渗血、渗液，如发现异常应及时就医。

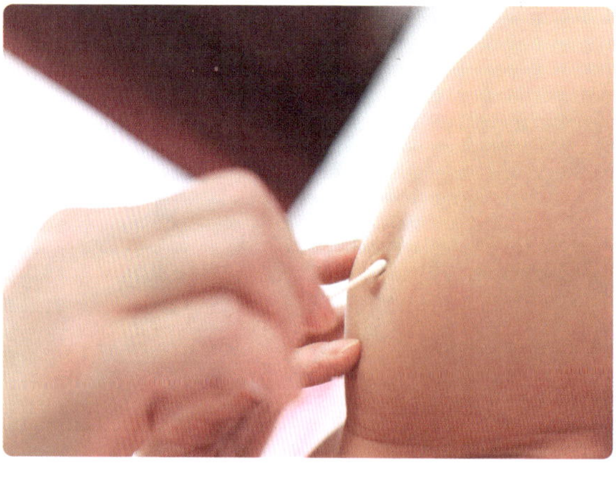

防止扁平头和歪脖子

很多宝宝都喜欢以一个特定的姿势睡觉，比如头总是朝着一个方向（夜间通常面对着妈妈）。宝宝的颅骨这时相对柔软，常用一个姿势睡觉容易造成扁平头（相对扁平的一面是贴着床的那一面）。如果宝宝经常仰卧睡觉，其后脑勺就会变平。如果宝宝每次睡觉的时候脸都朝向同一个方向，可以试着帮他换个方向。

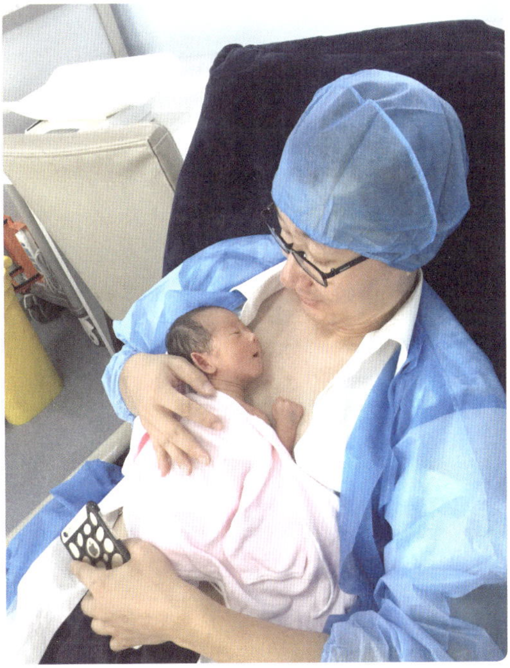

宝宝的脖子也会遇到相似的问题。如果长时间用同一个姿势抱宝宝（例如左手横抱）；宝宝在背带等“装备”里总是用同一个姿势待着；宝宝躺在你的胸部时总是面向同一个方向；宝宝总是趴在你某一侧肩膀上……宝宝的头通常就会歪向一边。如果宝宝长时间处于某种姿势，颈部的肌肉就会变得一侧紧、一侧松，从而导致斜颈。因此你会发现，当你抱着宝宝或让宝宝坐正的时候，他的头总是歪向一边。可以有规律地改变宝宝的姿势来防止这一情况的发生。有规律地改变宝宝的姿势能使他的颈部肌肉均衡发展。

宝宝第2周

宝宝体重逐日回升

经过连续几天的体重下降，从第2周起，宝宝的体重开始回升，到本周末即可恢复至出生时的体重。

如何应对宝宝的频繁吃奶

宝宝从第2周开始，随着体重和食欲的增加，会出现频繁吃奶的情况。这是生长过快性饥饿的表现，属于正常现象。

宝宝的频繁吸吮会导致妈妈乳汁过多分泌。乳汁和多余体液在乳房中累积到一定程度时会导致涨奶，妈妈可能会有不适感甚至疼痛。最好的解决办法是只要宝宝想吃就喂，大约每隔2小时或者在妈妈的乳房变得肿胀、坚实之前，用两侧乳房各喂奶一次。

乳房过于肿胀不利于宝宝正确含住乳头。出现这种情况时，妈妈可以先给乳房做个湿热敷，以使其变柔软。必要的时候，可以在喂奶之前用手或者吸奶

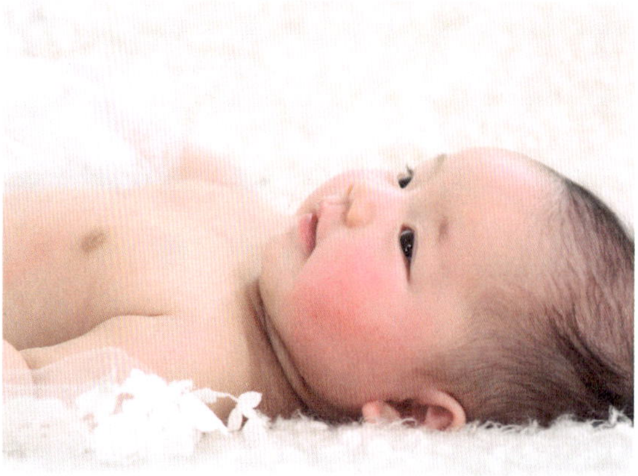

器挤出一些乳汁。这样做有利于宝宝更好地含住乳头，有利于更有效地哺乳。经常给宝宝喂奶，在喂奶前和喂奶时轻轻地按摩乳房，都有助于减轻乳房的胀痛感。

总而言之，可以尝试下列方法来缓解乳房肿胀时的疼痛：

1.用毛巾蘸温水热敷乳房或洗个热水澡。喂奶或挤奶前用这样的方法可以促进乳汁流动。热敷对严重的胀痛可能不起作用。对于严重的胀痛，可以在两次喂奶之间或喂奶后试一下冷敷。

2.用手或吸奶器挤出一些乳汁，直到感觉舒服一些为止。

3.每次喂奶试着多换几种姿势，开始时可以坐着，然后可以躺着。这样的位置变换有利于乳房排空。

4.按照从腋下到乳头下方的顺序轻轻地按摩乳房，可以缓解疼痛，促进乳汁流动。

乳房胀痛一般只在哺乳尚未养成一定规律时持续几日。另外，如果长时间不喂奶或没有经常排空乳房，妈妈的乳房也有可能随时变得坚实而肿胀。

吃母乳的宝宝需要喝水吗

正常情况下，对于这个阶段的宝宝，不论采取何种喂养方式（如母乳喂养、混合喂养、人工喂养等），都不需要额外喂饮料和水。母乳中88%的成分是水，配方奶的主要成分也是水。新生儿胃容量有限，额外饮水将干扰正常吃奶。只要宝宝摄入了足够的奶量，是不需要额外补充水的。

如何实现纯母乳喂养

要想做到纯母乳喂养，必须保证充足的泌乳量。可以通过以下方法增加泌乳量：

1.增加母乳喂养频次，真正按需哺乳。这时可提高母乳喂养频次至10次/天甚至更多，尤其需要增加夜间哺乳次数。

2.真正做到乳房亲喂。让宝宝直接吸吮乳头可刺激乳房泌乳。通过增加母乳喂养，逐渐减少配方奶供给量。但减少配方奶时应该循序渐进，不要操之过急。

3.如果宝宝吃奶至乳房变软，妈妈可以在喂奶后30～60分钟再挤一次奶。

可以用手挤，也可以使用吸奶器。如果使用吸奶器，建议使用双边电动吸奶器。

那么，如何循序渐进地减少配方奶供给呢？开始时，可以每天较前日减少30mL，以此循环，并观察宝宝大小便和体重增加的情况。6个月内的宝宝每天有5～6片甚至更多又湿又重的尿不湿说明进奶量适宜。根据宝宝的适应情况，如果母乳量增加得较快，1周左右可以尝试每日减配方奶30mL～60mL。如果宝宝的增重或大小便量不足，可以停在现阶段或返回上一个配方奶供给阶段，视情况再逐渐减量。总之，妈妈要根据宝宝的实际情况来决定。通过这个过程，大部分妈妈都可以逐步实现纯母乳喂养。

宝宝的大小便

经过一周的慢慢磨合，妈妈和宝宝之间的喂养已经规律化，宝宝的大小便也逐渐有规律了。大多数宝宝每日排尿可达6～8次（或5～6片又湿又重的尿不湿）；每日排大便3～5次，或者每次吃完奶都会排一些大便。

宝宝能看多远

出生2周左右，宝宝被人抱着或看到人脸时会安静下来。这时，宝宝能够看清眼前20cm～25cm范围内的东西，也开始懂得注视人脸，甚至模仿大人的表情。即使在不吃奶时，宝宝也会试着寻找妈妈的乳房。

脐部护理依然很重要

一般出生后7～10天时，宝宝的脐带（残端）会完全脱落。脐带脱落后，脐窝仍要继续护理，每次先消毒肚脐中央，再消毒肚脐外围，直到确定脐窝完全干燥为止。

宝宝的五官护理

宝宝的眼部护理

1.宝宝的毛巾、脸盆必须宝宝专用，并要常洗常晒，以防宝宝与成人发生相关交叉感染，如沙眼、角膜炎等。

2.要经常为宝宝洗手，以防宝宝用不干净的手揉眼时污染眼睛。

3.避免强光刺激，如晒太阳时要注意保护好宝宝的眼睛。

宝宝的耳部护理

1.为宝宝洗脸或洗澡时要避免宝宝耳道进水，要用干净的棉签轻轻为宝宝擦洗外耳。

2.不要随便给宝宝掏耳朵，发现宝宝有外耳道红肿或流脓等异常情况应及时就诊。

宝宝的鼻腔护理

1.正常情况下，无须清理宝宝鼻内分泌物。如宝宝鼻内分泌物过多，为其清理时可将消毒纱布一角按顺时针方向捻成布捻，轻轻放入宝宝鼻腔内，再按逆时针方向边捻动边向外拉，将鼻内分泌物带出。

2.不要用硬物为宝宝挖鼻孔。

3.慎用滴鼻剂。

宝宝的口腔护理

1.每次喂完奶，可用消毒棉棒蘸水轻轻擦拭宝宝的口腔。每天早晚各一次。

2.宝宝口中的“马牙”和形如“螳螂嘴”的脂肪垫均不可挑破，否则可能引发感染。

3.不要用手指或布擦拭宝宝的口腔，以免引起破损甚至感染。

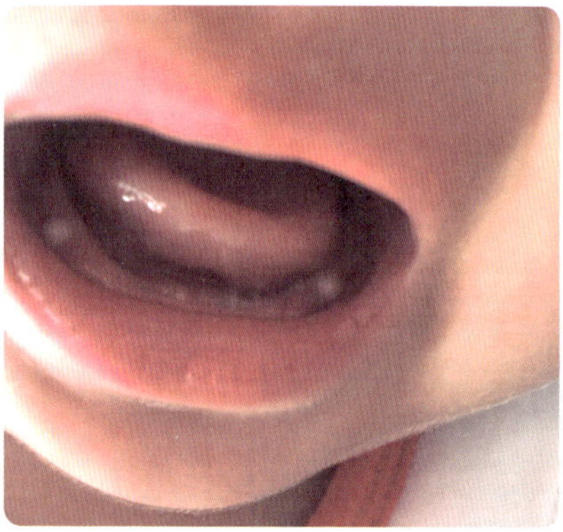

继续关注宝宝黄疸的消退情况

妈妈这时会发现宝宝的黄疸正在日渐消退。务必注意在自然光线下观察宝宝黄疸的消退情况。

宝宝吸气时喉部会发出声音是怎么回事

妈妈有时会发现宝宝吸气时其喉部会发出“咝咝”的声音。宝宝在吸气时总是发出这种声音，很多妈妈十分着急，怀疑宝宝的喉部是不是被什么东西阻塞了。实际上，这种情况多发生在宝宝哭闹时，宝宝安静时就不明显了。其实，这种情况一般不需要特殊治疗。这是因为宝宝喉部生来软弱，吸气时喉头的一部分会变形或变狭窄而发出声音。过一段时间，等宝宝大些了，这种情况就会消失。

可以给新生儿使用安抚奶嘴吗

安抚奶嘴可以满足宝宝在不吃奶时的吸吮需求，并可以降低婴儿猝死综合征的发生风险。但是出生后1个月以内的新生儿正处于学习吃母乳、认识妈妈乳房的阶段，而妈妈的乳房也需要通过宝宝的频繁吸吮才能产生更多的乳汁，并且此时宝宝还没有建立良好的进食规律，因而不建议给1个月内的宝宝使用安抚奶嘴。

如何纠正乳头错觉

乳头错觉是吮吸奶嘴和吮吸乳头的方式不同造成的。宝宝在吮吸乳头时需要消耗更大的力气才能吃到乳汁，而吸吮奶嘴则比较省力。宝宝在接受哺乳之初若经常接触橡胶奶嘴，之后再尝试吸吮乳头可能会不适应，从而发生乳头错觉。

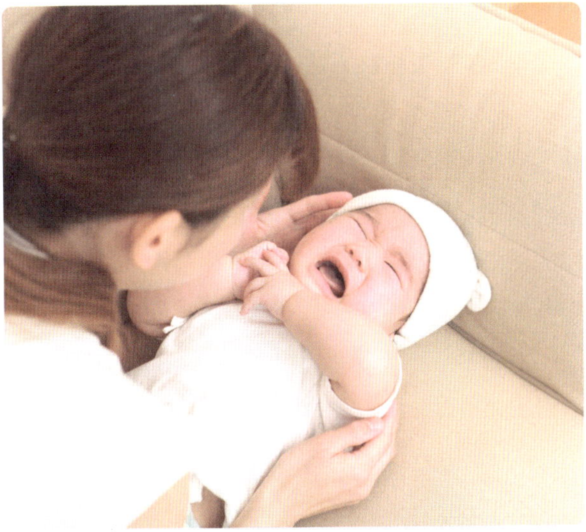

乳头错觉是能纠正的，哺乳时妈妈可以先刺激泌乳反射，从而大幅降低宝宝吃奶时需要消耗的力气。刺激泌乳反射的方法参见本书“可促进泌乳反射的视频（视频2）”。

也可以用乳盾引导法，但要选择与乳头及乳晕贴合紧密的乳盾。在宝宝习惯通过乳盾吮吸妈妈的乳头之后，逐步撤掉乳盾，实现亲喂。

宝宝只吃一侧乳房就饱了，对侧乳房的奶怎么办

很多情况下，宝宝可能只需要吃一侧乳房的奶就饱了，对侧乳房中的奶可以下一次喂，不需要排空。任何形式的排空乳房，可能都会导致乳汁分泌过度增加。

另外，可以采用单边哺乳的方法来控制乳汁产量，即一个哺乳周期只用一侧乳房哺乳。单边哺乳周期根据妈妈的情况可以逐渐延长（比如2～6小时甚至更长）。若妈妈感觉另一侧乳房肿胀不适，可以适量挤出些乳汁，直到感觉舒服为止。挤出的乳汁正好能缓解乳房的胀满感即可。不要将该侧乳房的乳汁排空。经过一个哺乳周期后，换边哺乳。经过这样的调整，4～7天后乳汁过多的情况应该就会得到改善。

母乳量大、太冲怎么办

乳汁量大、太冲可引发以下情况：

1.面对妈妈大流量的乳汁，宝宝可能会突然吐出乳头大口喘气、呛咳，甚至吐奶，有时会咬紧乳头。

2.一部分宝宝可能会出现体重增加不良的情况，这是由于快速吸入过多的前奶而没有得到含有较高热量的后奶导致的。

3.因为快速的、大口的吞咽，宝宝可能吞入大量气体，从而出现绿色多泡

沫大便、频繁打嗝、腹胀等情况。

母乳太冲的解决方法：

1.改变哺乳姿势。妈妈哺乳时可以让宝宝处于相对直立的姿势，也可以选择向后斜躺或侧躺的姿势，这样可以让宝宝更好地吸吮乳汁。必要时，妈妈可中断哺乳。

2.在哺乳前先挤出一些乳汁，减轻乳房内的压力，从而降低乳汁流速。

乳腺炎及其常见原因

乳腺炎是乳腺的炎性反应，主要表现为乳房红、肿、热、痛、胀，以及体温升高。

乳腺炎的常见诱因有宝宝含乳姿势不佳、乳头损伤、哺乳间隔过长、乳房过于肿胀、乳导管堵塞、突然停止哺乳、文胸过紧、宝宝舌系带过紧导致含乳不佳等。

如何预防乳腺炎

乳腺炎很常见，却可以预防。

1.避免用固定姿势喂奶，经常更换喂奶姿势以利于乳房各部位的乳汁流出。

2.避免乳头损伤，如有损伤应及时治疗，防止细菌侵入。

3.按需哺乳。对新生儿而言，24小时内通常要喂奶8～12次甚至更多。不要推迟或错过哺乳，如果妈妈乳房太胀，叫醒宝宝给他喂奶；如果宝宝不想吃奶，那么则需要挤出部分乳汁，保持乳房舒适。

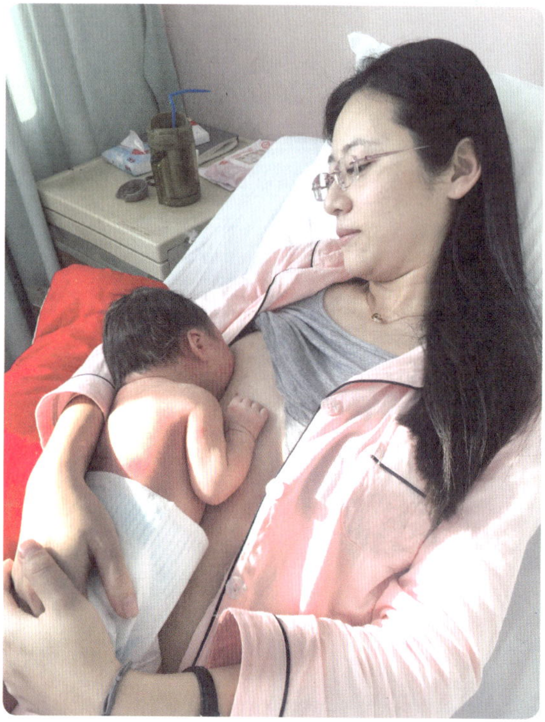

4.喂奶时要避免乳房额外承受来自衣物或手指的压力。

5.当宝宝睡觉时，无论白天还是黑夜，妈妈应与宝宝同步休息。妈妈应保证充足的睡眠和足够的休息。

6.保持均衡饮食，避免因食物过于油腻引起乳导管堵塞。

7.哺乳前要洗手，以预防感染。

8.寻求专业帮助，确保宝宝含接姿势正确，及时发现宝宝口腔的异常，例如舌系带的问题。

乳腺炎如何护理

1.尽早治疗有利于快速康复，可减少乳房脓肿的发生风险。

2.继续母乳喂养或挤奶。即使有乳腺炎，乳汁对宝宝也是安全的。

3.勤喂宝宝，每次哺乳尽可能使患侧乳房排空。

4.喂奶或挤奶前，可以温敷患处，有助于乳汁流出。为患侧乳房挤奶时注意不要用力过大。

5.先喂患侧乳房，因为刚吃奶时宝宝的吸吮最有力。疏通患侧时也不要忽视健侧，保持双侧均衡哺乳，以防健侧阻塞。

6.尝试不同的姿势喂奶，以帮助改变阻塞的位置，促进乳汁排出。可将宝宝的下巴对准患处吸吮，这样吸吮力比较大，同时对患处可起到按摩的作用。

7.喂奶或挤奶后，冷敷患处几分钟以减少不适，可以用冰的生包菜叶或用布包一袋冷冻过的豆子，以及专用的冷敷贴。

8.服用止痛药缓解疼痛，例如对乙酰氨基酚（Acetaminophen）或布洛芬（Ibuprofen）。哺乳期间服用这些药相对是安全的。

9.每天摄取足够水分。

10.如果使用了以上方法，8～24小时内硬块并没有消失，或者母亲体温在38.4℃以上，需要及时就医。如果需要服用抗生素，请按医嘱服药，并要选用对继续哺乳没有影响的抗生素。

如何选择吸奶器

根据不同的分类方式，吸奶器可以分为很多种。

医院级电动吸奶器

这种吸奶器功率大、效率高。在新生儿住院或母婴分离的情况下，很多妈妈使用这种吸奶器。妈妈可以从相关机构租用此类吸奶器。

个人双边电动吸奶器

这种吸奶器比医院级电动吸奶器小巧，效率较高，便于携带，非常适合上班的妈妈们。双边吸奶器相比单边吸奶器效率更高。

单边吸奶器

可分为手动的和电动的。这种吸奶器效率较低，更适用于偶尔需要吸奶的妈妈。

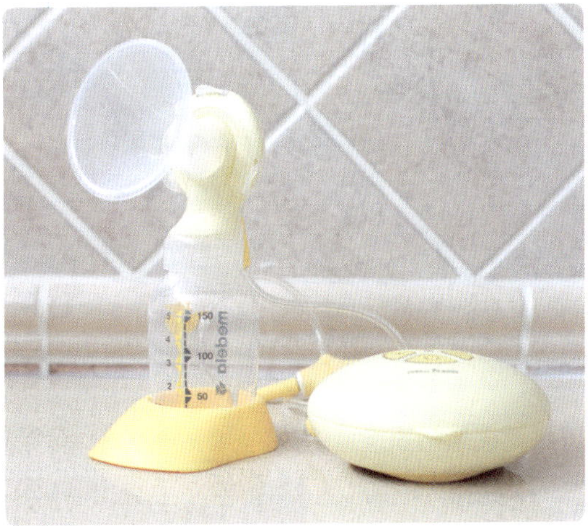

吸奶器的选择取决于妈妈需要使用吸奶器的原因和使用频率。选择了适宜的吸奶器并能合理使用，可以将乳腺损伤降至最低。

如何使用和清洗吸奶器

每种吸奶器都有专属的使用说明。但对于所有的吸奶器，通用法则是：

1.每次使用前用肥皂/洗手液洗手，乳房和乳头不需要清洗。

2.确保吸奶器各个部件和储存容器绝对干净。吸奶器各部件、清洗容器、奶瓶刷每天至少要消毒一次，可通过高温蒸煮消毒。这些对小于3个月、早产或免疫力低下的宝宝尤其重要。

3.确保吸奶器喇叭罩大小合适，即乳头置于喇叭罩中间时不与内壁产生摩擦最为适宜。

4.使用前后用消毒巾擦洗开关、调节器及台面。

5.严格按照吸奶器说明书清洗和组装。

乳汁的储存

1.储存母乳的容器有很多选择，但必须是密封、方便做标记的储奶瓶或储奶袋。

2.新鲜的母乳在室温下存放时间不宜太长，要么尽快喂给宝宝，要么尽快冷藏或冷冻。

3.不建议将新鲜的母乳和冷藏或冷冻的母乳混合，如确实需要，24小时内的母乳可以混合冷藏或冷冻。温暖的母乳要先放置在冷藏室内冷却30分钟，再倒入先前冷藏或冷冻的母乳中，而且后加进去的母乳的量不能超过先前冷藏或冷冻的母乳的量。

4.若用储奶袋存储母乳，在将其放入冰箱前，应挤出袋内空气，还要给母乳冷冻后的体积膨胀留有空间。

5.储存奶在冷冻或冷藏之前，要确保其已经密封，并要标明挤奶的日期及具体时间，此后应按标记日期的先后顺序让宝宝食用。

存储奶的保存条件和允许保存时间

母乳	室温	保鲜室	冷冻室
新鲜母乳，保存在密闭容器中	6～8小时（室温<26℃）	不超过72小时，并要尽量放在冰箱后方温度低的地方	单门冰箱冷冻室（-15℃）2周；双门冰箱独立冷冻室（-18℃）3个月；独立冰柜（-20℃）6～12个月
冷冻后在冰箱解冻，但没有加热的母乳	<4小时	可储存在保鲜室24小时	不能再冷冻
通过温水解冻的母乳	全部喂给新生儿	可以储存在保鲜室4小时或下次喂奶前	不能再冷冻
已经解冻并喂给宝宝一部分的母乳	宝宝吃饱后剩余的母乳要丢弃		

如何使用储存的母乳

1.冷冻保存的母乳，使用前应置于冰箱冷藏室解冻，但在冷藏室的存放时间不要超过24小时。冷冻母乳若在冷藏室内存放时间未超过8小时，可以再次冷冻。

2.可将冷冻母乳放在冷藏室慢慢解冻；或放在水里通过逐渐增加水温加热母乳。

3.冷藏母乳如何复温呢？最好将储奶袋或储奶瓶放在温水盆中通过不断增加水温慢慢加热。

4.切记，母乳不可以煮沸或通过微波炉加热。

5.对于早产儿，可在储存母乳中加入母乳添加剂，摇匀后再喂哺宝宝。

6.母乳不应反复冻融。吃剩的母乳不能留到下一餐，以免滋生细菌。

怎样为新生儿修剪指甲

1.刚出生不久的宝宝的指甲软而薄，可以使用软砂纸、宝宝专用指甲刀或钝鼻指甲剪为宝宝修剪指甲。

2.宝宝沐浴后是为宝宝修剪指甲的最佳时机。宝宝熟睡时，为其修剪指甲也十分容易。

3.出生不久的宝宝，尤其在最初几周之内，其指甲长得很快。这时，可以每周为宝宝修剪一次指甲。

4.在为宝宝修剪指甲的时候，要尽量将其指甲剪得短而光滑，以免宝宝抓伤自己；但也应注意不要将宝宝的指甲修剪得过短，以免破坏宝宝的甲床造成感染。相比之下，脚指甲柔软而光滑，生长的速度远比手指甲要慢，不需修剪得像手指甲一样短，一个月或两个月修剪一次即可。

如果发现宝宝指甲周边的皮肤出现红肿、化脓等异常现象，一定要及时带宝宝到皮肤科就诊。

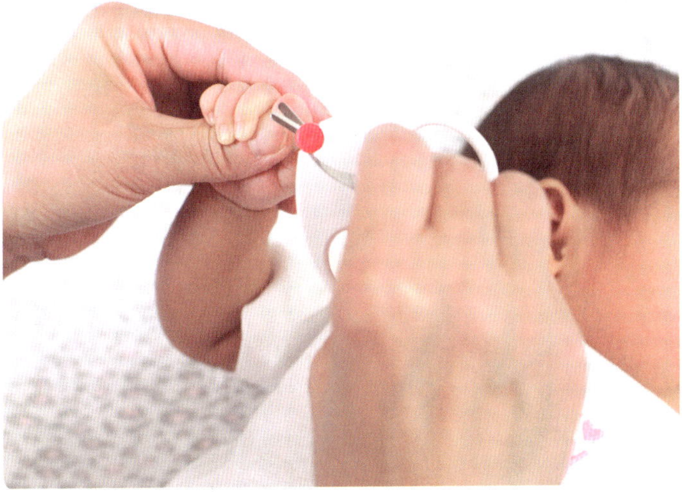

宝宝第3周

宝宝需要补充维生素D吗

尽管母乳能够为宝宝提供少量维生素D，但并不足以预防软骨病。美国儿科学会建议，所有吃母乳的宝宝出生几天后每天就应摄入400国际单位的口服维生素D滴剂，直至他们开始服用其他维生素强化剂。配方奶中已经添加维生素D，所以吃配方奶的宝宝并不需要额外补充维生素D。维生素D的补充并非越多越好，摄入过多易发生维生素D中毒。中国营养学会推荐12月龄内的宝宝维生素D的摄入量上限为每天800国际单位。因此，在为宝宝补充维生素D时，一定要把握好补充剂量。无论以何种喂养方式喂养的宝宝，比如母乳喂养的宝宝、混合喂养的宝宝、人工喂养且每天进食量不足1000mL的宝宝，每天补充400国际单位的维生素D即可。早产儿或有其他健康问题的宝宝可能需要额外补充各种维生素。如有特殊情况，请咨询医生。

宝宝需要补钙吗

中国营养学会发布的《中国居民膳食营养素参考摄入量》（2016版）是这样建议的：0～6个月的宝宝钙的需求量为200mg/天，7～12个月的宝宝钙的需求量为250mg/天。

母乳中的钙质是非常易于宝宝吸收的，所以纯母乳喂养的健康的足月宝宝在1岁内基本能够从妈妈的母乳中获得足够的钙，而不需要额外补充。配方奶喂养的宝宝，因配方奶内已添加钙，如果每天进食奶量可达到600mL或以上，也无须额外补充钙。

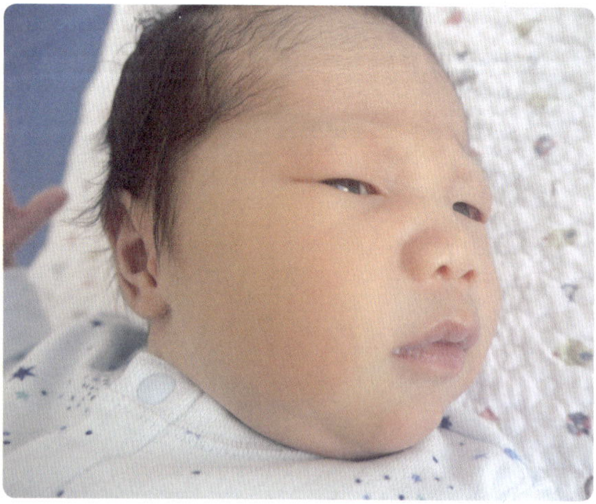

黄疸还没消退怎么办

一般情况下，应在1周或者10天左右消失的黄疸到半个月时还没有消退，甚至过了3周仍然存在，妈妈和周围的人可能就要开始担心了。其实，少数母乳喂养的宝宝，其黄疸消退的时间可能会延后。只要黄疸开始出现逐渐变淡的倾向，宝宝也能很健康地吃奶，且宝宝的大便没有变白，一般是没有问题的。

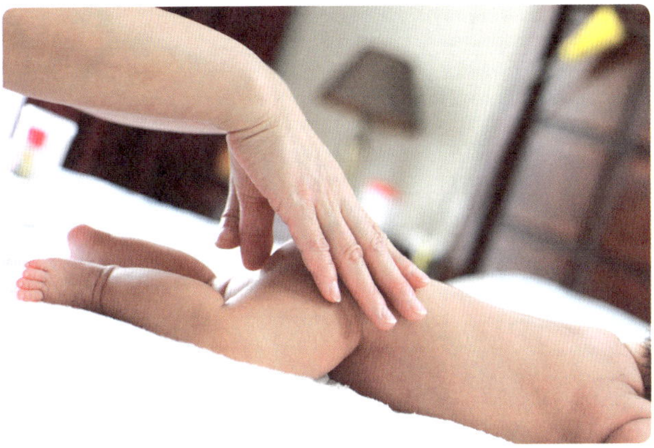

湿疹如何护理

出生后10～15天，很多宝宝脸上会长一些小疙瘩，眉毛上会沾有皮屑样的东西，前额的发际处会长出2～3个小粉刺样的东西。有些宝宝开始时脸颊上只会长3～4个小红疙瘩，但晒太阳后会长出更多。很多妈妈为此非常着急。这种情况，人工喂养的宝宝尤其多见，但母乳喂养的宝宝也时有发生。实际上，这就是湿疹。

如何预防湿疹发作

首先，要注意皮肤保湿。

可以使用无香精的保湿霜；每天至少从头到脚使用一次，必要时可多次使用。每次为宝宝洗澡后用浴巾轻轻拍干其皮肤，然后在5分钟内使用保湿霜。

其次，尽量避免各种刺激。

尽量穿100%纯棉衣物，使用纯棉床单、被子。

尽量使用低敏、无刺激的洁肤用品，避免使用肥皂。

务必用30℃～32℃的温水为宝宝洗澡，以避免热水可能引起的皮肤瘙痒甚至炎症。洗澡时间最好控制在10分钟以内。泡澡的话，时间不要太久，以免皮肤脱水。宝宝每日可洗澡1次，具体的洗澡频次可根据宝宝对洗澡的喜好程度和洗澡后湿疹的情况来决定。如果宝宝不喜欢洗澡或洗澡后湿疹会加重，可以2～3天洗一次。洗澡水里可以加沐浴油。

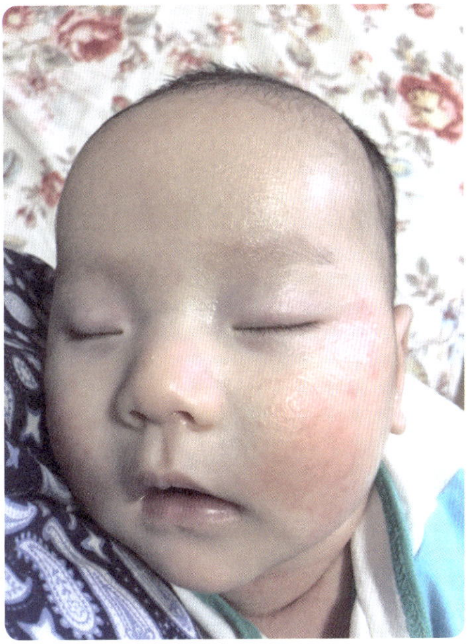

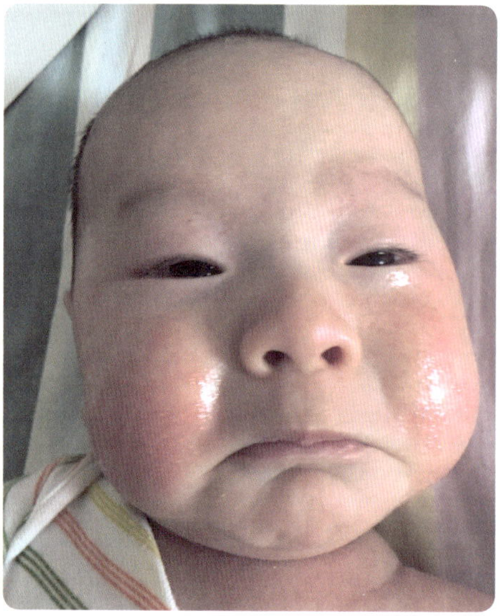

要注意为宝宝保暖，但也要避免宝宝穿得过多。可根据环境、活动情况适时为宝宝增减衣物，以保证宝宝时时处于不出汗的状态。

再次，尽量做到纯母乳喂养，这是降低过敏风险最好的措施。根据世界卫生组织的建议，6个月后为宝宝添加辅食，在1岁内添加过敏性食物，比如花生酱、鸡蛋、奶制品以及小麦制品等，这有助于预防其他过敏性疾病的发生。

最后，不要让宝宝抓挠皮肤。抓挠可让湿疹更严重，甚至导致感染。宝宝抓挠时，可以尝试通过其他事物吸引宝宝的注意力，并要及时给宝宝剪指甲，以防止宝宝抓伤自己。

宝宝湿疹发作时如何护理

当宝宝皮肤发红或瘙痒时，请带宝宝就医治疗。医生会根据宝宝湿疹的严重程度，选择适当强度的激素治疗。使用激素药膏时，在发红部位涂抹一层药膏，注意不要太薄，否则无法有效治疗湿疹，每天使用1～2次；在湿疹消除时停用，复发时可继续使用。对于宝宝脸部的湿疹，建议使用弱激素药膏。其他药物有抗组胺药物、中药等；辅助治疗方法有紫外线照射、中医理疗等，均需严格遵医嘱。

当宝宝皮肤出现结痂、起硬皮、颜色发黄，甚至流脓、出现水疱群，这表示湿疹继发了感染，需在医生指导下使用抗生素治疗。宝宝需要使用激素和抗生素药膏治疗时，避免同时使用，至少间隔半小时。

宝宝第4周

溢奶和吐奶

第4周，大部分妈妈和宝宝之间已有了良好的互动，已实现按需哺乳，并可同步休息。但是，妈妈还是要注意宝宝的溢奶和吐奶的问题。

溢奶指宝宝吃奶后随即有1～2口奶反流入口并从嘴角溢出，一般发生在哺乳后不久或给宝宝变换体位时，如换尿布时。一般情况下，溢奶不会影响宝宝的生长发育。随着月龄的增长，宝宝的溢奶现象会自然消失。每次喂完奶后一定要把宝宝竖直抱起，轻轻拍其背部帮其将胃部空气排空；或竖直抱起10～20分钟，再将其放到床上，让其平卧位躺好（头部略抬高且可以侧向一方）。

吐奶是新生儿期间常见的现象。吐奶不同于溢奶，是由于消化道或其他脏器受到某些异常刺激引起的神经性反应。吐奶多是奶呈喷射状从宝宝口中甚至鼻子里涌出。

由于新生儿、婴儿胃容量小，呈水平位，出口紧、入口松；再加上大脑皮层控制反射的能力弱，奶水容易反流引起呕吐。

喂奶过多、过快，或用奶瓶喂养时奶孔过大致使宝宝吸奶过急；或者喂奶后过早翻动宝宝，都容易引起吐奶。只要注意改善喂养和护理方法，就可以远离吐奶困扰。例如，在喂奶前给宝宝换尿布，尽量避免在喂完后换；对于人工喂养的宝宝，奶瓶的奶孔不要太大，奶瓶不要过于竖直，避免奶液流速过快；喂奶前避免和宝宝嬉戏、逗笑；等等。

此外，有些疾病也可以引起吐奶，例如感染性疾病、肠梗阻、食道或胃肠道的先天畸形等。这些疾病引起的吐奶往往比较剧烈且十分频繁，持续时间较长，可能伴随其他症状。照护者需要仔细观察宝宝的吐奶次数、大小便性状，宝宝有无精神不好、发热、腹胀等症状。吐奶同时伴随其他症状时，应及时就医。

怎样做空气浴

一般没有特殊异常的宝宝，出生后3周左右，可逐渐接触室外空气。可选择天气好、室外气温在18℃以上、风不大的日子，打开窗户，使宝宝接触室外空气。每次5分钟为宜。

空气浴可刺激宝宝的皮肤，增强其触觉感受；使黏膜健康发育，促进新陈代谢；加强耐寒能力和对疾病的抵抗力。

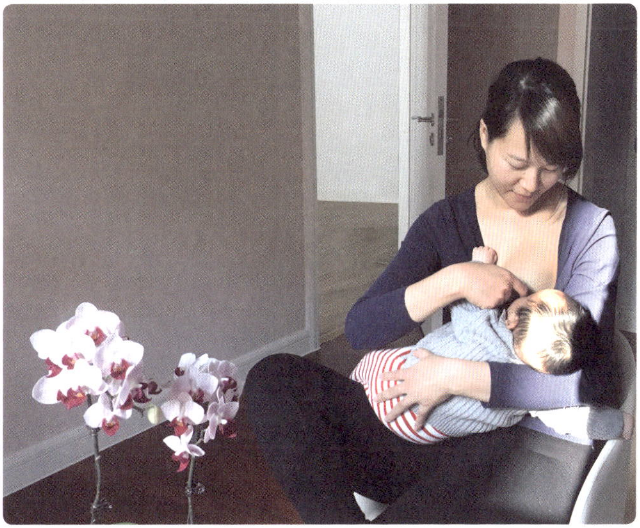

怎样做日光浴

天气好的日子，在上午或下午，选一个光照条件好的房间，打开窗户让宝宝晒太阳（通过玻璃的日光浴效果不好）。开始时，每日晒4～5分钟，持续3～5天，以后逐渐增加时长，但最长不要超过30分钟。给宝宝做日光浴时应为其戴上帽子。

日光浴可促进宝宝血液循环；强化骨骼和牙齿；增加食欲；促进睡眠；促进黄疸消退；防止贫血；杀灭皮肤上的细菌，增加宝宝皮肤的抵抗力；等等。

宝宝头上的“奶痂”怎么去除

随着日龄的增加，宝宝的头皮上可能会出现“奶痂”。“奶痂”主要分布在囟门附近。宝宝的囟门应经常清洗，否则容易发生感染，继而使致病菌通过囟门进入大脑。囟门的清洗可在洗澡时进行。清洗时可涂一些宝宝专用洗发液，用指腹平按在囟门处轻轻揉洗，不能大力按压或强力搔抓，更不能用硬物在囟门处刮擦。如果积垢难除，可将蒸熟的麻油或其他精制油涂在囟门上，2～3小时后用无菌棉球顺着头发生长的方向擦掉，并用清水冲净。

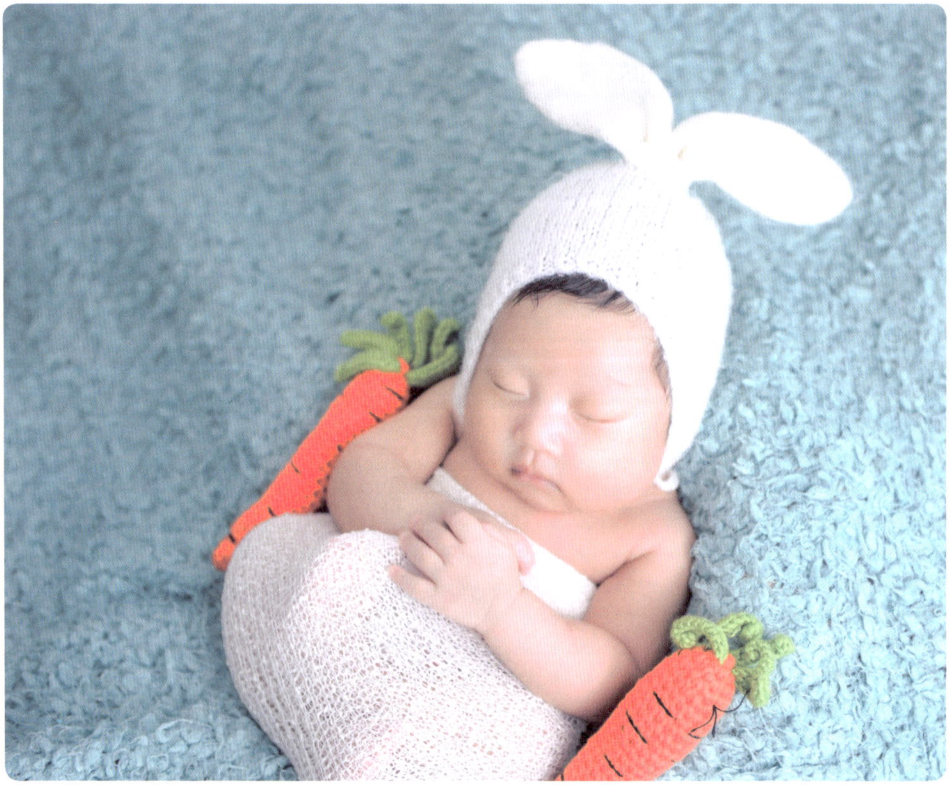

新生儿的疫苗与接种

新生宝宝为什么要接种疫苗

众所周知，接种疫苗是预防、控制乃至消灭传染性疾病最为经济、便捷而有效的措施之一。

对于新生宝宝而言，一方面自身的免疫功能尚未发育完善，即便可从母体带来某些传染性疾病的保护性抗体，但这些抗体的保护能力会随着宝宝月龄的增长而逐渐递减，一般6～8个月时宝宝从母体带来的保护性抗体就消失殆尽了；另一方面，因尚无更多机会接触病原微生物，体内因此会缺乏相应的保护性抗体，因此宝宝很容易受到各种传染性疾病的侵扰，从而使自身的生长发育甚至生命受到威胁。

所以，宝宝出生后应到相关医疗机构（如社区服务中心的保健科），按照国家的免疫程序按时接种相关疫苗。

宝宝出生后为什么需要接种卡介苗

由于母体中抗结核病的特异性抗体无法通过胎盘传给胎儿；加上宝宝的免疫功能发育未臻完善，抵抗疾病的能力较差，因此新生宝宝容易被结核杆菌所感染。一旦感染上结核杆菌，宝宝便容易患较严重的粟粒性肺结核和结核性脑膜炎，且极易留下后遗症。另外，我国又是一个结核病感染机会较多的国家。因此，宝宝一出生就应接种预防结核病的卡介苗。

我国的免疫规划程序规定：新生宝宝出生后24小时内即应进行初次的免疫接种，最迟不应超过3月龄。越早接种越有利于保护宝宝免受结核杆菌的侵扰。

感染艾滋病病毒（HIV）的母亲所生的宝宝可以接种卡介苗吗

感染艾滋病病毒（HIV）的母亲所

生的宝宝在出生后应先暂缓接种卡介苗，当确认新生宝宝未感染艾滋病病毒（HIV）后再予以补种；当确认新生宝宝感染了艾滋病病毒（HIV），则不应接种卡介苗。

接种卡介苗之后可能出现哪些反应，又该如何处理

宝宝接种卡介苗后一般无全身反应，但局部常常可出现与接种其他疫苗后不一样的反应，多比较轻微。在接种后2～4周时，接种局部常出现红肿，并逐渐从中央开始软化形成白色小脓疱，脓疱破溃后形成结痂，结痂脱落后会留下疤痕（即俗称的卡疤）。这一切均属正常反应，并非化脓性的感染，一般会经历8～12周，不需做任何处理，但家长应注意以下几点：

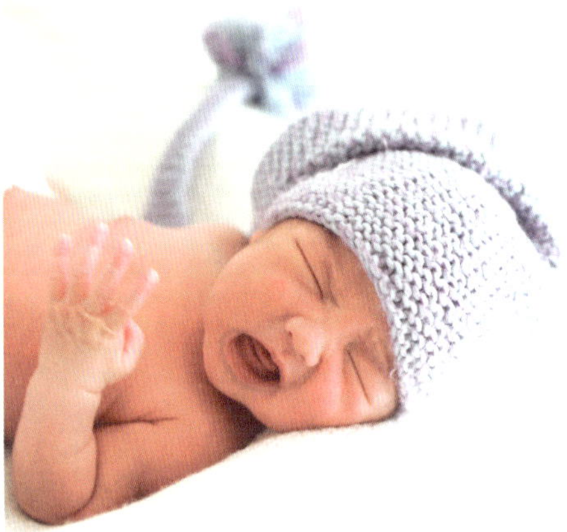

1. 保证宝宝的皮肤尤其是接种局部皮肤绝对清洁。宝宝的内衣要经常换洗，以防止局部感染。

2. 接种部位脓肿破溃时，不要用手去挤脓；还要避免宝宝用手去抓结痂，应使结痂自行脱落，以免造成局部感染。

3. 接种部位破溃时，不宜使用甲紫涂抹，否则容易造成脓液外流不畅而影响结痂的形成。

4. 有时在接种部位的同侧还会发生颈部、锁骨上或腋窝下淋巴结肿大的情况。如果淋巴结肿大直径不超过10毫米属正常反应，不需特殊处理。如果淋巴结肿大直径超过10毫米且经处理不见好转，则应及时到所辖区、县的结核病防治所就诊；一定不可擅自处理，以免造成严重后果。

5. 如果接种局部及全身反应剧烈，应速到医院就诊，以便得到及时而有效的处理。

首剂乙肝疫苗在接种时间上有具体要求吗

我国是乙型肝炎的高发区。感染了乙肝病毒后，有一部分人会继发肝硬化甚至肝癌。

孕妇若携带乙肝病毒，约有40%的人可能通过胎盘将病毒传给胎儿，使初生宝宝感染乙肝病毒。为初生宝宝接种乙肝疫苗是阻断母婴垂直传播乙肝病毒

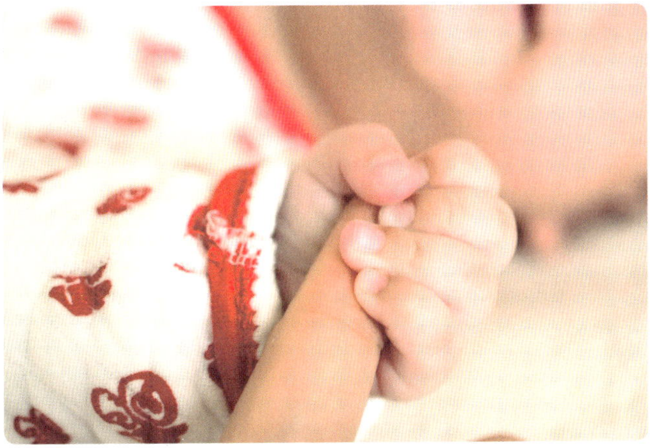

最为经济而有效的措施之一。据相关研究，正常孕妇所生的新生宝宝在接种乙肝疫苗后，感染乙肝病毒的概率仅为0.72%。

接种乙肝疫苗是预防乙型肝炎最经济而有效的措施之一，它能刺激机体产生乙肝表面抗体，致使机体受到乙肝病毒侵袭时具有中和乙肝病毒的作用，可达到阻断母婴垂直传播的目的。通常，宝宝使用的是重组酵母乙肝疫苗。首剂乙肝疫苗接种的时间是宝宝出生后24小时内，接种剂量为10微克。

如果妈妈是“大三阳”，宝宝该如何接种乙肝疫苗

所谓“大三阳”，是指慢性乙型肝炎患者或者乙肝病毒携带者体内乙肝病毒的免疫指标，即乙肝表面抗原（HBsAg）、乙肝e抗原（HBeAg）和乙肝核心抗体（抗-HBc）三项呈阳性。这三项指标呈阳性往往提示人体内病毒复制比较活跃。

如果妈妈是“大三阳”或乙肝病毒携带者（HBsAg阳性者），其所生的宝宝可按医嘱于出生后在不同（肢体）部位同时接种第1剂乙肝疫苗和肌肉注射100国际单位的乙肝免疫球蛋白（HBIG），满月接种第2剂乙肝疫苗，6月龄接种第3剂乙肝疫苗。宝宝完成乙肝疫苗的全程免疫之后，即接种第3剂乙肝疫苗1～2个月后，要接受乙肝五项检测。若乙肝表面抗原（HBsAg）阴性、乙肝表面抗体（抗-HBs）＜10mIU/mL，可按照免疫程序再次接种3剂次乙肝疫苗。

早产宝宝如何接种乙肝疫苗

早产宝宝应在出生后24小时内尽早接种第1剂乙肝疫苗，满月后再按免疫程序接种3剂次乙肝疫苗。

宝宝满月后应该到哪儿接种疫苗

宝宝满月后，可携带宝宝在产院接种卡介苗、乙肝疫苗的证明到居住地附近社区服务中心的保健科咨询预防接种

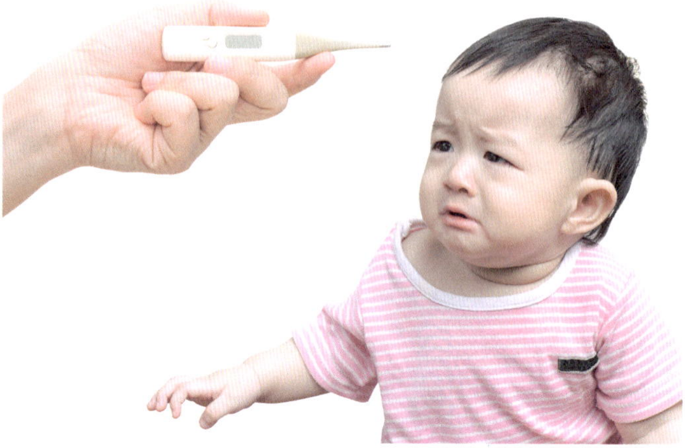

的相关事宜，如办理预防接种证、建立接种疫苗的电子档案。预防接种证由家长自己保存。预防接种电子档案与接种证上所记录的内容应该完全一致。电子档案所记录的内容会传输到指定的免疫规划的信息平台上。同时，社区保健医生会用笔在预防接种证上或通过电脑打印的预约条上将下一次疫苗接种的时间提前预约好，之后父母即可按照保健医生预约的时间到预防接种门诊为宝宝进行疫苗接种。

在接种疫苗的过程中，宝宝的父母如有任何疑问可向保健医生咨询。

宝宝接种疫苗前，宝爸宝妈要做哪些准备工作

为减轻宝宝因接种疫苗所发生的接种反应，避免意外情况的发生，宝宝接种疫苗前，宝爸宝妈应该做好以下几方面的准备工作：

1.知道宝宝在相应年龄段应该接种疫苗的名称以及哪种疫苗可预防哪种传染性疾病。

2.精心呵护宝宝，以避免宝宝患上任何疾病或有任何不适，从而保证宝宝按时在健康的状态下接种疫苗。

3.疫苗接种前一天为宝宝洗澡，当天为宝宝换上容易穿脱的衣物。

4.别为宝宝提供之前未吃过的食物或不曾穿过的新衣服。

宝宝接种疫苗时，宝爸宝妈应该注意哪些问题

当宝爸宝妈带宝宝到医院接种疫苗时应特别注意以下问题：

1.了解并掌握宝宝的身体状况，当保健医生询问宝宝的既往病史时，应如实将宝宝的实际情况详尽告知，以免发生误判或意外。

2.认真阅读知情同意书，确认无异议时，再在知情同意书上签字。

3.严格按照医护人员的要求抱着宝宝，以便接种顺利进行。这样做还可降低宝宝发生预防接种异常反应的风险。

带宝宝接种疫苗时为什么要签知情同意书

疫苗接种知情同意书涵盖十分丰富的内容，比如本次所接种疫苗的名称、所接种疫苗可预防的传染性疾病、如果宝宝感染该传染性疾病的可能性后果、宝宝接种疫苗后可能出现的预防接种反应等。

签署疫苗接种知情同意书的目的：

1.保障并尊重宝宝家长的知情权、选择权和决定权。

2.使宝宝的家长多一份责任感。也就是说，如果宝宝接种疫苗后出现了问题，宝宝家长也需承担部分责任。

因此，宝爸宝妈们一定要认真阅读疫苗接种知情同意书，若有疑问需及时咨询儿童保健医生，无疑义后再签字。

宝宝接种疫苗后，宝爸宝妈有哪些问题需注意

1.宝宝接种疫苗后须在接种地点留观30分钟，如没有任何反应再返家，以免发生异常反应得不到及时处理。

2.宝宝接种疫苗后24小时之内不宜洗澡，尤其是接种局部，以免发生局部感染，以及因局部感染可能出现的败血症。

3.保证宝宝接种局部皮肤的清洁，勤为宝宝换、洗内衣（裤），禁止宝宝用手搔抓接种部位，以免出现局部感染或加重反应。

4.尽可能让宝宝多饮水。

5.让宝宝多休息，避免剧烈活动，可进行一些比较安静的活动，如让大一些的宝宝坐着看图画书、给宝宝讲故事、让宝宝玩拼插玩具等。

6.尽可能多为宝宝提供清淡的饮食，如多让宝宝吃新鲜的水果与蔬菜，不为宝宝提供之前未吃过或容易导致过敏的食物。

7.宝宝若要口服减毒活疫苗，如二价脊髓灰质炎疫苗、轮状病毒疫苗等，至少在服苗的前后半小时不应吃热的东西，如热奶、热水等，因为热的饮食可能会将减毒活疫苗灭活，造成无效接种；也不宜吃母乳，因为母乳中含有大

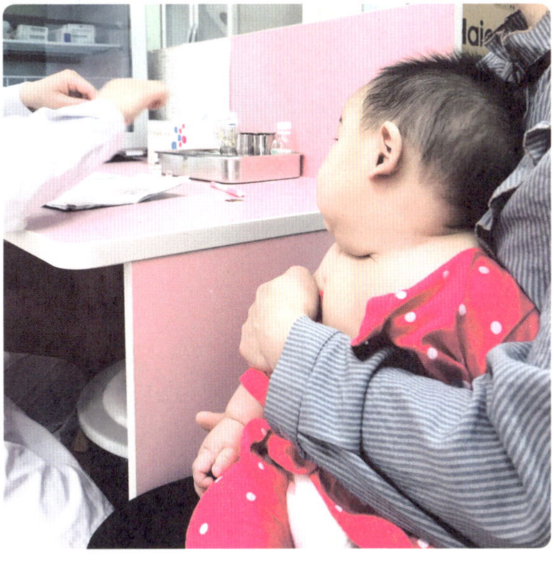

量抗体，可能会影响疫苗的接种效果。

8.多观察宝宝，如宝宝出现接种异常反应，要及时与保健医生取得联系，以便在保健医生的指导下妥善处理。

发热是接种疫苗的正常反应吗？该如何处理

发热属疫苗接种的正常反应，多在疫苗接种后1～2天内出现，一般持续1～2天可自行消退。宝宝接种疫苗后若出现发热的情况，需要根据具体情况具体对待。

如果宝宝体温在38.5℃以下，而且无其他明显不适，可以不做特殊处理，但要精心呵护宝宝，照顾好宝宝的日常起居，多让宝宝休息、饮水，少让宝宝剧烈运动，多为宝宝提供清淡饮食，并且进行物理降温，当然也可在医生的指导下让宝宝服用具有退热作用的小中药。

如果宝宝体温在38.5℃以上，并伴有明显的全身不适，除了上述处理措施以外，应在医生的指导下使用儿童专用的西药退热。

通常来讲，作为预防接种后正常反应的发热，持续的时间不会超过48小时。如果宝宝发热超过48小时，仍持续不退热，甚至有加重的趋势，应考虑是否在此期间合并了其他感染，需及时带宝宝到医院就诊，以免错过相关疾病救治的最佳时机。

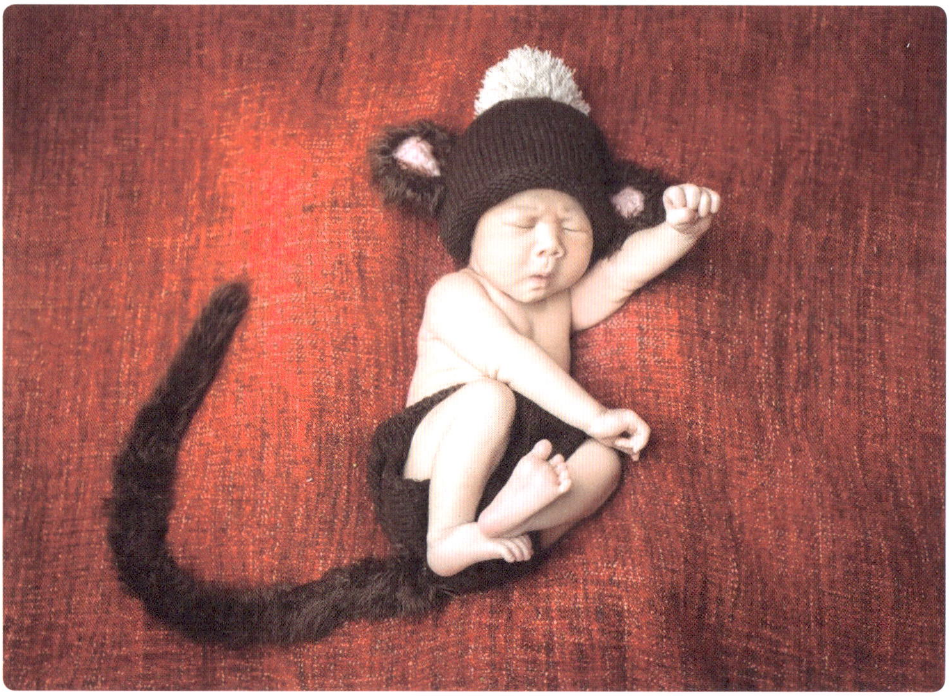

新生儿的成长与发育

新生儿的体格发育指标与评价

新生儿的特点

出生1个月内的宝宝被称为新生儿。新生儿已经具有了生存的必要条件。虽然初生的宝宝还不能独立觅食，不能独立行动，但他们已经具备了某些潜能，完全能适应爸爸妈妈为他们提供的各种生活条件。

新生儿具有较完善的觅食、吸吮、吞咽、眨眼等生存反射。这些反射都具有明显的实用价值，如觅食、吸吮反射可以帮宝宝摄入必要的营养物质，吞咽反射能防止宝宝噎着，呼吸反射利于宝宝吸入氧气、排出二氧化碳，眨眼反射可以保护宝宝的眼睛等。除了这些生存反射，宝宝身上还有一些原始反射。原始反射在新生儿期出现，几个月内即消失。原始反射是人类进化残存的遗迹，似乎已经没有存在的意义，但它们是否会出现在新生儿身上，有时可以作为检测神经系统发育是否正常的手段之一。

新生儿的各种感官发展是不平衡的。新生宝宝嗅觉和味觉都比较发达，他们只根据气味就能做出自己是不是正被妈妈抱着的判断。如果妈妈吃了刺激性食物，宝宝能从妈妈的奶水中感觉到相应的味道。但是，新生宝宝的感官并不是都这么发达。他们的听觉器官尚未发育完全，而且他们的眼睛是远视眼。由于视觉调节功能不完善，新生宝宝在视网膜上得不到清晰的形象，所以他们的视力很差。因此，这一阶段，应该针对新生儿主要感觉器官给予早期附加刺激和环境变更刺激，以促进新生儿全面发育。比如，妈妈要经常面带笑容、充满爱心、用柔和亲切的语气跟宝宝说话，给宝宝唱歌，为宝宝放轻柔优美的音乐，这对新生儿来说都是非常好的刺激；也可以在宝宝床前悬挂颜色鲜艳的气球给宝宝看，锻炼其视觉功能。

宝宝出生的第1个月，是妈妈和宝宝都在努力适应对方以及新生活的一个重要时期。妈妈应该充分利用新生儿阶段的特点，给予足够的刺激，让其得到充分的发展。

怎样衡量新生儿的体格发育水平

对新生儿的体格发育的衡量可通过测量一些指标数据来进行。常用的可衡量新生儿体格发育的指标有体重（g/kg）、身长（cm）、头围（cm）等。

身长评价标准

初生男婴平均身长为50.4cm、女婴平均身长为49.7cm。满1个月的男婴平均身长为54.8cm、女婴平均身长为53.7cm。

体重评价标准

初生男婴平均体重为3.32kg、女婴平均体重为3.21kg。满1个月的男婴平均体重为4.51kg、女婴平均体重为4.2kg。

头围评价标准

初生男婴平均头围为34.5cm、女婴平均头围为34cm。满1个月的男婴平均头围为36.9cm、女婴平均头围为36.2cm。

更具体的新生儿体格发育参考值见下表。

新生儿体格发育参照指标

性别	年龄	项目								
		身长（单位：cm）			体重（单位：kg）			头围（单位：cm）		
		下限值	中间值	上限值	下限值	中间值	上限值	下限值	中间值	上限值
女婴	出生时	46.4	49.7	53.2	2.54	3.21	4.10	31.6	34.0	36.4
	1个月	49.8	53.7	57.8	3.33	4.20	5.35	33.8	36.2	38.6
男婴	出生时	46.9	50.4	54.0	2.58	3.32	4.18	32.1	34.5	36.8
	1个月	50.7	54.8	59.0	3.52	4.51	5.67	34.5	36.9	39.4

注：以上数据均来源于原卫生部妇幼保健与社区卫生司2009年6月发布的《中国7岁以下儿童生长发育参照标准》。为了方便广大父母参照使用，在这里我们将基于中间值+2SD（2个标准差）设为上限、−2SD设为下限。上限和下限之间视为一般状态。

体格生长发育指标一般能够有效反映新生儿的体格发育及营养健康状况。所谓参考值，是近似平均数（中间值）的近似值。具体数值在平均数左右2个标准差范围之内是正常的。为了便于家长参照使用，我们将这个范围的平均数加上2个标准差所得的值称为上限，平均数减去2个标准差所得的值称为下限。宝宝的相关数值如果超越了上限或低于下限的值，家长应加以注意，可以到医院儿童保健科进行咨询。

怎样评价新生儿的体格发育水平

对新生儿的身长、体重、头围等项目进行测量，将测量结果填在下面的"体格发育评价记录表"中，并与上表中相应指标数值进行比较，然后根据比较结果对新生儿的体格发育水平给予评价。

体格发育评价记录表

项目	结果	评价
身长（cm）		
体重（kg）		
头围（cm）		

具体评价方法：

1.将测量结果填在相应的"结果"栏内。

2.测量结果与中间数值基本相符，在相应的"评价"栏内用"="表示；测量结果高于中间数值，在相应的"评价"栏内用"↑"表示；测量结果低于中间数值，在相应的"评价"栏内用"↓"表示。

3.测量结果小于下限数值或者大于上限数值，可到医院儿童保健科进行咨询。

需要说明的一点是，本书所有关于宝宝体格发育指标的数据只是一个参考值，个体之间是存在差异的。不要因为小小的差异而焦虑，更没必要为此来回跑医院。

新生儿的智力发展指标与评价

怎样衡量新生儿的智力发展水平

新生儿的智力发展也可通过一些指标来衡量。儿童不同年龄阶段智力的结构和内容是不同的。新生儿和婴幼儿时期的"智力"可通过大运动、精细动作、语言、认知、社会性等几个方面表现出来，以上每一个方面可称为一个领域。这些领域的能力发展和神经系统的发育息息相关。因此，我们可以这样认为，新生儿的智力发展实际上是神经系统的发育在行为上的相应表现。

新生儿智力发展的特点

领域 月龄	大运动	精细动作	语言	认知	社会性
新生儿（0~28天）	新生儿最早发展的基本动作是头部的动作。新生儿俯卧时不能抬头或可抬头15°，竖直抱时头颈部可以短暂挺立。	新生儿具有先天的抓握反射。成人将两个食指分别伸到新生儿握着的双手里，新生儿会自动握紧手指。	新生儿出生后的第一声啼哭是其最早的发音，也是其语言发展的基础。新生儿会用哭声来表达诉求。	刚出生几天的新生儿就能注视或跟踪眼前移动的物体。新生儿也具备一定的听觉能力。用玩具（如拨浪鼓）在距离新生儿耳边10cm左右处发出声响，新生儿头部有明显的运动反应。	新生儿会用不同的哭声来表达不同的生理需求，如饿了、尿了等。这是新生儿社会情绪发展的初始阶段。

在不同的年龄阶段，儿童在大运动、精细动作、语言、认知、社会性等方面的发展水平不尽相同，因此表现出的行为也不同。比如，在大运动方面，刚出生的新生儿俯卧时抬不起头；到了第1个月后期，新生儿俯卧时能够抬头15°。再比如，新生儿能注意到人的脸；2个月的宝宝会对人微笑。根据一些相关的行为特点，我们可以基本判断新生儿的智力发展水平。

怎样评价新生儿的智力发展水平

对新生儿智力发展的评价先是观察、记录新生儿的整体发展状态或特定行为的发展过程，然后基于正常的发展水平或模式，来判断、观察、记录新生儿的发展状态或特定行为是否存在异常或有微小的发育偏离。

在不同的年龄阶段，儿童在大运动、精细动作、语言、认知、社会性等方面的行为表现是不同的，因此应当基于不同发展领域选择特定的行为作为具体的观察内容。在这里，我们为每一项需要观察的具体内容设计了相应的操作方法。家长按照每个项目所提示的操作方法付诸实施，便可获知新生儿在每个项目上的发展状况，从而可获得评价结果。

新生儿的各项能力，在胎儿期就已经有了不同程度的发展。对宝宝出生后各项能力情况的观察与评估，有利于养育者正确地应对新生儿成长和发展过程中可能出现的各种问题。

具体的观察内容和相应的操作方法请参考下表。

项目 \ 领域		大运动	精细动作	社会性	认知	语言
项目1	观察内容	用脚蹬家长的手	两手握拳	被抱起时，能安静下来	眼睛随着光源的移动而移动	被声音吓到
	操作方法	让新生儿仰卧，用手顶新生儿双脚，手上有被蹬、踏的感觉。	让新生儿仰卧，观察新生儿的双手，新生儿能将手握成拳状。	当被妈妈抱起时，宝宝能安静下来。	将手电筒的光束照向墙面或屋顶，新生儿的眼睛能跟着光束移动。	偶尔听到大一些的声音，新生儿会吓得抖动身体。
项目2	观察内容	俯卧位时可抬头	伸手放到口里	喜欢洗澡	视线能跟至中线	能发出不是哭声的声音
	操作方法	让新生儿俯卧，用摇铃逗引新生儿，新生儿能将头抬起2秒左右。	让新生儿仰卧，新生儿能将自己的手放到口里吮吸。	洗澡时，宝宝有心情愉悦的表现。	让新生儿仰卧，将红绒球举到距离新生儿脸15cm~20cm处，然后慢慢地移动红绒球。宝宝的视线能跟随红绒球移动并跟至头部中线。	倾听新生儿的喉音，能听到一些不是哭声的声音。

将测评结果记录在下面的“智力发展评价记录表”中。

记录方法：能够按标准顺利通过，用“○”表示；未能按标准顺利通过，则用“×”表示；虽然能够按标准通过但过程不太顺利，即介于上述两种情况之间的状态用“△”表示。

智力发展评价记录表

项目 \ 领域	大运动	精细动作	社会性	认知	语言
项目1					
项目2					

对智力发展评价结果的解释

评价结果可分为较好、需要特别关注、一般三种情况。

1.在测评结果中，如果某个领域两项都是“○”，说明宝宝在这个领域处于较好的发育状态。

2.在测评结果中，如果某个领域的项目没有“○”，并且其中一项是“×”，就需要特别关注宝宝在该领域

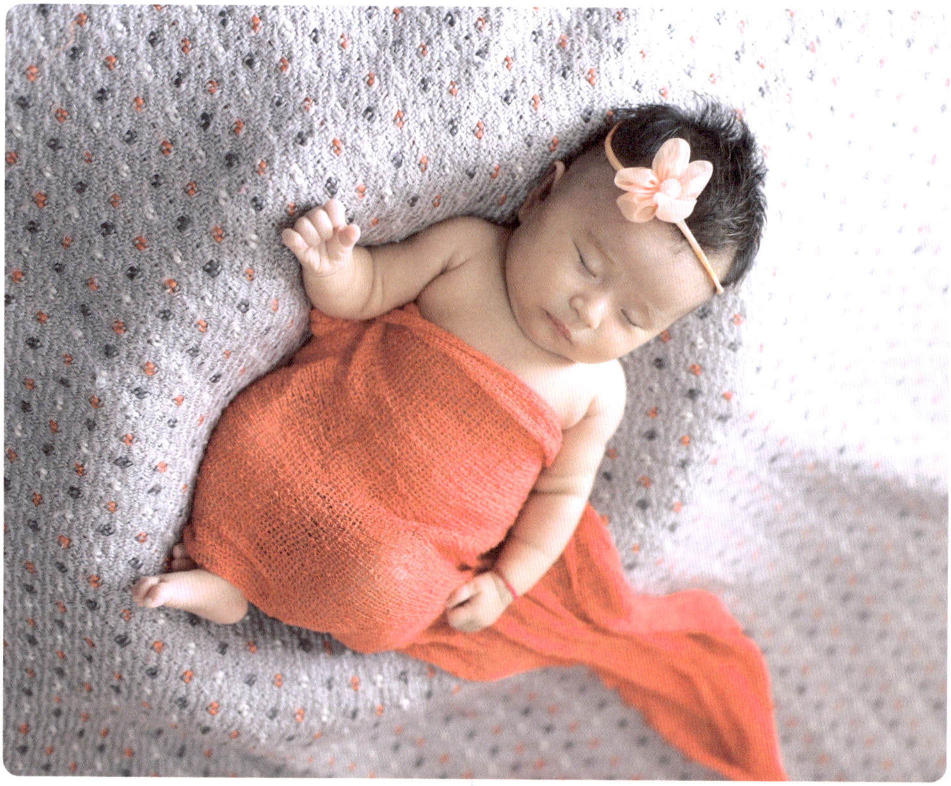

的发育情况了。

3.如果宝宝在某领域的测评结果介于以上两种情况之间，说明宝宝在该领域的发育情况一般。

4.若在以上五个领域中，宝宝有两个或两个以上领域的发育情况需要特别关注，建议到医院儿童保健科进行咨询。

需要特别注意的是，本书的评估内容和操作方法基于服务普通家庭的目的，相对更简单、更易于操作，因此其评估结果只能作为一般参考和用于发现相关问题的早期情况。

新生儿的环境与教育

什么是环境？什么是教育

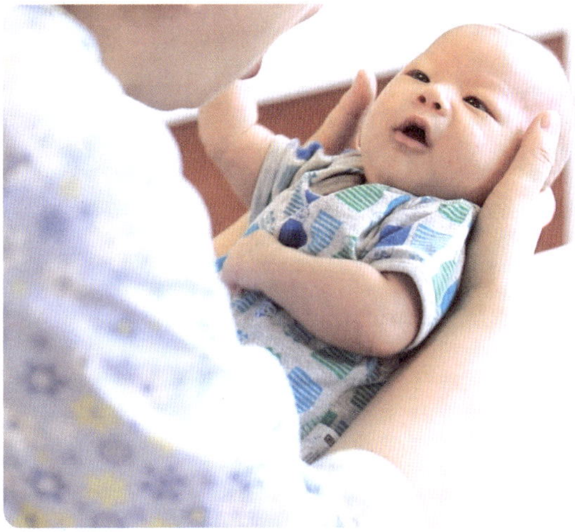

从某种意义上讲，个体的生存空间及其在生存空间所面临的一切就是环境。通常来讲，环境分为自然环境和社会环境。社会环境对人的心理发展和个性的形成有着至关重要的作用。

教育是培养人的社会活动。广义地说，凡是有目的、有意识地增进人的知识、技能，影响人的思想品德，发展人的智能和体能的活动，不论是有组织的还是无组织的、系统的还是零散的，都是教育。教育本质上也是一种环境。教育观念、教育方法、教育行为对宝宝的成长与发展至关重要。

家庭环境中有哪些教育因素

在家庭环境中，时间环境、空间环境、语言环境、行为环境、人文环境、艺术环境等对宝宝的发展影响很大。

时间环境。即新生儿生活中的时间规律与身心发展的各个关键期。

空间环境。即家长为宝宝生活提供的客观环境和宝宝成长过程中所需要的发展环境。

语言环境。语言是人类进行交际、思考问题和传送信息的重要工具。家庭的语言环境深刻地影响着宝宝的认知能

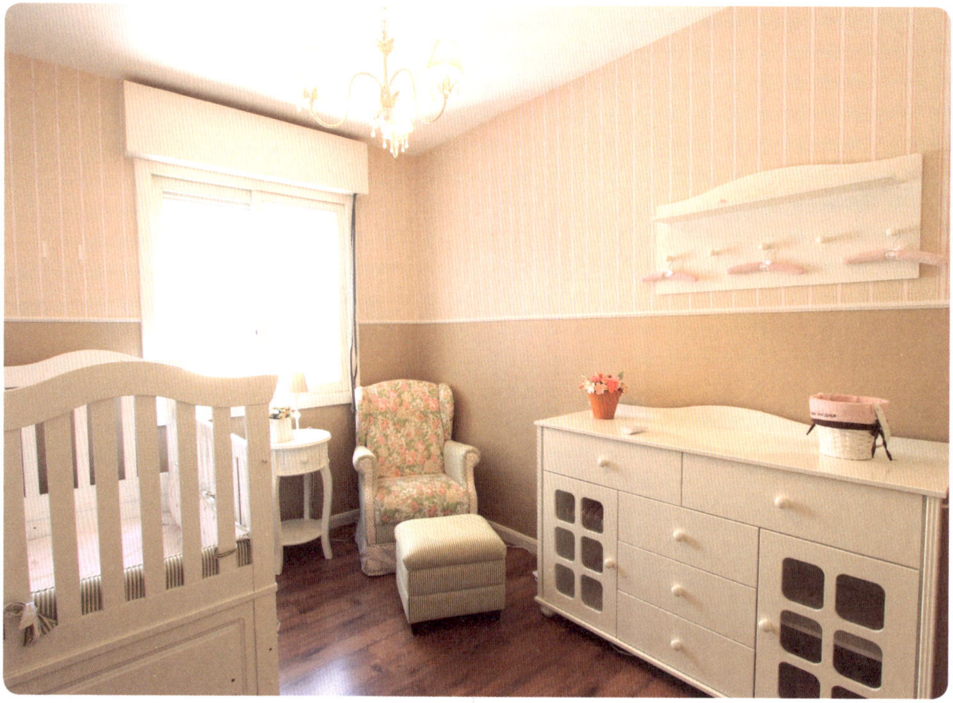

力、性格、社会能力、情绪等的形成与发展。

行为环境。即家庭层面的卫生习惯、动作习惯、交流习惯等。家长良好的行为习惯是宝宝学习和模仿的榜样，于宝宝而言就是良好的行为教育。

人文环境。即家庭成员的教育背景、人生态度、思想观念、文化信仰等。这些潜移默化地影响着宝宝，关乎宝宝的生活和成长。

艺术环境。每一个家庭都可以为宝宝提供充满艺术氛围的环境。为宝宝营造艺术环境并不是为了让宝宝将来成为艺术家，而是为了培养宝宝良好的艺术素养及审美情趣。

安静觉醒状态下的新生儿有很强的学习能力

新生儿每天基本处于睡眠状态，只在很短的时间内是醒着的。醒着的时候，他眼睛睁得很大，很少活动，很安静，我们称新生儿的这种状态为“安静觉醒状态”。新生儿处于这种状态时是很机敏的，喜欢看东西，尤其喜欢看圆形的、有鲜艳色彩的东西，如红球、颜色鲜艳的图片，还喜欢看人脸。新生儿的这种状态平均可持续40分钟。处于这种状态的新生儿好像要把全部精力用于看和听。这时的新生儿对外界有很好的感受力，能对外来刺激产生反应并开始学习如何适应外来的刺激。所以，新生儿处于安静觉醒状态时是新生儿学习能力最强的时候。这时父母要给予新生儿丰富的感觉刺激，如温柔的声音，温暖的抚摸，运动的、颜色鲜艳的、光线明亮的视觉信息，这些都是新生儿情绪、智力发展的重要支持。

新生儿哭闹时，放妈妈的心音录音是否有用

有很多人将宝妈心跳的声音录下来给新生儿听，目的是想以此安抚新生儿的情绪。他们认为，宝宝在妈妈肚子里的时候每天都能听到妈妈心跳的声音，因此对这种声音比较熟悉，所以这种声音应该能安抚宝宝的情绪。新生宝宝从妈妈的肚子里出来后，来到了一个全新的世界，会有一定的不安全感，因此可以适当地给新生宝宝听妈妈的心音录音，以此安抚宝宝的情绪。但是这种方法不一定对所有的啼哭都适用。

宝宝来到人世间后，需要一点点地适应新的生活环境。宝宝通过啼哭来表达自己的情感和需求，是极为正常的。不去了解宝宝啼哭的原因而单纯地利用心音录音来平息宝宝的啼哭是欠妥当的。宝宝饿了、尿了、困了，都会啼哭。妈妈首先不要紧张，要通过仔细观察找出宝宝啼哭的真正原因，继而积极地回应宝宝。如果宝宝一直很安静、不哭不闹，反倒不是很正常。这时，爸爸妈妈要仔细关注宝宝的身心状况，甚至要及时到医院进行咨询。

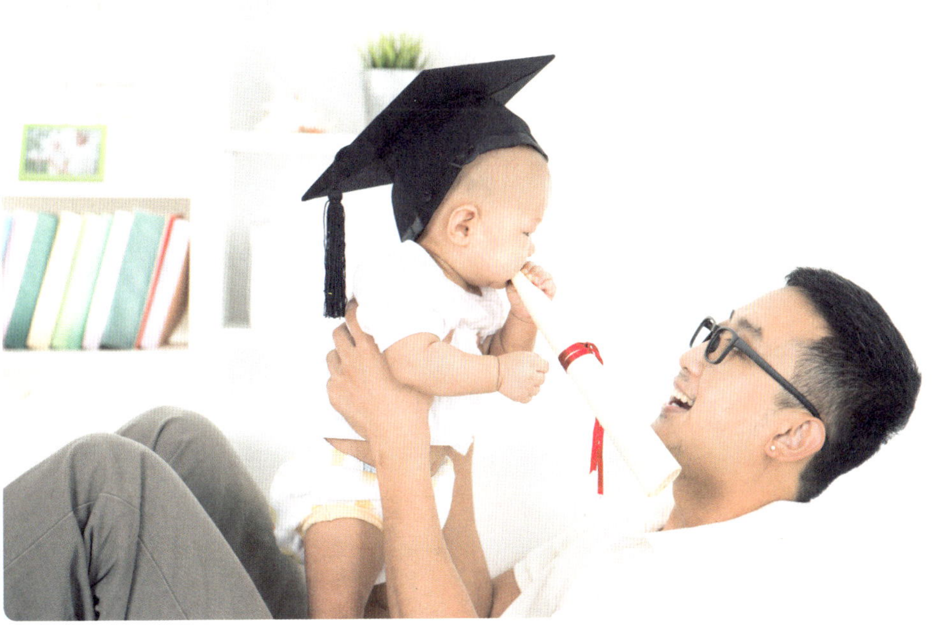

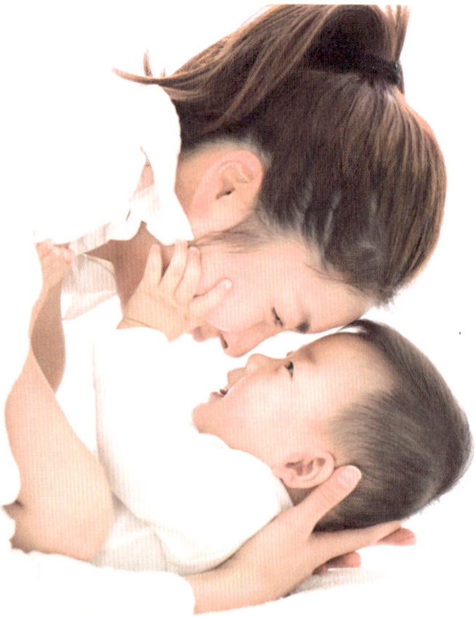

开始萌发了。新生儿“说的能力”就是哭的能力。哭是新生儿唯一的语言，是新生儿和成人交流的主要方式。在用哭与成人交流的同时，新生儿也在倾听周围人说话，并在学习不同的表达方式。这是语言学习的开始。

家长温柔的语言、对新生儿哭声的及时回应，对新生儿而言都是良好的语言教育。

新生儿也会对外界环境产生兴趣

初到这个世界，新生儿会对周围的一切产生兴趣，会以独特的方式适应世界，体验人间生活。他会睁开明亮的眼睛，安静地注视你，会对看到的事物、听到的声音、触碰到的东西以及其他感觉刺激做出反应，甚至会不断地探索外在环境。新生宝宝天生有主动探索外在环境的能力。如果大人不施加负面干扰，新生儿可以发展得很好。家长最该做的事就是为新生儿提供一个适宜的、丰富的、信息多样的空间环境。这样的环境是新生儿喜欢的，利于新生儿主动发展自己的各项能力。

哭是新生儿最初的语言

人类的语言，在新生儿时期就已经

语言教育应该从什么时候开始

巴甫洛夫说：“孩子从出生第3天开始接受教育，就晚了2天。”新生儿的语言教育也一样，从新生儿出生的第一天就应该开始。语言的学习过程是一个习得过程，语言的发展必须有相应的语言环境。

随着一声响亮的啼哭，宝宝的出生给整个家庭带来了希望。然后，每个家庭成员都在为宝宝和宝妈忙碌，忙着照顾宝妈和宝宝的吃喝拉撒睡，忙着谈论宝宝长得更像谁等。似乎这一切与宝宝的教育没有什么关系，事实上这都是宝宝的语言环境。

如果希望宝宝未来语言表达能力较好，就要多和他说话。如果大人总是沉默寡言，宝宝从出生起就得不到充足的语音、语调等的刺激，将来语言表达可能就不会那么理想。所以爸爸妈妈再忙、再累，也要跟宝宝多说话、多交流，为宝宝提供良好的习得语言的机会。

新生儿就有模仿行为

模仿是动物的生存本能。作为高级动物的人类，新生儿期就可以通过模仿来学习了。在2周的时候，宝宝就能够模仿简单的行为，例如伸出舌头、大大地张开嘴等。此外，宝宝可能还有更高一级的模仿，那就是竖起头、身体挺立等。

新生儿不但有能力对看到的人的面部表情做出反应，还能够正确地模仿人的某些表情。新生儿能对人的面部表情做出反应、能模仿面部表情的行为，是其将来情绪能力发展的基础。家长的行为和表情是新生儿模仿的样板，对新生儿未来的发展有重要意义。

新生儿最早的躯体活动

从出生起，新生儿便有转头、举手、伸腿等躯体活动。新生儿的躯体运动往往会与成人的说话声同时进行。新生儿往往会随着妈妈或看护人的声音有节奏地运动。如果成人的谈话一直持续，新生儿还会做出一系列动作，比如皱眉、伸足、举臂等。有时新生儿还会凝视你、对你微笑。与妈妈互动的时候，新生儿的躯体动作与妈妈的语言通常是协调的，比如节奏一致。这是母婴交流最好的状态。

新生儿行为能力的发展需要父母共同关怀、引导

初来人间的新生儿具有无限的潜能，他们会看——喜欢看色彩对比强烈的图片和人的脸；能听——喜欢听妈妈的声音；有天生的运动本领，靠颈屈肌和颈伸肌的收缩，在成人的帮助下可以将头竖立。此外，他们的踏步反射、抓握反射、吸吮反射和觅食反射更会让宝妈宝爸兴奋不已。有研究发现，有些新生儿甚至能伸手够东西。然而，新生儿的能力是有差别的。有条件时可以对新

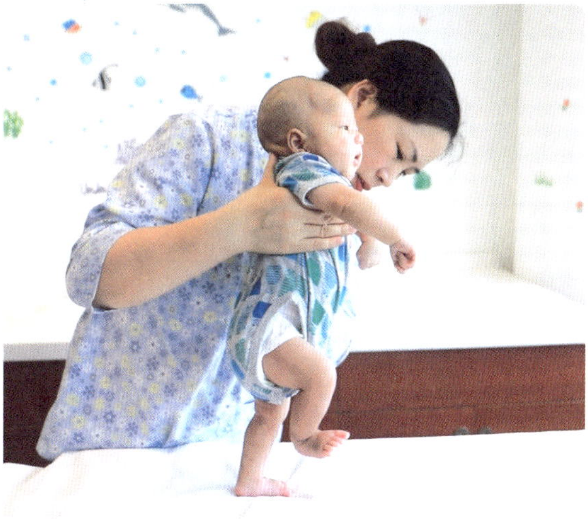

生儿进行行为能力的检查和评价，并根据具体情况采取相应的措施对新生儿进行早期智力开发、行为锻炼，以促进其全面发展。这是成功育儿的关键措施之一。总之，新生儿行为的发展需要父母的共同关怀和引导。

为新生儿提供舒适、温暖、安宁的环境

新生儿从温暖、舒适的子宫来到这个世界，开始独立的胎外生活，这是一个巨大的变化。爸爸妈妈需要给新生儿提供适宜的环境。温柔的亲吻、轻柔的抚摸、温暖的拥抱、无应答的谈话，都会让宝宝在身体和心理层面感到舒适与温暖，从而获得心灵的安定。

从出生起，新生儿就会谋求心灵上的安定。心灵安定是良好情绪发展的基础。

早期教育从什么时候开始

现代教育理念告诉我们，教育从胎儿期就应该开始。有资料表明，人的大脑可以储存大量信息。胎儿期，大脑就开始发育了。新生儿出生后的第一年是大脑发育最快的时期。抓住宝宝大脑发展的这一关键期，给宝宝提供丰富的环境信息，有助于宝宝大脑的发展。所以，早期教育从胎儿期、从新生儿时期就应该开始了。

新生儿听什么音乐好

听觉能力是新生儿各项能力中发展最早的一项感觉能力。准妈妈在孕期常听的音乐，可以在新生儿醒着的时候播放给他听。这一方面可为新生儿营造音乐氛围，另一方面可给新生儿营造一种熟悉的环境。

新生儿大多数时间都处在睡眠状态，适宜听一些轻柔、舒缓的音乐。当然，节奏感强的音乐也特别能吸引新生儿的注意。考虑到新生儿注意力集中的时间较短，因此让其听音乐的时间不宜过长。当新生儿对播放的音乐不再做出新奇的反应时，即可停止播放。

适合新生儿的亲子游戏

游戏一：多做操，身体好

游戏目的：活动上、下肢，促进四肢肌肉发展。

游戏方法：

宝宝出生半个月后，妈妈就可以给宝宝做被动操。比如，可以给宝宝做下面的被动操：

1.两臂肘关节弯曲、还原。这是上肢屈曲运动。

2. 两臂胸前交叉、还原。这是扩胸运动。

3. 两腿屈曲、还原。这是下肢屈曲运动。

4. 两腿上举、还原，两腿轮流屈曲。这是下肢运动。

游戏二：看一看，听一听

游戏目的：促进宝宝视觉和听觉的发展。

游戏方法：

宝宝清醒时，妈妈用一个红色的玩具（比如红色的小球等）逗引宝宝，看他有无视觉反应。宝宝看到玩具时若会盯着看，妈妈可慢慢地移动玩具，让宝宝的视线追随玩具慢慢移动2～3分钟。

妈妈拿摇铃在宝宝的一侧摇晃，节奏时快时慢，音量时大时小（音量不要过大），同时观察宝宝的反应。注意不要让宝宝看到摇铃，而是让他用眼睛寻找声源。

游戏三：转转头，吐吐舌

游戏目的：促进宝宝模仿能力及社会能力的发展。

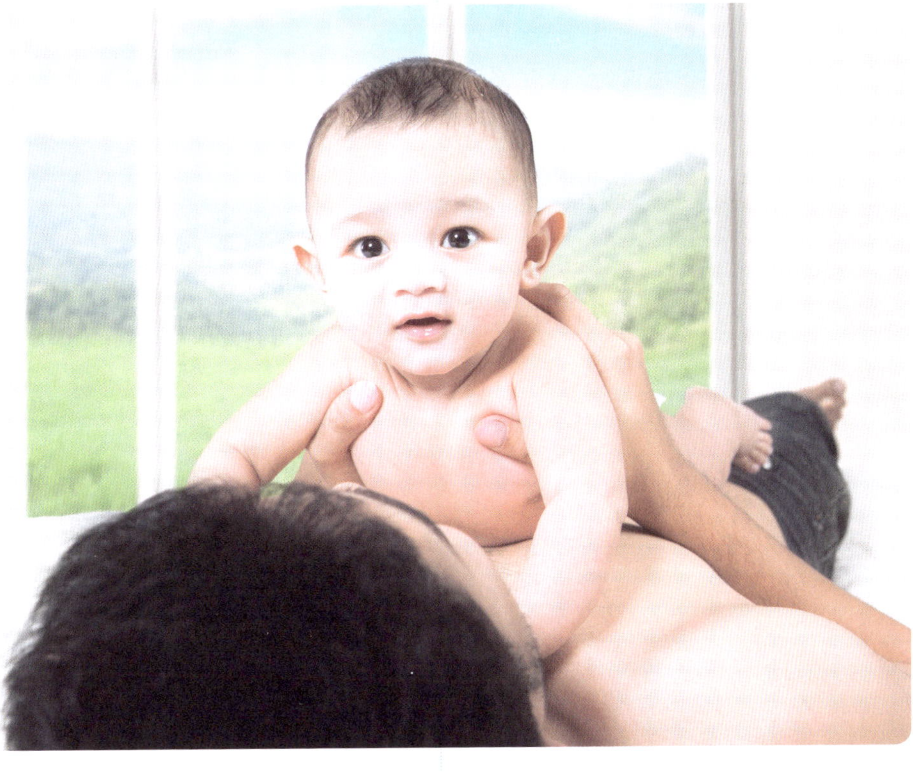

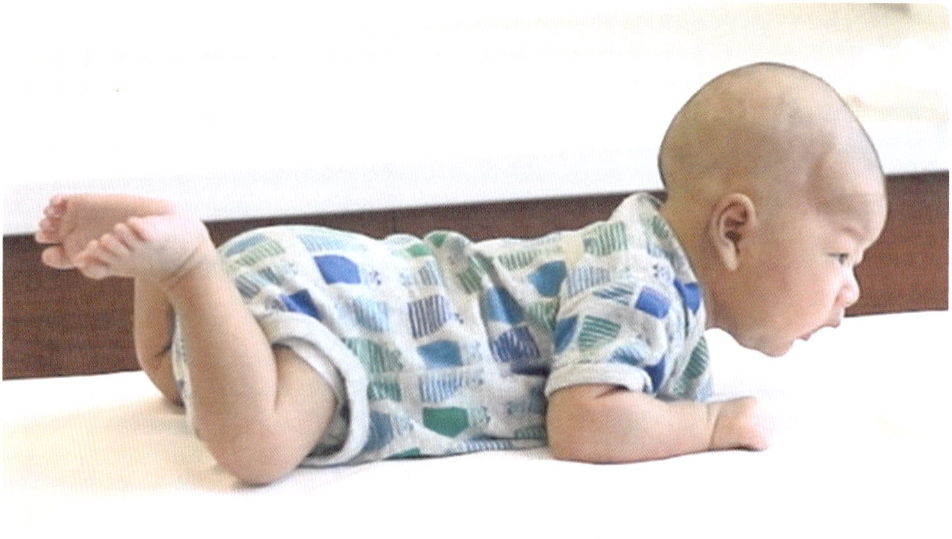

视频14：抬头操（打开微信公众号“童芽”，点击“童芽学院”，点击本书封面，点击右下角“拍图看视频”按钮，拍摄此图观看相关操作视频。）

游戏方法：

在宝宝完全清醒时，妈妈面对面抱着宝宝，微笑着对宝宝说话。宝宝看着妈妈的脸时，妈妈慢慢向左、向右移动脸，让宝宝的视线随妈妈的脸向左、向右移动。

妈妈面对面抱着宝宝，逗引宝宝注视妈妈的面部，然后轻轻地张开嘴并将舌头慢慢地伸出来，如此反复几次。宝宝会静静地注视着妈妈的动作，甚至噘起小嘴，将小舌头慢慢伸出来。

游戏四：抬头操

游戏目的：促进宝宝颈部、背部肌肉发育。

游戏方法：

让宝宝俯卧在床上，两手放在头两侧，扶其头至中线，然后用玩具边逗引宝宝边说“小宝宝抬抬头”，让宝宝抬头片刻；同时用手轻轻抚摸宝宝背部，使宝宝放松背部肌肉。

宝宝俯卧于床上，妈妈在宝宝身后用两手轻扶宝宝两肘。妈妈口中念“一、二”时，双手同时向宝宝中线稍用力，两手位于宝宝两侧胸下方；念“三、四、五、六”时，使宝宝上半身稍稍抬起，使宝宝的头也稍稍抬起；念“七、八”时，还原。可连续做2～3个八拍。

适合新生儿的益智玩具

色彩鲜艳的玩具及有声玩具

新生儿已经具备看和听的能力。出生1个月的宝宝能看清距离眼睛20cm左右的物体，而且更容易看见颜色鲜艳的物体。最好为新生儿选择色彩鲜艳的玩具，如红球、彩环、彩色气球等，以及能发出柔和声响的玩具，如花铃棒、摇铃等，以促进其视觉能力和听觉能力的发展。

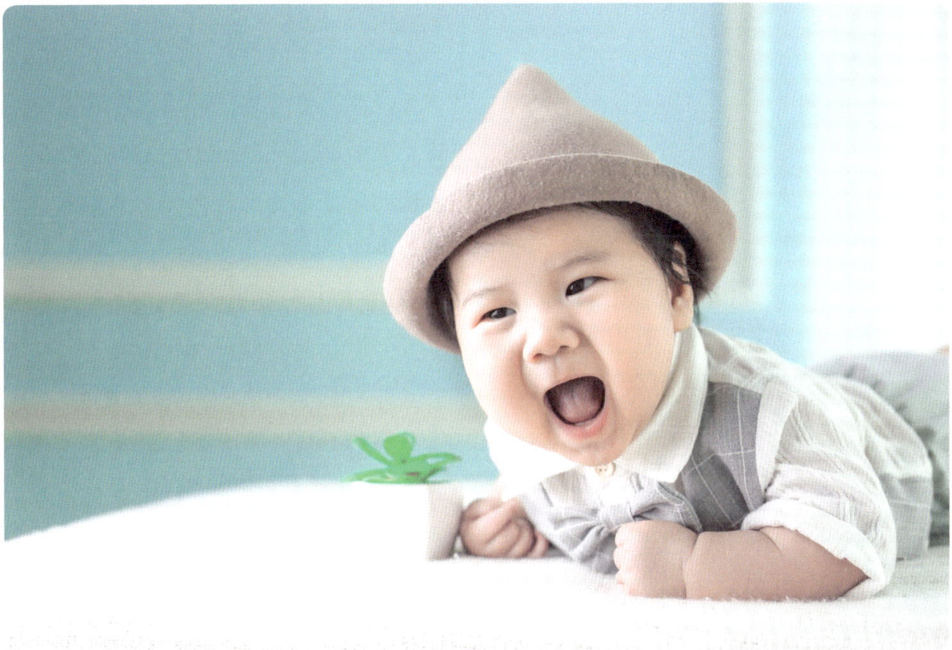

新生儿常见疾病及应对措施

新生儿窒息

新生儿窒息是指由于产前、产时或产后的各种病因，胎儿因缺氧而发生宫内窘迫，或胎儿娩出过程中发生呼吸、循环障碍，以致出生后1分钟内无自主呼吸或未能建立规律呼吸，以低氧血症、高碳酸血症和酸中毒为主要病理生理改变的疾病。

新生儿窒息可导致新生儿全身多器官功能损害，是导致新生儿死亡和残疾的主要原因之一。大多数情况下，胎儿在子宫内就已经处于缺氧的状态（宫内窘迫）；如果缺氧严重且发生较早，可能发生胎死宫内。

案例：王女士，29岁，第二次怀孕（刚满37周），一不小心在家中滑倒后出现强烈宫缩，被120急救车送到医院时宫口已经开全，但是胎儿心率每分钟不到100次，已经持续约3分钟。新生儿科医生到达后，再次确认产妇和胎儿的相关情况：孕周为37+3周，羊水是血性的，子宫口已开全，胎心率为90次/分。考虑到新生儿出生后可能发生窒息，医生立即进行抢救。

3分钟后，医生用产钳接生出一男婴。男婴肤色发紫、四肢活动差、呼吸很微弱，医生判断此为新生儿窒息。

案例中的产妇怀孕37+3周时不慎滑倒，腹部受到碰撞后导致胎盘早剥（出现了血性羊水），使得胎儿缺氧。所以新生儿出生后肤色发紫，呼吸微弱，处于窒息状态，经过积极的心肺复苏才抢救过来。

当孕妇具有以下表格中所列的高危因素时，新生儿可能会发生窒息。

产前和产时的高危因素

产前高危因素	产时高危因素
孕妇患有心、肺、肾、甲状腺或者神经系统疾病	急诊剖宫产

续表

产前高危因素	产时高危因素
孕妇患有慢性高血压	产钳或胎头吸引助产
孕妇患有妊娠高血压	臀位或其他胎位
孕妇患有妊娠期糖尿病	早产
胎儿贫血或患有同种免疫疾病	急产
胎膜早破	羊膜炎
既往有死胎或新生儿死亡史	脐带脱垂
妊娠中、后期出血	巨大儿
孕妇感染	产程停滞
羊水过多或过少	持续胎儿心动过缓
胎儿水肿	子宫强直性收缩
过期妊娠	产前4小时内使用特殊麻醉药
多胎	羊水胎粪污染
胎儿有膈疝、先心病等疾病	胎盘早剥
孕妇用药（如镁剂）	前置胎盘
孕妇吸毒	
胎儿有畸形或异常	
胎动减少	
未进行规律产检	
孕妇年龄大于35岁或小于16岁	

新生儿窒息的临床表现

1.呼吸微弱、不规则、有暂停现象，甚至根本没有呼吸。

2.皮肤青紫（全身青紫或四肢青紫）或者苍白。

3.心率正常或减慢（小于每分钟100次甚至没有心跳）。

4.肌张力弱。如，四肢松软，或者四肢可以弯曲但是肢体活动幅度很弱。

5.对各种刺激（如弹足底、摩擦后背等）没有反应或者反应微弱。

家长需要做的护理工作

对于发生过新生儿窒息的宝宝，家长应该注意以下情况：

1.注意保暖但是不能过度，每天密切观察孩子的肤色、呼吸、吃奶情况、尿量和精神状态等。

2.要合理喂养。无论住院期间采取何种喂养方式，回家后都应首选母乳喂养。喂养早产宝宝，可能需要添加母乳强化剂。如何使用母乳强化剂，请听取医生的建议。

3.在疾病恢复期，孩子的免疫功能较弱，最好避免亲友过多的探望，以免宝宝再患上其他疾病。

4.妈妈需要保持合理均衡的营养，多吃优质蛋白质，多吃含钙、含铁丰富的食物，多摄入足够新鲜的蔬菜水果；要注意烹调方法，要多汤水；避免可能过敏的食物。很多妈妈可能合并贫血或者其他疾病，需要在产科医生的指导下积极治疗。

5.对于医生开的药物，一定要按时让宝宝服用；还应按照医嘱定期带孩子去医院复诊。

新生儿黄疸

新生儿黄疸是指在新生儿时期（0～28天）宝宝的皮肤、黏膜及巩膜出现了肉眼可以看见的黄染现象。新生儿黄疸是新生儿血液中胆红素浓度升高导致的。

新生儿黄疸有生理性黄疸和病理性黄疸之分。生理性黄疸是指单纯因新生儿胆红素的特殊代谢特点造成的暂时性黄疸。孩子的黄疸指数在正常范围之内，孩子生长发育不受影响，也不会有不舒服的表现。生理性黄疸不需要特殊的医学干预，可自行消退。如果孩子的黄疸特征不符合生理性黄疸，例如黄疸指数非常高，则有可能是病理性黄疸。

案例：宋女士的二胎宝宝出生1天后，脸上和身上的皮肤看起来有点儿黄。由于有生产、养育经验，宋女士知道宝宝这是在出黄疸，过几天就好了，所以并没有太在意，出院时甚至把医生要求她3天后带宝宝到医院复查黄疸的嘱托当成了耳旁风。接下来的十多天，孩子的黄疸看上去越来越严重，孩子后来甚至都没有力气吃奶了。宋女士在宝宝15天时才抱着孩子去医院就诊。结果，经检测，孩子的黄疸数值高达23mg/dl。医生赶紧安排孩子住院治疗。

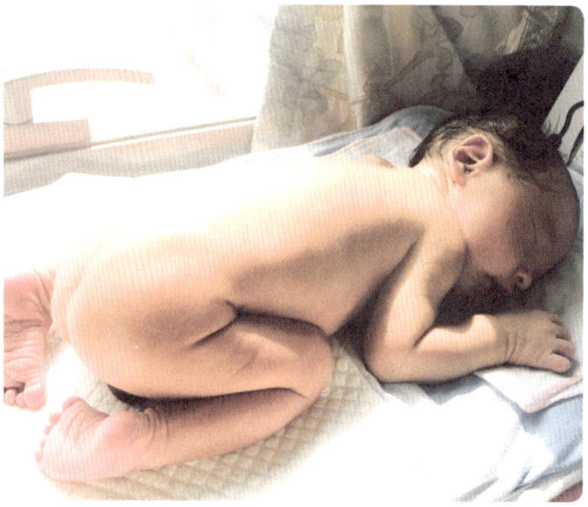

案例中宝宝的黄疸指数太高，消退时间太慢，所以属于病理性黄疸，住院后需要接受蓝光照射治疗。后来，医生发现该宝宝存在喂养不足的情况，出生后15天比出生时还轻，同时还存在轻微的溶血现象。

新生儿黄疸的临床表现

一、生理性黄疸的临床表现

对于刚刚脱离母体的新生儿来说，出生后马上进入一个不同于任何人生阶段的特殊时期。这个时期，新生儿体内胆红素代谢有其自身的特点：

1.体内产生的胆红素较多；

2.由于肝功能尚未发育成熟，肝细胞对胆红素的代谢能力不足；

3.血液中白蛋白和胆红素相互结合的能力比较差；

4.将胆红素排出体外的能力不足；

5.肠肝循环旺盛。也就是说，已经排入肠道的一部分胆红素会被重新运送回血液内。

正因为以上这些情况，新生儿会出现短时间内皮肤黏膜黄染的情况。

生理性黄疸主要呈现浅黄色皮肤，分布范围较为局限，多见于面颈部或躯干部位，也可见于巩膜。从时间角度来说，大多数生理性黄疸在宝宝出生后2～3天开始出现，4～6天达到高峰（最高数值足月儿不超过12.9mg/dl，早产儿不超过15mg/dl），7～10天开始消退，约2周后完全消失。早产儿的生理性黄疸持续时间稍微长一些，可能需要2～4周才会消退。除有皮肤黏膜发黄之外，孩子生长发育指标正常，没有其他不舒服的表现。

二、病理性黄疸的临床表现

有些疾病会使得新生儿体内胆红素生成过多（例如肺炎）。有些疾病会使得新生儿发生肝脏胆红素代谢障碍（例如新生儿窒息）或胆汁排泄障碍（例如新生儿肝炎），从而让孩子出现病理性黄疸。

病理性黄疸的主要表现有：

1.出现时间早。如宝宝出生后24小时之内即出现黄疸。

2.进展非常快。如宝宝每日血清胆红素升高超过5mg/dl或每小时超过0.5mg/dl。

3.程度重。如任意时间段检测黄疸数值，足月儿大于12.9mg/dl，早产儿大于15mg/dl。除面颈部、躯干外，黄

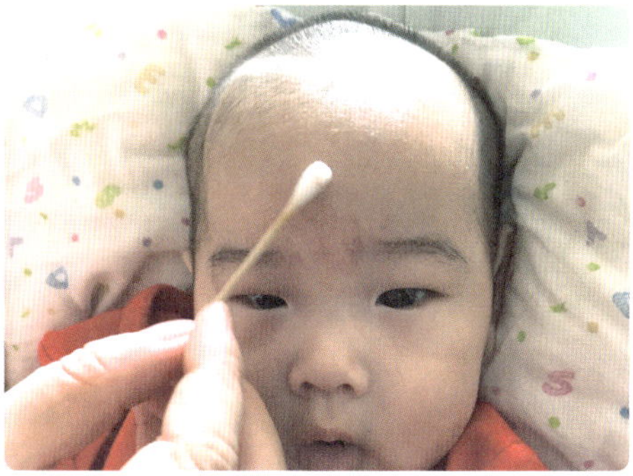

疸还会蔓延到四肢、手心和足心。

4.持续时间长。如足月儿大于2周黄疸还没有消退，早产儿大于4周黄疸仍不消退。

5.反复出现。如黄疸本来已经消退，但是很快再次出现。

患有病理性黄疸的宝宝往往还可能伴有一些其他症状，例如精神状态差、体重下降、贫血、皮肤有出血点、水肿、体温升高等。有的宝宝还可能有拒绝吃奶、肌张力低、高声尖叫、呼吸困难甚至惊厥等表现。

家长需要做的护理工作

1.务必在宝宝出生后1小时之内开始母乳喂养。出院回家后，仍需要每天观察宝宝的皮肤、黏膜以及巩膜，一旦发现异常，应该尽早带宝宝去医院就诊。

2.注意保护新生儿的皮肤，按照医生的指导进行脐带残端的护理工作直至其完全愈合，保持宝宝臀部清洁，防止破损感染。切记，感染可能会导致黄疸加重。

3.听从医生的意见，回家后要配合医生的随访，时刻关注宝宝黄疸指数的变化。病理性黄疸如果得不到及时识别和处理可能产生严重的后果，如胆红素进入大脑后会对神经系统造成伤害。宝宝出院前，务必配合医生进行黄疸指数的筛查，可以选择采血检测血清中总胆红素数值，也可以进行经皮胆红素测定，这有助于医生评价宝宝患有高胆红素血症的风险。医生会根据宝宝出院前的黄疸指数、出生胎龄和危险因素来制订随后的干预和随访措施。

新生儿低血糖

新生儿低血糖一般指新生儿的血糖值低于新生儿的正常血糖值。新生儿正常血糖值为2.2mmol/L～7.0mmol/L。新生儿低血糖症发生的原因很多，常见的有喂养不足、母亲本身患有严重的感染性疾病、母亲患有糖尿病等。此外，低血糖症也多发于早产儿、低出生体重儿（出生体重不足2500克）。

案例：38岁的张女士孕35周时经剖宫产得了一男孩，孩子出生体重5斤。全家人喜悦之时，却发现宝宝时不时“哼哼”几声，并且额头常出现细小的汗珠。医生对宝宝进行了详细的检查，发现宝宝有相当严重的低血糖症，其血糖值只有0.9mmol/L。于是，宝宝马上被转到新生儿病房接受治疗。

本案例中的新生儿是早产儿（胎龄不足37周），身体内的葡萄糖储备不足，因而发生低血糖症。一般来说，在子宫内时，胎儿会把足够的糖储备在自己的肝脏内，以供出生后使用，但是这个储

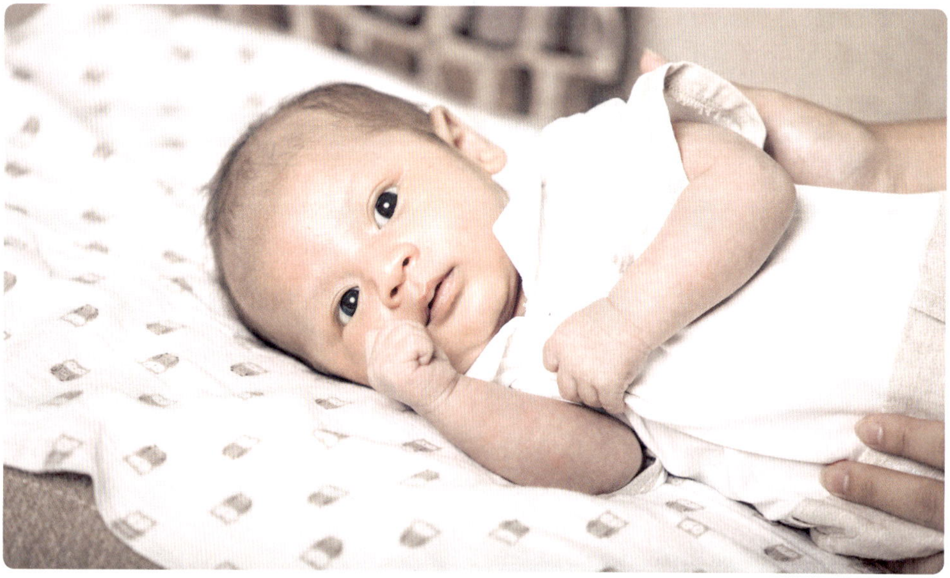

备过程主要发生在孕期最后的1～2个月。因此，早产宝宝体内的糖储备就非常少，不能满足出生后身体对糖的需求。

持续并且严重的低血糖可能会对大脑的神经元细胞造成不可逆转的损害，所以需要积极治疗。新生儿低血糖可以是一种独立的疾病，也可以同时合并其他疾病，例如严重的肺炎。

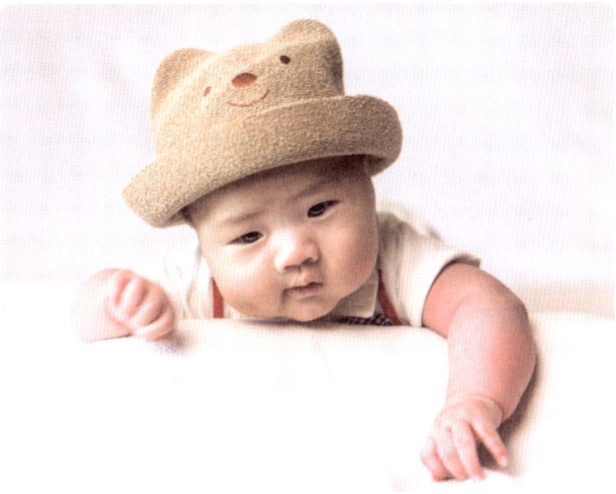

新生儿低血糖的表现

每个低血糖的宝宝临床表现可能都不一样，常见表现如下：

1.精神反应不好、嗜睡、不易被唤醒。

2.额头或者全身多汗。

3.脸色苍白或发紫。

4.吃奶时吸吮无力或者不愿吃奶。

5.呼吸暂停，哭声微弱或异常。

6.惊厥。

什么情况下应去医院就诊

为了防止脑损伤，低血糖的宝宝应该及时接受治疗。如果新生儿出现前述症状中的任何一项，应该立即去医院就诊。

家长需要做的护理工作

1.妈妈在怀孕之前或者怀孕过程中一旦发现血糖高，请立即到医院就诊。

2.对可能发生低血糖的高风险宝宝，应该在其出生后1小时之内开始母乳喂养，建议24小时内喂养10～12次，必要时根据医生的指导添加配方奶粉。

3.注意为宝宝保暖。寒冷有可能使低血糖症状加重。

4.有高危因素的宝宝和因为低血糖症住院治疗的宝宝出院时，家长应该向医护人员详细了解宝宝的喂养情况和体重增长趋势，并且应学会观察低血糖的相关症状。

5.因为新生儿低血糖表现不典型，所以宝宝一旦出现任何可疑的情况都要及时进行血糖检测。家里如果配备了血糖仪，可以在家里先给宝宝测量血糖。

新生儿肺炎

新生儿肺炎是指发生于新生儿期的肺部感染性疾病，属于常见病和多发病。有很多种病原微生物（例如细菌、病毒和支原体等）都可引起肺炎。对于新生儿来说，细菌感染较为多见。新生儿肺炎从时间上来讲可以分为出生后3天之内发病的早发型肺炎和出生3天之后发病的晚发型肺炎。根据感染途径不同，新生儿肺炎表现出来的症状也不尽相同。

案例：小丽最近生了个儿子，每天都有亲朋好友来探望。宝宝十几天的时候，小丽发现宝宝突然变得很爱睡觉，总是睡不醒的样子；宝宝每次吃奶的时间变短了；宝宝吸奶时的力气变小了；有时还呛奶。然而，宝宝既不咳嗽也不发热，家人也就没有太在意。直至有一天发现宝宝喘气很粗、脸色发白，口唇看起来还有点儿发青，小丽才赶紧带孩子到医院就诊。经过查体、验血和拍片子，宝宝被诊断患有新生儿肺炎。对于这一结果，小丽一家人难以相信。宝宝既不发热也不咳嗽，怎么就得了肺炎呢？

本案例中宝宝所患的肺炎属于晚发型肺炎，发病时间在宝宝出生后十几天。根据宝宝的病史判断，其肺炎可能是因频繁地接触带菌的成人所致。宝宝的异常表现主要有呼吸急促、面色发白、口唇发青、食欲差、精神萎靡等。尽管宝宝没有发热，但是医生听诊宝宝的肺部发现声音粗，可以听到湿啰音。经化验，宝宝白细胞和C反应蛋白明显升高。宝宝胸部X光片可见片状阴影。所以，医生诊断宝宝患上了新生儿肺炎。

新生儿肺炎大多需要住院治疗，需要采取综合治疗方案，如需要使用抗生素积极控制感染，同时检测宝宝是否有皮肤感染、低血糖、发热、缺氧及其他异常情况并进行对症处理，防治并发

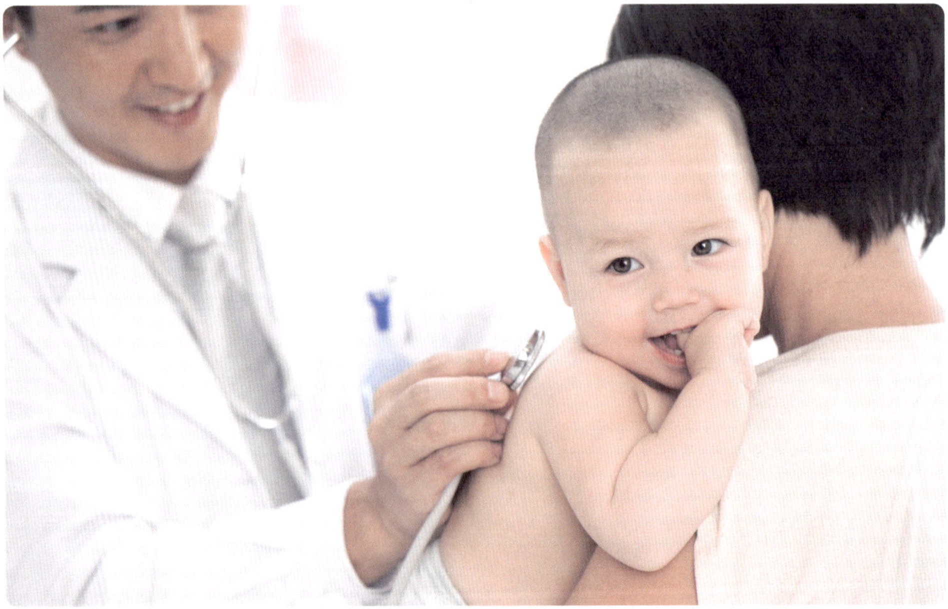

症。正确的护理对宝宝恢复健康有积极作用。

新生儿肺炎的表现

新生儿肺炎的症状不典型，很少出现咳嗽症状，甚至根本没有咳嗽症状，体温也可能没有变化，仅仅表现为呼吸暂停、呼吸不规则或呼吸急促，缺氧严重时会出现皮肤青紫。

新生儿肺炎发病之前可能会有上呼吸道感染（即感冒）的症状，之后表现为呼吸浅促、点头呼吸，鼻翼翕动，面色发绀，口吐白沫，食欲差，较之前加重的呛奶和吐奶，精神萎靡、烦躁不安或反应不好，体温可能会出现异常。有部分宝宝会频繁地口吐泡沫。乳汁吸入性肺炎主要表现是喂奶时呛咳明显，乳汁从口、鼻频繁流出，呼吸急促，面色发绀，甚至窒息。

新生儿肺炎的重症特点是，孩子可能出现点头呼吸、呼吸暂停，孩子吸气的时候可见锁骨上窝、胸骨处和肋骨下缘出现凹陷，孩子会有不吃、不哭、不动以及体温低等症状。

什么情况下应去医院就诊

宝宝出现下面任何一类症状，都需要及时去医院就诊。医生通常会通过询问病史、详细的体格检查以及辅助检查判断宝宝的病情。一般来讲，医生会十分关注以下情况：

1.体温。宝宝体温升高（腋下体温高于37.5℃）或者体温不升（腋下体温持续低于36℃）。

2.呼吸。正常新生儿呼吸频率每分钟不超过60次。如果发现宝宝在安静睡眠时呼吸次数持续超过每分钟60次，也就是呼吸急促，需要十分注意。呼吸急促是新生儿肺炎最常见的临床表现。有的宝宝吃奶时可能会出现频繁的呛咳。

3.皮肤颜色。肺炎患儿可能出现口周青紫，重症患儿口唇、指（趾）甲床、头面部甚至全身都可能出现青紫。青紫是缺氧的表现。

4.口吐白沫。口吐白沫是新生儿肺炎的临床表现之一，大多同时伴有呼吸急促，拒绝吃奶。

5.其他症状。如不爱吃奶、精神反应差、嗜睡且不易唤醒等。

家长需要做的护理工作

新生儿肺炎一旦确诊，需要住院治疗。宝宝病愈出院回家后，家长需要注意以下几点：

1.合理喂养。务必首选母乳喂养，因为母乳中含有多种免疫保护因子，可以增强孩子机体的免疫防御功能，并且能够帮助调理因为使用抗生素之后紊乱的肠道菌群，对新生儿身体恢复大有帮助。

2.严密观察孩子的精神、吃奶状态和呼吸情况。每天测量孩子的体温，一旦发现体温升高或不升，需要及时带孩

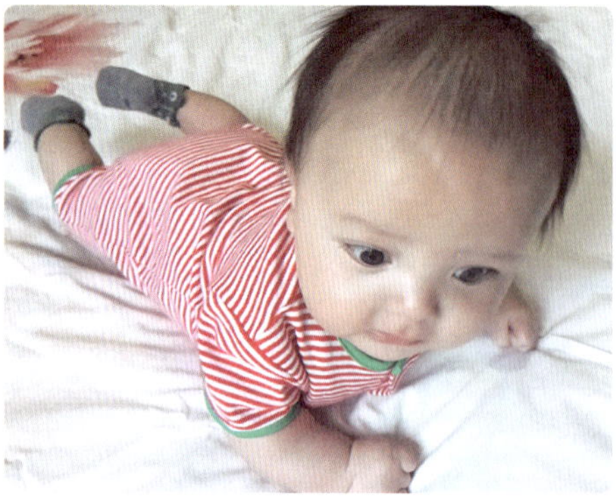

子到医院复诊。

3.为宝宝提供良好的生活环境，如干净、柔软的被子等。在身体恢复期间，孩子的身体免疫防御功能较弱，应该让宝宝隔离，尽可能拒绝亲友的探望，以防宝宝再患上其他疾病。如果家中有其他孩子，也要让其少接触身体恢复期的新生儿。看护人应该勤洗手。家中其他成员有感冒症状时，在家时应该戴口罩并积极治疗。

4.对于新生儿来说，母乳是最佳的食品。为了提高母乳的质量，妈妈需要保持合理、均衡的营养，饮食种类尽量多样，保证优质蛋白质的摄入，多吃含钙、含铁丰富的食物，多摄入新鲜蔬菜水果，多进食汤水多的食物，避免可能导致过敏的食物。

5.出院后一定要按照医嘱，定期带宝宝到医院复诊。

新生儿产时锁骨骨折

锁骨骨折是产伤性骨折中最常见的一种，它的发生与分娩方式、母亲肥胖、产程进展和出生体重有关。巨大儿、肩难产、用产钳帮助分娩或者分娩过程中胎头下降过快等都可能导致宝宝锁骨骨折。

案例：二孩政策放开后，42岁的林女士很快就怀孕了。林女士孕吐非常严重，还患有糖尿病，从怀孕初期就一直在家中休养，整个孕期增重15公斤，怀孕39周时宫缩发动，不到2小时就自然分娩了一个男孩。孩子出生体重8斤半。孩子出生第二天，儿科医师查房时告知林女士，孩子有可能存在左侧锁骨骨折。之后，进一步的检查印证了医生的判断。林女士非常不理解，骨折是怎么发生的呢？

本案例中的宝宝体重8斤半，为巨大儿，双肩横径比较宽，产程进展又太迅速，导致了锁骨骨折。

大多数新生儿锁骨骨折会在新生儿出生第2～3天时被儿科医生发现。新生儿锁骨骨折既可以是较为严重的横断性骨折，也可以是很轻微的青枝骨折（就像植物的青嫩枝条一样常常会有折而不断的情况）。这种情况发生的时候，妈妈不用担心。骨折不会影响宝宝的发育，也不会留下后遗症。

新生儿产时锁骨骨折的表现

大部分患儿没有特别明显的异常症状，主要表现为患侧上臂活动减少或进行被动活动时因为疼痛而出现明显的哭闹。

在几天的时间之内，患侧锁骨区的软组织肿胀增厚会逐渐消退，之后锁骨骨折处可摸到一个硬硬的包块。

什么情况下应去医院就诊

如果发现以下情况，一定要尽快带宝宝去医院就诊：

1.宝宝一侧上臂活动减少或进行被动活动时（例如穿上衣的时候）总是哭闹。

2.宝宝的一只胳膊总是抬不高或者显得没有力气。

3.一侧锁骨区或者肩部有明确的触痛。例如，在给宝宝换衣服或洗澡时，每次触摸到其肩部，宝宝都会大声哭闹。

4.宝宝一侧锁骨区肿胀或者可摸到包块。

家长需要做的护理工作

对于发生锁骨骨折的新生儿，家长及其他看护人应该注意以下几点：

1.尽量减少骨折那一侧肢体的活动。

2.避免宝宝患侧上肢的过度外展、前屈、后伸及上举等动作。帮助宝宝脱衣服时要先脱健侧，再脱骨折的一侧；穿衣服时则相反，先穿骨折的一侧，再穿未发生骨折的一侧。

3.可以为宝宝洗澡和做抚触（避开患侧锁骨区），但不要刻意牵拉患侧胳膊。

单纯锁骨骨折预后，不需要特殊治疗，不会留下任何功能性障碍以及其他后遗症；但是合并臂丛神经损伤的时候，可能需要相应的康复治疗。

新生儿坏死性小肠结肠炎

新生儿坏死性小肠结肠炎是新生儿消化系统常见的极为严重的感染性疾病，病因比较复杂，病原体多种多样。这种急性坏死性肠道疾病的主要表现是腹胀、呕吐及便血。重症患儿可能发生休克、多系统器官功能衰竭，病死率高达50%。

案例：一个刚出生10天的早产宝宝，胎龄33周，出生体重2100克，在医院住了5天暖箱，每顿刚刚能吃10mL奶的时候出院了。宝宝刚回家时一顿就能吃30mL奶，家里人还挺高兴。然而，没过几天，宝宝便不爱吃奶了，还经常吐奶，宝宝的肚子也越来越胀，并且特别硬。家里老人认为孩子吃完奶肚子就是鼓鼓囊囊的，没当回事。再后来，家人发现宝宝大便中带血，才带宝宝到医院就诊。经检查，宝宝都快发生肠穿孔了！这到底是怎么回事呢？

案例中的宝宝是早产儿，身体器官发育稚嫩，功能也不完善，各项指标还没有完全正常。宝宝回家后，每顿的吃奶量一下子从10mL增加到30mL，是不正常的。更重要的是，宝宝刚出现食欲差、呕吐增多和肚子胀的时候没有及时去医院就诊，直到出现血便、精神不好的时候才去医院就诊，有所贻误。新生儿坏死性小肠结肠炎，需要紧急进行手术治疗。

新生儿坏死性小肠结肠炎的表现

患儿的典型症状主要表现为：

1.腹胀和肠鸣音减弱。在新生儿坏死性小肠结肠炎的病程中，腹胀一般最早开始出现，并且一直持续存在，刚开始可能仅仅是胃潴留（也就是胃中的奶液不消化），慢慢会发展为腹胀如鼓，肠鸣音减弱甚至消失。所以，对有相关高危因素（例如早产）的患儿，要密切观察其腹胀和肠鸣的情况。

2.呕吐。在腹胀之后，患儿很快就会出现较为严重的呕吐，常常表现为喷射性呕吐，而不是常见的溢奶。呕吐物刚开始时是母乳或者配方奶。疾病后期，呕吐物中可能出现血性液体（咖啡色）或带胆汁的液体（绿色）。有些吃奶量还比较少的患儿虽然只有腹胀而不会出现呕吐，但通过胃管可以从其胃内抽出夹杂着咖啡色或胆汁样液体的奶。

3.腹泻和血便。跟腹胀和呕吐相比，腹泻和血便出现得相对较晚。大多数患儿刚开始时表现为大便变稀甚至像水一样，同时大便次数增多。1～2天后宝宝会出现血便。有的宝宝拉的直接就是带鲜血的大便，有的是果酱样或黑色柏油样的大便。有小部分患儿在疾病早期会出现血便。还有一些患儿不会出现肉眼可见的血便。

4.全身症状。新生儿坏死性小肠结肠炎发生时，患儿的体温可能升高，也可能正常或持续低于36℃。在疾病的后期，患儿常常出现精神反应变差、嗜睡且不易唤醒、吃奶吸吮无力甚至拒绝吃奶，病情严重时还会出现休克症状，如面色苍白或青灰、四肢冰冷、血压降低、反复呼吸暂停、心率减慢等。以上症状在早产儿中更容易发生。

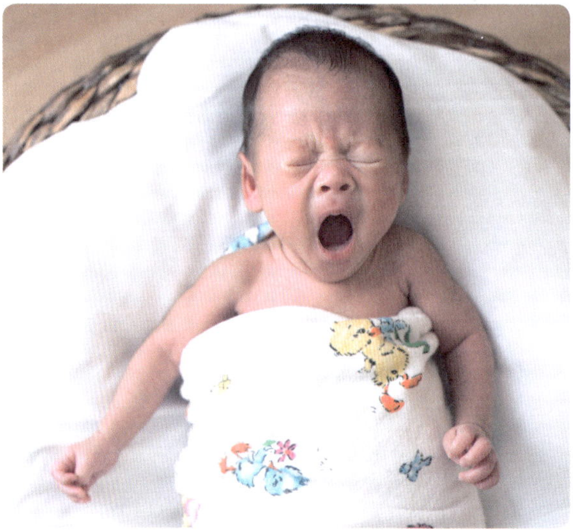

什么情况下应去医院就诊

宝宝出现上述1～4中任何一类症状时，都需要紧急去医院就诊。

家长需要做的护理工作

新生儿坏死性小肠结肠炎是一种非常严重的感染性疾病，一旦确诊，必须住院治疗。治疗方案以禁食1星期以上、使用抗生素、输营养液为主。如果病情严重，例如已经发生了肠穿孔、腹膜炎症状体征明显、腹壁明显红肿或经内科治疗无效者，需要通过手术切除坏死的肠管。

宝宝病愈出院后，家长需要注意以下几点：

1. 合理喂养。尽量选择母乳喂养，因为母乳中含有多种免疫保护因子以及优质的乳清蛋白（此种蛋白分子量小、容易消化），对新生儿发育还不成熟的胃肠道大有裨益，能够增强宝宝身体的免疫防御功能，并且可以减轻宝宝的胃肠道负担。

2. 严密观察孩子的精神、吃奶状态和腹部的情况。每天定时检查宝宝有没有腹胀现象，尤其是吃奶之前是否存在腹胀；还需要观察宝宝大便的次数、性状和颜色。一旦出现异常，需要及时带宝宝到医院复诊。

3. 注意隔离。在身体恢复期间，宝宝的身体免疫防御功能较弱，应该让宝宝隔离，避免亲友过多探望，以防宝宝再患上其他疾病。如果家中有其他孩子，也要注意让其少接触身体恢复期的新生儿。

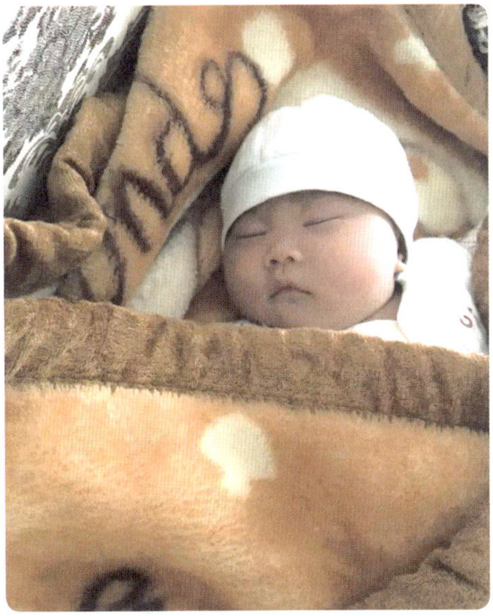

4. 妈妈要注意饮食。因为要继续进行母乳喂养，为了提高母乳的质量，妈妈需要保持合理、均衡的营养，多摄入优质蛋白质，多吃含钙、含铁丰富的食物，多摄入新鲜蔬菜水果，多进食汤水，避免可能导致过敏的食物。

5. 对于做了肠造瘘的患儿，出院时家长一定要向医护人员学习对于造瘘口的护理技巧，以预防感染。要给宝宝穿宽松、柔软、舒适的棉质内衣裤，避免衣裤过紧导致压迫和摩擦造瘘口；衣裤被尿湿或者被漏液污染时一定要及时更换。避免用力触摸宝宝腹部。不要让宝宝俯卧，防止碰压腹部伤口；宝宝睡觉和喂奶的时候可以采取侧卧位或半卧位。建议使用纸尿裤而不是布尿布。

6. 出院后一定要按照医嘱定期带宝宝到医院复诊。

新生宝宝喂养与护理重要节点参考表

宝宝日龄	第一周							第二周	第三周	第四周
	第1天	第2天	第3天	第4天	第5天	第6天	第7天			
平均每天喂养次数	至少一天8次，每1～3小时1次									
宝宝的胃容量	5mL～7mL	10mL～13mL	22mL～27mL	36mL～46mL	43mL～57mL					
	弹珠大小	龙眼大小		荔枝大小			乒乓球大小	鸡蛋大小	桃子大小	
平均每天排尿次数	至少1次	至少2次	至少3次	至少4次	至少6次，而且尿液清亮或呈淡黄色					
平均每天排便次数	至少1次，墨绿色胎便	至少1～2次，墨绿色胎便	逐渐过渡为黄色母乳便		黄色软便，量多时每天3～4次，量少时每天可达10余次					
黄疸		开始出现（较轻 中 较重）		日渐进入高峰（较轻 中 较重）				逐渐消退（较轻 中 较重）		基本完全消退
脐部护理	每天2次，如有弄湿增加一次（酒精）							大部分宝宝开始脱落	脐带脱落后，一直护理到脐窝没有分泌物为止	

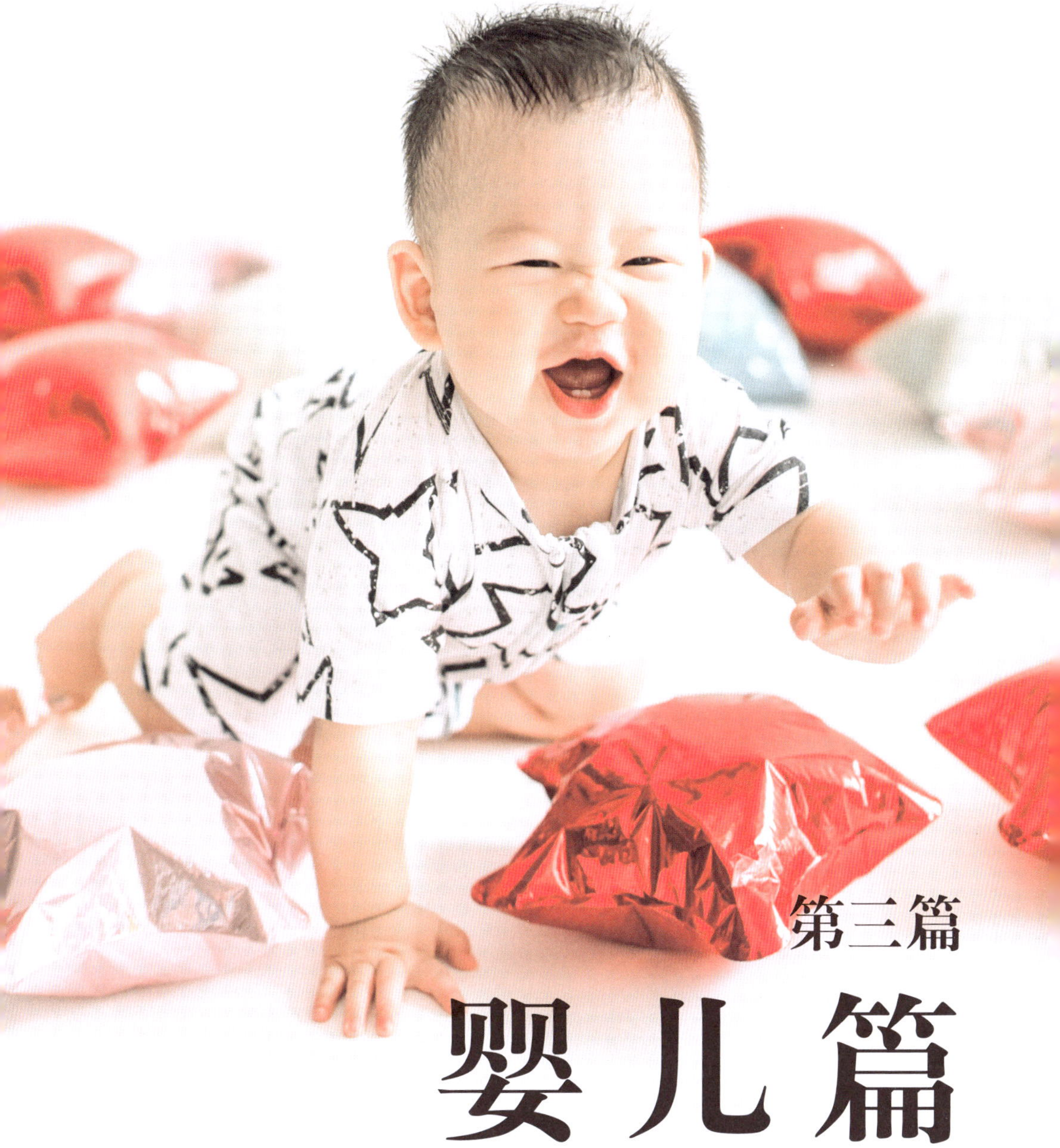

第三篇

婴儿篇

（2～12个月）

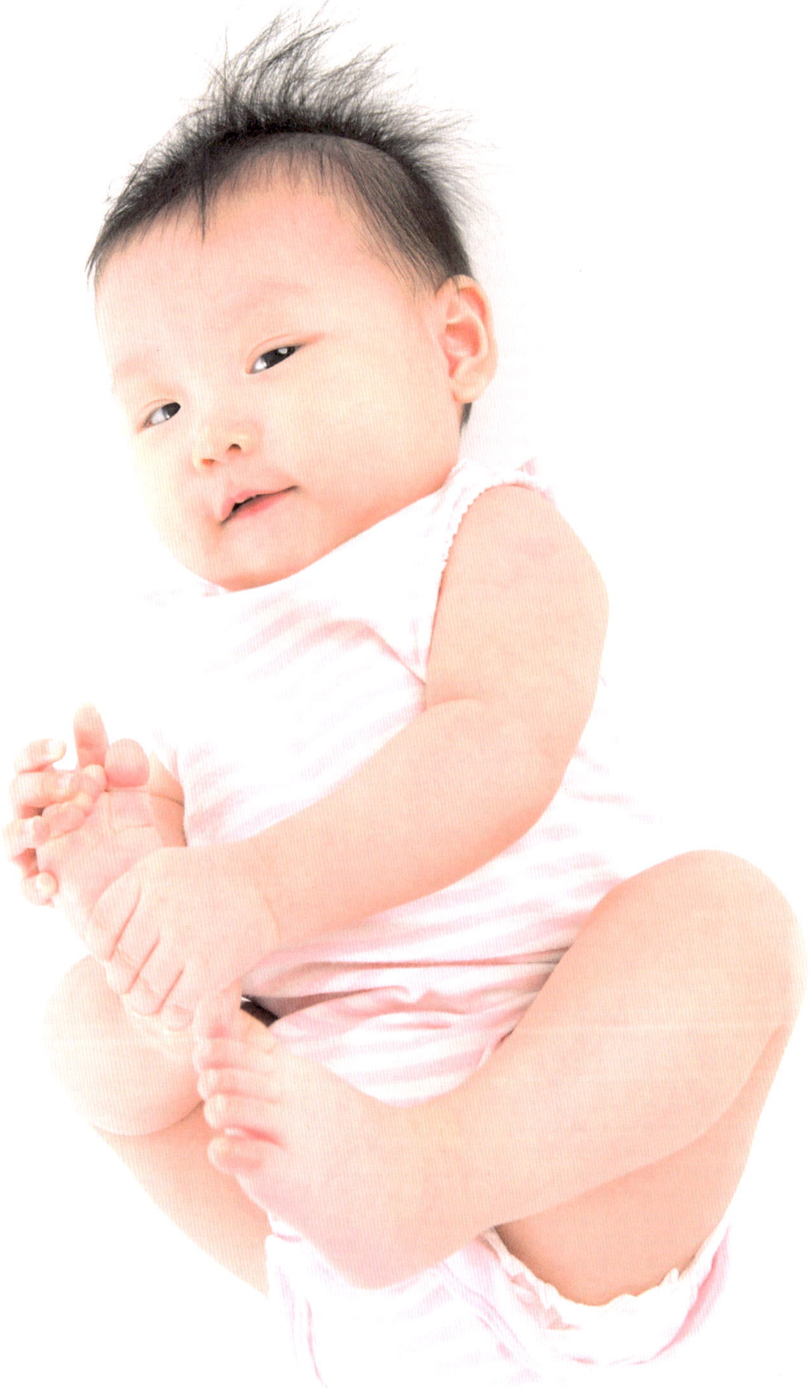

第2个月

2个月婴儿的喂养与护理

2个月宝宝的体重

宝宝的体重是否增加是衡量喂养是否充足的重要标准。在头几周，如果喂养充足，宝宝的体重平均每周可增加115g～200g。据相关调查显示，正常足月宝宝出生后第1个月体重可增加1kg～1.7kg。

可参考下面公式计算1～6个月宝宝的正常体重：

1～6个月宝宝的体重（kg）=出生体重（或3kg）+月龄×0.7（kg）。

以上数据仅供参考，具体情况还要根据宝宝的出生体重等情况综合评估。如果宝宝体重增长不理想，应该好好找找原因，比如是喂养不当、喂养不足，还是宝宝生病了等。

宝宝的第二次快速生长期

宝宝出生后的生长加速期通常发生在出生后2～3周、6周以及3个月时，宝宝的主要表现是“总要吃奶”。这是因为宝宝生长加速期对母乳的需求增大，吃奶因此更频繁。6周左右，宝宝很可能要经历第二次快速生长期。在此期间，妈妈应减少对其他事情的投入，而应频繁地喂奶，直到宝宝吃奶次数慢慢减少。这段时间妈妈很容易疲惫，所以家务活儿应暂时搁下。宝宝频繁吃奶可使妈妈分泌更多泌乳素，而更多的泌乳素除了可以让妈妈分泌更多的乳汁，还能让妈妈充分放松。

母乳喂养要点

在这段时间，不要轻易动摇母乳喂养的决心。母乳越吃越多，一定要坚持让宝宝吸吮乳房。乳房受到的刺激越

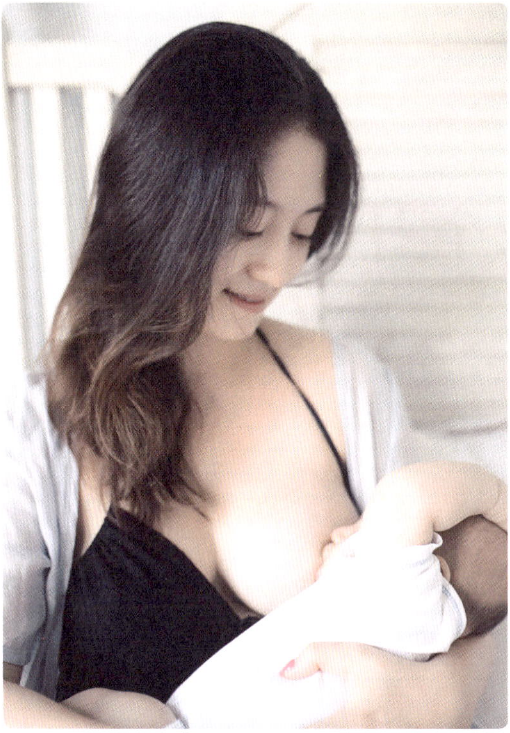

多，越能分泌乳汁。这时，宝宝的吸吮力越来越强；母乳喂养逐渐趋于规律；喂养间隔的时间逐渐拉长，但24小时内至少应有5～6次哺乳；随着宝宝吸吮力的增加，每次哺乳的时间也会相应缩短。

这个月龄的宝宝开始对外界的各种事物感兴趣。为了避免宝宝受到打扰、拽伤乳头，哺乳时需选择安静、不易被打扰的地方。

如何按需母乳喂养

不良的喂养方式会损害宝宝的健康，按需哺乳是最适合的，能同时满足宝宝和妈妈的需求。随着胃容量的增加，有些宝宝吃奶的间隔会明显加大。

学会识别宝宝是否饥饿是按需哺乳的前提。以下这些情况一般来讲都表示宝宝饿了：老咂巴嘴唇、流口水或做吸吮的动作；吃被子或者吃手；家长用手指轻轻碰宝宝嘴角，宝宝马上向手指方向扭头并且会张嘴；等等。

一般不要依据时间决定是否喂奶。最好在宝宝啼哭之前开始哺乳，因为啼哭是饥饿最后的表现。

如何进行人工喂养

在母乳不足或有母乳喂养禁忌的情况下，需要给宝宝添加婴儿配方奶粉。婴儿配方奶是以牛奶或羊奶为原料，模仿母乳营养构成加工而成的。建议不要频繁更换品牌。宝宝的肠胃并没有发育完善，频繁更换奶粉需要宝宝的消化系统不断适应，可能会增加宝宝的肠胃负担。

4个月内的小宝宝24小时内的进食量可以这样计算：配方奶粉量（mL）=[婴儿体重（kg）×100]×（1.5～1.8）。每个宝宝都有个体差异，家长应通过观察判断适合自家宝宝的喝奶量和喝奶的时间规律，但是宝宝每日喝奶量要控制在900mL内。

如何冲泡奶粉呢?

1.冲泡奶粉前，应当洗净并擦干双手，使用消过毒的奶瓶和奶嘴。

2.要注意奶液的浓度，一定要按奶粉说明书配制，不能随意增减水量。配制的奶液浓度过高，会增加宝宝消化系统和泌尿系统的负担；而奶液过稀则可能导致营养不足，影响宝宝的生长发育。

重要提示

取奶粉要用品牌厂家配备的专用量勺；冲泡奶粉时先测水量，再把奶粉加入其中。

3.注意冲泡奶粉的水温，建议用水温不低于70℃的沸腾过的水。婴儿配方奶粉不是无菌的。根据相关研究，阪崎肠杆菌的感染渠道主要是婴儿配方奶。阪崎肠杆菌会导致严重疾病。对于早产儿、低出生体重儿（出生体重低于2.5kg）和免疫力低下的新生儿，家长在选用配方奶时应优先考虑阪崎肠杆菌感染的风险。婴儿奶粉不能用沸水冲泡，更无须在火上加热至沸腾。否则，过高的温度会使奶粉中的营养成分被破坏。目前，很多奶粉添加了益生菌。益生菌易被高温破坏。所以，家长在冲泡奶粉时，要参考奶粉说明书上标示的水温。

如何存放奶液呢?

一般建议随用随配。室温下较长时间放置奶液容易滋生细菌。对于配制好的奶液，应快速使其降温至37℃左右后喂给宝宝。将奶液滴在手臂内侧，若感觉到的是温热而不是很烫，说明奶液温度是合适的。可使用下述方法给奶液降温：

方法一：将配制好的奶液放在奶瓶中，用流动的冷水冲瓶身。注意保护奶嘴部分，避免冷水进入奶瓶。

方法二：将配制好的奶液放在奶瓶中，用冷水浸泡奶瓶。注意不要让冷却用的水流入奶瓶中。

特殊情况下，奶液需要长时间保存时，必须使用密封的容器，但要注意以下几点：

1.用70℃以上的水配制的奶液，快速冷却后在5℃以下的冰箱中可保存24小时；室温下可保存2小时。

2.经过冷藏的奶液，加热后可保存2小时。

3.冰箱中的奶液若需要转运，转运时间小于30分钟时，途中无须冷藏；转运时间大于30分钟时，需要使用冰块或冰包。

如何选择奶具呢?

应根据宝宝的食量选择容量大小适合的奶具，并准备2～3个交替使用。最好选择耐刷洗、耐高温的玻璃奶瓶。奶嘴的孔径大小以倒置奶瓶时奶液能一滴一滴滴下为宜。

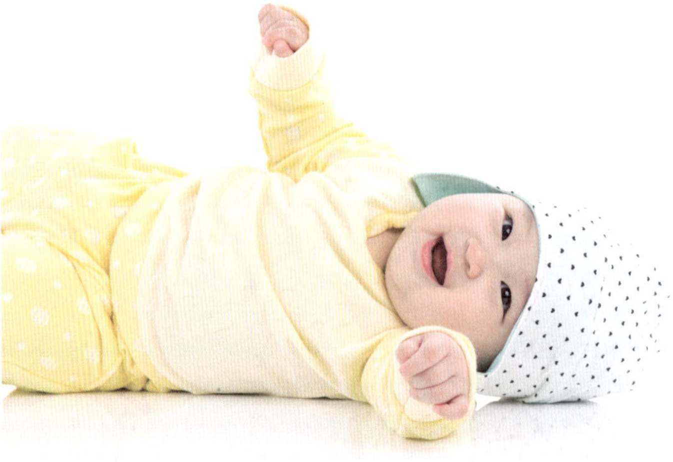

注意不要喂养过量

通过奶瓶吃奶时，宝宝吸吮起来更容易，因而不容易控制奶液的流速和吞咽。口欲获得满足的同时，宝宝也吃下了过量的奶。宝宝进食量过多，除了会造成肥胖等后遗症，还会导致消化不良。宝宝消化不良的主要表现为体重下降或增长缓慢，呕吐，大便带泡沫、呈绿色或水样，腹痛、腹胀等。

混合喂养

混合喂养是纯母乳喂养不足时的一种喂养手段。混合喂养一般来讲包括补喂和代喂两种方式。

每次给宝宝喂奶的时候，先选择母乳喂养。宝宝将母乳吃完后，如果没有吃饱，仍有想要吃奶的欲望，妈妈再喂配方奶给宝宝。这是补喂。

代喂是指一天内一次或几次的喂养直接用配方奶代替母乳。其他喂养时间仍选择母乳喂养。

具体选择何种混合喂养方式，妈妈最好根据宝宝的作息时间、母乳量、妈妈的时间做出更适宜的选择。补喂法对刺激母乳分泌效果更好，但难点在于确定每次补喂的奶量。代喂法对于需要外出工作的妈妈可能更合适。

如何选择奶嘴

购买奶嘴时，注意选用正规生产厂家生产的奶嘴。目前市面上的奶嘴材质有硅胶、橡胶两种。硅胶更耐热、耐煮，无色无味，但老化后会变硬甚至开裂。橡胶奶嘴韧性好、抗拉，但有味道、不耐高温、老化后会变黏。奶嘴孔形的种类也有很多，如圆孔、十字孔、一字孔等。奶嘴孔形不同，奶液流速也不同。为了宝宝的健康，最好根据宝宝的月龄进行选购。

圆孔奶嘴应用最广。根据奶嘴圆孔的尺寸，圆孔奶嘴可分为小号（0M+）、中号（3M+）和大号

（6M+）。

小号（0M+）圆孔奶嘴适合新生儿用。

中号（3M+）圆孔奶嘴适合3～6个月的宝宝。吸吮中号圆孔奶嘴与吸吮妈妈乳房效率非常接近。

大号（6M+）圆孔奶嘴适合6个月及以上月龄的宝宝。另外，如果用小号及中号圆孔奶嘴喂奶时间太长、妈妈奶量不足、宝宝体重不达标，也应换用这种孔形的奶嘴。

十字形孔奶嘴流速最大，适合3个月以上的宝宝，尤其适用于配方奶喂养。

一字形孔奶嘴适合6个月及以上月龄的宝宝，更适用于配方奶之外的其他粗颗粒饮品，如果汁、米糊、麦片等。

至于奶嘴的形状，最好选择那种形状近似母亲乳头的奶嘴，如奶嘴的弧度与乳房相似、质感与乳头十分相似，以避免乳头错觉，从而减少对母乳喂养的干扰。

关于安抚奶嘴

宝宝2个月左右的时候，开始喜欢吃手。频繁地吃手会造成牙龈和手指变形，而吸吮安抚奶嘴比起频繁吃手对宝宝的不良影响要小很多。偶尔吃手的宝宝不需要使用安抚奶嘴。有的宝宝在睡前喜欢吃手，可以使用安抚奶嘴。正确使用安抚奶嘴可让宝宝尽快入睡。使用安抚奶嘴是为了满足宝宝不吃奶时的吸吮需求，不能代替吃奶。据调查，在宝宝睡觉前给宝宝一个安抚奶嘴，可以降低婴儿猝死综合征的发生风险。一定要为宝宝认真挑选奶嘴，确保其在质地、大小等方面是安全的并适合宝宝的。另有研究表明，长期使用安抚奶嘴对宝宝的牙齿和脸型发育十分不利。此外，宝宝出生后头6周过量使用安抚奶嘴有可能对母乳喂养造成干扰，甚至导致妈妈提前断奶。

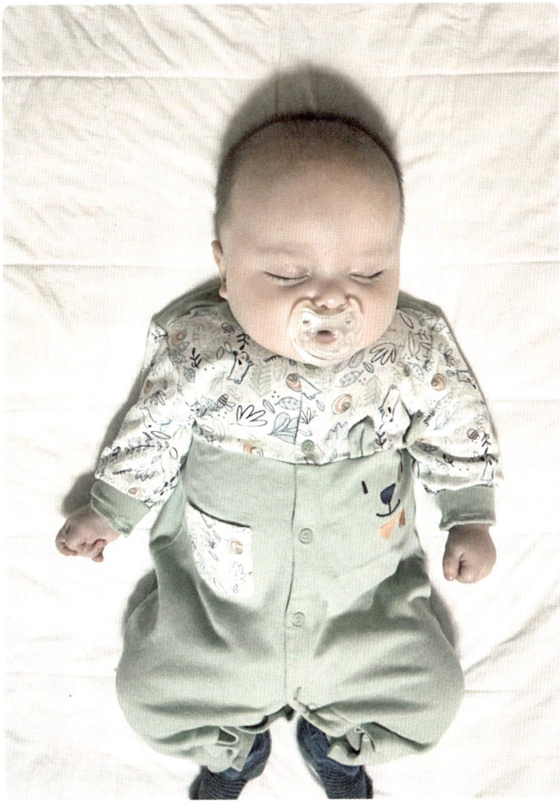

具体是否要使用安抚奶嘴，妈妈可根据宝宝的情况，权衡利弊再做选择。另外，千万不要通过用绳子将安抚奶嘴系在宝宝脖子上的办法解决奶嘴丢失的问题，否则很可能勒到宝宝，甚至造成窒息。

如何预防婴儿猝死综合征

婴儿猝死综合征（SIDS）是指1岁以下宝宝突然死亡，且经过完整病理解剖、回顾死亡过程并检视临床病史等详细调查后却找不到死因。婴儿猝死综合征的发病率为0.06‰～3‰。美国每年约有1800名宝宝死于婴儿猝死综合征。婴儿猝死综合征几乎都发生在睡眠之中，但在新生儿中并不常见，在2～3个月大的宝宝中发生率最高。婴儿猝死综合征可能与俯卧睡眠、被动吸烟、空气污染、孕期不当用药、各种感染等因素密切相关。

如何预防婴儿猝死综合征呢？

1.尽量让宝宝仰卧睡眠。平时可以在宝宝清醒时让宝宝练习俯卧抬头。练习时间以宝宝耐受为宜，一般每次练习不要超过30分钟。

2.尽量选用硬质婴儿床垫，褥子不要过厚、过软（厚度以不超过2cm为宜），婴儿床上不可存放任何松软物件（如枕头、玩具等）。

3.建议大人与宝宝同室睡眠，不建议与宝宝分房睡。最好为宝宝准备一张专用的小床，放在父母床旁。

若选择同宝宝睡一张床，应注意以下情况：（1）强烈建议宝宝不要和大人盖同一床被子；（2）宝宝不可睡在父母中间；（3）宝宝不可以与很劳累的成人同床；（4）宝宝不可以与正在使用某些药物（例如抗抑郁药、止痛药等）或有药瘾、酒瘾的成人同床；（5）宝宝不能与其他儿童或宝宝同床。

4.宝宝不应佩戴任何饰品，婴儿床上不应悬挂玩具、奶嘴、装饰品等。

5.避免抱宝宝时睡着。母婴初期皮肤接触时，最好有清醒的成人在场陪伴；母亲亲喂宝宝或成人抱宝宝时，应保持清醒，而且最好有其他意识清醒的成人在场陪伴；成人若自觉疲累，避免独自在家抱小孩。

6.避免给宝宝穿太多衣物或过度包裹宝宝。在无空调设备的房间，应注意通风。

宝宝连续几天不解大便怎么办

这个月龄用母乳喂养的宝宝可能会出现1周解1次大便的情况，这是因为母乳在宝宝的消化系统留下的残渣很少，所以宝宝排便次数少并不代表宝宝便秘了。只要宝宝的大便是软的，宝宝的体重增长平稳，宝宝就没问题。家长不必过分担心。

吃配方奶的宝宝，每天应该至少排1次大便。如果宝宝排大便次数达不到每天1次，且排出的大便十分坚硬或者排便很吃力，宝宝很有可能发生了便秘。宝宝若有便秘迹象，应及时带宝宝到医院就诊。

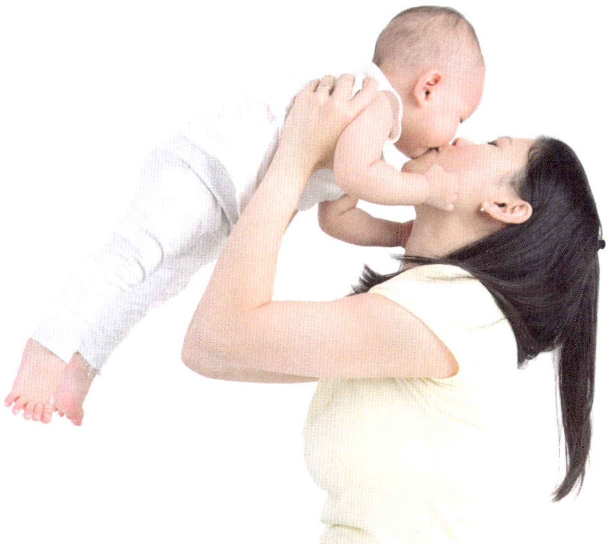

妈妈需注意为宝宝补水；也可在宝宝清醒期间、两次喂奶期间，轻轻以肚脐为中心顺时针方向按摩宝宝腹部（每天2次，每次15～20分钟），这对预防宝宝便秘和缓解宝宝的便秘症状十分有用。

宝宝腹泻如何护理

腹泻的警示信号是排便次数突然增加，以及偶尔的稀水样大便。腹泻对宝宝最大的威胁是脱水。如果宝宝尿量明显减少或4～6小时内没有排尿，尤其是伴有发热等情况时，应立即就医。

对于腹泻的宝宝，不要轻易给宝宝断食。如果一直用母乳喂养宝宝，可以继续喂宝宝母乳，因为母乳能提高宝宝的免疫力，帮助宝宝早日恢复。吃母乳的宝宝发生腹泻有可能与妈妈食谱的改变有关。哺乳期的妈妈要十分注意自己的饮食，如要忌生冷及辛辣刺激的食物。

频繁腹泻容易使宝宝出现“红屁股”。宝宝每次大便以后，要用温水洗净宝宝臀部，并涂上护臀霜或氧化锌。要及时更换尿布，避免沾有大小便的尿布摩擦宝宝的皮肤，使宝宝出现皮肤问题。

避免过度摇晃和上抛宝宝

有的家长为哄宝宝入睡，将宝宝仰卧在自己双腿上颠颤或者放在摇篮里用力地摇晃。久而久之，宝宝会形成依赖，喜欢让家长摇晃自己，从而形成不好的习惯。

此外，上抛宝宝容易发生意外。比如，宝宝落下来的时候，大人接不住。再比如，上抛宝宝的时候，宝宝碰到高处较坚硬的物体时会受伤。

这些做法都是不提倡的，当然不仅

仅是以上的原因。宝宝头部较重、颈部肌肉柔弱，抛、摇带来的震动对宝宝的身体和智力的发育都不利，甚至可能引发摇晃综合征，导致宝宝发生脑出血甚至脑瘫等。

所以，家长一定要克制自己的行为，避免抛、摇宝宝，当宝宝不适应时尽量用更安全的方法和他玩，比如和他说话、和他玩游戏、给他讲故事等。

喂奶时应穿什么衣服

哺乳时为确保宝宝能正确含接乳头，妈妈和宝宝都不应穿得过厚。室温在22℃～24℃时，妈妈穿一件哺乳衣即可。宝宝穿的衣服与妈妈相当即可。即使在冬季，也不要让宝宝穿着棉衣吃奶。哺乳衣应以柔软、亲肤、舒适、吸汗、方便为宜。哺乳衣应充分暴露乳晕，以便于宝宝含接乳头。

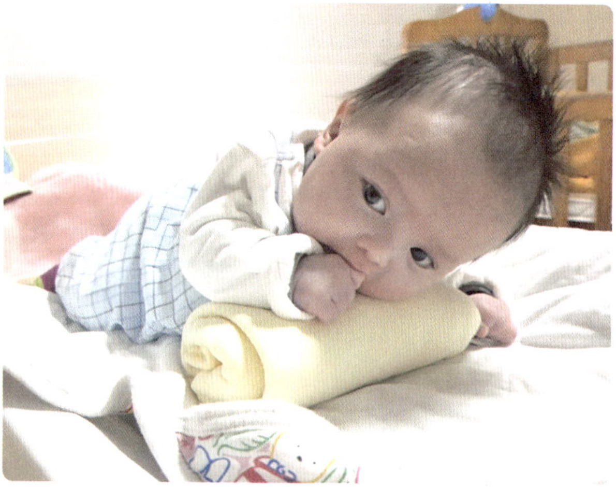

哺乳期的乳汁分泌问题

乳汁分泌供大于求怎么办

乳汁太多时，避免频繁排空乳房。如感觉胀痛，可挤出少许乳汁，缓解奶胀。胀满的乳房会保护性地分泌泌乳反馈抑制因子（FIL），以减少乳汁的产量。

乳汁分泌不足怎么办

多让宝宝吸吮乳房。妈妈的哺乳姿势和宝宝的含接方式一定要正确。哺乳频率也很重要，每天可哺乳8～12次。坚持夜间哺乳。哺乳间隙可以用吸奶器追奶，双边吸乳效果更好。不要轻易使用配方奶或安抚奶嘴。在哺乳后或哺乳后1小时，刺激喷乳反射；每次每侧各刺激10～15分钟，每天可进行2～3次。

哺乳期妈妈的营养

哺乳期妈妈既要哺喂宝宝，还要逐步补偿妊娠期和分娩时的营养消耗，并慢慢促进各器官、系统功能的恢复，因此哺乳期妈妈需要更多的营养。对于哺乳期女性，《中国居民膳食指南》推荐的进食原则包括：饮食要多样化但不要过量；重视整个哺乳期的营养摄入；

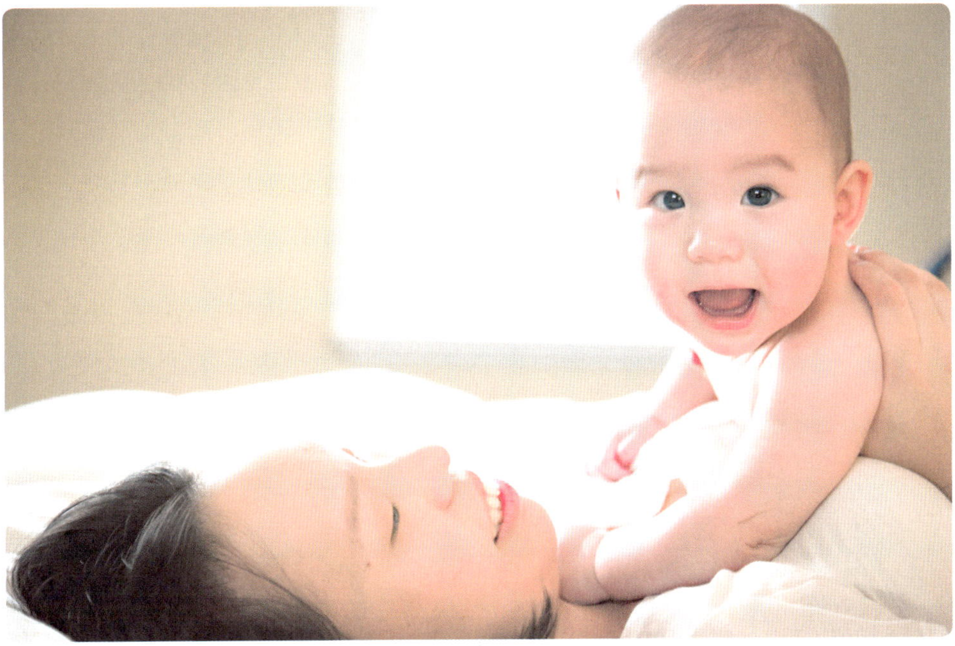

多摄入富含优质蛋白质及维生素A的动物性食物和海产品；选择含碘的盐；忌酒、浓茶和咖啡。

饮食要多样化但不要过量，重视整个哺乳期的营养

我们每日吃的食物大致包括谷薯类（也就是大家通常所说的主食）、鱼肉蛋类、乳类、水果类、蔬菜类和油脂类。所谓的营养均衡和饮食多样化，是指不能偏食，每类食物每天都要摄入。当然，同一类食物可以有多样化替换，如面食和米饭可以互相替换食用，鱼和肉可以互相替换食用。哺乳妈妈的饮食原则推荐如下。

主食类。每日摄入250g～300g为宜，其中薯类75g左右为宜，且全谷物和杂豆类不应少于1/3。全谷物是指未经精细化加工或虽经碾磨、粉碎、压片等加工处理，却保留了完整谷粒所具备的谷皮、糊粉层、胚乳、谷胚及天然营养成分的谷物。我们通常食用的全谷物有小米、燕麦片、玉米等。杂豆类指除大豆以外的其他豆类，比如红豆、绿豆、豌豆、蚕豆等。

鱼肉蛋类。哺乳期的妈妈每天应该比孕前多摄入80g～100g的鱼肉蛋类食物。条件不允许可用大豆及其制品代替。

乳类。哺乳期妈妈每日应比孕前多摄入200mL（每日400mL～500mL）新鲜牛奶。

蔬菜类。每日蔬菜摄入量应达500g以上，其中绿色、红色及黄色的有色蔬菜应占2/3以上。

水果类。每日水果摄入量应为200g~400g。水果含糖过多，哺乳妈妈不宜吃过多水果。

油脂类。每日食用油的推荐摄入量为25mL左右。每日可以适当吃一些坚果。

多摄入富含优质蛋白质及维生素A的动物性食物和海产品，选择含碘的盐

哺乳妈妈每日应比一般成年女性摄入更多维生素A。动物内脏富含维生素A，每周可以吃1~2次动物肝脏。每天可吃1个蛋黄。此外，应适当摄入海带、紫菜、鱼、贝类等富含碘和DHA的海产品。

如何选择下奶食物

我们通常所说的下奶食物，如鲫鱼汤、大豆炖猪脚、醪糟蛋花汤、小米粥等可能对泌乳有效。哺乳妈妈在喝汤的同时要多吃肉，而且不宜喝油太多的浓汤。喝过多的浓汤有增加乳腺管堵塞的风险，同时也有可能使母乳中油脂增加，进而导致宝宝吸收困难，增加宝宝腹泻的风险。当然，喝过多的浓汤也容易导致哺乳妈妈体重增加。另外，可以根据传统习惯，煲汤时适当添加红枣、猪肝等可以补血的食材，但不宜过多。

忌烟酒，避免浓茶和咖啡

哺乳妈妈吸烟和饮酒会影响乳汁分泌，且烟中的尼古丁和酒里的酒精可通过乳汁进入宝宝体内，影响宝宝睡眠及精神运动发育。此外，茶和咖啡可能让宝宝过度兴奋。所以，哺乳妈妈应忌烟酒，避免浓茶和咖啡。

哺乳期妈妈是否需要补钙

哺乳期妈妈钙的摄入量相比一般女性每天应多200mg，为每日1000mg。食物中牛奶是最好的钙的来源。哺乳期妈妈每日应摄入牛奶400mL~500mL。若每天饮奶量达到500mL，则可获得约540mg钙；再加上深绿色蔬菜、豆制品、虾、鱼等含钙丰富的食物，每日摄入1000mg钙并不困难。为了提高钙的吸收，哺乳期妈妈还应该增加室外活动或者补充维生素D。不爱喝奶的人或者素食者，可在专业人员指导下适当补钙。

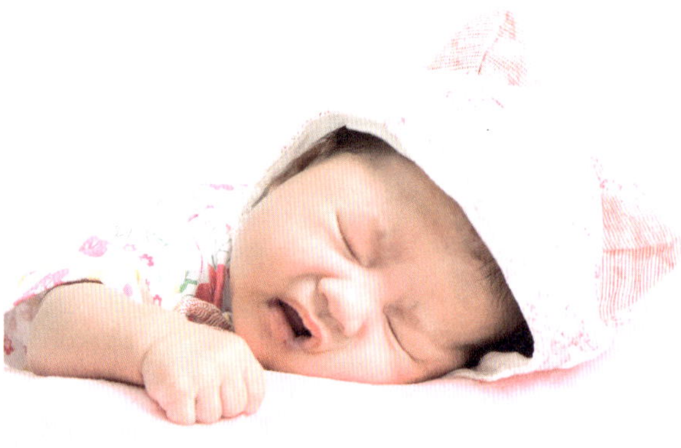

1000mg钙的食物组合举例

组合一		组合二	
食物及数量	钙含量(mg)	食物及数量	钙含量(mg)
牛奶500mL	540	牛奶300mL	324
豆腐100g	127	豆腐干60g	185
虾皮5g	50	芝麻酱10g	117
蛋类50g	30	蛋类50g	30
绿叶菜200g	180	绿叶菜300g	270
鱼类100g	79	鱼类100g	79
合计	1006	合计	1005

乳头白点及处理方式

什么是乳头白点

乳头白点又称乳头水疱，是浓稠的母乳使乳头开口阻塞，令乳汁不能流出所致，一般只有针尖大小或者比针尖稍微大一点点。乳头白点不一定是白色的，有一些为淡粉色或淡黄色。乳头白点旁边的皮肤有可能会发红甚至发炎。乳头白点可能会引起乳头疼痛，尤其是在哺乳时。

引起乳头白点的常见原因有乳汁过多、乳房某处压力过大、乳腺管阻塞、乳头真菌感染、乳头损伤、不正确的衔乳姿势等。

如何解决乳头白点

一般情况下，当宝宝吸吮有乳头白点的一侧乳房时，这层白膜会破裂或者黏稠的母乳会移动。在这种情况下，被堵住的乳汁会流出来，乳头白点随之消失。

当宝宝的吸吮不能解决问题时，妈妈可能需要在哺乳前先采取一些措施，然后再让宝宝吸吮，通过宝宝的吸吮解决乳头白点。

1.哺乳前将患侧乳头在温水里浸一会儿，也可以洗温水浴或施行温湿敷，之后按摩乳头、乳晕以缓解内部的阻塞，然后用湿的小毛巾轻擦乳头。

2.哺乳前用橄榄油或食用醋轻轻按摩乳头。

3.也可将浸满橄榄油的棉球放在文胸里帮助软化乳头皮肤。哺乳时先拿掉棉球再让宝宝吸吮。有泌乳反射时，用手指或手掌以自己能承受的力度将乳房硬块部分向乳头方向轻轻推揉，以使表皮已软化的白点破除。

如果以上方法全部无效，请尽早就医。

乳头白点反复出现怎么办

1.调整饮食，减少饱和脂肪的摄入，如动物脂肪。

2.每天适量服用卵磷脂胶囊，有助于分解脂肪颗粒。乳头白点消失后，可继续服用，以防复发。

3.每天洗澡时用小毛巾轻擦乳头。

4.照顾好自己，多休息。

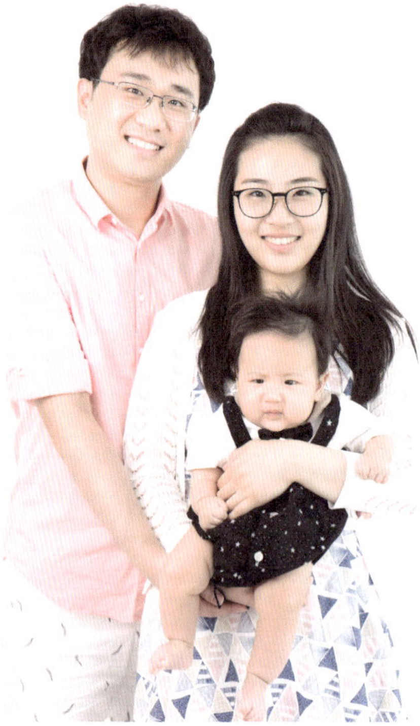

这个时期妈妈应注意避孕

世界卫生组织建议，为了减少母体、围生期胎儿和新生儿的不良结局，女性应至少在产后2年以后再次妊娠。所以，女性在产后2年之内应积极采取避孕措施。

哺乳期怀孕属高危妊娠。一般来讲，哺乳期怀孕主要有没有避孕和不会避孕两个原因。产后不避孕的危害很多，最严重的是可能导致子宫破裂。

母乳喂养确实是一种很有效的天然避孕措施，但是要想成功避孕，必须同时具备以下三个条件：1.产后半年之内（剖宫产和顺产一样）；2.选择接近完全的母乳喂养；3.完全闭经（一点儿月经都没有）。完全满足以上条件时，哺乳期怀孕的概率可降到2%以下。

以下为各种避孕方式的优劣对比：

避孕方法	优点	缺点	特殊要求
工具	推荐		学会正确使用
复方口服避孕药	代谢快、短效、规律月经、治疗痛经，让卵巢得到休息。	影响乳汁质量；早期使用会增加血栓概率。	产后6个月内不建议使用；即使不哺乳，产后21天内也不建议使用。
宫内节育器	长效、高效、可逆、不影响哺乳。	放置早期可能有少量出血，需定期复查，检查有无脱落、下移等。	产后3个月以上使用，剖宫产6个月后使用。
皮下埋植（孕激素的缓慢释放）	长效、高效（99.9%）、可逆。单孕激素少量进入乳汁，不会影响哺乳。	门诊手术	产后6周可以放置，植入24小时后起效。

如何预防乳头白点

预防乳头白点的有效办法是找出所有潜在原因，然后对症下药一一应对，如检查宝宝的衔乳姿势是否正确；采取多样化的喂奶姿势，确保乳房排奶通畅；排除引起乳头损伤的原因；每次喂奶后清洁乳头，清理干净乳头上的残留母乳，以避免阻塞乳腺管开口；母乳过多时要及时采取处理措施；及时处理乳头真菌感染的问题，遵医嘱使用抗真菌药物；等等。

2个月婴儿的疫苗与接种

脊髓灰质炎疫苗可预防何种疾病

脊髓灰质炎俗称小儿麻痹症。它是由脊髓灰质炎病毒引起的一种急性传染病。宝宝若患此病，会出现发热、头痛、肌肉痛等症状，甚至会出现不对称的四肢肌肉瘫痪（以单侧肢体或双侧下肢瘫痪最为多见），严重者可留下终身残疾。脊髓灰质炎病毒特别容易侵袭1岁以下的宝宝。1岁以下的宝宝感染后最易留有后遗症。

接种脊髓灰质炎疫苗可以有效地预防脊髓灰质炎的发生，从而使宝宝免受脊髓灰质炎病毒的侵袭。通常宝宝满2个月时即应开始接种首剂脊髓灰质炎疫苗。

目前我国的脊髓灰质炎疫苗有哪几种

目前，在我国可预防脊髓灰质炎的疫苗有三种。

一是口服的二价脊髓灰质炎疫苗（简称BOPV）。该疫苗属于减毒活疫苗，可预防由Ⅰ型或Ⅲ型脊髓灰质炎病毒所引起的脊髓灰质炎。

二是肌注的脊髓灰质炎疫苗（简称IPV）。该疫苗属于灭活的脊髓灰质炎疫苗，可预防由Ⅰ型、Ⅱ型或Ⅲ型脊髓灰质炎病毒所引起的脊髓灰质炎。

三是含有IPV的五联疫苗。该疫苗属于灭活疫苗，除了可以预防由Ⅰ型、Ⅱ型或Ⅲ型脊髓灰质炎病毒所引起的脊髓灰质炎以外，还可以同时预防百日咳、白喉、破伤风以及由B型流感嗜血杆菌引起的一系列呼吸道感染性疾病。

宝宝需要接种HIB疫苗吗

HIB是B型流感嗜血杆菌疫苗的简称。它可用于预防由B型流感嗜血杆菌所引起的一系列疾病，如咽炎、会厌炎、喉炎、气管炎、支气管炎、肺炎、脑膜炎、蜂窝组织炎和败血症等。感染B型流感嗜血杆菌的严重性在于脑膜炎的发生率可占2/3，而且有3%～5%的死亡率，以及有15%～35%的病例会留下不同程度神经系统的后遗症。如果家庭经济状况

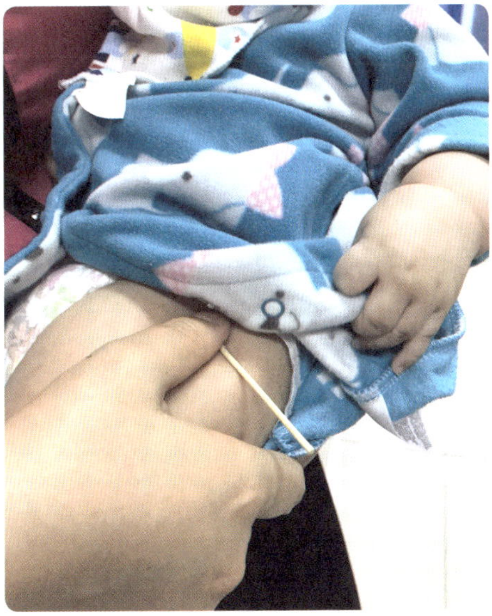

允许，为宝宝接种B型流感嗜血杆菌疫苗还是十分必要的。

B型流感嗜血杆菌主要侵袭5岁以下的宝宝，所以B型流感嗜血杆菌疫苗适宜的接种年龄为5岁以下的儿童。2月龄宝宝可以接种该疫苗。

宝宝需要接种肺炎疫苗吗

肺炎是宝宝最易患的疾病之一。引起肺炎的病原体有很多种，如细菌、病毒、支原体、衣原体以及霉菌等。仅以肺炎球菌为例，已知的球菌种类有84种，其中对人类有严重危害的有23种。目前，肺炎疫苗主要有13价肺炎疫苗和23价肺炎疫苗两种。13价、23价肺炎疫苗是分别基于13种、23种球菌制成的疫苗。由于2岁以下的宝宝对23价肺炎疫苗的免疫应答反应并不十分理想，因此如果想为宝宝接种肺炎疫苗，应为2岁以下的宝宝接种13价肺炎疫苗（接种起始月龄为2月龄）；应为2岁以上的宝宝接种23价肺炎疫苗。

由于肺炎球菌引起的肺炎一年四季均可发病，但冬季最常见，所以任何季节均可为宝宝接种，以秋季为宝宝接种为最佳。如果宝宝的机体抵抗力较弱，家庭又具备一定的经济实力，可以为宝宝接种肺炎疫苗。

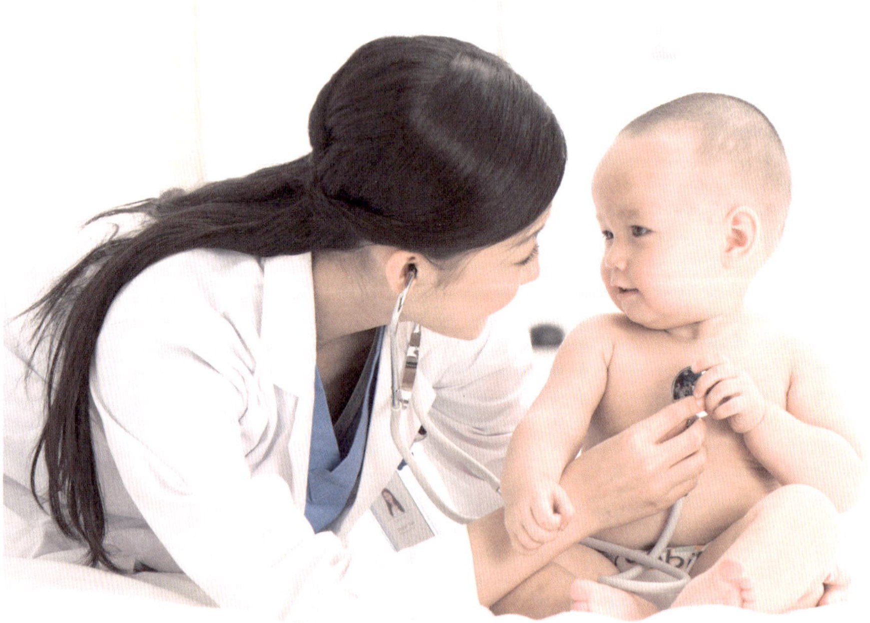

2个月婴儿的成长与发育

2个月宝宝的特点

2月龄宝宝和新生儿相比，对外界的适应能力强得多。

这一阶段的宝宝开始适应昼夜作息规律，晚上睡觉时一次可睡4～5小时，白天开始越来越有规律地活动。这一阶段是让宝宝养成白天觉醒、夜里睡眠的好时机。可以在白天多带宝宝外出活动、晒晒太阳，夜里则为他创造一个良好的睡眠环境，以促进宝宝养成好习惯。

这时，哺乳的规律也逐渐建立起来了，宝宝与妈妈的关系也开始越来越默契。妈妈要尽量为宝宝营造生理上的舒适感和心理上的安全感，比如可经常为宝宝唱歌。可以多为宝宝唱一些既简单又好听的宝宝将来很容易学会的歌，可以一边唱一边按节拍轻轻地摇晃宝宝。妈妈还可以经常逗宝宝玩，比如做鬼脸给宝宝看，让他发出“哈哈”的笑声。大人经常笑出声音，宝宝就会模仿着放声大笑。这些行为会促进宝宝社会情绪的发展。家庭带给宝宝的自在感与信任感，能让他的人格得以健康发展。

2个月的宝宝头部可逐渐抬起，家长可用一些可发出声音的或色彩鲜艳的玩具逗引宝宝，让他练习自己抬头。2个月的宝宝抬头一般能抬高45°，个别宝宝可抬高90°。2个月时宝宝能看清眼前15cm～30cm内的物体，甚至能注视物体，喜欢看活动的物体和熟悉的大人的脸。哭泣时如果听到周围有响声，宝宝会停止哭泣。

2个月宝宝体格发育参照指标

2个月宝宝体格发育参照指标

性别	年龄	项目								
		身长（单位：cm）			体重（单位：kg）			头围（单位：cm）		
		下限值	中间值	上限值	下限值	中间值	上限值	下限值	中间值	上限值
女婴	2个月	53.2	57.4	61.8	4.15	5.21	6.60	35.6	38.0	40.5
男婴	2个月	54.3	58.7	63.3	4.47	5.68	7.14	36.4	38.9	41.5

注：以上数据均来源于原卫生部妇幼保健与社区卫生司2009年6月发布的《中国7岁以下儿童生长发育参照标准》。为了方便广大父母参照使用，在这里我们将基于中间值+2SD（2个标准差）设为上限、−2SD设为下限。上限和下限之间视为一般状态。

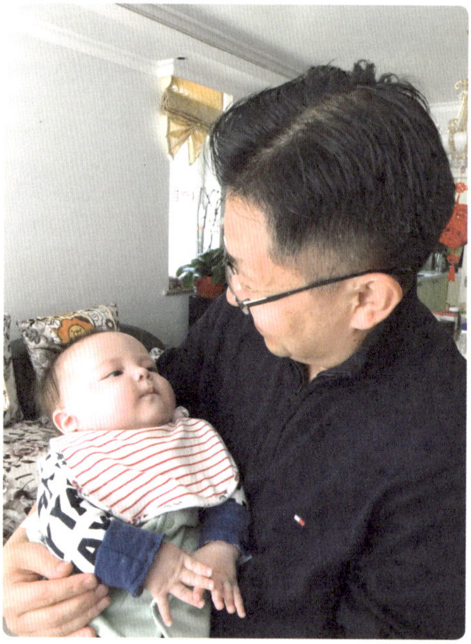

怎样评价2个月宝宝的体格发育水平

对第2个月宝宝的身长、体重、头围等项目进行测量，将测量结果填在下面的“体格发育评价记录表”中，并与上表中相应指标数值进行比较，然后根据比较结果对宝宝的体格发育水平给予评价。

体格发育评价记录表

项目	结果	评价
身长（cm）		
体重（kg）		
头围（cm）		

具体评价方法：

1.将测量结果填在相应的“结果”栏内。

2.测量结果与中间数值基本相符，在相应的“评价”栏内用“=”表示；测量结果高于中间数值，在相应的“评价”栏内用“↑”表示；测量结果低于中间数值，在相应的“评价”栏内用“↓”表示。

3.测量结果小于下限数值或者大于上限数值，可到医院儿童保健科进行咨询。

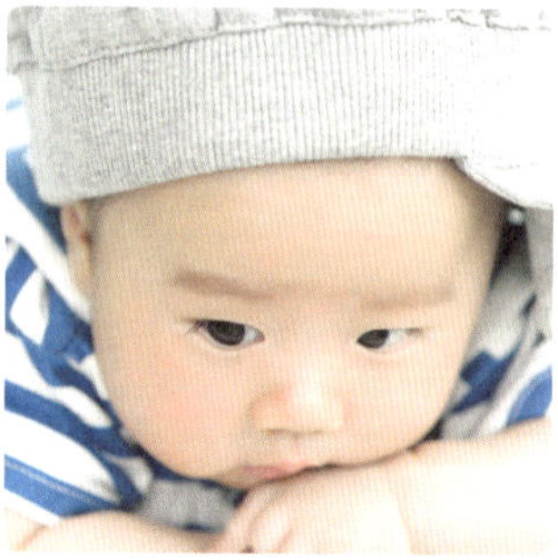

2个月宝宝智力发展的特点

领域 月龄	大运动	精细动作	语言	认知	社会性
2个月	2个月的宝宝仰卧时头可以自由转动，俯卧时可抬头45°左右。被竖直抱时，宝宝头部可以挺立几秒钟甚至1分钟。	2个月的宝宝，经常将手握成拳状，偶尔可将手张开。这是宝宝发展抓握能力的基础。此时，宝宝的两手偶尔能握在一起。	2个月的宝宝听到声音时，能转头寻找声源。这时期大人要经常与宝宝说话，宝宝会有表情反应。	2个月的宝宝能够注视红球，并能随着红球的移动转移视线；可以缓慢注视自己手中的物品，并能跟随物品上下移动视线。	此时期是宝宝养成良好的生活规律的初始阶段，大人要用心培养宝宝的睡眠、饮食及大小便习惯。

怎样评价2个月宝宝的智力发展水平

可通过下表所列的具体的观察内容和操作方法评价2个月宝宝的智力发展水平。

项目＼领域		大运动	精细动作	社会性	认知	语言
项目1	观察内容	头竖直几秒钟	留握拨浪鼓手柄	认妈妈	视线跟随红绒球左右移动	用哭表达需求
	操作方法	将宝宝扶坐或竖抱时，宝宝头部能自己竖直几秒。	将拨浪鼓手柄塞入宝宝手中，宝宝可以留握拨浪鼓手柄。	宝宝看到妈妈时有明确的表情及情绪反应。	让宝宝仰卧，将红绒球置于离宝宝脸15cm～20cm处的中间位置，然后慢慢左右移动红绒球，宝宝双眼可跟着红绒球左右移动。	当宝宝哭泣时，及时满足宝宝的需求。需求得到满足，宝宝立即停止哭泣。
项目2	观察内容	双脚会蹬踏	用眼睛寻找声源	社会性微笑	视线跟随红绒球上下移动	表情语言
	操作方法	扶着宝宝让其站立，宝宝双脚有明显的蹬踏动作。	让宝宝仰卧，在距其头部30cm处捏响玩具，宝宝会用眼睛寻找声源。	宝宝看到妈妈或其他熟悉的亲人时会笑。	宝宝仰卧，将红绒球置于离宝宝脸15cm～20cm处，从宝宝头上部到胸上部慢慢移动红绒球，宝宝的双眼可跟随红绒球上下移动。	宝宝能注视，但不持久。将宝宝放成仰卧位置，成人相距30cm左右注视宝宝的脸，宝宝也能注视成人的脸。

将测评结果记录在下面的“智力发展评价记录表”中。

记录方法：能够按标准顺利通过，用“○”表示；未能按标准顺利通过，则用“×”表示；虽然能够按标准通过但过程不太顺利，即介于上述两种情况之间的状态用“△”表示。

智力发展评价记录表

项目＼领域	大运动	精细动作	社会性	认知	语言
项目1					
项目2					

对智力发展评价结果的解释

评价结果可分为较好、需要特别关注、一般三种情况。

1.在测评结果中，如果某个领域两项都是“○”，说明宝宝在这个领域处于较好的发育状态。

2.在测评结果中，如果某个领域

的项目没有“○”，并且其中一项是“×”，就需要特别关注宝宝在该领域的发育情况了。

3.如果宝宝在某领域的测评结果介于以上两种情况之间，说明宝宝在该领域的发育情况一般。

4.若在以上五个领域中，宝宝有两个或两个以上领域的发育情况需要特别关注，建议到医院儿童保健科进行咨询。

需要特别注意的是，本书的评估内容和操作方法基于服务普通家庭的目的，相对更简单、更易于操作，因此其评估结果只能作为一般参考和用于发现相关问题的早期情况。

2个月婴儿的环境与教育

适时为宝宝提供视听统合环境

这个月的宝宝，视觉、听觉、动作发展日新月异，已能和父母进行简单的交流了。

这时，宝宝已经大致记住了父母的面容。如果父母慈爱、温柔地注视宝宝，他会变得很兴奋。宝宝的眼睛越来越明亮，宝宝此前的斜视现象在这个月一般都能自动纠正。

宝宝不仅能对声音、光亮等刺激做出闭眼睛及寻找的反应，同时对声音的音色与音调有了辨识能力。比起父亲低沉的声调，宝宝更喜欢母亲较高亢的声音。宝宝还能识别噪声。如果大人给宝宝播放舒缓动听的音乐，宝宝会静静地听，还会把头转向声音的来源；如果听到噪声，宝宝就会烦躁、皱眉甚至哭泣。

这些都表明，我们在宝宝出生的第2个月就应该多给宝宝提供看和听，尤其是同时看和听的机会，从而促进宝宝视听统合能力的发展。

给宝宝布置房间应该注意些什么

宝宝的房间不宜放太多东西，也不宜太杂乱。宝宝房间的颜色，尽可能选

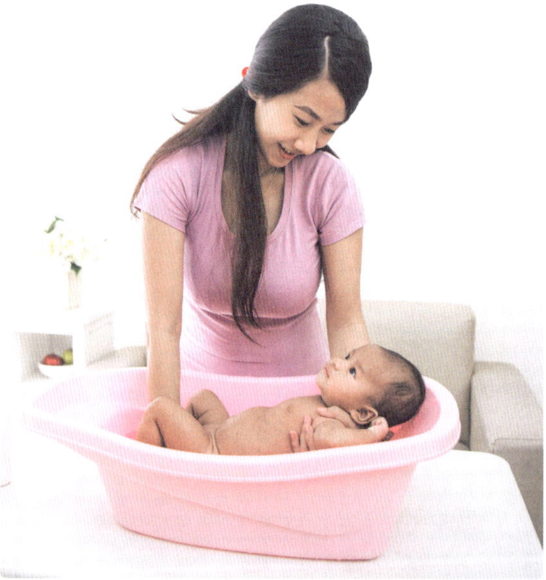

择纯色或对比鲜明的颜色，可以在大面积的墙围处布置一些黑白对比的色块。这时候，宝宝看到的世界更像是一个黑白世界，来自黑白色块的刺激可促进宝宝的视觉发展。也可以在宝宝床上方悬吊红色的玩具，因为红色的光波长，更能够吸引宝宝的注意。此外，悬吊的玩具如能晃动，可以锻炼宝宝的视觉追踪能力。如果悬吊的玩具能发出声音，还可促进宝宝的听觉发展。

爸爸妈妈可以随时与宝宝互动游戏。科学的陪伴，可为宝宝各种能力的发展提供帮助。

在适宜的空间让宝宝练习俯卧抬头

从出生到1个月期间，宝宝如果能

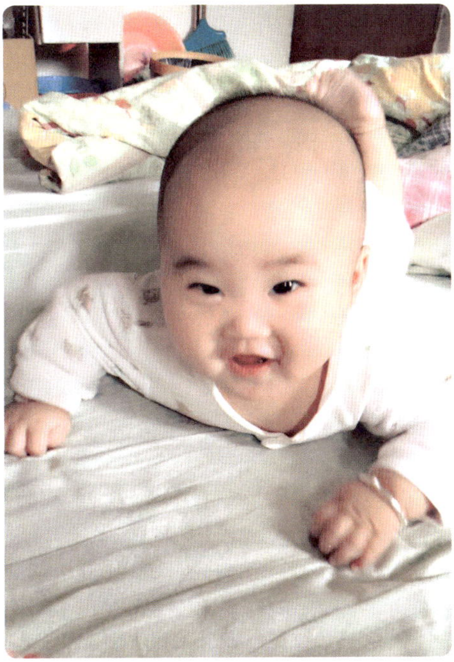

经常科学练习抬头，到2个月时可以抬头45°甚至90°。练习俯卧抬头，能够帮助宝宝进一步增强头颈部肌肉力量的发展。抬头练习最好在空腹情况下进行，如可在喂奶前1小时宝宝觉醒时进行。宝宝俯卧的地方要平坦、舒适，可选择较硬的床面或爬行垫。在宝宝练习时，要避免柔软的床上用品堵住宝宝口鼻影响其呼吸，还要避免尖锐的物品伤到宝宝。

宝宝练习时，让宝宝俯卧在床上或爬行垫上，将其双手放在头的两侧。家长可用一些带声响的、色彩鲜艳的玩具在前面逗引宝宝，激发宝宝做抬头动作。每次练习不宜超过30秒，每日可练习多次。

俯卧抬头练习不仅能锻炼宝宝颈部和背部的肌肉力量，而且能锻炼宝宝的肺活量。

宝宝开始“轮流说话”了

宝宝2个月左右，啼哭有所减少。当吃饱喝足或成人和他说话、向他点头微笑时，他便会发出表示舒服的柔和的“喔——哦——”的声音。这是一种松弛的、深沉的、分化不清的元音。开始时，宝宝对自己的声音会感到好奇。对成人声音的频繁模仿，会加速宝宝语言能力的发展。有人认为宝宝初始的声音是“轮流说话的开始”，其实这仍然是一种自然反射行为。这时候，如果大人

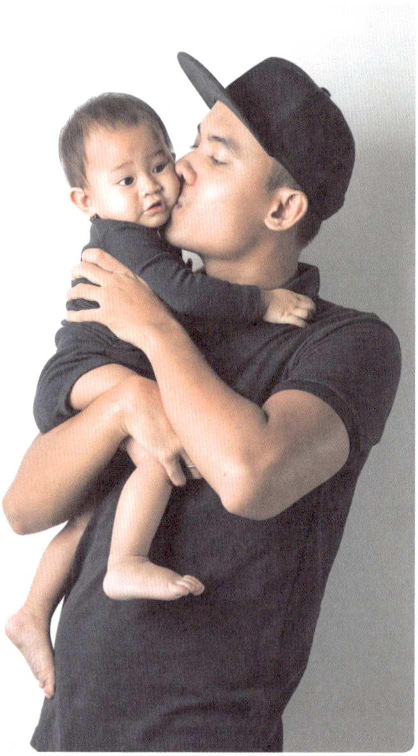

经常与宝宝对话，可促进宝宝语言能力的发展。

找到宝宝啼哭的原因并及时回应

这一时期宝宝与外界的沟通方式很有限，只能通过哭和肢体语言表达他的需求与情绪。哭是宝宝最主要的表达方式。饿了、尿了、冷了、热了……宝宝都会通过哭来表达。宝宝不能自己解决这些问题，只能求助于父母。宝宝的“无助感”促成了他另一种情商基石——“信赖感”的形成。

父母要及时发现宝宝哭的原因，并及时给予回应。满足宝宝的需要，宝宝就会将“信赖”托付于你。信赖感是形成健康人格的基础。

家长该如何跟2个月的宝宝“说话”

成人在跟宝宝讲话时，自然地会改变讲话的方式。那么，适合讲给宝宝的“话”有什么特征呢？声调较高、语速较慢、短语间有较长的停顿、使用较多的叠词……可能都是比较明显的特征。较高频率的声音更适合宝宝早期的听觉能力。语言的重复、停顿则有助于宝宝确认、分析和记忆。

和宝宝说话时，家长可以配合肢体动作，如指着孩子的爸爸说：“看！爸爸来啦！”这对宝宝的认知能力和社会能力的发展十分重要。看护人和宝宝说话时，如果发现他发出类似应答的声音，应该稍做停顿，以给宝宝对获得的语言刺激进行加工的时间。

2个月的宝宝可以竖抱吗

宝宝大动作能力的发展是由上而下的，头颈控制是大动作能力发展的第一步。头颈定位稳定了，才会有后续大动作能力的发展。在宝宝睡足了觉、吃饱了奶、精神又很好的时候，家长可以把宝宝竖着抱起来，让宝宝背靠家长。家长用一只手护着宝宝的胸部，另一只手托着宝宝的臀部，让宝宝脸向前方。这样抱不仅可以帮宝宝练习头颈部力量，还可以开阔宝宝的视野。大部分宝宝都喜欢这项活动。

是否应该阻止宝宝吃手

由于神经系统、心理水平和肌肉力量发育不成熟，这个阶段宝宝的动作大部分是全身性的。宝宝的全身性反应又被称为宝宝的泛化反应。如父母走近宝宝时，宝宝会出现面部肌肉抽动、嘴巴不停开合、手舞足蹈等反应。这个阶段的宝宝，不只是有反射动作和泛化反应，同时表现出了动作与感觉的协调，如视觉、听觉、触觉都可以与动作协调配合。宝宝开始主动寻找环境中的刺激，最明显的行为就是开始吃手。

所以，家长不要刻意阻止宝宝吃手，反而还要给宝宝“吃”一些别的东西，比如可以给宝宝一些消过毒的软玩具，让宝宝啃着玩儿。这可以促进宝宝感知觉的发展。

妈妈的行为节奏对宝宝的影响

第2个月的宝宝正在逐渐适应周围的人每天和自己的互动，比如喂奶、换尿布、搂抱等。妈妈要注意自己的行为节奏、面部表情、语气语调等。妈妈的情绪会导致自己行为的改变，而妈妈行为的改变又会影响宝宝的适应性。

妈妈如果性子急，通常给宝宝的反馈动作是很快的。比如宝宝饿了，妈妈的奶又不够，妈妈可能就会十分急躁，有一些不合适的表情与动作。妈妈动作幅度大了，宝宝就会不舒服。而妈妈如果性子慢，总是按照自己的慢节奏行动，宝宝也许就不能得到及时的照料。

尽早与宝宝进行肌肤接触的意义是什么

和宝宝进行肌肤接触不但可以给宝宝安全感，而且可以为宝宝日后与他人建立关系打下良好的心理基础。实验表明，亲子肌肤接触不但能带给宝宝精神和心理上的安定，同时也具有帮宝宝发展与他人的沟通能力的重要功能。肌肤接触还可以激发宝宝的自主行为。“抱对方，对方就会回抱。”“握对方的手，对方就会反握。”这样的认知将大

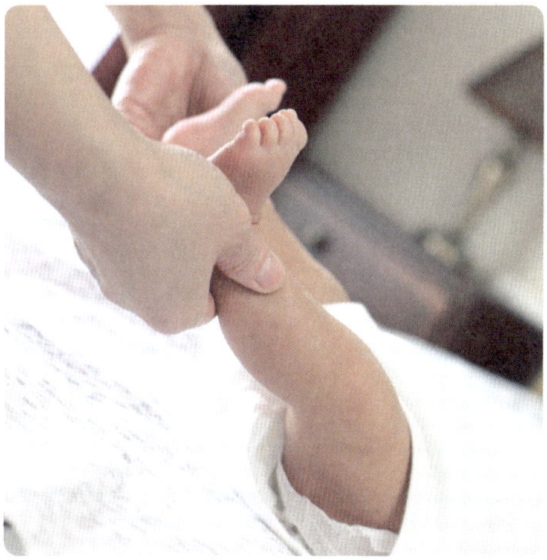

大促进宝宝社会能力的发展。

有报告指出，和妈妈肌肤接触可培养宝宝的稳定情绪，和爸爸肌肤接触可培养宝宝的社会性。有些爸爸妈妈担心常抱宝宝会把宝宝惯坏，这种担心完全没有必要，能借由抱或背来尽情享受亲子肌肤接触，机会难得。宝宝进入青春期或者年龄更大，接触他的机会可能会越来越少。因此，爸爸妈妈要把握好机会，多和小宝宝进行身体接触，多玩游戏。

剖宫产的宝宝需要更多关注吗

顺产的宝宝是经过母体产道的强烈挤压而出生的。这是人一生中接受的第一种强烈的感觉刺激，对大脑的发展意义重大。而剖宫产宝宝缺少这一过程，所以皮肤对外界的刺激更为敏感，情绪也更容易受外界影响。若不及时采取补救措施，剖宫产的宝宝日后可能会出现惧怕陌生人、发育不良、挑食、偏食以及笨手笨脚等现象。及时、尽早加强对剖宫产宝宝的触觉刺激，能部分弥补剖宫产的宝宝因出生方式造成的遗憾。

除了可以每天为宝宝做抚触外，日常照料宝宝时可以让宝宝每天在轻拍、抚摸的温情中入睡，从快速抚摸、拍背的爱中醒来；也可让宝宝在洗澡时玩洗澡玩具。爸爸妈妈也可经常轻吻宝宝的额头，亲亲宝宝的小脸，摸摸宝宝的小手，表达对宝宝的关注；还要经常拥抱宝宝，并抚摸宝宝的背部，表达对宝宝的慈爱。这样都会增加宝宝的安全感，缓解宝宝敏感的情绪反应。

音乐对宝宝身心发育有什么影响

有一位诗人说过：“语言的尽头，就是音乐的开始。”音乐是音响世界中最美丽、最动人的花朵。悦耳动听的音乐不仅能调节宝宝的生理节律，陶冶宝宝的情趣，而且能丰富宝宝的想象力，启迪宝宝的创造力。所以，经常播放适合的音乐给宝宝听，对宝宝的身心发育大有裨益。

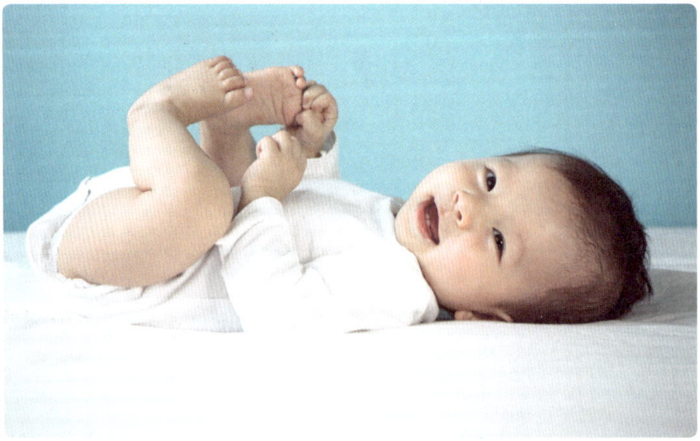

艺术教育对宝宝有什么好处

传统的教育十分注重发展左脑的部分功能，如认知能力、语言能力、逻辑思维等，而忽视了右脑的开发，诸如艺术潜能等领域的发展，使得很大一部分脑细胞长期闲置甚至浪费。随着脑科学的发展，越来越多的人注意到发展婴幼儿右脑潜能的重要性。人类的右脑主要负责处理图像、音乐、空间等信息，所以艺术教育对婴幼儿的右脑潜能的开发具有十分重要的作用。

适合2个月婴儿的亲子游戏

游戏一：一起划小船

游戏目的：引导宝宝做前臂交叉运动，增强宝宝的上肢力量。

游戏方法：

1.让宝宝俯卧在床上，妈妈用玩具逗引宝宝抬头，甚至用两臂撑起上半身。

2.让宝宝俯卧在床边，妈妈在床沿将两手手掌向上垫在宝宝的手掌下，然后交叉移动自己的手掌，带动宝宝做两臂交叉运动。

对于这个游戏，满月后2月龄之内的宝宝每天可玩3～4次，每天可玩半小时。

游戏二：神奇的触摸球

游戏目的：促进宝宝触觉的发展。

游戏方法：

让宝宝仰卧或俯卧，妈妈用直径10cm左右的触摸球反复轻轻刺激宝宝的手心、足底或全身任何位置。在游戏过程中，妈妈可边做游戏边唱亲切悦耳的儿歌给宝宝听。可用软毛刷、丝瓜络等物品代替触摸球。

游戏三：宝宝笑一笑

游戏目的：培养宝宝的社会情绪，培养良好的亲子关系。

游戏方法：

轻轻抚摩或亲吻宝宝的脸蛋和鼻子，并笑着对他说："宝宝笑一个。"也可用语言或带声响的玩具逗引宝宝；或轻轻地挠他的肚皮，让他挥手蹬脚，直至其发出"咿咿呀呀"的声音或"咯咯"的笑声。注意观察哪一种动作最易引起宝宝大笑，并经常有意重复这种动作，从而使宝宝时常高兴而大声地笑。这种条件反射于宝宝而言是有益的学习过程。这样的动作可以逐渐扩展，从而使宝宝能对更多动作做类似反应。需注意的是，有些宝宝由于身体原因，如气管不太好，不适合持续大笑。

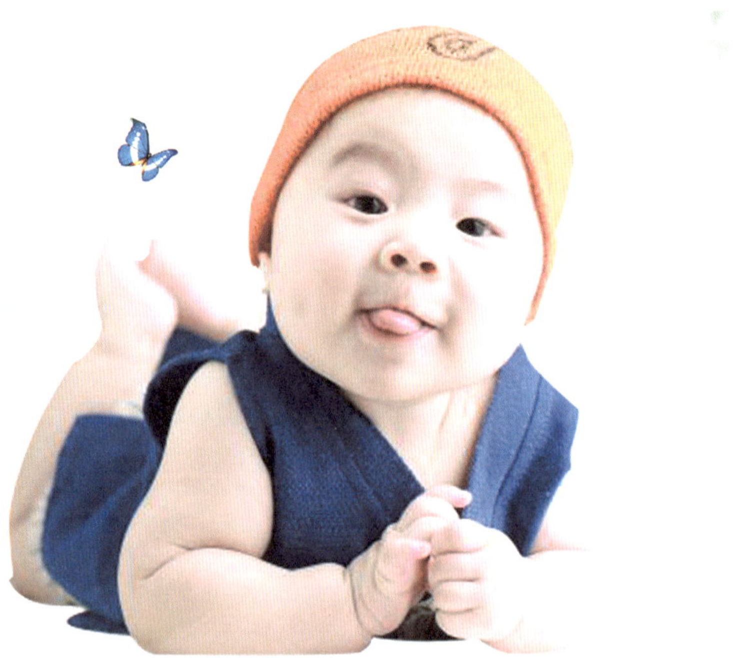

视频15：听声寻物（打开微信公众号“童芽”，点击“童芽学院”，点击本书封面，点击右下角“拍图看视频”按钮，拍摄此图观看相关操作视频。）

游戏四：听声寻物

游戏目的：训练宝宝的听觉辨别力和方位听觉，同时提高宝宝的适应能力。

游戏方法：

让宝宝仰卧，把拨浪鼓悬在宝宝视线内。当看到宝宝注意到拨浪鼓时，开始摇动拨浪鼓，并告诉宝宝“这是拨浪鼓，宝宝看拨浪鼓”。

摇动拨浪鼓吸引宝宝注意时，可以边摇拨浪鼓边在宝宝头上方沿不同方向慢慢移动拨浪鼓，使宝宝追声寻源。

可以换其他可发出声音的玩具，训练宝宝的声音辨识能力。

适合2个月婴儿的益智玩具

视听玩具

2个月宝宝的视听觉已得到进一步发展，可为其选择更加丰富的可促进其视觉和听觉发展的玩具，比如对发展其视觉有利的红球、吹塑彩环、直径约15cm的彩球、塑料小动物、彩色图画等；对发展其听觉有利的带铃的环、软塑料捏响玩具、八音盒等。给宝宝选择视听玩具时，要注意玩具的大小不要超过大人的脸。

推荐玩具：八音盒

第3个月

3个月婴儿的喂养与护理

继续坚持母乳喂养

纯母乳喂养能满足6月龄内的宝宝所需要的全部液体、能量和营养素。所以，妈妈应坚持纯母乳喂养至少6个月，如有母乳喂养问题，应积极寻求专业人员的帮助。

宝宝厌奶怎么办

无论母乳喂养还是配方奶喂养，这个月龄的宝宝都有可能出现厌奶的情况。

厌奶的原因有很多，主要是由宝宝情绪或身体上的问题造成的。这时，宝宝易受外界环境刺激，吃奶时容易分心。

厌奶一般最早出现在宝宝3个月左右。3个月以前，宝宝的主要目标是健康地活下来，所以吃奶于宝宝而言非常重要，吃和睡占据了宝宝绝大多数的时间。3月龄左右的宝宝的生活已十分丰富，宝宝的各种感官逐渐发育成熟，宝宝的运动能力也越来越强。这时，宝宝对大千世界非常感兴趣，想去感受、触摸、挑战身边的任何事物。这导致宝宝不能专注地吃奶，宝宝因而出现了厌奶的情况。当然，厌奶的出现可能和环境的改变、家庭情况的变化等也有一定关系。

不管宝宝的厌奶缘于何种原因，妈妈都要放松心态，不能着急。当宝宝出现厌奶的情况时，建议按需哺喂，选择安静、无人打扰的熟悉环境，拉上窗帘，最大程度地减少外界刺激。妈妈可以通过语言、抚摸等适度安抚宝宝，让宝宝感受到妈妈对宝宝的思维的理解。

家长大可放心，健康的宝宝是知道饥渴的。如果宝宝由于“厌奶”出现了脱水的状况，甚至更严重的情况，则要十分注意，最好尽快到医院就医。

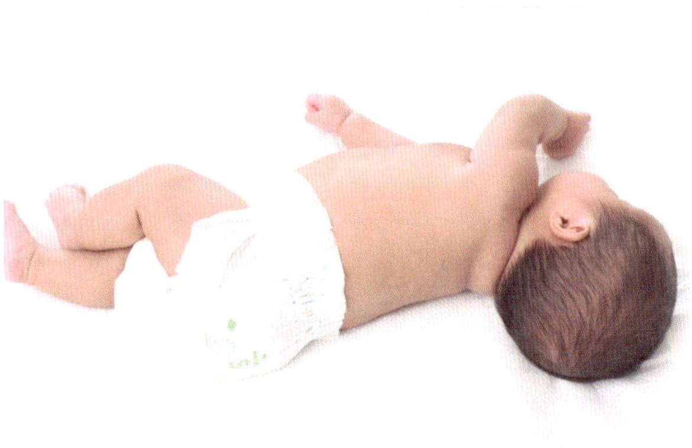

成功实施纯母乳喂养往往是没有捷径的，必须先用对方法，再加以坚持。遇到困难时，可向专业人士求助。

预防乳汁不足的方法

宝宝频繁而有效的吸吮是增加奶量最有效的方法。

很多时候，所谓的“母乳不足”，是宝宝不能有效地将乳汁从乳房中吸出，吃不到足够的母乳，从而出现饥饿、哭闹、体重不增长的情况。

让母婴双方都舒适的哺乳姿势能促进母乳喂养的成功实施。很多妈妈产后并不是没有奶，没奶的表象往往是宝宝衔乳姿势不对或无效吸吮造成的。这个时候，家人要给妈妈信心。如果得不到家人的支持，产妇将会逐渐丧失信心。母乳的正常分泌靠的就是宝宝的吸吮。所以，务必尽早开奶，按需哺乳。这一切都是需要一些时间的。在这段时间，家人的支持真的很重要。动不动就“打击”新妈妈，说她没奶，“还不如直接给宝宝吃奶粉”；或是看宝宝吮吸几口没吸到奶就不让宝宝吃了，然后直接给宝宝喂奶粉……这些行为才真的会导致妈妈没有奶，从而更难达成母乳喂养。

宝宝的第三次生长加速期

纯母乳喂养的宝宝在3个月左右还会经历一个快速生长期。这时，宝宝的主要表现是不断地想吃奶，经常每小时就需要吃一次奶，这是一种正常现象。妈妈不必过度担心，只需根据宝宝的需求进行哺乳即可。乳房会在频繁的刺激下产生更多的乳汁。不必喂宝宝任何其他液体，比如水和配方奶。这时频繁的哺乳模式只是暂时的，通常只会持续4～5天。

3个月宝宝的人工喂养

人工喂养的宝宝在这个时期食欲非常好，大人需刻意控制宝宝的进食量，避免宝宝因饮奶过量导致肥胖或厌奶。这时，宝宝每天的进奶量应控制在900mL以下。此外，对于这个月的宝宝，不要为其添加任何淀粉类食物，因为宝宝还不具备消化淀粉的能力。这时期，除了母乳和配方奶，不要让宝宝进食其他任何食品。

3个月宝宝的混合喂养

这个时期，宝宝生长发育迅速，进食量会相应增加。妈妈已通过放松心情、勤哺乳、吸奶器追奶等方法促进乳汁分泌，但仍然不能满足宝宝需求时，可适当为宝宝添加配方奶粉。建议采取补喂法。补喂就是每次给宝宝喂奶的时候先进行母乳喂养，当宝宝吃完母乳，仍想要吃奶时，再喂宝宝配方奶直至宝宝吃饱。

尽量不要给宝宝补水

正常情况下，不建议给6个月以内的宝宝额外补水。为宝宝额外补水可能导致宝宝体内胆红素水平升高，以及严重的水中毒。另外，额外补水会使宝宝胃部充盈，影响宝宝吃奶，从而导致宝宝体重增长不理想。不止如此，宝宝若减少吃奶次数，将使得妈妈的乳房得不到足够的吸吮刺激，从而影响乳房分泌乳汁，最终影响母乳喂养的正常进行。

关注宝宝口腔

婴幼儿期是人生的起始阶段。此时，口腔最大的变化是从无牙到乳牙萌出。婴幼儿口腔、颌面的正常发育和牙齿的正常萌出，从婴幼儿此后一生的口腔健康甚至全身健康的角度而言至关重要。

母乳不仅是婴幼儿最好的食物，对婴幼儿的口腔健康也有促进作用。相较于人工喂养的宝宝，母乳喂养宝宝的乳牙患龋病的风险较低。母乳喂养的婴幼儿颌面部的生长发育也更健康。人工喂养的宝宝基本不需要用力吸吮，其咀嚼肌因此得不到应有的锻炼，这十分不利于其口颌系统的生长发育。

另外，大人在喂养宝宝时不要将宝宝用的奶嘴或勺子放在自己的口中试温度，否则会把自己口腔中的致病菌传染给宝宝。致龋细菌越早传给宝宝，宝宝越容易患龋病。

使用婴儿车的安全要点

不当使用婴儿车可能给宝宝带来危险，如宝宝被婴儿车部件缠住以致窒息、摔伤等。一般来讲，使用婴儿车需要十分注意以下安全要点：

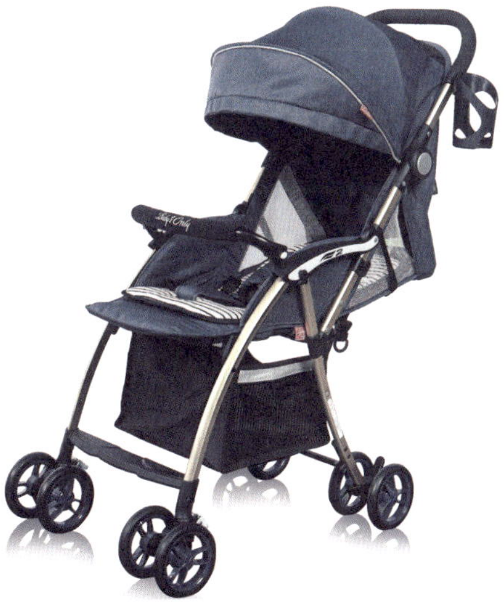

1.务必好好阅读并严格执行配套的使用说明。

2.若要在水边、地铁站台（或火车站台）等地停放，一定要十分小心。

3.当宝宝在婴儿车里的时候，务必时刻关注宝宝的状况。

4.停放婴儿车时务必将其停稳。

5.使用婴儿车前先好好检查其安全装置，且要正确使用其安全装置。

6.严禁用婴儿车代替婴儿床。

7.严禁让宝宝在婴儿车内使用枕头、坐垫或靠垫。

8.在做任何调整前将宝宝移出车外。

9.禁止宝宝在婴儿车上站立或探身车外。

10.严禁把购物袋挂在车把上，否则可能造成婴儿车倾倒。

11.不要让其他宝宝攀爬或单独推婴儿车，更不要让他们触碰婴儿车的折叠开关。

如何选用背巾和背带

婴儿背带和背巾是自古以来的“育儿神器”，但婴儿背带和背巾各有利弊。

婴儿背巾是很多育儿专家以及骨科

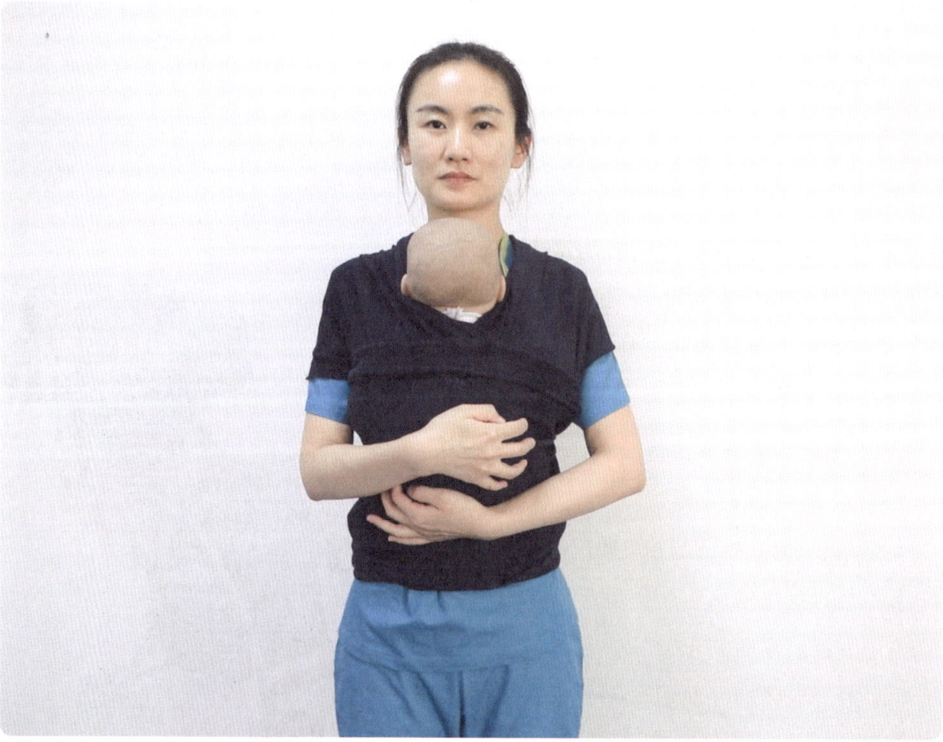

视频16：婴儿背巾的使用方法（打开微信公众号“童芽”，点击“童芽学院”，点击本书封面，点击右下角“拍图看视频”按钮，拍摄此图观看相关操作视频。）

医生极力推荐的。背巾可以让宝宝依偎在照护者的怀里，增加宝宝的安全感。宝宝是以坐姿坐在背巾里面，如此可以促进宝宝髋关节的发育。并且大多数情况下，不管是有环背巾还是无环背巾，长背巾还是短背巾，照护者一个人基本上就可以搞定。婴儿背巾虽然有这么多优点，但是在炎热的夏天，婴儿背巾就不是十分合适了。而婴儿背带可以解决在炎热的夏天不方便使用婴儿背巾的问题，但婴儿背带同样有很多缺陷。妈妈使用婴儿背带背宝宝的时候，宝宝的双下肢是奁拉着的，这对促进宝宝髋关节的发育就不如婴儿背巾有优势了。夏天的时候，很多妈妈也喜欢用腰凳。但有人认为宝宝坐在腰凳上时双下肢是奁拉着的，因此也不利于小宝宝髋关节的发育。婴儿背巾的具体使用方法请参考视频16。

重要提示

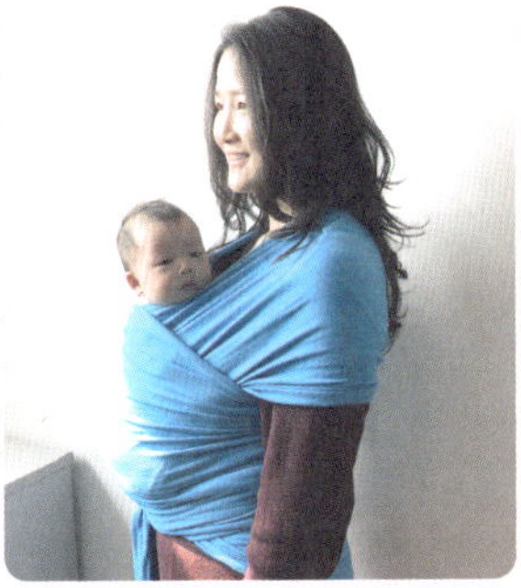

1.使用背巾时要保证母婴舒服地贴紧。由于背巾有足够的弹性，不用担心宝宝被勒住。

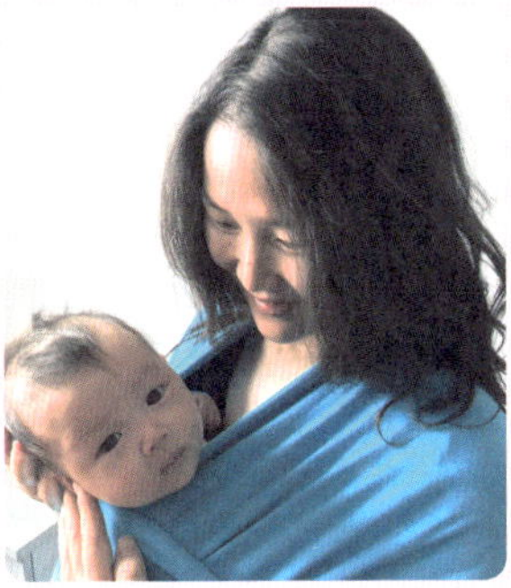

2.保证宝宝时时刻刻在妈妈视线范围内。

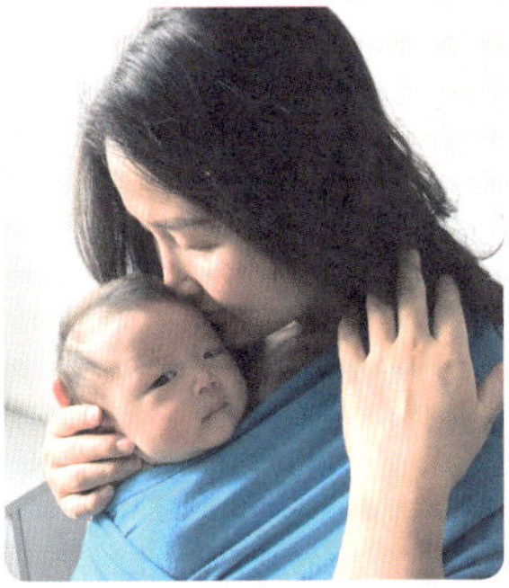

3.妈妈要与宝宝保持随时可以亲吻宝宝额头的距离。

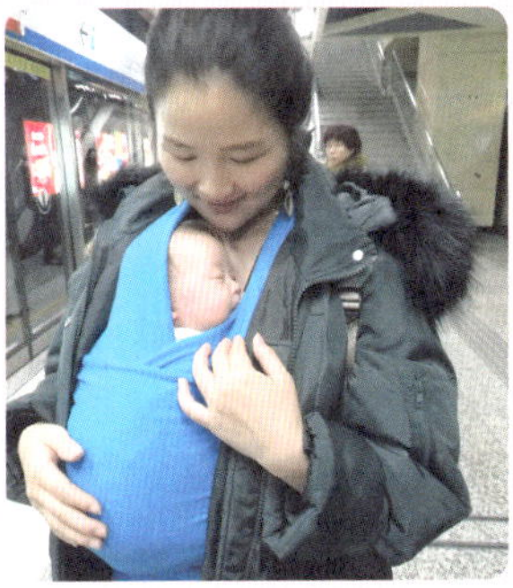

4.让宝宝头部保持竖直，下巴离开胸部，呈略仰头状态。

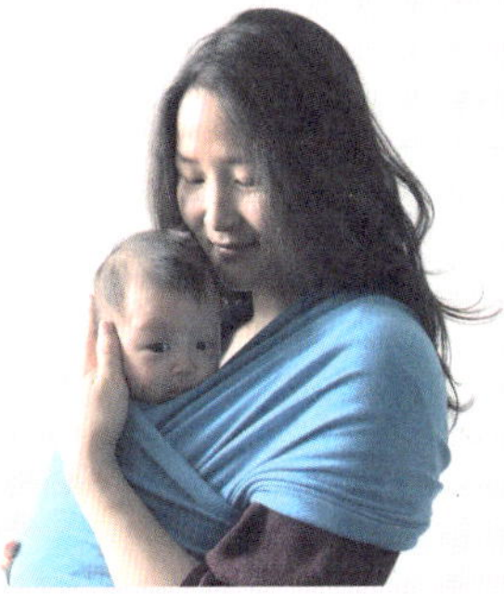

5.保证背巾可很好地支撑宝宝的背部，让宝宝足够贴紧妈妈。

进行母乳喂养的妈妈回归职场前要做哪些准备工作

这时，准备返回职场的妈妈最好提前为上班后继续进行母乳喂养做一些准备工作。

1.妈妈在返回职场前可以先少量储存一些乳汁，因为重返职场初期可能发生乳汁减少的状况。

2.提前准备适量的冰包和储奶器具。玻璃瓶、聚丙烯材质的容器、安全的储奶袋都可以用来储存乳汁。千万不要使用含双酚A材料的容器。

3.在返回职场前一周就要开始调整作息时间，并规划好挤奶时间。

职场妈妈如何进行母乳喂养

职场妈妈可采取以下方式进行母乳喂养。早上上班前亲喂一次。上午挤奶一次。中午亲喂一次。上午挤出的奶让宝宝下午吃。下午挤奶一次。下午挤出的奶，下班后即可喂给宝宝。夜间尽量亲喂。如果宝宝不吃夜奶，可以将奶挤出来，第二天上午喂宝宝吃。

背奶所需物品包括冰包、储奶袋（储奶瓶）和冰袋。为避免浪费，乳汁最好用60mL～120mL的小袋分装。每3小时左右挤奶一次，能有效避免奶胀，而且能保证泌乳量。

3个月婴儿的疫苗与接种

百白破三联混合疫苗可预防哪几种疾病

三联疫苗是百白破混合制剂的简称，可用于预防百日咳、白喉和破伤风三种疾病。脱离母体后的宝宝虽可从母体带来百日咳的抗体，但其含量甚微，不足以对宝宝起到保护作用。因为百日咳对宝宝的危害极大，而且3个月大的宝宝对百白破混合制剂已能够产生理想的免疫应答反应，所以现行的国家免疫程序规定：出生后满3个月的宝宝应开始接种百白破三联混合制剂。

宝宝出生时未能及时接种卡介苗怎么办

如果宝宝出生时因各种特殊原因未能及时接种卡介苗，应根据宝宝的年龄分别采取不同的解决方案。

1.小于3个月的宝宝可直接到社区服务中心的儿童保健科进行补种。

2.大于3个月至3岁的儿童，应先到结核病防治所做结核菌素纯蛋白衍生物（TB-PPD）或卡介菌纯蛋白衍生物（BCG-PPD）试验，试验阴性者应立即补种。

3.大于或等于4岁未曾接种过卡介苗

的儿童则无须补种。

已完成卡介苗接种的儿童，即使未形成卡疤也不必补种。

可以预防百日咳、白喉以及破伤风的疫苗有几种

目前，我国可预防百日咳、白喉以及破伤风的疫苗有两种。

一是百白破三联混合制剂。该疫苗属于灭活疫苗，可同时预防百日咳、白喉和破伤风三种疾病。

二是可替代百白破疫苗的五联疫苗。该疫苗也属于灭活疫苗，除了可以预防百日咳、白喉、破伤风以外，同时还可预防脊髓灰质炎以及由B型流感嗜血杆菌引起的一系列呼吸道感染性疾病。

接种百白破疫苗后为什么在接种局部会摸到硬块

百白破三联混合制剂接种于臀部或上臂。有相当一部分宝宝在接种后，接种局部会出现硬结。为什么接种百白破混合制剂后接种局部会出现硬结呢？因为目前我们所使用的百白破混合制剂含有一定量的吸附制剂。这些吸附制剂的成分主要是硫酸钾铝、磷酸铝或氢氧化铝等，尤其以使用氢氧化铝最为常见。免疫学上将这些吸附制剂称为佐剂。在免疫制剂中添加一定量吸附制剂的目的是增强疫苗本身的免疫原性，使人体接种疫苗后能产生更理想的免疫应答反应。然而，吸附制剂的缺点是，随疫苗进入人体后不易被机体立即吸收。尽管医护人员为解决这个问题，在接种方式上已经采取了一些相应的措施，如深部肌肉注射、在不同部位交替接种，但仍有相当一部分宝宝接种后会出现局部硬结的现象。一般来讲，这样的硬结需要1～2个月才能被完全吸收。

为避免或减少接种局部硬结的发生，医护人员一般会按严格的操作规程进行接种。接种前，医护人员会将疫苗充分摇匀后再抽到注射器内。对于一剂百白破混合制剂，其安瓿被打开后，如超过1小时无人接种，此剂疫苗将被废弃。接种的部位应准确无误，进针角度应为90°。由于百白破三联疫苗需连续接种三次，每次接种应在左臀、右臀或上臂两侧交替进行。宝宝接种后应在现场留观30分钟，以便于专业人员观察宝宝有无接种反应。接种后，要让宝宝多休息，适当减少活动量，多饮水。接种后24小时内宝宝不宜洗澡，尤其是接种局部不可沾水，以免造成局部感染。

宝宝接种疫苗后局部出现硬结怎么办

只要硬结局部没有红、肿、热、痛等异常现象出现，就不必过于担心，可

以每天坚持给宝宝做干热敷。

做干热敷的具体方法是：将一块清洁的干毛巾垫在硬结局部，然后将灌有热水的热水袋置于干毛巾上。每天可进行2～3次，每次10～15分钟为宜。如果干热敷效果欠佳，适当的理疗也可促进硬结的快速吸收。

3个月婴儿的成长与发育

3个月宝宝的特点

3个月的宝宝最显著的变化就是能够俯卧抬头。这一时期，妈妈要多让宝宝练习俯卧抬头，让宝宝俯卧抬头时用双肘撑起上半身。可以把新奇的玩具或可移动的镜子摆在宝宝头前，宝宝想去抓玩具或看镜子中的自己时，就会努力撑起身体。这样的练习，会让宝宝的颈部、上肢和胸部的肌肉力量逐渐增强。当宝宝学会俯卧抬头以及用双肘撑起身体时，宝宝的视野将大大扩展，宝宝将看到更多事物。3个月时，宝宝的听力也有了明显发展。在听到悦耳的声音以后，宝宝能将头转向声源的方向。这可以用来检测宝宝的听觉能力。这时，宝宝能够辨别母亲的声音，对母亲的声音最为敏感。妈妈要经常轻柔地、充满爱心地和宝宝说话。

这一时期的宝宝能发出一些简单的元音。研究表明，不管母语是何种语言，这个阶段的宝宝发出的元音都差不多。这以后由于不停地受母语的刺激和强化，宝宝慢慢地就会说母语了。

有些宝宝这时可能已经会侧卧了，甚至能自己由仰卧翻至侧卧。妈妈可以用玩具或声音逗引宝宝，让宝宝练习翻身。宝宝如果学会了翻身，将为进一步扩大活动范围打下基础。

3个月宝宝体格发育参照指标

3个月宝宝体格发育参照指标

性别	年龄	身长（单位：cm）			体重（单位：kg）			头围（单位：cm）		
		下限值	中间值	上限值	下限值	中间值	上限值	下限值	中间值	上限值
女婴	3个月	56.3	60.6	65.1	4.90	6.13	7.73	37.1	39.5	42.1
男婴	3个月	57.5	62.0	66.6	5.29	6.70	8.40	37.9	40.5	43.2

注：以上数据均来源于原卫生部妇幼保健与社区卫生司2009年6月发布的《中国7岁以下儿童生长发育参照标准》。为了方便广大父母参照使用，在这里我们将基于中间值+2SD（2个标准差）设为上限、−2SD设为下限。上限和下限之间视为一般状态。

怎样评价3个月宝宝的体格发育水平

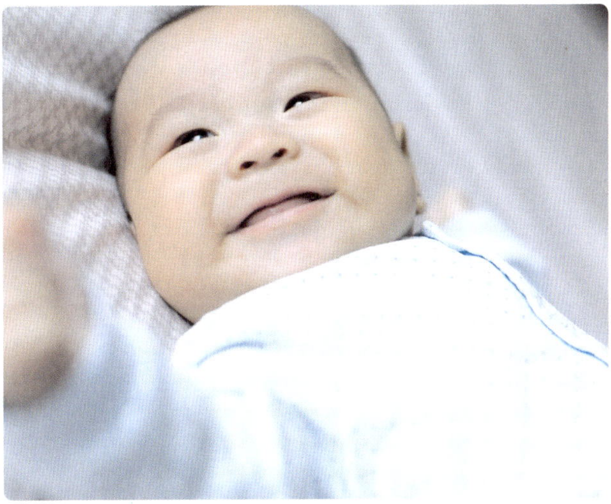

对第3个月宝宝的身长、体重、头围等项目进行测量，将测量结果填在下面的“体格发育评价记录表”中，并与上表中相应指标数值进行比较，然后根据比较结果对宝宝的体格发育水平给予评价。

体格发育评价记录表

项目	结果	评价
身长（cm）		
体重（kg）		
头围（cm）		

具体评价方法：

1.将测量结果填在相应的“结果”栏内。

2.测量结果与中间数值基本相符，在相应的“评价”栏内用“=”表示；测量结果高于中间数值，在相应的“评价”栏内用“↑”表示；测量结果低于中间数值，在相应的“评价”栏内用“↓”表示。

3.测量结果小于下限数值或者大于上限数值，可到医院儿童保健科进行咨询。

3个月宝宝智力发展的特点

月龄＼领域	大运动	精细动作	语言	认知	社会性
3个月	宝宝俯卧时，可以抬头90°。这时的宝宝还可以从仰卧位翻身到侧卧位。大人扶住宝宝两侧腋下将其竖直放在床上或地上，明显能感觉到宝宝的腿部可以支撑一点儿重量。	3个月的宝宝能够将两只手接触在一起；看到物体会舞动双手；手中抓握物体时，经常将其送入口中。	这时的宝宝很容易被逗笑，而且能发出笑声。3个月的宝宝能主动发出更多音，甚至能清晰地发出一些元音。	3个月的宝宝可以第一时间注意到自己面前的玩具，并且可以灵敏地追视，比如其视线可以跟随红球移动180°。	宝宝3个月的时候开始养成比较规律的生活习惯，比如每天的睡眠、饮食、大小便等都有一定的规律。

怎样评价3个月宝宝的智力发展水平

可通过下表所列的具体的观察内容和操作方法评价3个月宝宝的智力发展水平。

项目 \ 领域		大运动	精细动作	社会性	认知	语言
项目1	观察内容	主动抬头	主动抓握	手指相碰	将物体握在手中并能主动看物体	咯咯咯的笑声
	操作方法	让宝宝仰卧，轻轻拉其双腕，可见其头部能主动抬起一些。	把拨浪鼓柄放在宝宝手上，宝宝能将拨浪鼓握住并举起。	宝宝在玩手时，其双手手指能相互碰到。	将拨浪鼓手柄放在宝宝手中，宝宝能用手握住拨浪鼓并会盯着拨浪鼓看。	宝宝能发出咯咯的笑声。
项目2	观察内容	背部的稳定	手指抓东西	期待吃奶	持久的注意以及双臂的活动	专注听音乐
	操作方法	扶宝宝坐时，其背部基本能保持稳定，不摇晃。	宝宝仰卧时，能做用手抓扯衣服的动作。	妈妈准备给宝宝喂奶时，宝宝会一直看着妈妈。	让宝宝坐在妈妈腿上，拿几块方木和几个纸杯子放在宝宝够得到的地方。宝宝能观察、研究，并会伸出双臂企图将方木和纸杯拿到手里。	为宝宝播放音乐时，宝宝能专注地倾听。

将测评结果记录在下面的“智力发展评价记录表”中。

记录方法：能够按标准顺利通过，用“○”表示；未能按标准顺利通过，则用“×”表示；虽然能够按标准通过但过程不太顺利，即介于上述两种情况之间的状态用“△”表示。

智力发展评价记录表

项目 \ 领域	大运动	精细动作	社会性	认知	语言
项目1					
项目2					

对智力发展评价结果的解释

评价结果可分为较好、需要特别关注、一般三种情况。

1.在测评结果中，如果某个领域两项都是“○”，说明宝宝在这个领域处于较好的发育状态。

2.在测评结果中，如果某个领域的项目没有“○”，并且其中一项是

“×”，就需要特别关注宝宝在该领域的发育情况了。

3. 如果宝宝在某领域的测评结果介于以上两种情况之间，说明宝宝在该领域的发育情况一般。

4. 若在以上五个领域中，宝宝有两个或两个以上领域的发育情况需要特别关注，建议到医院儿童保健科进行咨询。

需要特别注意的是，本书的评估内容和操作方法基于服务普通家庭的目的，相对更简单、更易于操作，因此其评估结果只能作为一般参考和用于发现相关问题的早期情况。

3个月婴儿的环境与教育

宝宝开始对人笑

这个时候的宝宝能够频繁地对周围的人展露微笑。这种微笑叫作社会性微笑，是宝宝情绪分化的第一步，也是宝宝心理健康发展和已开始与父母建立良好亲子关系的主要标志。当宝宝出现这种行为时，妈妈应当无比重视，要尽可能地多逗宝宝，让宝宝微笑。

由于个体之间存在差异，即使宝宝不能经常性地露出欣喜的表情，家长也无须紧张。总体来说，这个时期是宝宝变得越来越兴奋的起始时期。妈妈要经常对着宝宝微笑，与宝宝交流，和宝宝说一些开心的事情，以给宝宝提供感受与模仿快乐情绪的环境。

3个月宝宝的感觉能力的发展

宝宝越小，其嗅觉、味觉越灵敏。但宝宝的大脑对各种嗅觉、味觉刺激的判断力不足，所以宝宝只对熟悉的、感觉安全的气味或味道表示欢迎，如宝宝会本能地回避刺激性气味，更喜欢甜味的水。

视觉上，3个月的宝宝眼睛看远、看近的调节功能已经发育完成。他们虽然对人和物的具体细节看得还不是很清楚，但已能凭着外形的差别，认出不同的人和物，例如妈妈的脸、爸爸的眼镜、自己的奶瓶等。此时，宝宝对色彩的反应仍不是很强烈，但红色的东西还是更能吸引宝宝的注意。

听觉上，宝宝不只能分辨声音的音色，还可以初步区别音高。所以，继续给宝宝播放轻松愉快的音乐，对其听觉的发育无疑将有很大的帮助。

感觉偏好的产生和加强，说明宝宝各种感觉的分辨能力和记忆能力都大大提升了，这也是其日后个性形成的基础。所以，在这个月龄时，家长要有意识地为宝宝提供各种视觉、听觉信息，以促进宝宝感觉分辨能力的进一步提升。

要让宝宝多接触大自然

在大自然中，宝宝不仅能充分发挥爱玩好动的天性，还能在潜移默化中领悟大自然的美好。来自大自然的气息，更容易感染宝宝纯净的心灵，更容易促发宝宝学习和想象的主动性。爸爸妈妈在忙碌之余，利用休息时间和宝宝一起投入大自然的怀抱，既可以放松心情，增进与宝宝的亲子感情；又能在和宝宝玩耍的过程中重温自己童年的美好时光，何乐而不为呢！

如何在家庭中给宝宝营造丰富的视觉刺激

丰富的视觉环境对宝宝大脑的发育十分重要。这个月龄的宝宝平时主要是仰卧着的，因此可在宝宝头上方20cm～30cm的位置悬挂一些宝宝感兴趣的玩具，如彩色的圆环、风铃和气球等。给宝宝看和玩的玩具最好是红色或绿色且伴有声响的。可以在宝宝面前摇晃玩具，以引起宝宝的兴趣，使其视线集中在玩具上。玩具可经常调换，以给宝宝更多的视觉刺激。

多给宝宝提供锻炼手眼协调的机会

视觉与动作的统合发展最早是从手眼协调开始的。对于3个月的宝宝，移动中的物体更能吸引他的注意。移动的物体可以吸引宝宝追视。家长可以让可移动的物体在宝宝够得着的范围内移动，以吸引宝宝伸手去够取，从而使其从只能无意识地碰到物体的阶段，向有意识地用手去够取物体的阶段发展。宝宝

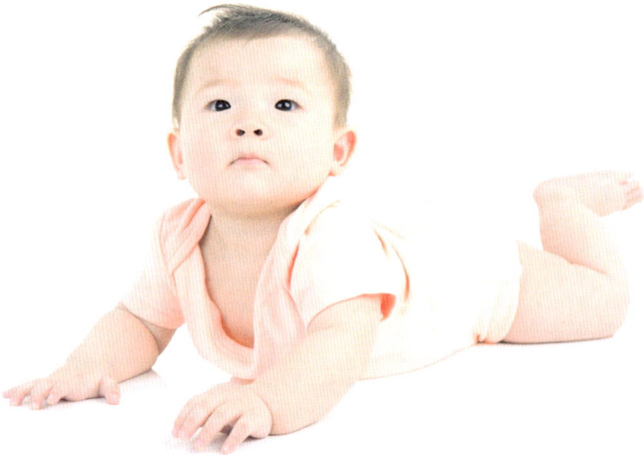

的这种行为是视觉与动作结合发展的结果，也是宝宝手眼协调进一步发展的基础。

爸爸妈妈要从这时候开始有意识地为宝宝提供更多的锻炼手眼协调的机会。可以在宝宝的小床或婴儿车上挂一些色彩鲜艳的玩具，然后用手晃动玩具或使其发出声音，吸引宝宝主动去够取、去追视，促进宝宝视觉与动作的协调配合，从而锻炼宝宝的手眼协调能力。手眼协调能力的良好发展对于宝宝未来的学习、生活及工作意义重大。

如何给宝宝更丰富的语言刺激

3个月宝宝的社会性已有所发展，逐渐学会与大人交流，能够简单模仿大人发出“哦——哦——”的声音。大人要经常逗引宝宝发出不同的声音，要多给予更丰富的声音刺激。更重要的是，妈妈要经常和小宝宝说话、交流。在给宝宝喂奶、喂水、换尿布的时候，都要和宝宝说话，比如：“妈妈给宝宝喂奶了，宝宝好好吃哦。”“看我宝宝吃得多香啊！”“宝宝吃饱了吗？吃饱了我们休息一会儿吧。”等等。

如果家长经常与宝宝用语言交流，就会为宝宝提供更多的习得语言的机会。与宝宝的语言交流不频繁的话，将会使得宝宝缺少足够的语言刺激，可能导致宝宝说话晚或者未来表达能力弱等情况。因此丰富的语言刺激、良好的语言环境，对宝宝语言能力的发展有着重要的促进作用。

如何促进宝宝的语言发展

这个时候的宝宝，除了能够自发地微笑，同时很容易被逗笑，甚至能够笑出声来。这是宝宝感觉器官成熟后，对外界的刺激给予的回应。家长可在宝宝情绪愉快时多与宝宝说笑，逗引他发音。家长还可尝试用不同的语调和宝宝说话，如亲切和蔼的声音、命令式的声音、激动的喊叫等，让宝宝学着分辨不同的语调在表达上的效果。除了看护人要多与宝宝说话外，其他家庭成员也需要多跟宝宝说笑，以促进宝宝对更多不同声音的感知能力。

如何帮助宝宝学翻身

3个月的宝宝已经可以学翻身了。此时，宝宝的头部定位已经很稳定，颈部和胸部肌肉力量也逐渐增强。此时，宝宝仰卧时可以靠上身和上肢的力量把上半身翻至侧卧姿势，臀部以下则仍保持仰卧姿势；动作幅度大时偶尔也会完全翻至侧卧姿势甚至俯卧姿势。当然，此时宝宝虽然会有想要翻身的意向，但大多数宝宝还不能主动完成翻身动作，需要看护人的帮助才能完成翻身动作。在

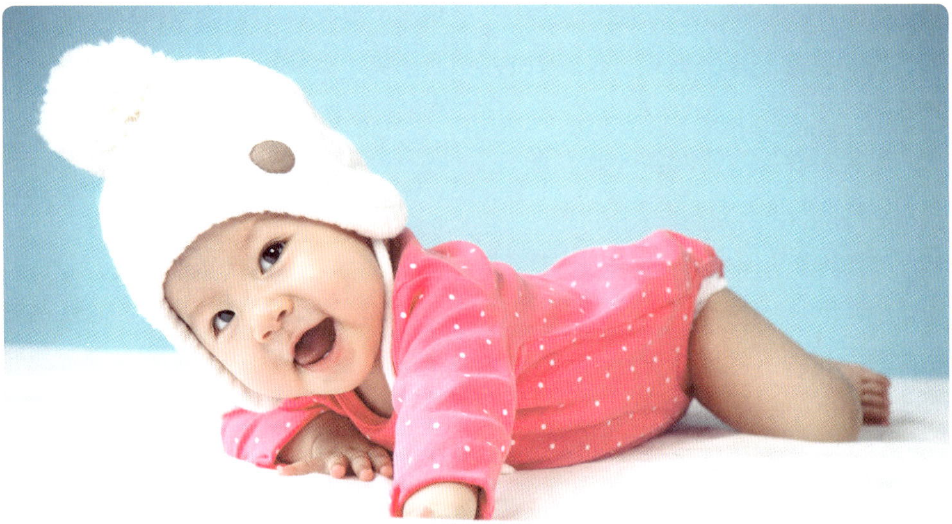

宝宝仰卧时，看护人可在宝宝的臀部稍稍推一下，帮他把左腿搭在右腿上，握住宝宝的左手手腕轻轻地拉一下，然后用手指轻轻刺激宝宝的背部，促使宝宝主动翻身至侧卧位，甚至进一步翻至俯卧位。用同样的方法让宝宝练习翻身至另一侧。

翻身是宝宝动作能力发展中里程碑式的事件。宝宝一旦学会翻身，就表示他可以控制脊柱，可以做自己的“主人”了。

家庭氛围潜移默化地影响着宝宝的成长

宝宝生活的环境离不开养育他的人。无论是热闹的大家庭还是简单的三口之家，都是宝宝最初接触的最为重要的“人文环境”，这个环境对宝宝的成长起着至关重要的作用。家庭成员之间互敬互爱、教养观念一致，宝宝的成长就会更加顺利。相反，家庭成员之间关系冷漠甚至经常争吵，宝宝的个性和行为就会受到不良的影响。

虽然宝宝现在还很小，但是家庭气氛却能潜移默化地影响宝宝的成长。如果能够有意识地为宝宝营造一种和谐、欢乐的家庭环境，同时不对宝宝过度关注，不过于限制宝宝的探索活动，那么即使是一对性格内向的父母，同样可以培养出一个开朗活泼的宝宝。

如何培养亲子感情

3个月的宝宝已经认识爸爸妈妈了，喜欢看正常的面孔，但不喜欢那些五官扭曲的脸谱；喜欢来自他人的拥抱、俯视。但这时期的宝宝，其视觉焦距调节能力仍然在发展之中。父母的脸和宝宝的距离在20cm左右时，宝宝看得最为清楚。因此父母应该常常抱抱宝宝、俯视宝宝，同时多使用语言逗引宝宝，以此培养亲密的亲子关系。

宝宝喜欢什么样的声音和节奏

实验发现，宝宝普遍对钢琴和竖琴的声音有好感；4拍的节奏对宝宝而言催眠效果较为明显；2拍的节奏和打击乐可使宝宝兴奋，宝宝的身体会随节奏运动。另外，宝宝更喜欢女性的声音，听到母亲亲切的话语和歌声会表现得十分愉快。这些仅供参考，爸爸妈妈可根据自己宝宝的实际情况为宝宝选择更为适合的声音，从而给宝宝更好的声音刺激。

如何给3个月的宝宝看图画

3个月的宝宝视觉能力发展尚不成熟，在给宝宝选择图画方面的视觉刺激时，最好选择色彩鲜艳的、主题单一的内容，如每幅画的主题只是单一的动物、人像或食物。可将选好的图画挂在墙上，每次挂3～4幅，竖直抱着宝宝，让其观看。让宝宝看图画的同时，可以把图上的内容讲给宝宝听。也可以给宝宝看适合他的画报。让宝宝平躺在床上，将画报放在距离宝宝眼睛约20cm处。这时，你也许可以发现宝宝会专注地看，并能表现出非常吃惊的表情。总之，培养宝宝对于图画的兴趣，从现在就应开始。

适合3个月婴儿的亲子游戏

游戏一：被单翻身

游戏目的：促进宝宝身体两侧协调能力的发展，为自主翻身做准备。

游戏方法：

准备一条被单，将宝宝以仰卧或俯卧的姿势平放在被单上。父母各抓住被单的两角，让宝宝通过在被单里滚来滚去体验翻身的感觉。

家长也可以把宝宝放在自己的肚子上，

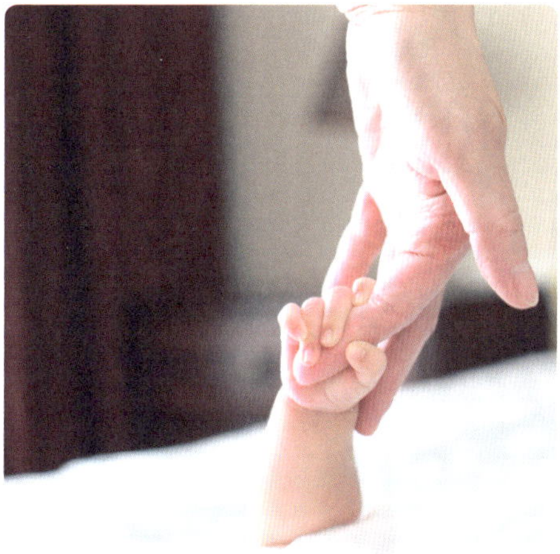

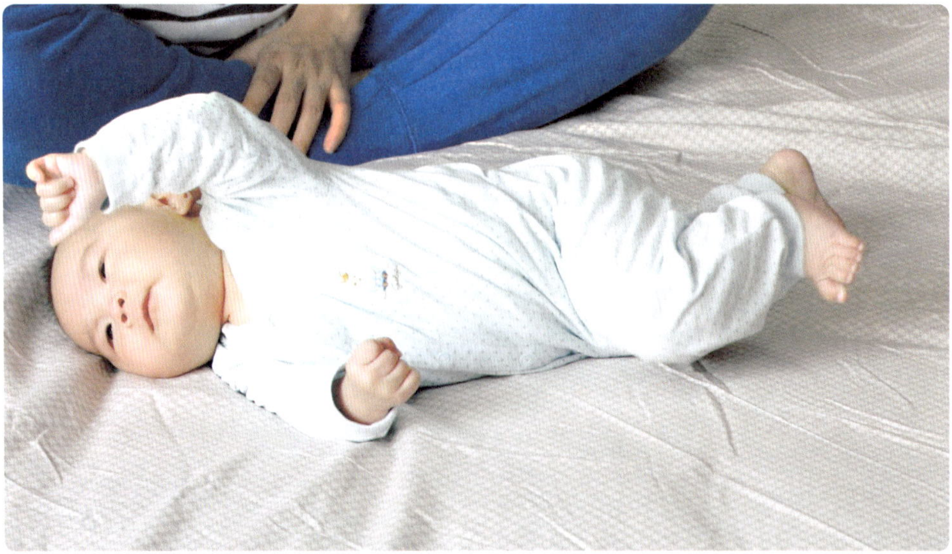

视频17：翻身看看（打开微信公众号“童芽”，点击“童芽学院”，点击本书封面，点击右下角“拍图看视频”按钮，拍摄此图观看相关操作视频。）

然后左右摇晃自己的身体，以使宝宝或左或右翻来翻去。这样也可以促进宝宝翻身能力的发展。另外，亲子之间的肌肤相贴对宝宝的心理成长大有裨益。

需注意的是，游戏时，家长要帮助宝宝抬起胳膊，以方便宝宝翻身。

游戏二：拉拉小手

游戏目的：促进宝宝手部力量以及抓握能力的发展。

游戏方法：

让宝宝倚靠着坐在床上，妈妈用双手分别拉住宝宝的双手。然后，妈妈和宝宝两人互相做你来我往的推拉动作。妈妈同时可配以歌谣或者能逗笑宝宝的语言。比如，妈妈可以唱：“小手尖尖，妈妈牵牵，宝宝动动，妈妈送送”；“小手碰碰，小兔蹦蹦，宝宝乖乖，妈妈喜爱。”注意，推拉动作一定要慢一些。

游戏三：飞呀飞高高

游戏目的：促进宝宝社会情绪的发展，促进良好亲子关系的建立。

游戏方法：

在宝宝情绪愉悦时，爸爸让宝宝水平仰卧于自己双臂上，然后将宝宝从爸爸身体左侧向右上方缓缓举起。此动作反复4～5次后再换另一侧。爸爸可以边玩游戏边说：“飞呀！飞呀！飞高高喽！”来自爸爸的关心和爱护对宝宝的全面发展具有不可代替的作用。

游戏四：翻身看看

游戏目的：锻炼宝宝全身协调平衡的能力，为下一步爬、坐、站、走打基础。

游戏方法：

1.宝宝仰卧。妈妈双手轻握宝宝双腿，把其右腿放在左腿上面，使宝宝的腰部向左扭转，然后助力宝宝肩部跟着向左转动。经过多次练习，宝宝便可以顺利翻身。

2.宝宝侧卧在床上。妈妈在宝宝身后叫宝宝的名字，或用带声响的玩具逗引宝宝，促使宝宝闻声找寻，顺势将身体翻至仰卧姿势。

3.当宝宝能从仰卧位翻成侧卧位后，可将玩具放在宝宝视线范围内，引导宝宝顺势翻至俯卧位。宝宝能从仰卧位翻成侧卧位时，就有可能顺势翻成俯卧位。练习翻身时，如果宝宝看起来比较费劲，妈妈可以辅助宝宝，但需注意动作要轻柔。

适合3个月婴儿的益智玩具

悬吊玩具

3个月的宝宝手部抓握能力开始发展，可为宝宝选择一些适合他抓握、拍打、够取的玩具。玩具要质地光滑，没有坚硬、锋利的棱角，无毒，易于清洗，也不宜太小，以免宝宝吞食。

还应该多给宝宝提供质地、种类多样化的玩具，以促进宝宝触觉及视听觉能力的发展。

拨浪鼓、布娃娃、塑料彩环、铃铛以及各种悬吊玩具都比较适合这个月龄的宝宝。尤其是悬吊玩具（如音乐健身架），可促进宝宝多方面能力的发展。

推荐玩具：音乐健身架

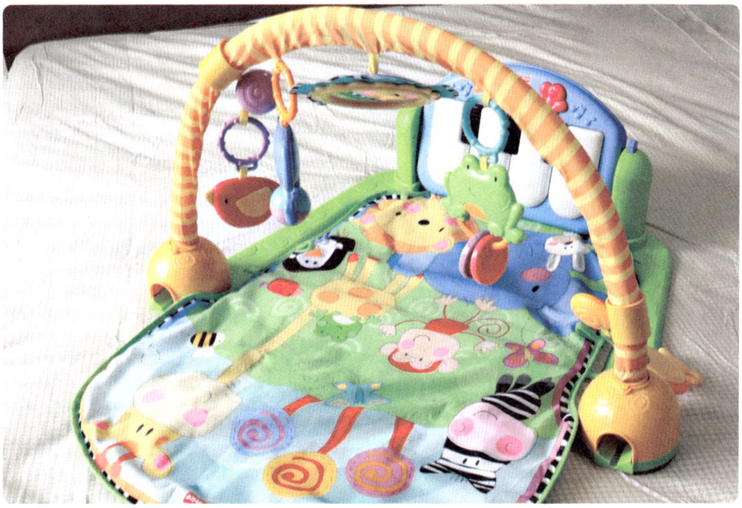

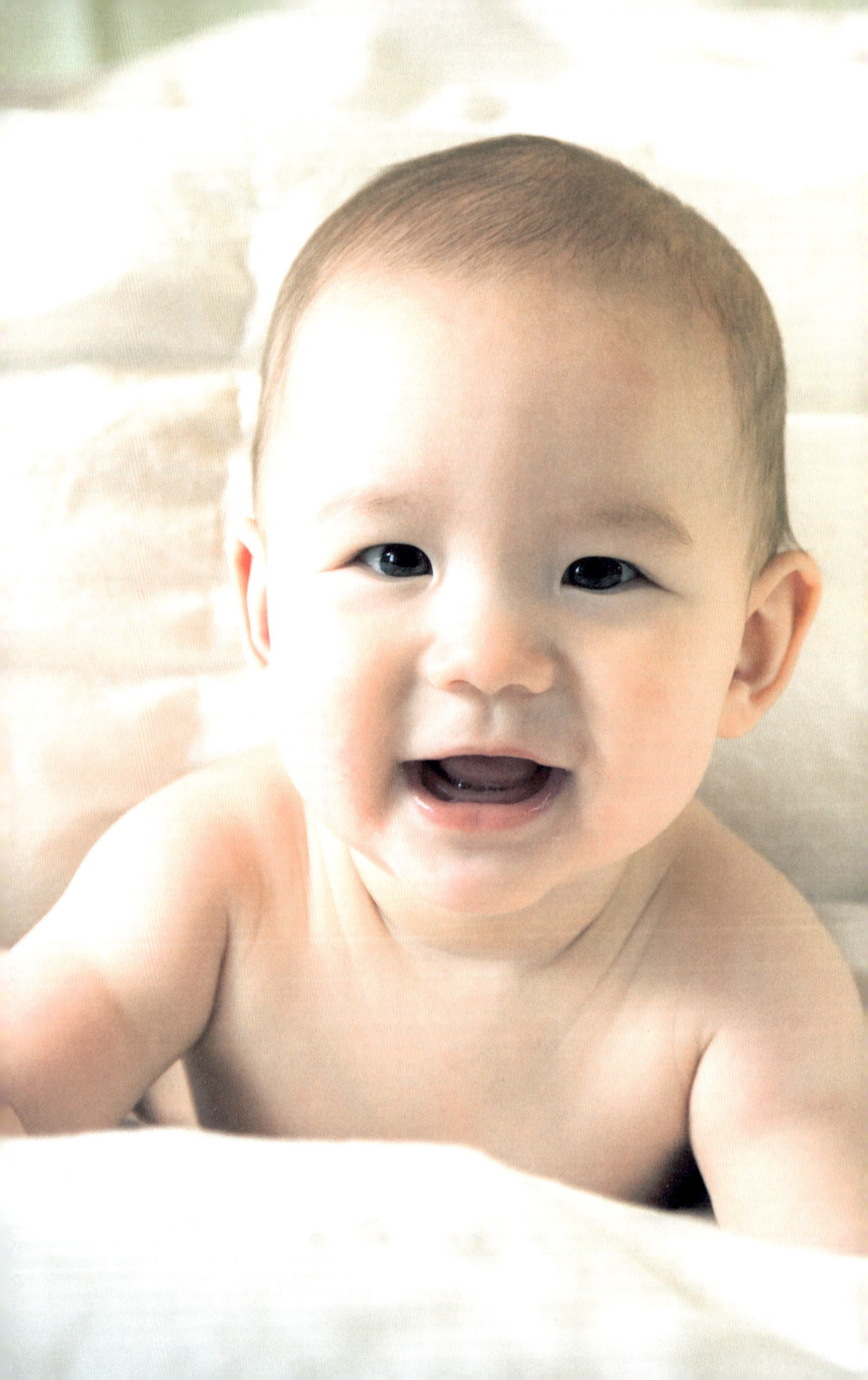

4个月

4个月婴儿的喂养与护理

4个月宝宝的体重

宝宝1岁之内是出生后体重增长最快的时期，系宝宝第一个生长高峰期。宝宝出生后前3个月，其体重增长尤其快。一般情况下，宝宝第4～6个月期间每周可增长150g～180g。满3个月的宝宝体重大概是出生体重的2倍。在1岁内，宝宝前3个月的体重增长值约等于后9个月的体重增长值。如果宝宝体重增长不理想，应该好好找找原因。喂养方式不当、奶量不足、宝宝生病了都有可能导致宝宝体重增长不理想。

至于身高，对于1岁内的宝宝，需要测量其躺位身长。满3个月的宝宝相较于出生时大约会增长11cm～13cm。因家长很难掌握正确的测量方法，不建议以此评估宝宝的生长情况。

4个月时不要添加辅食

给宝宝添加辅食不可操之过急。有些妈妈在宝宝4个月的时候就会为宝宝添加辅食，例如婴幼儿营养米粉等。这是不科学的。妈妈们需要知道，宝宝体内能够消化淀粉的淀粉酶要到4～6个月时才开始逐渐分泌。过早为宝宝添加辅食不仅起不到为宝宝补充营养的作用，反而可能为宝宝的肠道增加负担。

根据中国营养学会颁布的《7～24月龄婴幼儿喂养指南》，宝宝出生后满6个月才能为宝宝添加辅食，不建议过早给宝宝添加辅食。

为宝宝添加辅食的信号

其实，当宝宝准备好接受辅食的时候，聪明的小家伙会给妈妈发出一些信号。如果宝宝有下面这些表现，表明单纯的乳类食物已经不能满足宝宝生长发育的需求，应该为宝宝添加辅食了。

1.母乳喂养的宝宝每天喂8～12次，或配方奶粉喂养的宝宝每天总进奶量达900mL的情况下，宝宝看上去仍没吃饱。

2.足月儿体重达到出生体重的2倍以上（或大约为6.8kg），或低出生体重儿体重达到6kg时，给予足够奶量但体重增加仍然缓慢。

3.宝宝的头部已经有一定的控制能力，宝宝在外力的帮助下可以靠坐。

4.宝宝开始对成人的食物感兴趣，例如每每看到家人吃东西就有尝试的欲望。

5.宝宝喜欢将各种物品放到嘴里，并出现咀嚼的动作。

6.用勺喂宝宝食物的时候，宝宝会主动张嘴。

7.宝宝能用舌头将泥糊状食物往嘴巴后面送，并将其咽下去，且不会被呛到。

除了要观察可为宝宝添加辅食的信号，妈妈也要对宝宝的身体状况进行评估，比如宝宝的胃肠和肾脏对母乳或配方奶粉的消化吸收及代谢的情况；宝宝是否有便秘或腹泻的情况；宝宝是否有过敏反应；宝宝的吞咽能力是否健全；宝宝排尿是否正常；等等。

不要添加果汁、菜水

果汁、菜水也属于辅食。根据中国营养学会颁布的《7～24月龄婴幼儿喂养指南》，为宝宝添加辅食的初始时间应

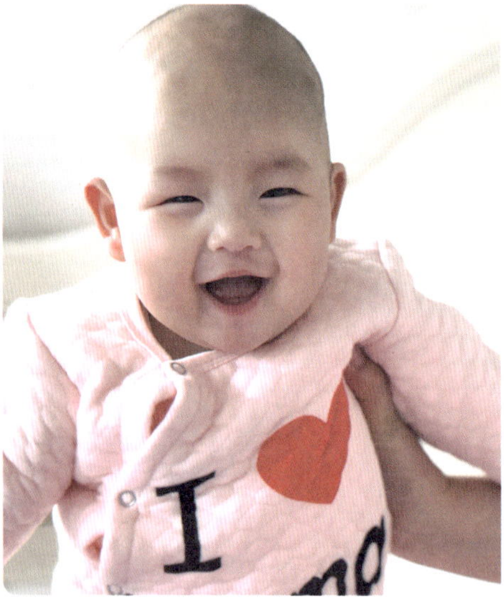

为其出生后满6个月，不建议过早给宝宝添加辅食。而且为宝宝添加辅食也有技巧，应先从稀滑的宝宝营养米粉开始。米粉属于淀粉类食物，宝宝体内能够消化淀粉的淀粉酶要到4～6个月时才开始逐渐分泌。过早为宝宝添加辅食不仅起不到补充营养的作用，反倒可能为宝宝的肠道增加负担。

如何给宝宝补充铁剂

铁会参与血红蛋白的合成。如果宝宝长期缺铁，有可能会导致贫血，甚至影响宝宝的免疫力和骨骼的发育。

人乳中铁的吸收率是牛乳的5倍，因为人乳中的高乳糖和维生素C能促进铁的吸收。

母乳中的铁能够满足6个月内宝宝生长发育的需求，所以6个月内的宝宝不需

要额外补充铁剂。

为满6个月的宝宝添加辅食，建议从高铁米粉开始，然后逐渐添加含铁比较丰富的食物，比如肝泥、红肉、蛋黄等。

多到户外活动

春季。在天气好的时候，家长可以每天带宝宝外出两次，每次可活动1小时左右。选择上午9～10点和下午4～5点外出最为适宜。春季气候变化十分复杂，带宝宝外出应注意温度变化，随时增减衣物，尽量避免不良气候因素，以免宝宝受寒生病。

夏季。注意选择合适的外出时间，应尽量避免上午10点至下午4点之间让宝宝外出活动。此时间段户外紫外线最为强烈，宝宝的皮肤尚未发育完全、非常薄、耐受能力差，且黑色素生成较少、色素层较薄，容易被紫外线灼伤。宝宝的眼睛更容易受到紫外线的侵害。除要避免宝宝直视太阳外，带宝宝出门时还要给宝宝戴宽边遮阳帽、撑遮阳伞等，以为宝宝防晒、保护宝宝的眼睛。此外，宝宝外出活动容易出汗，所以要为宝宝选择纯棉质地的衣服。纯棉材质的衣物吸汗、透气性好，而且轻薄舒适。

秋季。秋季天气变凉，户外活动能锻炼宝宝的耐寒能力。每天应让宝宝进行2小时左右的户外活动。室内要勤通风。不要过早地给宝宝穿上防寒服，以给宝宝一些接触寒冷的机会。

冬季。冬季气候寒冷，宜选择气温最高、阳光最暖的时候出门。外出时，注意给宝宝穿上合适的保暖衣物。还要保护好宝宝的呼吸道。出门前，可抱着宝宝站在打开的窗口处，让宝宝感受一下户外的寒冷，让宝宝的呼吸道有个适应的过程，从而避免感冒。

宝宝该出牙了

宝宝出牙的顺序和时间有一定的规律，一般左右同名牙对称萌出，同一位置的下牙萌出会早于上牙。宝宝的第一颗牙一般会在出生后4～10个月长出来，但是具体的萌出时间因人而异。有的宝宝在3个月时便长出第一颗牙，但有的宝宝出牙则较晚。一般认为，1岁以内长出第一颗牙齿都是正常的。如果您的宝宝超过1岁还没有长牙，就要找专业医生咨询了。

宝宝出牙的外在表现有哪些

每个宝宝出牙时的表现都不尽相同，如食欲不振、口水增多、吃手、咬东西、咬乳头或奶嘴、轻微发热、大小便增多、总拉扯出牙一侧的耳朵等。对于以上的轻度反应，父母不必担心。如果宝宝的相关反应持续很久或者有加重迹象，甚至出现其他令人担心的情况时，就要带宝宝去找医生咨询。

如何缓解宝宝的“出牙痛”

以下方法可缓解宝宝的“出牙痛”：

1.洗净双手，用手指轻轻按摩宝宝的牙龈。

2.可以使用磨牙棒、咬胶玩具等辅助工具。

3.给6个月以上或已添加辅食的宝宝吃磨牙饼干或无糖面包干。

4.为宝宝制作容易咀嚼的半流食。

如果这些方法都无效，请咨询专业医护人员。

怎样为宝宝清洁口腔

宝宝出牙前，可以用干净纱布蘸温水清洁并按摩宝宝的牙龈，以此来保持宝宝口腔的清洁，甚至缓解宝宝的“出牙痛”。宝宝第一颗牙齿萌出后，父母就可以给宝宝“刷牙”了。开始时，可以继续

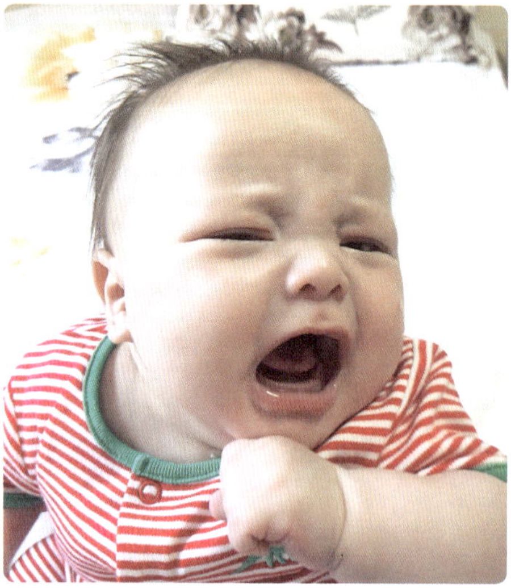

使用纱布、棉球等擦拭牙面。随着宝宝月龄的增长，尤其是其口腔后部的乳磨牙萌出后，就可以使用小牙刷为宝宝刷牙了。因为乳磨牙的咬合面凹凸不平，用纱布很难将其清洗干净。给宝宝刷牙是一项长期且艰巨的任务。从宝宝出生到6岁期间，家长都要帮助或监督宝宝刷牙。

如何应对宝宝的夜啼

导致宝宝哭闹的原因很多。宝宝饿了、拉了、尿了等都会哭闹。妈妈在护理宝宝的过程中会逐渐熟悉并掌握宝宝哭闹的规律，且能正确应对。但是，有一种宝宝的哭闹，会让爸爸妈妈非常焦躁。这种哭闹的特点是常发生在夜间某一固定的时间段、持续时间长且难以安抚。很多宝宝每天到了某个时候就变得非常烦躁，会大哭大闹。此种情况在晚上6点至午夜之间尤为常见，一般在出生6周左右达到高峰。有的宝宝每天哭闹的总时长甚至可以达到3小时。这种情况到3～4个月时会逐渐减少。宝宝安静下来之后，在相当长一段时间内都将十分平静。这种哭闹很多时候并没有明显的原因，而且并不影响宝宝的发育。但是这种哭闹持续时间很长，无论妈妈做什么，似乎都很难让宝宝安静下来。如何处理这种哭闹？妈妈可以参考以下建议。

1.有一些观点认为，宝宝的夜啼可能和肠痉挛有关系。正在进行母乳喂养

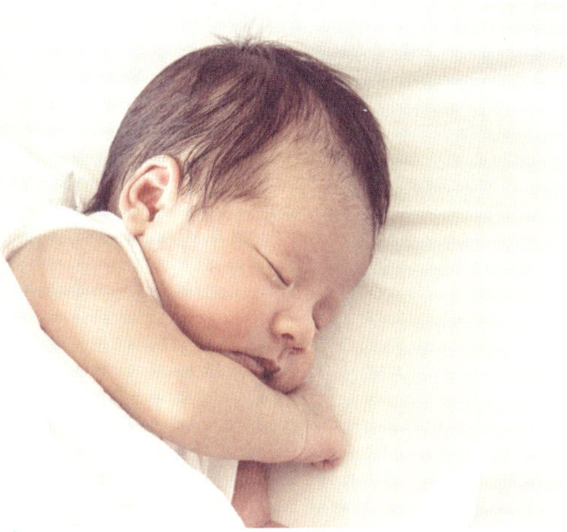

的妈妈可以试着停止进食奶产品、含有咖啡因的食物、洋葱、卷心菜以及其他刺激性食物。如果宝宝确实对某种食物敏感，在妈妈调整饮食后的几天内宝宝的肠痉挛症状便会减轻。可以为吃配方奶的宝宝提供部分水解或者深度水解蛋白的奶粉，看看是否能够缓解宝宝的夜啼。

2.不要将宝宝喂得过饱，过量喂养可能引起宝宝的身体不适。

3.宝宝哭闹时，可以抱着宝宝四处走走，并可轻轻地晃动他。这也许不能完全解决宝宝的哭闹问题，但可以让他感觉好一些。

4.妈妈轻柔地为宝宝唱歌，有时可以帮助宝宝入睡。

5.可让宝宝趴在妈妈的膝盖上或者爸爸的手臂上，然后轻轻地像摇摇篮一样悠一悠宝宝，来自腹部的压力会让宝宝感觉舒服一些。

6.用薄的毯子或被子将宝宝包裹起来，可以给宝宝安全感，从而缓解其哭闹。

7.妈妈感到非常无助时，可请家人暂时照顾宝宝。妈妈可以选择出去放松一下，等自己心情好些再面对哭闹的宝宝。

切记，任何时候都不要用力摇晃宝宝，以免引起摇晃综合征。

如果宝宝同时出现了生长发育问题或其他征象，妈妈要带宝宝及时就医。如果宝宝只是在夜间某个时间哭闹，其他时间都很平静，而且宝宝发育也正常，妈妈最需要做的是用积极的心态面对这一切。

如何为宝宝选择枕头

小儿睡眠专家认为，1岁以下的宝宝其实不需要枕头。宝宝3个月大的时候，其脊柱开始发育。这个时期，可以给宝宝准备很薄的枕头，但不要强迫他使用。这时，给宝宝用的枕头高约1cm即可。叠好的毛巾或者枕芯为洗净的荞麦皮、晾晒过的茶叶等的小枕头都是不错的选择。不要选择用丝绵等制作的软质枕芯，这类枕芯对宝宝颈椎支撑不够。建议选用纯棉材质的。

如何预防宝宝坠床及其他意外

对宝宝而言，坠床很危险，预防是关键。当家长暂时离开宝宝时，不要将已经会翻身的宝宝单独放在大床的床边，最好将宝宝放在竖起围栏的婴儿床中。若将宝宝单独放在大床上，要用枕头或叠起来的小被子固定住宝宝。平时，可以直接将宝宝放在宽敞的地垫上。将3~4个月的宝宝单独放在大床上时，千万注意不要将大人盖的大被子盖在他身上，否则宝宝很容易发生意外，比如窒息。妈妈躺着给宝宝喂奶时，要在床边设置围挡，或者把宝宝放在靠墙的一侧，以避免宝宝坠床。

宝宝一旦坠床，妈妈怎么办

宝宝一旦坠床，妈妈不要立即将宝宝抱起，要先观察宝宝是否有出血或肢体不能活动的情况。确认不存在上述情况时，再慢慢将宝宝抱起并进行安抚。宝宝坠床后如果没有明显异常，则不用就医。对于宝宝摔伤的部位，24小时内可适当冷敷，之后可适当热敷。若宝宝出现肢体运动障碍、神志异常、流血不止等情况，需要立即就医。去医院的路上，不要让宝宝乱动，以免加重伤情。

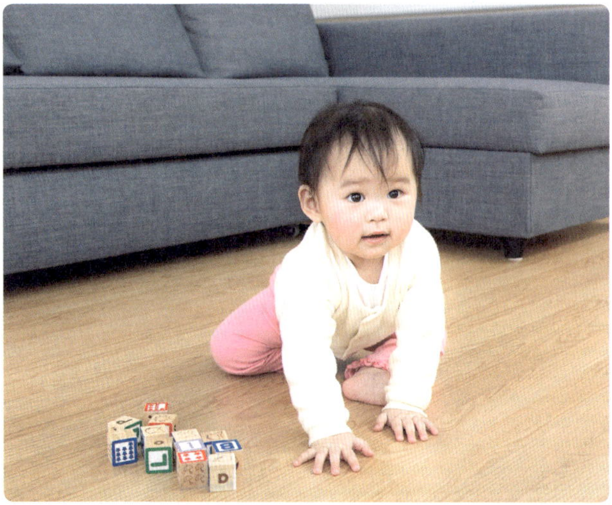

注意预防意外伤害

这个月宝宝对颜色的辨识能力已十分接近成人，对鲜艳的颜色更感兴趣，小手能拿更多东西了，对自己感兴趣的东西会主动抓握，上肢力量可以撑起头部和上身。这时，有的宝宝开始尝试自己翻身。

基于宝宝的这些情况，给宝宝选择玩具时要考虑玩具是否适合该年龄阶段宝宝的特点，是否方便宝宝小手抓握但又不会被宝宝吞下等。日常生活中，千万别把尖锐、细小的物品放在宝宝的周围。

宝宝睡觉时，将被子盖到其胸口处即可，以避免宝宝挥动小手时用被子蒙住头部，从而发生危险。

这个阶段，宝宝活动范围加大，也不再像新生儿一样容易控制，因此大人要特别注意避免宝宝磕伤、碰伤，尤其是在洗澡时。

宝宝出现哪些情况需要就医

宝宝对传染性疾病普遍易感。这个月的宝宝外出的机会逐渐增多，而宝宝体内来自妈妈母体的免疫物质又在逐渐减少。为保证宝宝健康成长，需严格按照免疫程序进行预防接种，以预防各种传染病。此外，还要定期为宝宝做体格检查，进行严格的生长发育监测，以便及早发现问题。当宝宝出现发热、咳嗽、拒食、哭闹不止、大便次数减少、皮肤出疹等异常情况时，需要及时就医。

4个月婴儿的疫苗与接种

口服脊髓灰质炎疫苗需注意哪些问题

宝宝3个月、4个月应分别口服一剂二价脊髓灰质炎疫苗，随之脊髓灰质炎疫苗的基础免疫就结束了。4岁时宝宝还需口服一剂二价脊髓灰质炎疫苗，进行脊髓灰质炎疫苗的加强免疫。

口服的脊髓灰质炎疫苗属于减毒活疫苗。为保证疫苗的接种效果，宝宝口服疫苗的前后半小时不宜喝热奶及其他热饮，不能吃热的东西，否则会将疫苗灭活，从而导致接种失败；也不宜进食母乳，以避免母乳中的抗体对疫苗接种产生干扰。

什么是一类疫苗？什么是二类疫苗

一类疫苗指的是政府免费向公民提供，公民应当依照政府规定受种的疫苗。一类疫苗包括：

1.国家免疫规划确定的疫苗。

2.省级人民政府在执行国家免疫规划时增加的疫苗。

3.县级以上人民政府或者其卫生主管部门组织的应急接种或者群体性预防接种所使用的疫苗。

目前普通接种的疫苗如卡介苗、乙肝疫苗、脊髓灰质炎疫苗、百白破混合制剂、麻风疫苗、麻腮风疫苗、流脑A疫苗、流脑A+C疫苗、乙脑疫苗以及甲肝疫苗等均属于一类疫苗。

二类疫苗指的是由公民自费并且自愿受种的其他疫苗。水痘疫苗、肺炎疫苗、HIB疫苗、口服轮状病毒疫苗以及流感疫苗等均属于二类疫苗。

其实，一类疫苗、二类疫苗的划分与所预防疾病的严重程度并无直接的关联性，只是一个行政性质的划分，而非医学性质的划分。随着我国经济实力的不断增强，我们相信在不久的将来，一类疫苗、二类疫苗的提法在我国将不复存在。

如何选择二类疫苗

接种疫苗已成为当今预防、控制

乃至消灭传染病最为有效、经济而便捷的措施之一。根据传染病疫情监测和人群免疫状况的分析，按照科学的免疫程序，有计划地利用疫苗进行预防接种，以提高个体或人群的免疫水平，从而达到预防、控制甚至最终消灭相应传染病的目的，这被称为计划免疫。目前在我国已被纳入计划免疫程序的疫苗包括卡介苗、脊髓灰质炎疫苗、百白破混合制剂、麻风疫苗、乙肝疫苗、流行性乙型脑炎疫苗和流行性脑脊髓膜炎疫苗等。这些疫苗是免费的。家长必须为儿童接种这些疫苗，如家长拒绝为儿童接种这些疫苗，一旦出现疫情，家长可能要承担法律责任。

随着生物技术的发展、免疫规划的不断扩大，近年来越来越多的新疫苗不断问世，如肺炎疫苗、HIB疫苗、口服轮状病毒疫苗、水痘疫苗、流感疫苗等。这些疫苗被称为自费疫苗，不是国家要求必须接种的疫苗。由于尚未被纳入国家的免疫规划程序，这部分疫苗也被称为计划外疫苗。因此，这类疫苗的接种原则是自愿、自费。

那么，家长应如何为宝宝选择计划外疫苗呢?

在此，我们为家长提供一些建设性的建议。

1.如宝宝具体生活环境有较大改变，如宝宝将要入园，可提前1个月为宝宝接种水痘疫苗，因为水痘病毒容易在人类群居的环境中迅速传播。

2.如果家庭经济状况不佳但宝宝又需要接种时，可选择国产疫苗。国产疫苗相对进口疫苗要便宜些。这样既节省了家庭的经济支出，又达到了预防疾病的目的。

3.尽量掌握各种疫苗的特性、适应证及禁忌证等，以正确为自己的宝宝选择疫苗。

4.为宝宝接种疫苗还要考虑宝宝的身体素质。如宝宝机体抵抗力较低，平时极易患病，可在适宜的年龄段为宝宝选种流感疫苗和肺炎疫苗等。

4个月婴儿的成长与发育

4个月宝宝的特点

第4个月时宝宝注意力更加集中，能注意到一些小东西，看图片时更加偏好复杂的和有意义的形象。这时，妈妈可以为宝宝提供一些较复杂的玩具或图片，宝宝会对这样的玩具和图片更感兴趣。

这时的宝宝听觉能力几乎有和成人一样的水平，能分辨父母及熟悉人的声音，能听出音乐节拍。与此同时，宝宝能发出一些单音节，会用声音表示满意或不满意。爸爸妈妈要常和宝宝说话，常给宝宝讲故事，并对宝宝的发音做出回应。

第4个月的宝宝高兴时能通过大声的尖叫表达自己的兴奋，喜欢同大人玩藏猫猫游戏。

第4个月的宝宝，运动能力有了进一步的发展。这时，妈妈把小的、易握的玩具放到宝宝手里，宝宝能够暂时地握住小玩具，并能握持一段时间。这一时期的宝宝，不仅能够抓住静止的物体，偶尔还可以抓住运动的物体。这些都表明宝宝的手眼协调能力进一步增强了。

这时的宝宝已经能够翻身，妈妈日常在照顾宝宝的过程中要特别注意安全，以防宝宝摔伤。

宝宝的触觉进一步发展。这时可以让宝宝多触摸一些不同质地的物品，比如木头玩具、布料、毛绒玩具、塑料小车、橡皮玩具、刷子等。宝宝摸不同质地的东西时，会得到不同的触觉刺激。有研究表明，多刺激宝宝的手指尖有助于宝宝大脑发展，会让宝宝越来越聪明。

4个月宝宝体格发育参照指标

4个月宝宝体格发育参照指标

性别	年龄	项目								
		身长（单位：cm）			体重（单位：kg）			头围（单位：cm）		
		下限值	中间值	上限值	下限值	中间值	上限值	下限值	中间值	上限值
女婴	4个月	58.8	63.1	67.7	5.48	6.83	8.59	38.3	40.7	43.3
男婴	4个月	60.1	64.6	69.3	5.91	7.45	9.32	39.2	41.7	44.5

注：以上数据均来源于原卫生部妇幼保健与社区卫生司2009年6月发布的《中国7岁以下儿童生长发育参照标准》。为了方便广大父母参照使用，在这里我们将基于中间值+2SD（2个标准差）设为上限、−2SD设为下限。上限和下限之间视为一般状态。

怎样评价4个月宝宝的体格发育水平

对第4个月宝宝的身长、体重、头围等项目进行测量，将测量结果填在下面的“体格发育评价记录表”中，并与上表中相应指标数值进行比较，然后根据比较结果对宝宝的体格发育水平给予评价。

体格发育评价记录表

项目	结果	评价
身长（cm）		
体重（kg）		
头围（cm）		

具体评价方法：

1.将测量结果填在相应的“结果”栏内。

2.测量结果与中间数值基本相符，在相应的“评价”栏内用“=”表示；测量结果高于中间数值，在相应的“评价”栏内用“↑”表示；测量结果低于中间数值，在相应的“评价”栏内用“↓”表示。

3.测量结果小于下限数值或者大于上限数值，可到医院儿童保健科进行咨询。

4个月宝宝智力发展的特点

月龄＼领域	大运动	精细动作	语言	认知	社会性
4个月	俯卧时能用前臂撑起上半身；竖直抱时头能保持平衡；逐渐能从仰卧位翻身到侧卧位或俯卧位。	看见物体时会有意识地伸手接近物体，甚至能准确抓握物体，比如会够取悬吊的玩具，能用手摇花铃棒等。	4个月时是宝宝咿呀学语的开始阶段，宝宝在发元音的基础上可以发b、p、d、n、g、k等辅音，还能够发出da-da、ba-ba、na-na、ma-ma等重复音节。这时，宝宝偶尔发出的“ma-ma”好像是在叫妈妈。	已经可以调节视焦距，能随意看远或近的物体；听觉更加灵敏，能够非常自如地转头寻找声源。	生活更加规律，常在夜间睡眠，白天清醒时间延长。此年龄段的宝宝已可以舔食勺中的食物。

怎样评价4个月宝宝的智力发展水平

可通过下表所列的具体的观察内容和操作方法评价4个月宝宝的智力发展水平。

项目＼领域		大运动	精细动作	社会性	认知	语言
项目1	观察内容	俯卧时可抬头挺胸	追视能力	双手轻拍奶瓶	将物体握在手中注视	能转头找声源
	操作方法	宝宝俯卧在平面上，可以自己抬头挺胸。	让宝宝坐着，妈妈用绳拴住玩具，在宝宝面前拖来拖去，宝宝已可追视玩具。	用奶瓶吃奶时，宝宝双手能轻轻拍打奶瓶。	将拨浪鼓柄放在宝宝手中时，宝宝能注视手中的拨浪鼓。	在宝宝背后晃动可发声的玩具，宝宝知道转头找声源。
项目2	观察内容	可持续竖直头部	抓握能力	对着镜子微笑、“说话”	将手中物体放到嘴里	听到声音能回应
	操作方法	围坐或靠坐时头部能持续竖直一段时间。	给宝宝一块积木或一个小玩具，宝宝能握住玩儿。	宝宝注视镜子中自己的影像时会微笑，甚至能发出各种声音。	给宝宝一块积木，宝宝能握住积木并能将其送到嘴边。	听到别人的声音时，宝宝会回应，甚至能用声音回应。

将测评结果记录在下面的“智力发展评价记录表”中。

记录方法：能够按标准顺利通过，用“○”表示；未能按标准顺利通过，则用“×”表示；虽然能够按标准通过但过程不太顺利，即介于上述两种情况之间的状态用“△”表示。

智力发展评价记录表

领域 项目	大运动	精细动作	社会性	认知	语言
项目1					
项目2					

对智力发展评价结果的解释

评价结果可分为较好、需要特别关注、一般三种情况。

1.在测评结果中，如果某个领域两项都是“○”，说明宝宝在这个领域处于较好的发育状态。

2.在测评结果中，如果某个领域的项目没有“○”，并且其中一项是“×”，就需要特别关注宝宝在该领域的发育情况了。

3.如果宝宝在某领域的测评结果介于以上两种情况之间，说明宝宝在该领域的发育情况一般。

4.若在以上五个领域中，宝宝有两个或两个以上领域的发育情况需要特别关注，建议到医院儿童保健科进行咨询。

需要特别注意的是，本书的评估内容和操作方法基于服务普通家庭的目的，相对更简单、更易于操作，因此其评估结果只能作为一般参考和用于发现相关问题的早期情况。

4个月婴儿的环境与教育

宝宝这时将真正开始认识丰富的世界

宝宝4个月时，对光谱的敏感度已接近成人水准，能识别红、蓝、绿、黄等色彩；双眼可很好对焦，开始注意到远处的物体，如大型电动玩具、汽车、行人甚至天上的星星和月亮。这表明宝宝视觉上的空间感已开始发展，可以分辨自己与周遭的相对关系。

与此同时，宝宝的视觉条件反射开始逐渐形成，如宝宝看到奶瓶后会伸手去拿，这表明宝宝已经开始在物品和语

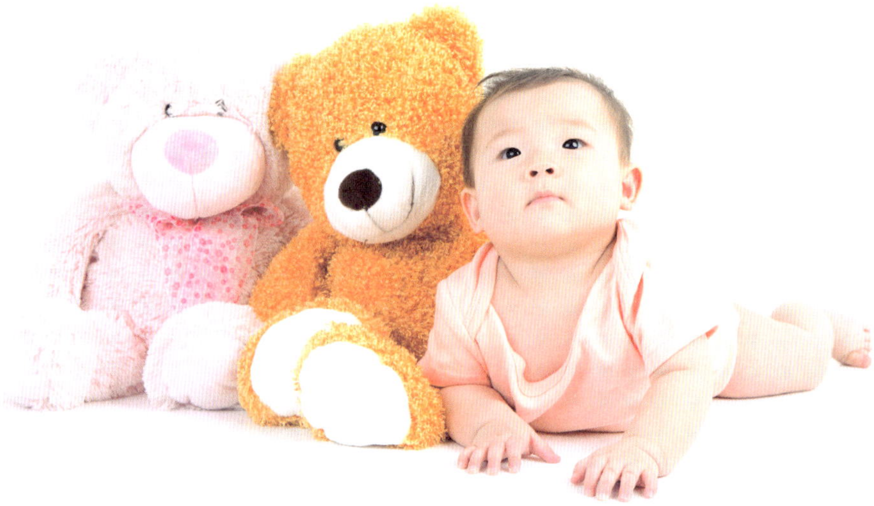

言发音之间建立连接。也就是说，宝宝将开始认识生活中的各种事物。宝宝认识的第一种事物与宝宝日常认知经验有关，可能是灯，也可能是奶瓶或其他。

自此，宝宝也将开始认识自己的身体，认识周围形形色色的人和物，翻开智能发展的新篇章。爸爸妈妈要特别关注这个时期的宝宝，及时给宝宝提供各种信息。

4个月宝宝的新能力

这个阶段的宝宝喜欢把两只小手互握在一起玩，还可以自主地张开两只手分别拿玩具玩。宝宝的头颈部越发灵活有力，可以拉坐、扶坐、侧睡，还能自主地由俯卧位翻身至仰卧位。

有的宝宝在这个月开始喜欢屈腿蹦跳。大人扶住宝宝腋下，让宝宝站在大人腿上，宝宝会屈腿做蹦跳动作。其实这是一种反射性行为，是宝宝为了学习站立和行走所进行的自主性准备活动。这时家长要充分利用宝宝的蹦跳本能，为他提供蹦跳的机会，多让他跳。家长尤其是爸爸可以竖抱宝宝，让宝宝的小脚丫踩在自己手上或腿上，然后用外力刺激宝宝做屈腿蹦跳的动作。

宝宝会翻身后，爸爸妈妈应注意什么

宝宝可以翻身了，能通过翻身感受周围不同事物不同角度的变化。这会让宝宝更喜欢翻身这项运动，他因此会乐此不疲地翻滚。爸爸妈妈要给宝宝提供一个安全的翻身环境，比如安全的场地、专用的爬行垫等。在对宝宝进行翻身训练时，爸爸妈妈要注意不要给他穿太厚的衣服，以免影响他的活动。同时，要注意保暖，一定要选择室温相对适宜的时候进行训练。

翻身训练不仅能够促进宝宝大动

作的发展，还能拓展宝宝的视野，同时对宝宝的触觉适应能力也很有帮助。有些爸爸妈妈因担心宝宝摔伤、磕伤、碰伤，会限制宝宝的活动，甚至长时间将宝宝放到四面有围栏的婴儿床里。这样会大大限制宝宝的活动空间，从而阻碍宝宝后续能力的发展。

充分利用户外空间促进宝宝各项能力的发展

随着双眼聚焦、视觉追视能力的发展，宝宝能够看到更远的物品，对移动中的物体也更加感兴趣。家长可以抓住宝宝这一阶段视觉能力发展的特点，多带他到户外去感受不同的视觉刺激，如移动的车流、飞过的小鸟等。这不但能够促进宝宝视觉能力的发展，还可为宝宝提供多方面的感觉刺激，如汽车的蜂鸣声、小鸟的啾啾声、大片鲜艳的颜色等。家长边让宝宝看边给宝宝讲，还可逐渐丰富宝宝关于物品和语言之间的对应联系。

宝宝“咿咿呀呀”的发音是无意识的发音吗

这时，细心的妈妈会发现，宝宝开始喜欢吹口水泡泡玩了；对他说话时，他会以注视、微笑、发声等来回应；会试着发“yi”等音……这表明宝宝进入了咿呀学语的阶段。这时，宝宝发音是主动的发声行为。宝宝已经准备好与成人进行语言交流，爸爸妈妈对宝宝的咿呀学语要予以积极回应，并且要不断地用宝宝的名字呼唤宝宝，帮助宝宝建立语言的应答模式。

宝宝是如何与大人“沟通”的

“你的宝宝会说话了吗？”家长们非常关心这一点，甚至会用“宝宝会不会说话”衡量宝宝的身心发育水平。事实上，宝宝在真正讲出第一句话之前，已跟大人“说”了很多话。比如他每天都会通过啼哭、微笑或肢体动作，向大人传递信息。每天都会很专注地听，努力了解大人的谈话内容。在正式开口讲话之前，宝宝已经发展出了相当惊人的语言能力。所以，大人应该自宝宝出生后就开始对他说话，对宝宝做出的任何肢体语言都予以回应，这些都将促进宝宝语言能力的发展。

语言的发展基于良好的沟通经验，

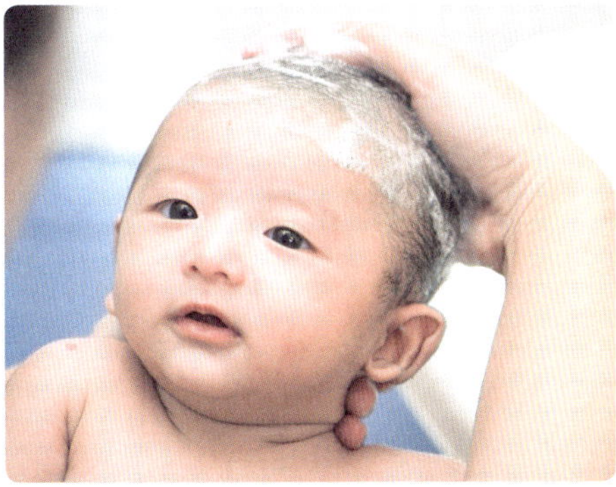

情绪的往来也会促进语言的发展。大人在逗宝宝笑的过程中，会让宝宝渐渐了解“自己若能开心地笑，也会得到别人积极的回应”。

此时期，宝宝的哭声也不再只是生理性的反应，开始有了撒娇、倾诉等沟通意味。对此，爸爸妈妈要积极回应，多逗宝宝笑，以此来促进宝宝语言和情绪的发展。

宝宝的语言理解能力是怎么发展起来的

第4个月的宝宝可以每天和你“哦……哦……啊……”地说话了，还会对你笑。这时候宝宝愿意学习了，家长一定要抓住机会。当宝宝吃饱、有精神的时候，可以拿一些日常用品给他看，并告诉他这些物品的名称；还可以抱着他在房间到处走走，走到哪儿讲到哪儿，告诉宝宝这是什么、那是什么，看到什么就给宝宝讲什么。宝宝不仅需要语言的输入，更需要理解物品与语言的对应关系，这对宝宝未来的认知能力与语言理解能力的发展都是最好的铺垫。

如果家长认为宝宝还小，没有必要认识物品的名称，也不需要与他说那么多，就会使宝宝失去很多认知的机会和理解语言的机会。语言理解是宝宝语言能力发展非常重要的过程。这一过程错过了，将很难弥补。

如何帮助宝宝练习主动翻身

4个月的宝宝能在仰卧玩耍的过程中，不知不觉地翻身至俯卧位。当宝宝挣扎着想要翻身时，可以把宝宝喜欢的玩具放在他身旁。当他想把身旁的玩具拿到手时，就会翻过身来。宝宝开始翻身时，常常将一只手臂压在身体下面。这时，家长可给予一定的帮助。家长可慢慢地训练宝宝将自己的手放好，从而灵巧地翻身。通过翻身、变换身体姿势，宝宝可以更好地认识世界。

有些爸爸妈妈可能会发现，宝宝在翻身时，一只手的上臂有内旋现象。这种情况通常是因为宝宝手臂两侧的神经尚未发育成熟所致。家长不必过于担忧，但最好带宝宝去医院就诊。

如何对宝宝进行拉坐、扶坐训练

4个月左右的宝宝头颈及腰背部肌肉力量迅速发展，爸爸妈妈可以通过拉坐动作来帮助宝宝伸展和锻炼上身肌肉力量，为宝宝日后独自坐做准备。

当宝宝仰躺在床上时，爸爸妈妈可将大拇指塞进宝宝的手心里，其余四指包裹住宝宝的整个小手并抓住其手腕，然后轻轻上拉。宝宝会随着大人的力量坐起来，头颈部也会随之抬起来。如果有人能帮忙扶着宝宝的腋下和髋部，宝宝可以坐上一会儿。

是否要阻止宝宝拿什么吃什么的行为

4个月的宝宝对周围的事物开始产生浓厚兴趣，尤其对可发声的事物，如铃铛，更感兴趣。随着抓握能力的提高，宝宝会经常将抓在手里的物品放到嘴里啃，这是宝宝在用嘴进行探索。因此，家长不必紧张地将物品从宝宝的口中取走，甚至要将干净的物品递给宝宝让宝宝啃、咬。这更有利于促进宝宝感知觉的发展。家长切不可因为怕“脏”而使宝宝失去探索的机会。

如何与4个月的宝宝建立亲密感

4个月的宝宝已经开始对互动游戏有反应，他会瞪着双眼期待好玩的场景再次出现，他不仅能感受到另一个人给他的触觉刺激，而且能做出互动性质的反应。这一时期是巩固亲子之间亲密关系的关键时期。

父母是宝宝的小世界最重要的构成部分。亲子之间眼睛的注视，开心的微笑，语言、肢体的互动，都能使宝宝感受到温暖和爱的存在，更能感到父母深爱着他。与父母建立亲密感的这种能力，是日后孩子所有人际关系正常发展的基础。

宝宝的学习有什么特点

1.宝宝是用感官来学习的。宝宝会利用味觉、嗅觉、视觉、听觉、触觉等感官，来和生活中的人或物进行直接接触，以获得基本经验，进而形成复杂而完整的概念，为将来想象、思考、创造打基础。我们常看到宝宝好像在漫不经心地玩耍，实则他正不断运用自己的感觉和运动能力做探索工作。这都是顺应宝宝成长而自然产生的。大人如果不加干扰的话，宝宝大多能发展得很好。

2.宝宝会主动学习。每一个宝宝内心都潜藏着神秘的心理本能。靠着这种本能，宝宝会在所接触的环境中，主动地展开学习，并努力发展自己的智能，以适应人类生活。在这个过程中，主导者并非大人，而是宝宝自己。

3.宝宝也有短暂的专注力。宝宝的注意力是专注而短暂的。他们时常在左顾右盼中瞄一两眼、听一两声。别以为他们不专心，这正是他们的学习特征。他们的大脑好像一块强而有力的磁铁，一遇见铁质的东西，就能立刻将其吸取过来。正因为他们能够“快而无量”地吸收新资讯，宝宝才能很快地适应生活。

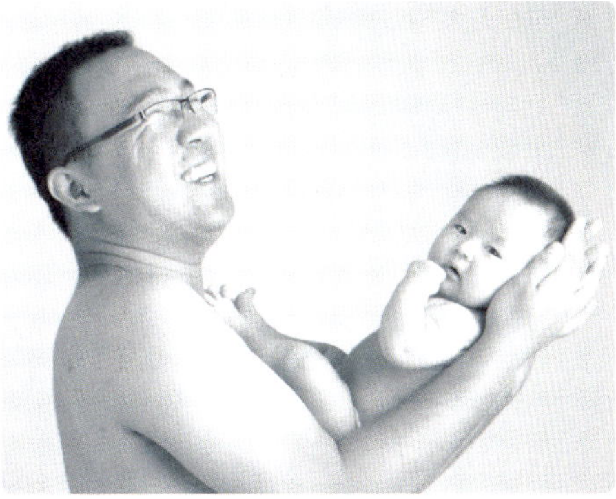

4.宝宝还会反复学习。宝宝这时没有什么创造性活动，但他会在自己中意的领域不断地重复学习，以此建立良好的大脑神经通路。这种重复学习可能会使大人生厌，但对宝宝而言却是一种乐趣，如宝宝会重复地听同一首歌，反复地看同一本书。

爸爸妈妈要了解宝宝的学习特点，用心诱导，培养其学习能力，以让其为将来的学习和生活做好准备。

应给宝宝选择什么样的音乐素材

来自大自然的声音、美好的中外古典音乐、现代轻音乐和描写儿童生活的音乐，都是很好的可促发宝宝听觉能力的材料。为宝宝选择音乐素材的标准是优美、轻柔、明快。

可以多让宝宝倾听来自大自然的声音，如各种动物的叫声、风声、雨声等。

也可以让宝宝倾听生活中带有自己生活气息的声音，如各种玩具、乐器、交通工具、锅碗瓢盆的声音。

还可以让宝宝多多领悟各种世界名曲的魅力，例如：旋律轻柔安详、可引人入梦境的门德尔松的《仲夏夜之梦》；旋律酣畅安详、轻盈明快的可使人心绪稳定的贝多芬的《月光》；旋律明朗清新、柔美活泼的有助于消除疲惫的维瓦尔第的《四季》；音色优美悦耳、节奏平和柔缓的巴赫的《b小调弥撒曲》；等等。

给宝宝听音乐时应注意什么

爸爸妈妈可选择不同特色的音乐给宝宝听，帮助调节其情绪。如宝宝吃奶时、入睡前及睡眠中，可选择舒缓安详的与宝宝呼吸频率相近的音乐给宝宝听。宝宝情绪烦躁时，可选择轻松愉快的音乐转移宝宝的注意力，安抚其情绪。

宝宝听音乐时，父母可以和宝宝一起听，这样不仅可以培养宝宝的美感，也可增进亲子感情。只是和宝宝一起听音乐时，最好选择节奏慢一些、短一些的乐曲。对于一首乐曲，可反复让宝宝听，以便给宝宝一个感受、记忆音乐的过程。

适合4个月婴儿的亲子游戏

游戏一：拉大锯

游戏目的：锻炼宝宝手臂和胸部肌肉，训练宝宝坐的能力。

游戏方法：

宝宝仰卧在床边。妈妈面对宝宝

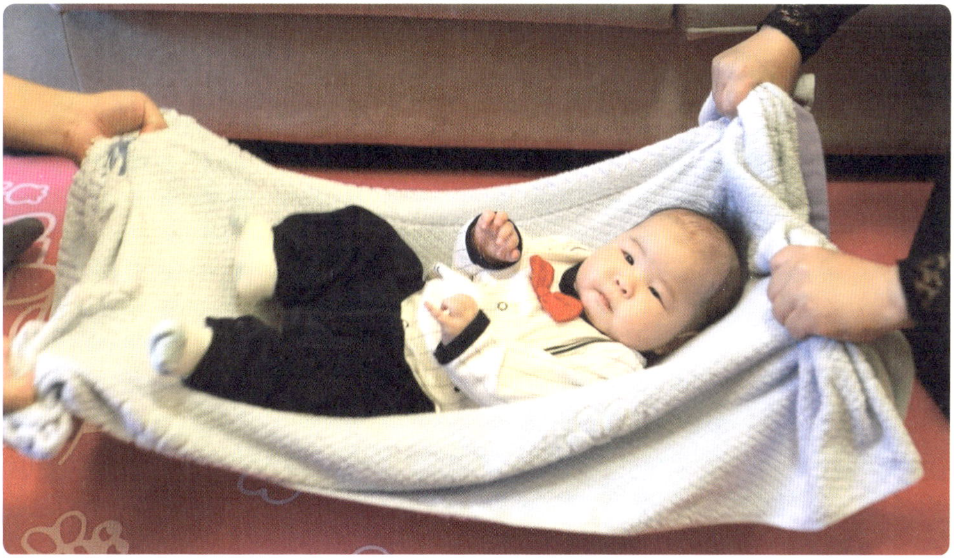

视频18：荡秋千（打开微信公众号“童芽”，点击“童芽学院”，点击本书封面，点击右下角“拍图看视频”按钮，拍摄此图观看相关操作视频。）

站在宝宝的脚前，让宝宝两手各握住妈妈的一个拇指。妈妈用手掌握住宝宝的手，慢慢把手提起来，让宝宝借助妈妈的力量坐起来。此游戏可反复进行，但每次游戏时间不宜太长。妈妈动作要轻柔，以免拉伤宝宝。

妈妈可边和宝宝玩此游戏，边念儿歌：“拉大锯，扯大锯，外婆家，唱大戏。妈妈去，爸爸去，小宝宝，也要去。”

游戏二：抓握玩具

游戏目的： 训练宝宝手的抓握能力和手眼协调能力。

游戏方法：

准备一些质地不同、色彩鲜艳且便于宝宝抓握的玩具，如摇铃、乒乓球、金属小圆盒、不倒翁、小方块积木、橡皮动物、绒球等。妈妈抱着宝宝坐在桌子前，并在桌面上放几种玩具。让宝宝练习抓握玩具，并教他怎么玩相应的玩具。如：宝宝抓住摇铃后，妈妈可先告诉宝宝“这是摇铃”，然后教宝宝用手把摇铃摇响。

游戏三：藏猫猫

游戏目的： 激发宝宝的社会能力及社会情绪。

游戏方法：

妈妈用小毛巾把自己的脸蒙上，俯在宝宝面前，引导宝宝把妈妈脸上的毛巾拿下来，然后笑着对宝宝说：“喵喵喵。”熟悉这个游戏之后，宝宝可能会把脸藏在衣服内同妈妈做藏猫猫游戏。宝宝喜欢注视妈妈的脸。在和宝宝玩游戏的同时，妈妈可有意识地给宝宝展示不同的面部表情，如微笑、哭泣、生气等，让宝宝学着分辨不同的面部表情，从而使宝宝对不同的面部表情有不同反应。

游戏四：荡秋千

游戏目的：促进宝宝身体平衡能力的发展，提升宝宝的安全感。

游戏方法：

把浴巾平铺于平面，让宝宝仰卧在浴巾上面。爸爸妈妈各拉住浴巾两端的两个角提起浴巾，然后慢慢地摆动浴巾，让宝宝在浴巾内“荡秋千”。同时，妈妈要用温柔的语言安抚宝宝，稳定宝宝的情绪。

在玩游戏的过程中，爸爸妈妈要随时关注宝宝的情绪，如果宝宝开心可以多玩一会儿，还可以边玩游戏边唱儿歌：“小宝宝，荡秋千，荡到左，荡到右，荡来荡去荡上天。”

适合4个月婴儿的益智玩具

色彩鲜艳的玩具

4个月的宝宝可以分辨红、绿、蓝等颜色。给宝宝选择玩具时一定要选择颜色鲜艳，尤其是带有较明显的红色、绿色、蓝色的玩具，如彩色卡片、彩色皮球、彩色布条、彩色小旗等。这个年龄段的宝宝已经能够抓握一些容易握住的物体，要经常给宝宝玩花铃棒、摇铃、拨浪鼓、塑料环等玩具。另外，此年龄段的宝宝很喜欢把镜子当玩具玩，很喜欢照镜子。

推荐玩具：视觉激发卡

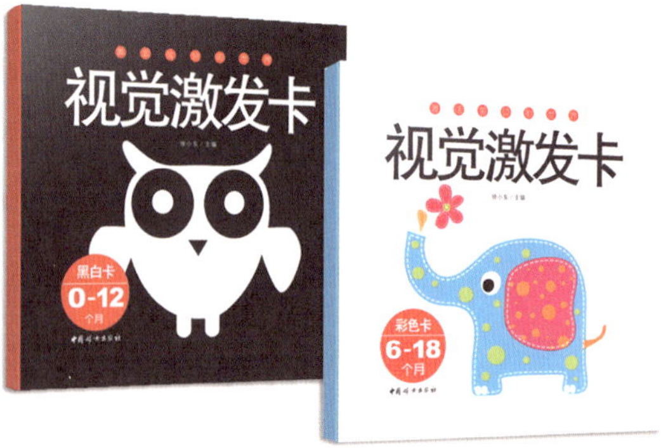

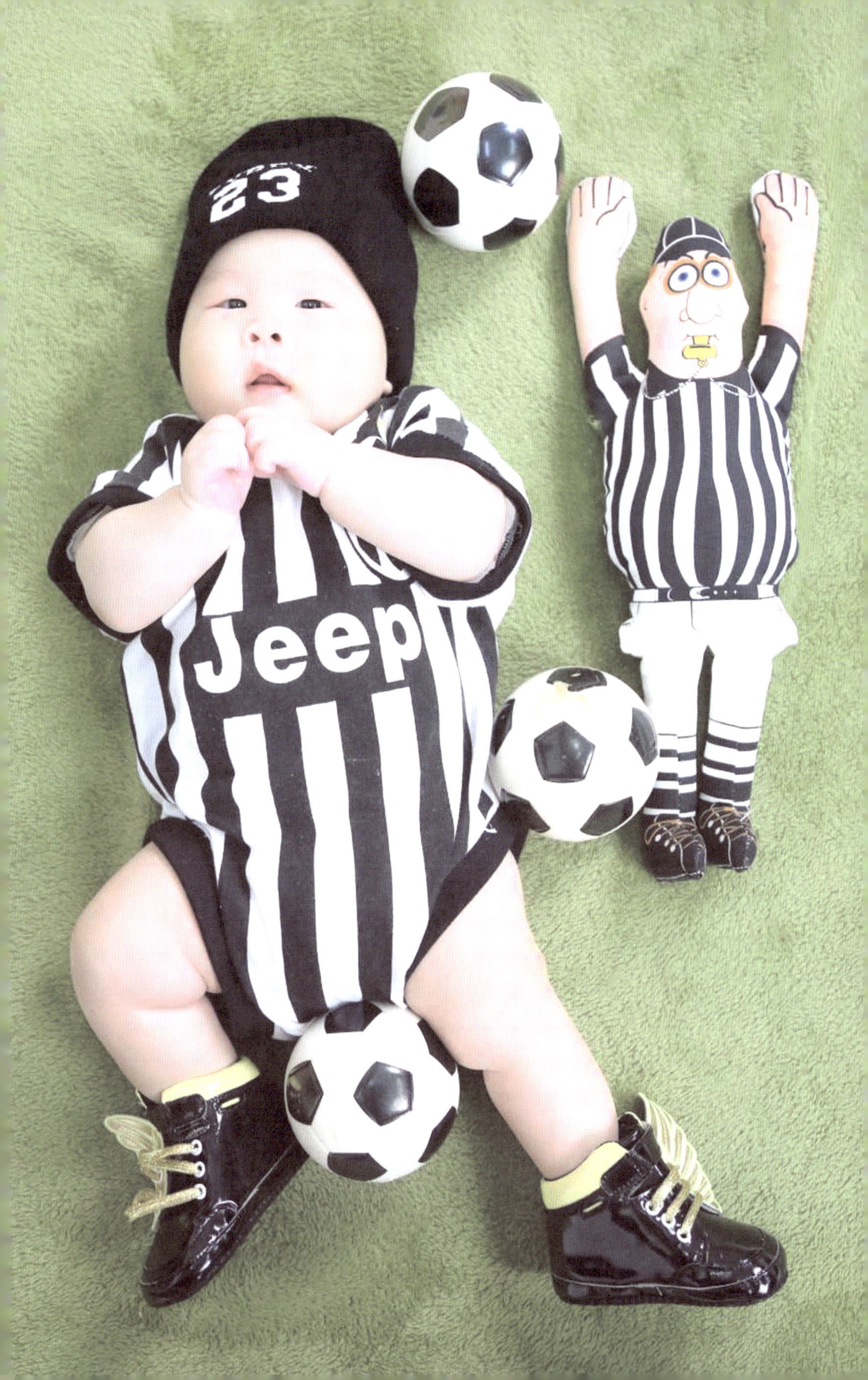
23
Jeep

第5个月

5个月婴儿的喂养与护理

继续坚持母乳喂养

对于5个月的宝宝，妈妈应该继续坚持母乳喂养。世界卫生组织建议，6个月以内的宝宝唯一的食物应该是母乳或者配方奶。无论采用何种喂养方式，每天仍需为宝宝补充400IU维生素D，无须为宝宝额外补充钙。

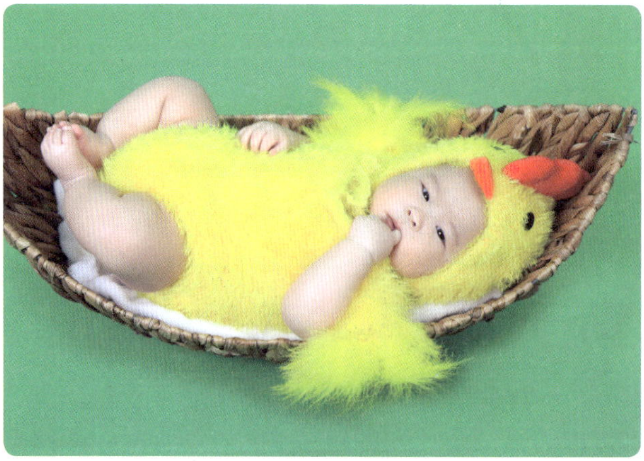

仍不需要添加辅食

一般来讲，这个时候是母乳分泌最旺盛的时候。纯母乳喂养或合理的配方奶喂养完全能满足这个月龄宝宝的营养需要。所以，不需要为5个月的宝宝添加辅食，也不需要额外为宝宝补水。

宝宝不肯用奶瓶怎么办

长期接受母乳亲喂的宝宝，对奶瓶可能会比较抗拒，因为吸吮奶瓶与吸吮妈妈的乳房是截然不同的。妈妈要回归职场或者有事外出时，需要暂时离开宝宝。下列方法可以帮助宝宝接受奶瓶：

1. 最好在妈妈返回职场前2周左右就开始让宝宝使用奶瓶，以让宝宝有一个适应过程。如果妈妈希望再早点儿让宝宝使用奶瓶也是可以的，但要避免让宝宝在出生后4周内使用奶瓶。过早使用奶瓶可能引起乳头混淆、母乳减少等问题。宝宝在适应奶瓶期间，不必每天使用奶瓶，一周使用2～3次就可以掌握使用奶瓶的技巧。

2. 如果宝宝拒绝妈妈给予的奶瓶喂养，可让妈妈不在时的主要照护者来试一下。必要时可以尝试让妈妈离开，主要照护者披上带有妈妈味道的衣服进行奶瓶喂养，以让宝宝慢慢适应。

3. 务必选择合适的喂养时间。比如，在宝宝比较平静、不是很累或很饿的时候用奶瓶喂养宝宝，宝宝可能更配合。

4. 务必为宝宝选择合适的奶具。避免使用窄口的奶嘴，建议使用宽口径仿真奶嘴。如果宝宝拒绝某种品牌的奶嘴，可尝试其他品牌的奶嘴。如果宝宝拒绝奶嘴，可以使用其他喂养方法，如使用小杯子、小勺、注射器或喂养器等喂养。

5. 适当使用一些小的喂养技巧，如喂养前，在温水中加热奶嘴；如果宝宝正在出牙，可考虑在使用前把奶嘴放在冰箱中冷藏一会儿；可试着抱起宝宝边走动边用奶瓶喂宝宝吃奶；如果可行的话，可让宝宝自己抱着奶瓶吃奶；等等。

6. 务必保持一定的耐心。使用奶瓶的过程是照护者学习及提高照护技巧的过程，更是宝宝学习和提高使用奶瓶技巧的过程。家长有耐心，宝宝才有耐心。

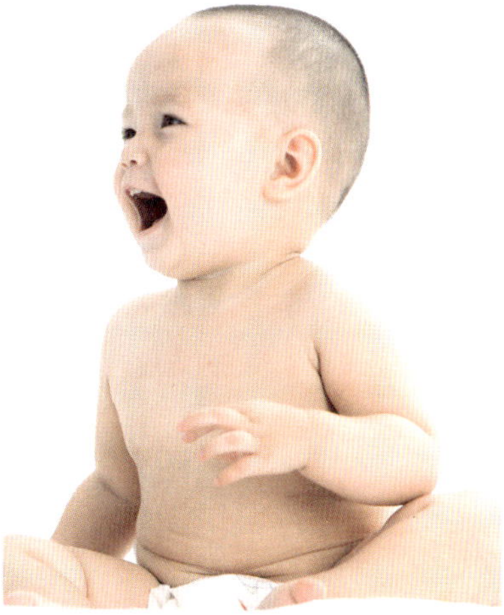

如何用勺子喂宝宝

对于拒绝使用奶瓶的宝宝，在妈妈回归职场或者临时不在家时，照护者可以尝试用小勺或杯子喂宝宝。用杯子喂特别容易导致乳汁浪费，可以尝试用勺子喂。

具体操作方法如下：将挤出的乳汁放在暖奶器当中，将暖奶器的温度指令调到比较合适的挡位，如37℃左右；照护者坐好；宝宝坐在照护者的怀里，上身基本处于直立的状态；照护者用勺子从暖奶器中将乳汁舀出，一勺一勺喂给宝宝。这是一个非常辛苦的过程，所以一定要有耐心。

职场妈妈如何做到工作、喂奶两不误

这个时候，很多妈妈要回归职场了。回归职场后能否继续进行母乳喂养、会不会因工作导致奶量不够等问题，是即将回归职场的妈妈非常关心的问题。妈妈们一定要相信，只要条件允许，工作和喂奶可以两不误。只要妈妈每天能够回家亲喂，宝宝每天吃到的乳汁总量就不会明显下降。有很多妈妈由于工作压力太大等客观因素，可能无法挤出理想的奶量。不过，妈妈回到家中后，亲喂时来自宝宝的吸吮刺激会让乳房分泌足够宝宝食用的乳汁。宝宝的吸吮刺激是妈妈乳量最好的调节方式。

有的妈妈担心一边哺乳一边工作会有诸多不便，如喂奶时间很难调节等。以下建议可能会帮助到有如此顾虑的妈妈：

1.回归职场前请认真考虑回归职场后是继续进行母乳喂养还是选择配方奶粉喂养。假如不能确定是否要坚持母乳喂养，至少要尝试一个月。这样会让妈妈做出更合理的决定，会使母婴双方都获益。

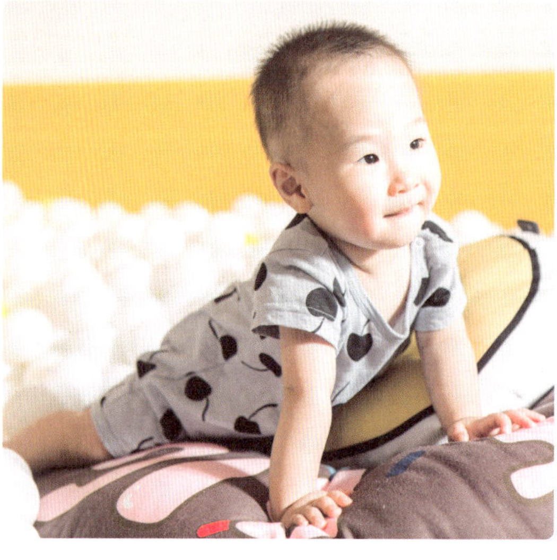

2.哺乳期喂奶虽然是妈妈的一项十分重要的权利，但妈妈也需要平衡好工作和喂奶、挤奶的关系，所以务必协调好挤奶时间和工作时间。

工作时如何顺利挤奶

刚刚回归职场的时候，妈妈在单位挤奶时每次挤出的奶可能会很少，但不要泄气。在工作期间挤奶其实并不难，妈妈无须过度担心。以下建议供妈妈们参考：

1.关于挤奶地点，如果单位有专门的挤奶室或者哺乳间当然最好；如条件有限，相对舒适、隐蔽的空间也是可以的。

2.为顺利挤奶，妈妈需要协调好挤奶和工作的关系，提高工作效率，以留出更多的时间安心、轻松挤奶。宝宝4～5个月大时，妈妈每3～4小时挤一次奶即可。如果是双侧同时挤奶，每次挤15～20分钟就可以了。如果选择挤完一侧再挤另一侧，可能需要挤30～40分钟。只要多加练习，大多数妈妈熟练后每次都可以在10～15分钟内完成。每个妈妈每次挤出的奶量不尽相同，时多时少是正常的。

3.挤奶前，可以喝一杯温水，以放松心情。在挤奶过程中，要放松心态，可以看看宝宝的照片、视频，想想宝宝可爱的样子，这可以刺激催产素、泌乳素的顺利分泌，从而促进乳汁的移出。

5个月婴儿的疫苗与接种

百白破疫苗需要接种几次

百白破疫苗需接种4剂。其中基础免疫需进行3次，即宝宝3个月、4个月、5个月时分别接种1剂。每剂疫苗的接种间隔最少不能短于28天，最长不应超过60天。如果接种间隔时间过短会影响疫苗本身的免疫应答反应，含有吸附制剂的三联疫苗更是如此。如果接种间隔时间太长，则可能推迟保护性抗体产生的时间，从而使宝宝增加暴露感染的机会。所以，在为宝宝接种疫苗时，既要保证接种的次数，又要保证间隔的时间是合理、适宜的。加强免疫则要在宝宝1岁半时进行。满6岁时宝宝还需再接种1剂百白破疫苗。

宝宝接种疫苗后可能会有哪些正常反应

宝宝接种疫苗后出现的正常反应，是指医护人员实施规范操作为宝宝接种了合格疫苗之后宝宝所出现的预防接种反应。疫苗接种的正常反应多为一过性反应，且是可逆的，对机体的器官组织不会造成永久性的损伤，且不会让机体留有后遗症。

宝宝接种疫苗后出现的正常反应可分为全身反应和局部反应。

全身反应主要表现为发热、食欲不振、烦躁不安、睡眠不好等。除发热需要处理以外，其他症状无须特殊处理，只需做好家庭护理观察即可。

局部反应可能是红肿或硬结。对于局部红肿，可进行局部皮肤的干冷敷。局部有硬结可能需要进行干热敷。每天敷2～3次，每次敷10～15分钟。对于硬结吸收不理想的宝宝，还可以通过理疗的方式促进硬结的吸收。

宝宝接种疫苗后可能会有哪些异常反应

预防接种异常反应，是指合格的疫苗在实施规范接种过程中或实施规范接种后造成受种者机体组织器官、功能损害，相关各方均无过错的药品不良反应。

异常反应对宝宝所造成的损害可能是永久性的、不可逆的。常见的异常反应包括晕厥、血管性水肿、过敏性皮疹、过敏性紫癜甚至过敏性休克等。宝宝在接种过程中一旦出现异常反应，需立即到医院就诊。

5个月婴儿的成长与发育

5个月宝宝的特点

5个月的宝宝能在沙发上或小椅子上靠坐着玩。只要背部有一点儿支撑，宝宝即可独坐片刻。

宝宝的自理能力进一步增强，可能学会用两只手扶住奶瓶，自己将奶嘴送入口中；会拿着饼干放入嘴中吃。面对宝宝叫他的名字时，他会对你笑，还会发出“哦”的声音予以回应。如果宝宝俯卧在床上用手撑起上身时，在他的背后叫他的名字，他会回头找人。大人在宝宝看不见的地方喊宝宝的名字，宝宝虽然看不见大人，但他知道大人就在不远处。大人的声音对于宝宝来说就是安全的信号，宝宝会耐心地等着大人来。

5个月的宝宝眼睛会随着活动的玩具移动。当玩具掉到地上时，宝宝会用眼睛去寻找玩具。宝宝听觉也更加灵敏，会循声寻找玩具。当玩具发出声响时，宝宝的眼睛会追随发声玩具。这时的宝宝能发出更为复杂的声音，如愉快时会发出“咕噜咕噜”的声音，不高兴时会大声喊叫。有的宝宝这时可以发出一些由辅音和元音组成的音。

这时，宝宝还能根据自己的需要产生各种情绪，喜、怒、哀、乐皆形于色。

5个月宝宝体格发育参照指标

5个月宝宝体格发育参照指标

性别	年龄	项目								
		身长（单位：cm）			体重（单位：kg）			头围（单位：cm）		
		下限值	中间值	上限值	下限值	中间值	上限值	下限值	中间值	上限值
女婴	5个月	60.8	65.2	69.8	5.92	7.36	9.23	39.2	41.6	44.3
男婴	5个月	62.1	66.7	71.5	6.36	8.00	9.99	40.2	42.7	45.5

注：以上数据均来源于原卫生部妇幼保健与社区卫生司2009年6月发布的《中国7岁以下儿童生长发育参照标准》。为了方便广大父母参照使用，在这里我们将基于中间值+2SD（2个标准差）设为上限、−2SD设为下限。上限和下限之间视为一般状态。

怎样评价5个月宝宝的体格发育水平

对第5个月宝宝的身长、体重、头围等项目进行测量，将测量结果填在下面的“体格发育评价记录表”中，并与上表中相应指标数值进行比较，然后根据比较结果对宝宝的体格发育水平给予评价。

体格发育评价记录表

项目	结果	评价
身长（cm）		
体重（kg）		
头围（cm）		

具体评价方法：

1.将测量结果填在相应的“结果”栏内。

2.测量结果与中间数值基本相符，在相应的“评价”栏内用“=”表示；测量结果高于中间数值，在相应的“评价”栏内用“↑”表示；测量结果低于中间数值，在相应的“评价”栏内用“↓”表示。

3.测量结果小于下限数值或者大于上限数值，可到医院儿童保健科进行咨询。

5个月宝宝智力发展的特点

领域 月龄	大运动	精细动作	语言	认知	社会性
5个月	5个月的宝宝可以比较熟练地从仰卧位翻到侧卧位，再翻到俯卧位；坐时可竖直身体，可以靠着大人或物体独坐片刻。	5个月的宝宝手部力量越来越强，探索意识也在增强，可以准确伸手抓握物体，甚至可以有意识地摇晃、敲击物体。	5个月的宝宝能够模仿大人发音，有时也会自发地发出一些不太清晰的声音。此年龄段的宝宝对自己的名字已有反应，有人在背后叫其名字时能回头。	当玩具掉到地上或滚落到某个角落时，宝宝可以用目光追踪玩具。	5个月的宝宝消化功能增强了，手也能握住东西，可以自己将饼干喂到嘴里。

怎样评价5个月宝宝的智力发展水平

可通过下表所列的具体的观察内容和操作方法评价5个月宝宝的智力发展水平。

领域 项目		大运动	精细动作	社会性	认知	语言
项目1	观察内容	仰卧位被拉腕时可抬起头肩部位	抓悬挂的玩具	将玩具放在嘴里	视觉追踪能力	社会性对话
	操作方法	宝宝仰卧，被拉腕时可以不怎么费力地抬起头和肩。	宝宝能抓住悬挂在空中的玩具。	宝宝拿到玩具时会将玩具放到嘴里啃。	让皮球落下并在地上滚动，宝宝的视线会追着皮球移动。	宝宝会主动和人或玩具“说话”。
项目2	观察内容	侧翻身	抓握能力	倾听别人说话或唱歌	主动抓握能力	不自觉地发出声音
	操作方法	宝宝仰卧或俯卧时，可以不怎么费力地侧翻身。	用玩具逗引宝宝，宝宝能将手伸向玩具并能精准地抓住玩具。	当他人在交谈或唱歌时，宝宝能专注地倾听。	把拨浪鼓放在距宝宝不远处，宝宝能主动伸手抓住拨浪鼓。	宝宝听到熟悉的音乐时，会不自觉地发出声音。

将测评结果记录在下面的“智力发展评价记录表”中。

记录方法：能够按标准顺利通过，用“○”表示；未能按标准顺利通过，则用“×”表示；虽然能够按标准通过但过程不太顺利，即介于上述两种情况之间的状态用“△”表示。

智力发展评价记录表

领域 项目	大运动	精细动作	社会性	认知	语言
项目1					
项目2					

对智力发展评价结果的解释

评价结果可分为较好、需要特别关注、一般三种情况。

1.在测评结果中，如果某个领域两项都是“○”，说明宝宝在这个领域处于较好的发育状态。

2.在测评结果中，如果某个领域的项目没有“○”，并且其中一项是“×”，就需要特别关注宝宝在该领域的发育情况。

3.如果宝宝在某领域的测评结果介于以上两种情况之间，说明宝宝在该领域的发育情况一般。

4.若在以上五个领域中，宝宝有两个或两个以上领域的发育情况需要特别关注，建议到医院儿童保健科进行咨询。

需要特别注意的是，本书的评估内容和操作方法基于服务普通家庭的目的，相对更简单、更易于操作，因此其评估结果只能作为一般参考和用于发现相关问题的早期情况。

5个月婴儿的环境与教育

多和宝宝玩“藏猫猫”游戏

5～6个月的宝宝对“藏猫猫”游戏很感兴趣。宝宝吃饱喝足后，很希望和成人玩。这表明宝宝的智力发展到了一个新水平。外界的物体在宝宝头脑中已形成了表象，只不过这种表象在宝宝头脑里保留的时间较短。因此，宝宝喜欢反复玩“藏猫猫”游戏。这种游戏可以帮助宝宝强化外界的表象在其大脑中存留的时间。

家长可以当着宝宝的面将玩具藏在手绢的下面，然后让宝宝去揭开手绢找到玩具。这时，宝宝会表现得非常开心。妈妈需要及时给予鼓励。妈妈也可以将手绢蒙在自己的脸上，然后让宝宝将手绢拿开。宝宝看到妈妈的脸后会很兴奋，妈妈随之可以非常开心地亲亲宝宝。爸爸妈妈要抓住这个关键期经常与宝宝玩这类游戏。

帮宝宝练习靠坐

第5个月的宝宝已经可以直立片刻，这时家长可以帮助宝宝练习靠坐。家长可以将宝宝放在有扶手的沙发上或者小椅子上，让他靠坐着玩，随后慢慢减少他身后靠着的东西，促使他在仅有一点儿倚靠的情况下也能坐住，甚至在没有倚靠的情况下也能独坐片刻。家长需要注意的是，此时宝宝肌力弱，不能坐很久。

让宝宝为爬行做一些准备

这个月的宝宝趴在床上的时候，已经可以神气十足地挺胸、抬头，有时还会以腹部为支点在床上打转。这时，可以让宝宝为马上来临的爬行训练做一些准备。

每天尽可能多地让宝宝趴着玩。可以在宝宝面前不太远的地方放上玩具，然后鼓励宝宝去抓。当宝宝向前使劲儿时，爸爸妈妈可以用手抵住宝宝的足底，帮助宝宝前进。这样的练习可以锻炼宝宝的肌肉力量和肢体协调性，为日后的手膝爬行做好准备。

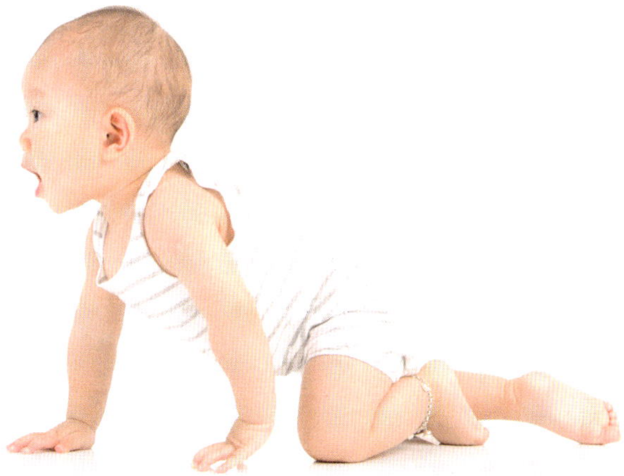

如何引导宝宝观察环境

宝宝5个月时，夜里睡眠时间开始延长，白天清醒时间逐渐增加，这标志着宝宝大脑的生理成熟。白天宝宝有更多的时间去探索事物、获取信息。这么大的宝宝，头能竖立，视野扩大，视野敏感度已接近成人水平。也就是说，宝宝不像以前只能看较近的物体。宝宝的手眼协调能力开始发展，抓握和摆弄物体的能力也增强了。宝宝正在成为一名热切而积极的学习者和探索者。成人可以有意识地引导宝宝观察环境，更要提供丰富的环境刺激来满足宝宝的需要。

如何引导宝宝观察环境呢？可以让宝宝按照从室内到室外、从人物到物体的顺序进行观察，如教他认识室内可接触到的各种物品。尽管宝宝还不会说话，也要让他在看具体实物的基础上，多多听到相应物品的名称。到室外观察，宝宝也是很高兴的。他们充满好奇心，总是有兴趣地东张西望。各种各样的人、汽车、花草、树木、小动物等都可让宝宝观察。成人可用语言及动作来启发、引导宝宝观察。

宝宝对别人叫自己的名字没有反应怎么办

看护人与宝宝互动的时候，要用宝宝的名字称呼宝宝。这有助于宝宝在自己的名字与自己之间建立连接。家长要有意识地锻炼宝宝这方面的能力。当家长想和宝宝玩耍时，可以在一旁呼唤宝宝的名字。宝宝听到家长的呼唤转头看时，家长可以说一声“在这里”，并逗他玩。经过多次这样的互动，家长以后呼唤宝宝的名字时，宝宝便知道家长是在呼唤自己，能立刻做出反应。尽早进行这样的练习，宝宝在第5个月时就能听懂自己的名字，否则可能要稍晚些才能做到这一点。如果宝宝在本月龄没有做到这一点，家长也无须着急，通过上述练习多多帮助宝宝即可。

另外，家长应该将宝宝的名字固定，如果一会儿称呼他宝宝，一会儿称呼他大名或是其他的爱称，容易导致宝宝不能理解家长正在呼唤的人是谁。

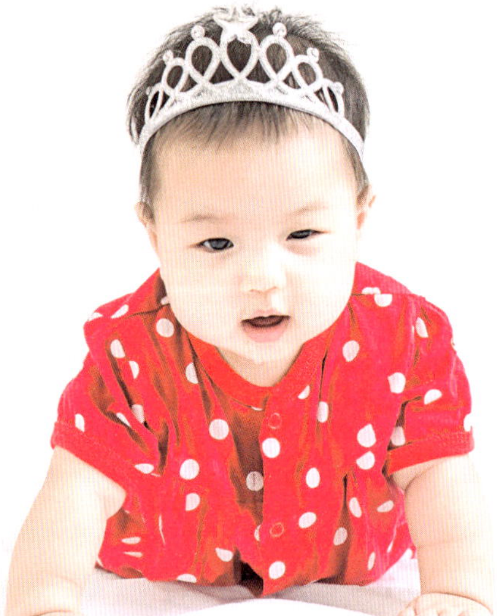

是否需要制止宝宝的“捣乱”行为

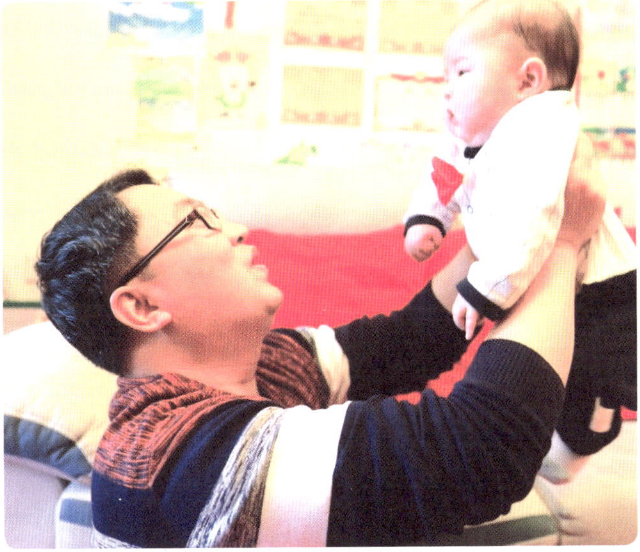

这个月的宝宝相比之前更加调皮了，如喜欢用手够取自己想要的东西；洗澡时，会用手拍打水面，会沉迷于洗澡玩具；喜欢故意把手中的东西扔到地上；等等。

这些现象都说明宝宝对事物的因果关系开始产生关注。对宝宝来说，自己的动作可以影响其他事物，自己的行为可以导致这样或那样的结果……这简直太奇妙了！很多时候，宝宝的探索行为会不断重复，考验着父母的耐心！请用赞叹的眼光来看待我们精力满满的小小探险家吧！

这个月龄宝宝的很多行为是因为他想要探索周围的世界，请不要制止他，反而要好好引导、配合与鼓励他。

摇摇篮、举高高会对宝宝大脑造成损伤吗

摇篮是古今中外最为常见的育婴用品。当宝宝在摇篮里似睡非睡时，大人轻轻推动摇篮，宝宝的前庭神经系统的兴奋度会逐渐降低，相应地，宝宝很快就可安然入睡。

相反，当宝宝在摇篮里时，如果摇篮晃得太快、幅度太大，宝宝的前庭神经系统会越来越兴奋。若宝宝的脑部因此受到过度刺激，宝宝会紧张、哭闹不休。摇篮如果撞到东西发生振动甚至会伤及宝宝头部，给宝宝造成严重损伤。

爸爸妈妈抱宝宝玩游戏时也是如此，动作轻缓能安抚宝宝的情绪，想给宝宝的前庭系统一点儿刺激时可稍微提升动作幅度。但是，千万不要高频率、大幅度地抛接宝宝，否则很容易给宝宝带来伤害。

总而言之，大人要控制好自己的动作和情绪，不要因为宝宝吵闹而动作粗鲁地摇晃宝宝，也不要因为太过高兴而做出超越宝宝承受能力的危险动作。

如何相应地对待不同气质特征的宝宝

不同的宝宝会有不相同的行为方式，比如睡眠规律、活动水平高低、是否爱哭等。对于每一个宝宝，这些不同的特征稳定而明显。心理学上将这种特征称为气质，并认为气质是个性形成的基础。这个月龄的宝宝气质特征开始表现得越来越明显。

宝宝在气质方面的差异，对不同性格的照料者来讲也将是巨大的挑战。例如，一位天生敏感的母亲，若生了一个强壮、活泼但不敏感的孩子，她可能会觉得孩子不好带。相反，如果宝宝和母亲一样，个性敏感且内向，那么母亲可能会感到很轻松，认为孩子好带。可见，母婴之间的互动如何，取决于母亲的性格、感受与认知。

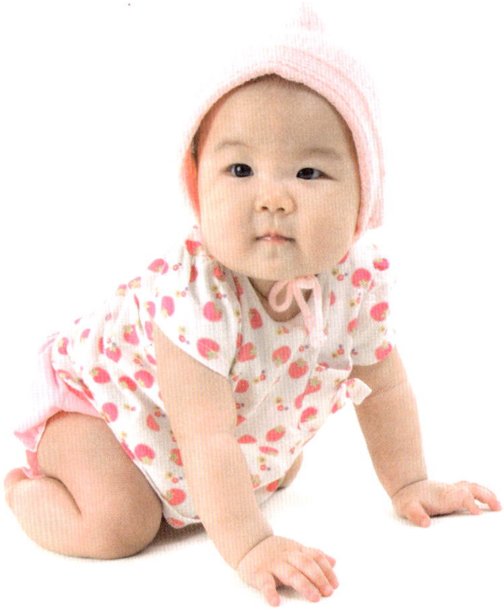

因此，对于那些较难抚养、情绪反复无常的宝宝，若父母能给予他们及时的回应和足够的关注及爱抚，孩子会适应得很好。父母需要克服自己的感性认知，理性地对待与自己气质类型不同的宝宝。

父亲在宝宝成长中的作用

我们通常认为，母亲是宝宝获取食物和安全的最初来源，母子之间的情感联结是最重要的。然而，父亲在宝宝成长中的关键作用也不容忽视。

研究表明，父亲对宝宝的一生有下列影响：对宝宝而言，父亲跟母亲是完全不同的；父亲更爱与宝宝玩闹；父亲对宝宝的推动作用更大；父亲使用的语言更复杂；父亲对宝宝的约束更多；父亲会使宝宝更社会化，更有助于宝宝走进现实世界；更能帮助宝宝发挥潜能；等等。

可见，父亲在宝宝个性形成和行为塑造方面起着非常重要的作用，请父亲不要在宝宝的成长过程中缺席。

这时可进行有计划的音乐启蒙

宝宝5个月时，父母要开始有计划地给宝宝念儿歌、童谣。

虽然这时宝宝还不懂儿歌或童谣的意思，但他会很喜欢儿歌的韵律和欢快的节奏，更喜欢家长给他念儿歌时亲切而丰富的表情、口型和动作。为宝宝选择的儿歌或童谣要尽量简短、朗朗上口，并可配合简单的动作，以促使宝宝耳、眼、手、足、脑的协调配合，从而促进宝宝视觉、听觉和动觉统合发展。

5个月的宝宝对音乐能表现出明显的情绪，并能配合音乐节奏摆动四肢。也就是说，宝宝已具有初步的音乐记忆力，并对音乐有了初步的感受能力。因此，从这个月开始，父母就要有目的、有步骤地让宝宝欣赏音乐。可以选择某一首乐曲让宝宝反复听，以增强其音乐记忆力；还可以给宝宝听模仿动物叫声和大自然中某些音响的音乐。

歌曲或童谣可选择不同的语言，视宝宝的喜爱程度逐渐增减、更换，以启发宝宝听觉、知觉的发展和对音乐节奏的感受力。

和宝宝一起读图

5个月的宝宝，手眼协调能力进一步发展，可以成功够物、取物、抓物，并会醉心于此类活动。

第5个月时，宝宝对色彩鲜艳的东西越发感兴趣。此阶段，可以多选择一些彩色的、较之前相对复杂的图片给宝宝看。家长可以选择色彩明快艳丽的油画作品给宝宝欣赏，如静物写生类作品。家长可一边让宝宝欣赏，一边大声说出画作中的各种颜色，以使宝宝形成语音和颜色之间的连接。对于颜色的分辨能力和语言理解能力的提升，能够为宝宝进一步认知与理解图片中的内容打下良好的基础。

适合5个月婴儿的亲子游戏

游戏一：独坐和伸手抓取

游戏目的：锻炼宝宝的躯干控制能力，发展其平衡能力。

游戏方法：

妈妈双手扶宝宝腋下，让其在床上坐好；让宝宝的双手撑在身体两侧的床面；让人用玩具逗引宝宝抬头，直起身体；妈妈慢慢移开扶着宝宝的双手，让宝宝独坐片刻。若宝宝身体歪了，将其扶正。如此这般，让宝宝独坐的时间逐渐延长至5秒钟甚至以上。

宝宝仰卧，妈妈拿一个色彩鲜艳的可发出声音的玩具逗引宝宝，引发宝宝的关注；将玩具靠近宝宝一侧的手，慢慢引诱他伸手抓取。宝宝抓到玩具后，妈妈要立即给予奖励。

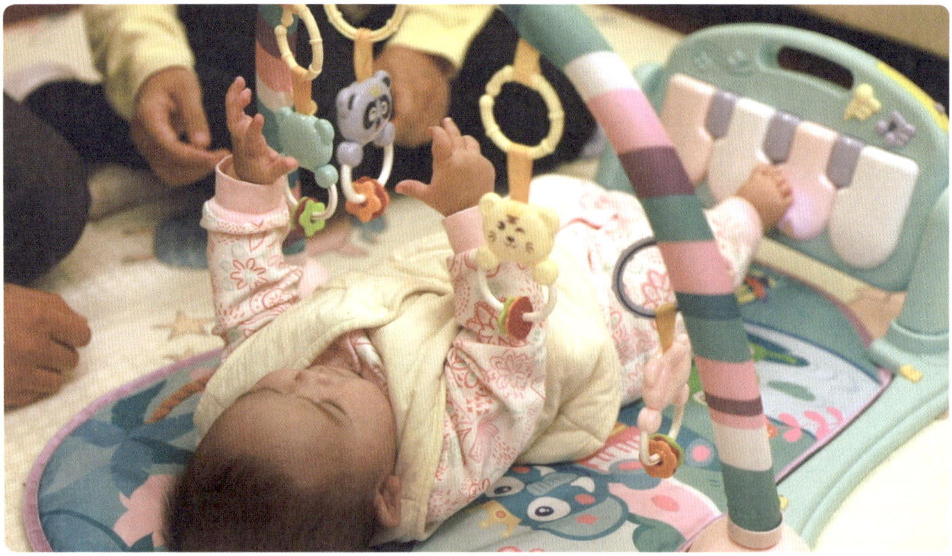

视频19：小小音乐家（打开微信公众号“童芽”，点击“童芽学院”，点击本书封面，点击右下角“拍图看视频”按钮，拍摄此图观看相关操作视频。）

游戏二：小手摸一摸

游戏目的：让宝宝感受不同质地的物体，促进宝宝触觉能力的发展。

游戏方法：

为宝宝准备不同质地的安全的物品，如小布条、小绒条、小纸条、小海绵条、小橡皮条等物品。将这些物品放在地垫上。

妈妈抱着宝宝坐在地垫上。妈妈先将准备好的物品放在手里吸引宝宝的注意，然后一种一种递到宝宝手中，让宝宝去抓捏。妈妈可以一边陪宝宝玩，一边念下面的歌谣：

宝宝，小布条，小手摸一摸；
宝宝，小绒条，小手摸一摸；
宝宝，小纸条，小手摸一摸；
宝宝，小海绵条，小手摸一摸；
宝宝，小橡皮条，小手摸一摸。

游戏三：骑大马

游戏目的：促进宝宝社会情感的发展，增进亲子感情。

游戏方法：

宝宝最喜欢骑在爸爸的脖子上随音乐有节奏地摆动身体。让宝宝骑在脖子上时，爸爸可以一边走一边说：“嗒……嗒……嗒……大马……大马跑得快。”时间久了，宝宝会主动配合做出回应的动作，在快乐中与父亲共同参与活动。爸爸在做举起和放下的动作时，注意动作要轻，将宝宝扶稳，千万不要大力抛接宝宝，以免宝宝受惊甚至受伤。

游戏四：小小音乐家

游戏目的：促进宝宝手眼协调能力以及认知能力的发展。

游戏方法：

妈妈抱宝宝坐在地垫上，轻触音乐架，让音乐架发出声音吸引宝宝注意；拿宝宝的手触碰一下音乐架，直至其发出声音。

宝宝仰卧，把音乐健身架架在宝宝身体上面。妈妈用手轻轻地拍打玩具，直至玩具发生晃动并发出声音，以吸引宝宝的注意。妈妈轻轻拉起宝宝的手拍打玩具，直至玩具发出声音。连续拍打几次后，宝宝即可建立“拍打玩具可以让玩具晃动并发出声音”的认知。

适合5个月婴儿的益智玩具

不同质地的积木和球类玩具

5个月的宝宝已经能较准确地抓握面前的物体，但仍然要继续练习抓握动作。应该为宝宝选择不同形状、不同大小和不同质地的玩具，促进其感知觉的发展。如大小不同的积木块，几何形体组，大小不同的塑料球、皮球、触觉球、软布球等。另外，还可以将宝宝经常用的物品，如奶瓶、杯子、手绢等，当成玩具与宝宝做游戏。

推荐玩具：不同质地的球类玩具

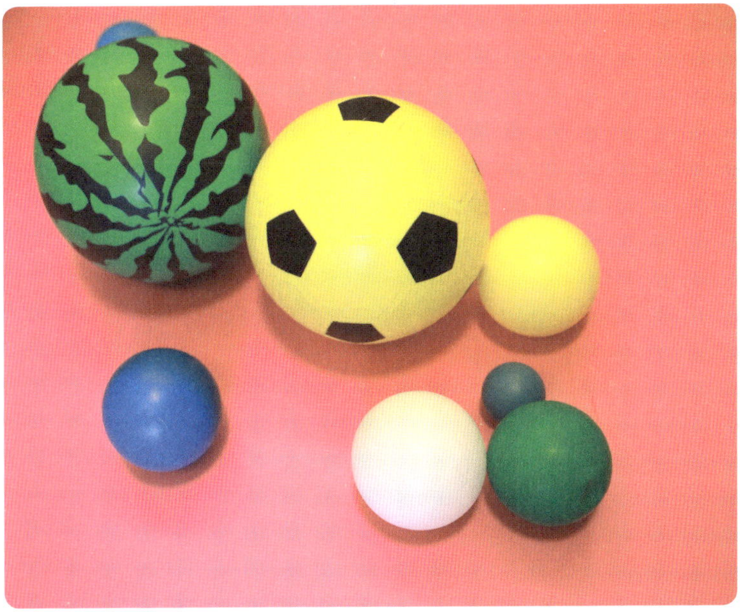

第6个月

6个月婴儿的喂养与护理

是否该添加辅食了

根据世界卫生组织、中国营养学会发布的《中国婴幼儿喂养指南》（2016版）、美国儿科学会的建议，不需要为6个月内的宝宝添加辅食。无论是纯母乳喂养还是配方奶喂养以及混合喂养的宝宝，母乳或者配方奶都应是其唯一的食物。对于6个月以后的宝宝，需添加含铁丰富的辅食，并应添加维生素D，但无须额外补钙。

是否要为宝宝准备一些磨牙食品

该月龄的宝宝不需要添加辅食，磨牙食品暂时也是不需要的。但是为缓解宝宝的出牙不适或心理需求，可以给宝宝准备一些磨牙棒，如食用级别的橡胶棒。

人工喂养的宝宝应以配方奶为主

人工喂养的宝宝还是应以配方奶为唯一食物，并要添加维生素D，无须额外补钙。

宝宝只吃一侧奶怎么办

宝宝只吃一侧奶，会引发很多妈妈的焦虑。一般来讲，妈妈焦虑的原因主要有两方面，一方面担心宝宝吃不饱；另一方面担心宝宝长时间只吃一侧奶会导致双侧乳房大小不一。宝宝之所以只吃一侧奶肯定是有原因的，所以需要先找找原因。

宝宝到第5、第6个月时只吃一侧奶的问题应该不是从这时才开始出现的。宝宝在更小一些的时候估计就已经出现了这样的情况。常见原因有：妈妈两侧的乳头大小不一或者一侧有凹陷的情况，导致宝宝含乳感觉有差别；妈妈两侧乳房奶阵快慢不一致；妈妈抱宝宝的习惯不一致；等等。

这个问题到宝宝5～6个月大的时候再进行纠正，相对来讲比较困难，因为五六个月大的宝宝，对外界的认知越来越强烈，所以很多时候会执着于自己的选择。难以纠正，并不是不能纠正。

1.在宝宝不饿的时候可以让他尝试在他不喜欢吃的那一侧乳房处“玩耍”，让宝宝和乳房多做一些亲密接触。

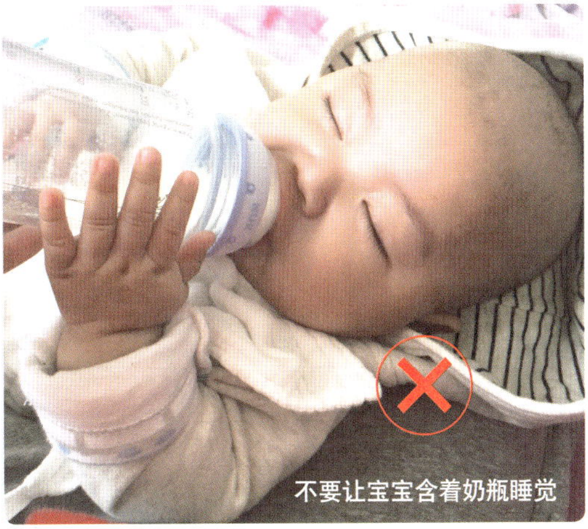
不要让宝宝含着奶瓶睡觉

2.在宝宝困倦想吃奶的时候给他吃他平时不喜欢吃的那一侧乳房。

3.让宝宝以相同的体位来吃两侧乳房。这句话怎么理解呢？举例说明一下。妈妈抱着宝宝喂奶的时候，如果是以“摇篮抱”的姿势抱着宝宝吃他喜欢的一侧乳房。等宝宝吃完他喜欢的一侧乳房以后，妈妈将宝宝平移到另一侧乳房即可。这时，妈妈抱宝宝的姿势叫“橄榄球抱”。如果妈妈选择躺喂，等宝宝吃完他喜欢的一侧乳房以后，不要改变体位，将宝宝的身体垫高一些，让宝宝能够接触到他不喜欢的一侧乳房就可以了。如果宝宝接受度不高，可以选择在宝宝困倦时喂奶。

不要让宝宝含着奶瓶睡觉

宝宝若含着奶瓶睡觉，会增加龋齿发生的风险。另外，奶瓶喂养本身就可能导致牙齿咬合出现问题。宝宝含着奶瓶睡觉会增加咬合问题发生的风险。此外，宝宝含着奶瓶睡觉还容易引发其他问题，比如中耳炎。所以，任何时候都不建议宝宝含着奶瓶睡觉。

母乳喂养的宝宝奶睡不会增加龋齿风险

母乳亲喂的宝宝经常吃着奶就睡着了，有家长因此担心这样会增加宝宝发生龋齿的风险。其实，这种担心是没有必要的。

有充分的研究显示，母乳亲喂可降低龋齿发生的风险。母乳当中的乳糖是乙型乳糖，有抑菌作用，而牛奶中的甲型乳糖会促进细菌滋生。母乳中还含有大量其他的免疫物质，可抑制细菌滋生。

宝宝含接乳头的方式与含接奶嘴的方式不同。母亲的乳头位于宝宝的软硬腭交界处。乳汁被吸吮出来之后直接就进入了消化道，在口腔残留很少，所以不会导致龋齿。

有些母乳喂养的宝宝确实也存在龋齿问题，但这不一定是母乳亲喂导致的，大多是因为在添加辅食后没有进行合理的口腔清洁和护理。所以，添加辅食之后，口腔的清洁和保养十分重要。

添加辅食的时机

宝宝满6个月时是添加辅食的最佳时机。宝宝满6个月后，纯母乳喂养已无法再为宝宝提供足够的能量，以及铁、锌、维生素A等关键营养素。因而，这时必须在继续母乳喂养的基础上引入不同口味、不同质地的食物。

过早添加辅食，容易因宝宝消化系统不成熟而引发胃肠不适，进而导致喂养困难，或增加感染、过敏风险。过早添加辅食也是母乳喂养提前终止的重要原因，并且是宝宝在儿童期和成人期发生肥胖的重要风险因素。过早添加辅食还可能因进食时的不愉快经历影响婴幼儿期的进食行为。

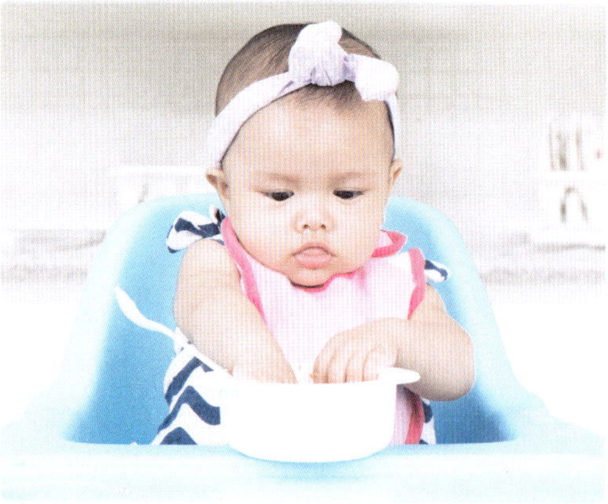

过晚添加辅食，则会增加婴幼儿蛋白质、铁、锌、碘、维生素A等缺乏的风险，进而导致营养不良以及缺铁性贫血等各种营养缺乏性疾病，甚至造成长期不可逆的不良影响。过晚添加辅食也可能造成喂养困难，增加食物过敏的风险等。少数宝宝可能由于疾病等各种特殊情况而需要提前或推迟添加辅食，这些宝宝必须在医师的指导下确定添加辅食的时间。但是，不管是何种原因，添加辅食的时间一般不能早于满4个月前，并在满6个月后要尽快添加。

添加辅食的原则

首先，为了保证能量及蛋白质、钙等重要营养素的供给，7～9月龄宝宝每天摄入的母乳量应不低于600mL，每天至少应吃4次母乳；10～12月龄宝宝每天应摄入约600mL母乳，每天应吃4次母乳；而13～24月龄宝宝每天应摄入约500mL母乳，每天吃母乳的次数不要超过4次。在母乳不足或不能进行母乳喂养的情况下，宝宝满6月龄后，应继续以配方奶作为母乳的补充。

其次，辅食添加的原则是，每次只添加一种新食物，并且应由少到多、由稀到稠、由细到粗循序渐进地添加。可先从富含铁的泥糊状食物开始，如强化铁的宝宝米粉、肉泥等，逐步增加食物种类，渐渐过渡到半固体或固体食物，如烂面、肉末、碎菜、水果粒等。每引入一种新的食物，应让宝宝适应2～3天，还要密切观察宝宝是否有呕吐、腹泻、皮疹等不良反应。宝宝适应一种食物后，再添加其他新的食物。

再次，添加辅食时还需要注意宝宝的人身安全。有条件的家庭最好能给宝宝准备安全系数高的餐桌椅，以保证宝宝不会因坠落而发生意外。

最后，添加辅食后，宝宝几天不解大便有可能再次成为继“攒肚子”之后的重点问题。很多宝宝在添加辅食后，其大便性状会发生变化。有些宝宝会出现腹泻。大多数宝宝会出现真正的便秘。宝宝出现便秘，不要着急！可以考虑给宝宝调整辅食，多添加一些根茎类食物，如红薯、山药、土豆等，或纤维素多的食物，如青菜叶、木耳等。

6个月婴儿的疫苗与接种

乙肝疫苗共需接种几次

乙肝疫苗共需接种4剂次，其中基础免疫3剂次，第1剂在新生儿出生后24小时内接种，第2剂在宝宝满1月龄时接种，第3剂在宝宝满6月龄时接种；加强免疫1剂次，在宝宝满12岁时接种。

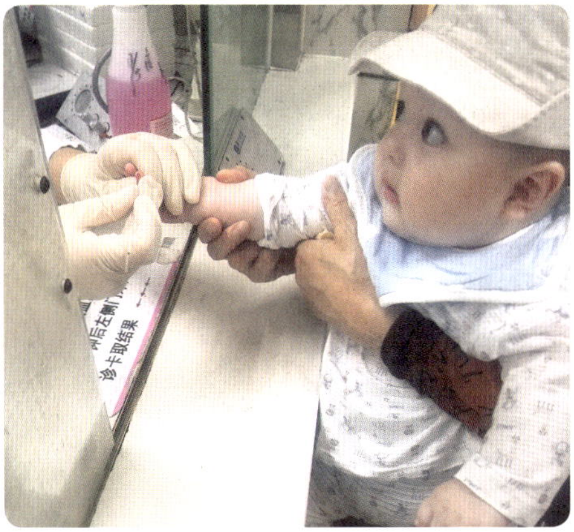

6月龄宝宝开始接种的流脑A群疫苗可预防哪种脑炎

流脑A群疫苗的全称是流行性脑脊髓膜炎多糖疫苗，用于预防脑膜炎双球菌引起的流行性脑脊髓膜炎。

流脑多发于冬春季，一般每年的2～4月为流脑的高发期。由于我国地域辽阔，南北温差较大，所以该病流行的时间略有不同。目前，流脑A群疫苗全年均可接种。接种疫苗后的7～10天时，人体内血清中即可产生杀菌抗体和血凝抗体；2～4周时抗体水平即可达高峰。宝宝体内具有足够的保护性抗体时，就不怕感染流脑了。宝宝满6个月时，可以开始接种流脑A群疫苗。

宝宝需要口服轮状病毒疫苗吗

据统计，全球每年大约有90万名婴幼儿死于轮状病毒感染性腹泻，我国每年有1000多万名婴幼儿感染轮状病毒。

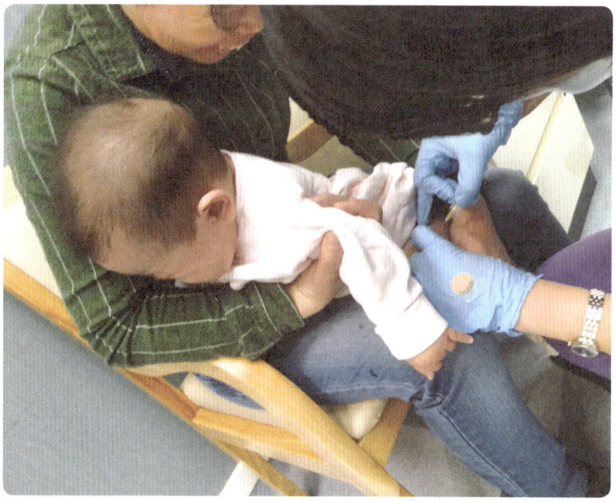

由于感染轮状病毒所导致的腹泻多发于秋季，故又称为秋季腹泻，其最常侵犯6个月至3岁的宝宝。

近年来，为有效地预防由轮状病毒感染所引起的腹泻，国产的轮状病毒减毒活疫苗已问世，并已应用于临床。该疫苗可刺激抗体产生对相应轮状病毒的免疫力。接种此疫苗后，机体可产生足够的抗体水平，保护期可达一年半。

该疫苗为口服的液体制剂。服用前后的注意事项及要求基本与口服的脊髓灰质炎疫苗相同。6个月为该疫苗接种的起始月龄，6个月～3岁的宝宝需每年接种一次，而3～5岁的宝宝只需接种一次即可。

如果宝宝特别容易出现腹泻的问题，推荐口服轮状病毒疫苗。

手足口病疫苗有必要接种吗

手足口病是由肠道病毒引起的一种传染性疾病。环境中有20多种肠道病毒都可引发手足口病，其中以柯萨奇病毒A16型（CoxA16）和肠道病毒71型（EV71）最为常见。手足口病多发生于5岁以下儿童。每年的5～8月是手足口病的高发期。

部分患儿仅表现为皮疹或疱疹性咽峡炎，而且绝大部分患儿预后良好，多数1周左右即可痊愈。这属于轻型的手足口病。轻型的手足口病多由柯萨奇病毒感染所致。仅少数3岁以下的婴幼儿会出现重症手足口病，如脑膜炎、脑干脑炎、脑脊髓炎、肺水肿以及循环障碍等。极少数病例可因病情危重而致死亡，或即便存活也会留有后遗症。重症的手足口病是由肠道病毒71型（EV71）感染所致。

手足口病疫苗主要用于预防由EV71型病毒引起的重症手足口病。该疫苗适合6个月～3岁的宝宝，每次使用的剂量为0.5mL。接种方式是上臂三角肌肌内注射。基础免疫程序为两剂，两剂之间间隔1个月。

鉴于重症手足口病给宝宝带来的危害十分严重，建议具备条件的家庭为宝宝接种手足口病疫苗。

流感疫苗怎么接种

流感是由流感病毒感染引起的一

种急性、发热性的呼吸道传染病。机体感染流感病毒后常出现多种并发症，肺炎是最常见的并发症之一。因此接种流感疫苗可减少或避免流行性感冒对宝宝生命所造成的威胁。由于流感病毒变异性大，接种一剂流感疫苗所产生的保护性抗体只能维持1年之久。

流感疫苗分为儿童剂型与成人剂型。儿童剂型适合6个月～3岁的婴幼儿。首次接种需要接种两剂，每剂为0.25mL，两剂之间间隔1个月。之后如果每年连续接种，每年只接种1剂（0.25mL）即可。成人剂型适合于3岁以上的儿童和成年人，每年只需接种1剂，每剂0.5mL。对蛋白过敏者不宜接种流感疫苗。

HIB与流感疫苗有何不同

由于“B型流感嗜血杆菌疫苗”（HIB）和“流感疫苗”的名称中都含有“流感”二字，人们很容易产生误解，如不少人把“B型流感嗜血杆菌疫苗”和“流感疫苗”混为一谈。实际上它们是两种截然不同的疫苗。具体区别可见下表。

B型流感嗜血杆菌疫苗和流感疫苗的区别

项目	B型流感嗜血杆菌疫苗	流感疫苗
病原名称	B型流感嗜血杆菌	流感病毒
病原类型	细菌	病毒
高发季节	一年四季均可发生，春秋高发	冬春季高发
可预防的疾病	咽炎、会厌炎、喉炎、气管炎、支气管炎、肺炎、脑膜炎、蜂窝组织炎、败血症等	流行性感冒
接种对象	2个月～5岁的儿童	6个月以上的婴幼儿、60岁以上的老年人、体弱多病者、慢性疾病患者等
免疫程序	小于6个月，1次； 6～12个月，2次； 1～5岁，1次； 与最后一次基础免疫间隔12个月进行一次加强免疫	6个月～3岁的婴幼儿需接种2次，两次间隔1个月； 3岁以上人群每年接种1次
接种剂量	每次0.5mL	6个月～3岁婴幼儿，每次0.25mL； 3岁以上人群，每次0.5mL
抗体保护年限	4年左右	1年

6个月婴儿的成长与发育

6个月宝宝的特点

6个月的宝宝一般能够学坐或支撑坐了，视野比以前开阔了许多。这时，妈妈扶着宝宝站在自己的腿上，宝宝会欢快地蹦蹦跳跳。这说明宝宝腿上的力气比以前大多了。这时，宝宝的行动更加自如。妈妈用玩具吸引宝宝的注意力，宝宝可以自如地从仰卧翻至侧卧、俯卧，再从俯卧翻至侧卧、仰卧。这时如果想拿走宝宝手里的玩具，宝宝会紧紧抓住不放。宝宝仰卧时，如果把毛巾蒙在他脸上，宝宝会用手扯开。宝宝到了6个月，还有了一样新的本领，就是可将玩具从一只手移到另一只手。

6个月宝宝的视敏度更加接近成年人水平。6个月宝宝的眼睛已有成年人的2/3大。这时宝宝看物体时已可双眼同时看，从而可获得正常的“两眼视觉”。宝宝对于距离及深度的判断力也在继续发展。总之，世界在宝宝眼中越来越清晰。宝宝也能注意到周围更多的人和物体，还可以注意到细小的物品，甚至能分辨声音的来源与方向。

6个月的宝宝对人的反应有了明显差别，对母亲和熟悉的人及陌生人的反应是不同的，明显对妈妈更为偏爱。这时的宝宝在母亲面前会表现出更多的微笑、咿呀学语、依偎、亲近。而在其他熟悉的人（比如家里的其他成员）面前，宝宝的这些反应则相对少一些。在陌生人面前，宝宝的这些反应就更少了。有的宝宝在陌生人面前会惧怕、紧张、恐惧，甚至会哭泣、大喊大叫，也即宝宝开始认生了。

6个月宝宝体格发育参照指标

6个月宝宝体格发育参照指标

性别	年龄	项目								
		身长（单位：cm）			体重（单位：kg）			头围（单位：cm）		
		下限值	中间值	上限值	下限值	中间值	上限值	下限值	中间值	上限值
女婴	6个月	62.3	66.8	71.5	6.26	7.77	9.73	40.0	42.4	45.1
男婴	6个月	63.7	68.4	73.3	6.70	8.41	10.5	41.0	43.6	46.3

注：以上数据均来源于原卫生部妇幼保健与社区卫生司2009年6月发布的《中国7岁以下儿童生长发育参照标准》。为了方便广大父母参照使用，在这里我们将基于中间值+2SD（2个标准差）设为上限、−2SD设为下限。上限和下限之间视为一般状态。

怎样评价6个月宝宝的体格发育水平

对第6个月宝宝的身长、体重、头围等项目进行测量，将测量结果填在下面的“体格发育评价记录表”中，并与上表中相应指标数值进行比较，然后根据比较结果对宝宝的体格发育水平给予评价。

体格发育评价记录表

项目	结果	评价
身长（cm）		
体重（kg）		
头围（cm）		

具体评价方法：

1.将测量结果填在相应的“结果”栏内。

2.测量结果与中间数值基本相符，在相应的“评价”栏内用“=”表示；测量结果高于中间数值，在相应的“评价”栏内用“↑”表示；测量结果低于中间数值，在相应的“评价”栏内用“↓”表示。

3.测量结果小于下限数值或者大于上限数值，可到医院儿童保健科进行咨询。

6个月宝宝智力发展的特点

领域 月龄	大运动	精细动作	语言	认知	社会性
6个月	6个月的宝宝可以独坐一会儿。大人扶着宝宝站立时，宝宝会做出明显的抬腿动作。这时的宝宝能够趴着往前蹭，这是爬行的雏形。	6个月的宝宝能够抓取小物体。这时的宝宝还会不断地扔掉、捡起各种物体。玩积木等玩具时，宝宝可以轻松倒手了。	6个月的宝宝能听懂一些语气，可以通过声音识别熟悉的人，可以发“da-da、ma-ma”等音。	6个月的宝宝已经有一定的记忆能力，能够区别熟悉的人和陌生的人。	此年龄段的宝宝对大小便的指令有声音反应，可以将某些固体食物喂到自己嘴里。

怎样评价6个月宝宝的智力发展水平

可通过下表所列的具体的观察内容和操作方法评价6个月宝宝的智力发展水平。

领域 项目		大运动	精细动作	社会性	认知	语言
项目1	观察内容	爬的意愿	探索桌面	伸臂求抱	两手各握一个玩具	社会性语言互动
	操作方法	用玩具逗引宝宝，宝宝有向前爬的意愿，甚至能趴着往前蹭。	被抱着坐在桌前，宝宝会用手触碰桌面。	看到妈妈或别人时，能主动伸出手臂求抱。	宝宝能同时用两只手握住两个玩具。	能对着周围的人咿呀学语，好像在说话。
项目2	观察内容	独坐能力	可玩摇铃	从杯子里喝水（成人拿着）	精准抓握	发声能力
	操作方法	宝宝依靠一点儿支持就能坐稳。	给宝宝一个摇铃，宝宝能独自玩。	妈妈拿水杯给宝宝喝水，宝宝能从杯中喝到水。	抱着宝宝坐在桌前，将方木放在宝宝面前，宝宝能拾起方木。	这时的宝宝能发出4种以上的声音。

将测评结果记录在下面的“智力发展评价记录表”中。

记录方法：能够按标准顺利通过，用“〇”表示；未能按标准顺利通过，则用“×”表示；虽然能够按标准通过但过程不太顺利，即介于上述两种情况之间的状态用“△”表示。

智力发展评价记录表

领域 项目	大运动	精细动作	社会性	认知	语言
项目1					
项目2					

对智力发展评价结果的解释

评价结果可分为较好、需要特别关注、一般三种情况。

1.在测评结果中，如果某个领域两项都是“〇”，说明宝宝在这个领域处于较好的发育状态。

2.在测评结果中，如果某个领域的项目没有“〇”，并且其中一项是“×”，就需要特别关注宝宝在该领域的发育情况。

3.如果宝宝在某领域的测评结果介于以上两种情况之间，说明宝宝在该领域的发育情况一般。

4.若在以上五个领域中，宝宝有两个或两个以上领域的发育情况需要特别关注，建议到医院儿童保健科进行咨询。

需要特别注意的是，本书的评估内容和操作方法基于服务普通家庭的目的，相对更简单、更易于操作，因此其评估结果只能作为一般参考和用于发现相关问题的早期情况。

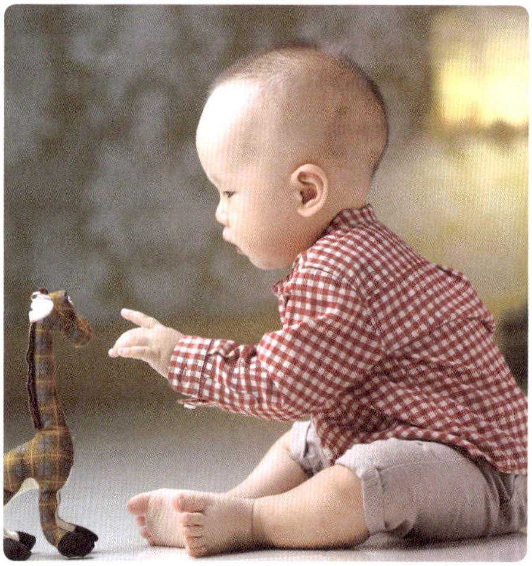

6个月婴儿的环境与教育

如何帮助宝宝发展坐的能力

6个月的宝宝已经可以独坐一会儿了。刚刚学会独坐的宝宝如果倾倒了，一般自己无法恢复坐姿。对于此时还坐不稳的宝宝，尽量使宝宝坐着时保持平衡，并多坚持一会儿。当宝宝能够独坐时，可在宝宝面前摆放一些玩具引诱他去抓握，以此来延长宝宝保持坐姿的时间，但这时还不能让宝宝坐太久，以免影响宝宝脊柱的发育。

如何促进宝宝分辨不同味道和气味的能力的发育

开始吃辅食以后，宝宝不但能区分喜欢的和不喜欢的气味，还能比较准确地分辨酸、甜、苦、辣、咸等不同的味道，对食物任何细微的味道变化都非常敏感，对食物也有了自己的偏好。所以，辅食的制作要多样化，要适当地给宝宝添加不同气味、不同味道的辅食，以此丰富宝宝的嗅觉和味觉经验，增强宝宝关于嗅觉和味觉的适应性和判断力，促进宝宝嗅觉、味觉的进一步发展。

第6个月是添加辅食的关键期，也是帮助宝宝建立良好的饮食习惯的关键期。家长不要按照自己的喜好给宝宝添加辅食，一定要按照营养配比给宝宝提供多样、丰富的食物。

排除可抓握物品的安全隐患

这个月的宝宝能够抓握住物品，并且通过练习可以顺利完成左右手互相倒手。宝宝抓握住物品后，可能会放到嘴里啃咬。这时，家长要注意排除相应的安全隐患，避免宝宝将某些小物品吞入口中。

注意玩具上松动的零件，毛绒玩具上没有粘牢的眼睛、鼻子、纽扣，玩具汽车上的轮子等。这些小零件一旦被宝宝吞入口中，有可能造成宝宝窒息。此外，还有很多日常用品也可能给宝宝带来危险。

磁铁。小块的磁铁被宝宝吞入腹中，有可能导致宝宝窒息。如果宝宝吞下多块磁铁，因为磁铁会相互吸引，可能因此导致肠梗阻，危及宝宝生命。

化妆盒。家长的化妆盒正适合本月龄宝宝抓握。家长不要随手将化妆盒递给宝宝玩。化妆品中可能含有引起宝宝过敏的成分，甚至可能含有潜在的有毒化学物质。

电池。家中随处散落的电池可能会被宝宝找到并拿在手中。长期不使用的电池的内容物有可能会泄漏。因此，要尽量收好家中废弃不用的电池。

为宝宝营造安全、整洁的环境，随着宝宝各种能力的逐步发展显得更加重要。因为好奇心的驱使，宝宝可能拿起身边的每一件物品。宝宝没有安全的概念。因此帮助宝宝排除生活空间的安全隐患非常重要。

教宝宝学会用动作表达自己的意愿

在宝宝面前，经常用点头动作表示“对了”，用摇头动作表示“不对或不好”。当大人做动作时，要加上口头语言“对”或者“不对”，宝宝渐渐就能学会模仿大人的表达方式。比如，当宝宝要吃东西时，大人给宝宝拿好吃的，教宝宝点头并说“对、对”；然后给宝宝拿另一种宝宝不喜欢的东西，教宝宝摇头并说“不对、不对”。经过多次训练之后，宝宝就会主动用“点头”表示“对”，用“摇头”表示“不对”。慢慢地，宝宝就会用肢体语言来表达自己的意愿了。

如何给宝宝读绘本

6个月的宝宝能听懂不少语言了。给宝宝选择绘本的时候，要选择图多、情节简单、色彩鲜明、文字少的绘本。给宝宝讲绘本的时候，注意表情、语气、语调都要符合故事情节。读绘本的时候，注意每个字都要读准，不能随意增减字。可以反复给宝宝讲同一本绘本，因为宝宝不能一次就将所有内容记住。当你确认宝宝已经很熟悉某一本绘本了，可以换新的绘本给宝宝读。

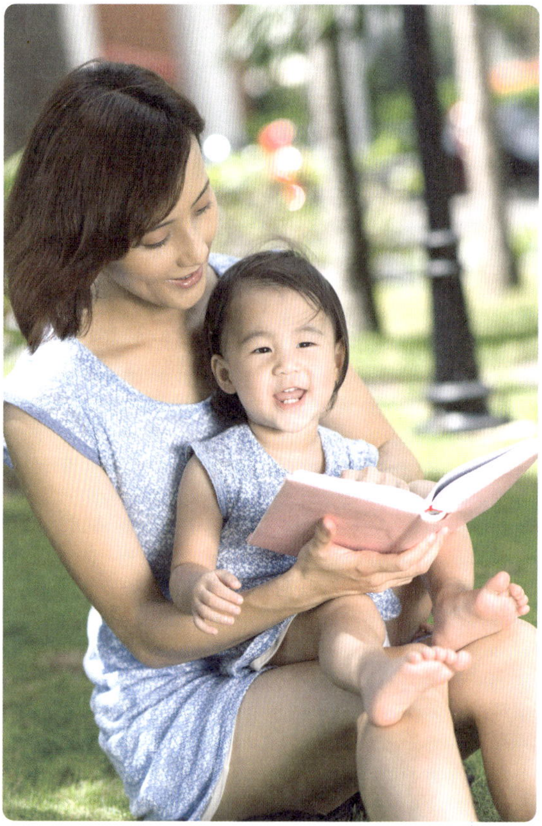

如何教宝宝叫“爸爸、妈妈”

随着宝宝接触外部世界越来越频繁，他的发音反应越来越强烈，好像总想要说些什么。此时，宝宝的发音已经不再是单独的元音或辅音，出现了一些音节。家长要有意识地教宝宝一些发音，如ba－ba、ma－ma、da－da等。宝宝可以很清晰地模仿这些声音，但于他而言，这些发音没有任何意义。此时，家长要多给予强化和重

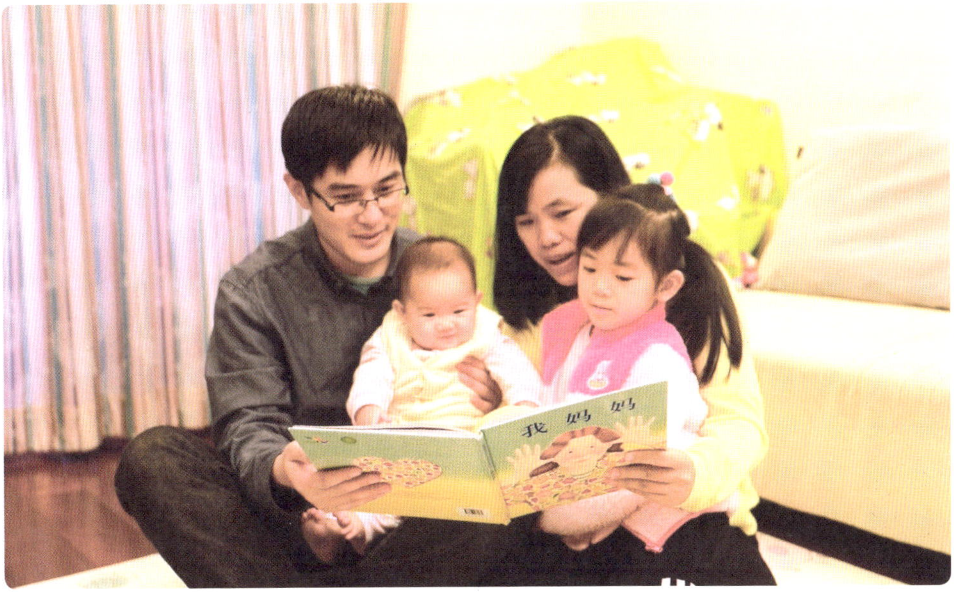

复，要对应近似的音与意，帮助宝宝在语音与语意之间建立联系。比如，宝宝发出“ba–ba”的音时，恰好爸爸在，就指着爸爸和他重复说“ba–ba”的音，从而为他有意识地叫“爸爸”打下基础。

父母如何做好宝宝的榜样

无论爸爸妈妈愿不愿意，都是宝宝效仿的榜样。成长中的宝宝的大脑就像一块海绵，每时每刻都在吸收着宝宝的各种经历；它还像一架摄像机，每时每刻都在捕捉着宝宝听到和看到的一切，并会把所有的图像都存储到宝宝的脑海中，以为宝宝日后所用。宝宝大脑中储存起来的各种信息都会成为宝宝的个性或自我的一部分。因此，爸爸妈妈的主要养育任务之一就是提供良好的素材让宝宝去吸收。

很多父母有这样的担心：“我自己都做不到完美，如何给宝宝做好的榜样！”殊不知，没有人是十全十美的。宝宝所感受到的总体印象才是重要的。爸爸妈妈偶尔犯点儿小错误或者发泄一下情绪，属人之常情，并不会给宝宝带来多么严重的负面影响。然而，如果大人总是发脾气，那么愤怒的表达就会成为宝宝的一部分，宝宝会误以为这就是对待生活的方式。假如爸爸妈妈日常展示给宝宝的永远是快乐和信任，偶尔才会有愤怒的情绪，那么宝宝就会认定：人应该开开心心生活，尽管偶尔也会遇到伤心的事。

因此，爸爸妈妈无须担心自己的不完美，放松心情、自然地做好自己，就能给宝宝树立最好的榜样。

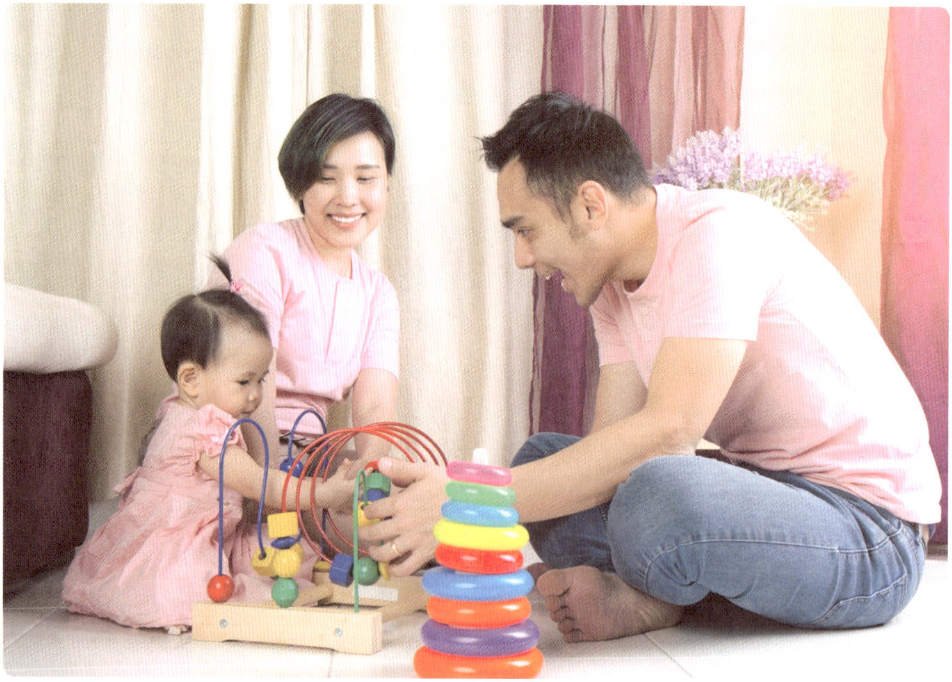

家长的行为模式对宝宝的影响

5～6个月的宝宝可以体察周围环境的变化，逐渐与亲人建立亲密的亲子关系。家长的日常行为决定着孩子的行为。宝宝行为习惯的养成是非常被动的，和家长营造的环境关系密切。

如果家长每天坚持给宝宝播放优美的钢琴曲，宝宝每天就有机会欣赏钢琴曲，将来就可能喜欢音乐。如果家长每天给宝宝看绘本、讲图画书，宝宝每天就有机会听到好的故事、欣赏到美丽的图案，将来就可能喜欢看书。如果家长每天抱着宝宝转圈，做各种运动，宝宝就能够得到更多前庭平衡的刺激、本体感觉刺激，将来就可能会喜欢运动。如果家长每天都能温柔地和宝宝说话，宝宝每天都平和温婉，将来也会心平气和地与别人讲话。如果家长每天做事的时候动作幅度很大，宝宝未来的行为方式也将如此。所以，家长的行为决定着宝宝的行为。

宝宝认生怎么办

认生是宝宝情感发展过程中的一个重要里程碑。此时，宝宝可能会变得很黏人，只要碰到新面孔，就会焦躁不安。如果有陌生人突然接近宝宝，宝宝可能会哭起来。这都是正常现象，所以家长不必紧张。一般来说，宝宝6个月时开始对陌生人有不安反应，7个月之后面对陌生人时会有哭闹、回避等较强烈的情绪反应——“认生”达到高峰。

并不是所有的宝宝认生的表现都很明显。认生与宝宝个人的气质和环境都有关系。

长时间由保姆或老人带的宝宝，跟爸爸妈妈不亲怎么办

现在，生活节奏越来越快，许多年轻的爸爸妈妈不得不选择让保姆或老人来帮助自己带宝宝。很多人因此担心宝宝跟自己在一起的时间少，会影响亲子感情的建立。

这是一个普遍存在的问题。爸爸妈妈与宝宝在一起的时间不多时，可通过有限时间内的高质量陪伴来弥补陪伴时间不足的缺憾。

不管怎样，爸爸妈妈与宝宝分离的时间不能过长。这时，宝宝年龄较小，很难对长期不在眼前的事和人产生记忆。所以，爸爸妈妈要尽可能多地陪伴宝宝。爸爸妈妈不在宝宝身边时，可以留一些能提醒宝宝爸爸妈妈存在的物体给宝宝玩耍，如全家人的合影等。爸爸妈妈与宝宝在一起时，可多做一些宝宝感兴趣的游戏，以此增进彼此间的亲子感情。

有些爸爸妈妈出于补偿心理，往往会给宝宝买许多零食、玩具，或是一见面就带宝宝去游乐园等。这样做不仅浪费金钱，而且会浪费时间和精力，更重要的是很可能并不会真正满足宝宝的情感需要。其实，小宝宝更需要与爸爸妈妈一起游戏的体验，更需要依偎在爸爸妈妈怀里的感觉。提高与宝宝在一起时的沟通质量，真正做到科学陪伴宝宝，理解宝宝的情绪，懂得宝宝的需求，全心全意与宝宝交流、互动，才能真正赢得宝宝的亲近。

这时的艺术教育有效果吗

很多事情在宝宝看来并没有难易之分，他会照单全收。例如，无论多么复

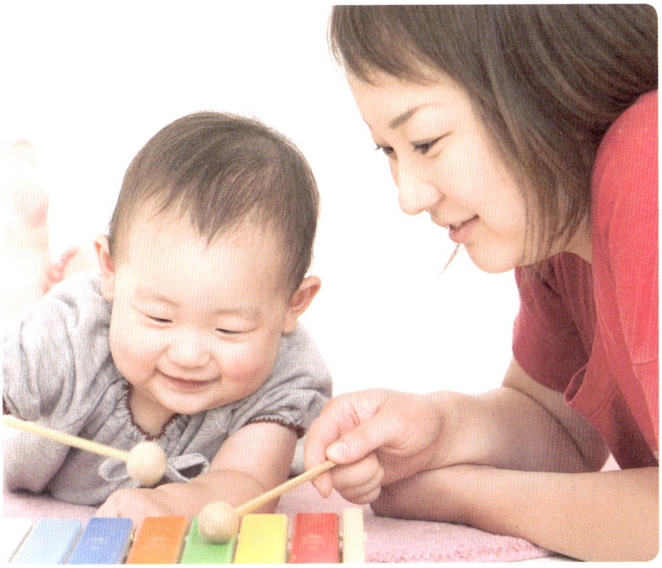

杂的音乐作品，宝宝听过很多次之后都能渐渐地从中总结出一些规律，比如节奏、节拍、曲式结构、和声等。宝宝并不知道这些概念是怎么回事，但他完完全全能感受到。宝宝的这种习得或学习看不见、摸不着，无法量化，但它意义非凡。这也就是我们通常所说的“熏陶”。

爸爸妈妈与其怀疑宝宝的能力，不如持之以恒地给宝宝提供高品质的艺术环境，以提升他的审美能力和人文情操。

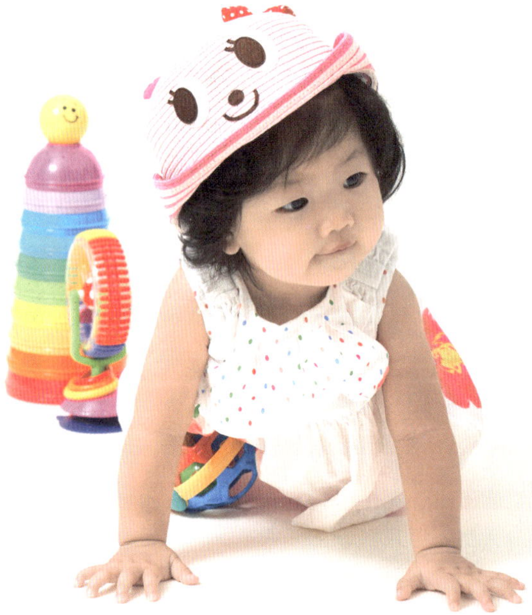

适合6个月婴儿的亲子游戏

游戏一：翻身游戏

游戏目的：促进宝宝大动作的进一步发展，让宝宝的头、颈、躯体和四肢肌肉的配合更协调。

游戏方法：

方法1：让宝宝仰卧，用一个全新的、可发声的、色彩鲜艳的玩具吸引宝宝的注意力，引导他从仰卧位翻至侧卧位、俯卧位，再从俯卧位翻至侧卧位、仰卧位。务必注意安全，最好在干净的地板上或户外的草地上铺上席子和被褥，让宝宝练习翻身、打滚。

方法2：让宝宝仰卧，妈妈边说“烙饼，烙饼，翻过来瞧瞧”，边用双手轻轻帮助宝宝翻转身体。待宝宝熟悉翻身动作后，鼓励、引导宝宝独立翻身。

游戏二：找一找

游戏目的：促进宝宝记忆能力和视觉追踪能力的发展。

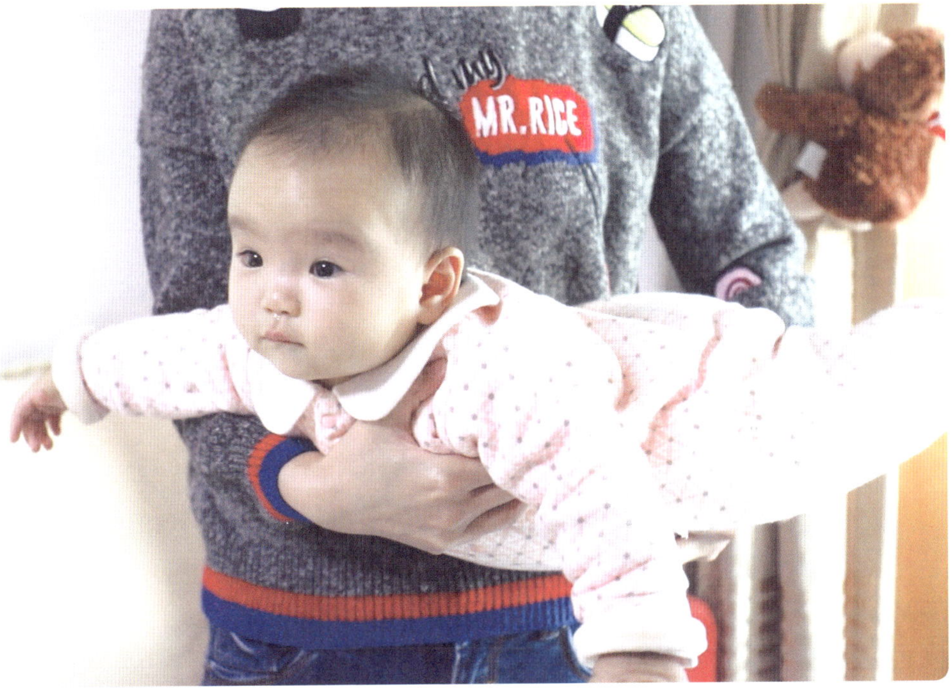

视频20：开飞机（打开微信公众号“童芽”，点击“童芽学院”，点击本书封面，点击右下角“拍图看视频”按钮，拍摄此图观看相关操作视频。）

游戏方法：

方法1：准备一个毛绒小狗玩具。先让宝宝玩一会儿毛绒小狗玩具，再让宝宝玩一会儿其他玩具。然后，妈妈悄悄地把毛绒小狗玩具藏在宝宝身后，对宝宝说：“宝宝，你的小狗呢？狗狗跑到哪里去了？快找一找！”妈妈边说边引导宝宝扭转身体寻找毛绒小狗玩具。

方法2：准备一个乒乓球。先让宝宝玩一会儿乒乓球，然后有意识地将乒乓球抛在地上，让宝宝找一找乒乓球落在哪里了。

游戏三：苹果长在大树上

游戏目的：刺激宝宝内耳平衡器官的发展。

游戏方法：

这个阶段，宝宝全身的肌肉已经得到较好发展。每天可以和宝宝玩“举高高”游戏。具体玩法是：将宝宝高高举过头顶晃一晃，再放下来。游戏时可配合如下儿歌：

苹果长在大树上（举起宝宝过头），掉下来，掉下来，掉下来（分三次逐渐将宝宝放低）；

刮风了（举起宝宝顺时针转一圈），

掉下来（放低宝宝），又刮风了（举起宝宝逆时针转一圈），掉下来（放低宝宝）。

在举高宝宝的过程中动作不可过大、过猛，要慢、稳，待宝宝适应后再逐渐增加强度。

游戏四：开飞机

游戏目的：增强宝宝的前庭平衡能力，提升宝宝的专注力。

游戏方法：

爸爸（妈妈）用一只手托住宝宝的腋下，用另一只手托住宝宝的腹部，让宝宝平行于地面呈“飞机状”，然后托稳宝宝原地转圈。爸爸（妈妈）一边做动作，一边说：“飞机开起来了，飞机开起来了。”要时刻观察宝宝的情绪，不要让宝宝产生恐惧。转圈时，一定要慢，不能太快。如果宝宝喜欢，还可以进行平飞、拐弯飞等。宝宝开心时，可以多玩一会儿。宝宝害怕了，就放缓节奏，慢些进行或停止游戏。

适合6个月婴儿的益智玩具

方便宝宝抓握的玩具

6个月的宝宝已经会独坐。独坐时，宝宝的双手得到了解放，可以让宝宝自己玩了。给宝宝选择玩具时，最好选那种他坐着可以自己玩的玩具，尤其是方便他抓握且可以发声的玩具，如花铃棒、摇铃、拨浪鼓、塑料环、积木块、小球等。也可以把宝宝熟悉的物品当作玩具给他玩，如奶瓶、塑料杯、碗、勺、手绢、布娃娃等，以发展其认知能力。

推荐玩具：多彩积木

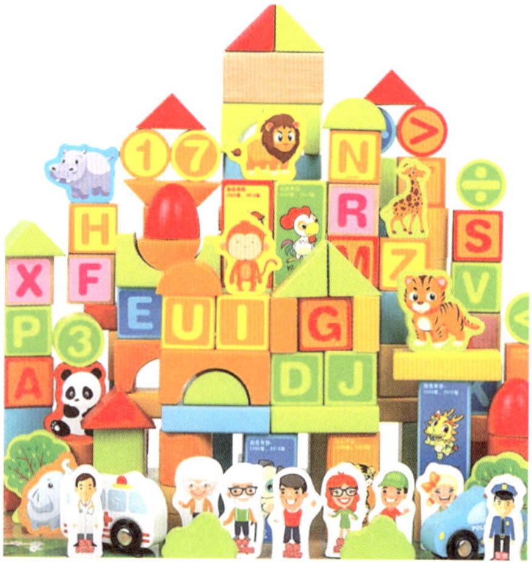

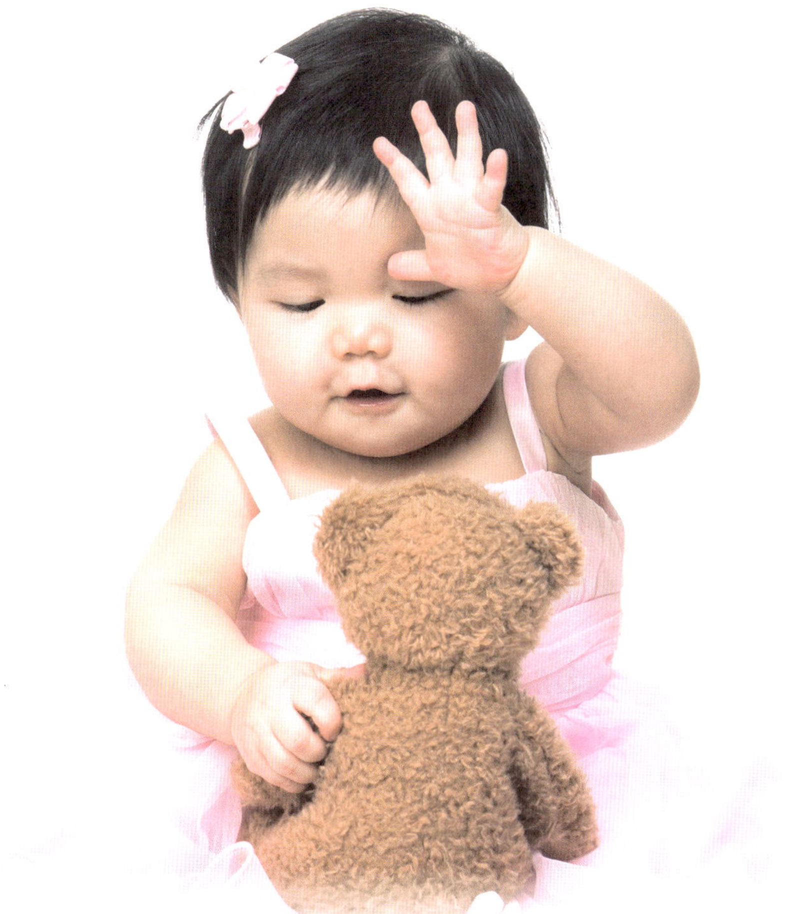

第7个月

7个月婴儿的喂养与护理

7个月宝宝的体重

宝宝最近几个月体重增长相较前3个月开始放缓，但是仍处在生长高峰期。一般情况下，7～9个月的宝宝每周可增长90g～120g。可参考下面公式计算宝宝的标准体重：7～12个月宝宝的体重（kg）=6+月龄×0.25（kg）。这个公式仅供参考。

继续坚持母乳喂养

这个月龄的宝宝仍然需要继续吃母乳。母乳是1岁以内宝宝最主要的食物。配方奶喂养或者混合喂养的宝宝，这时每日应该保证摄入奶量600mL左右。

什么时候为宝宝添加固体食物

如果宝宝出现以下情况，那就可以适当为宝宝添加固体食物了。

1.宝宝能独坐。如果宝宝能够在餐椅上稳定地坐住，就可以尝试吃固体食物了。此前不为宝宝添加固体食物主要是为了避免宝宝因为坐不稳、对食物掌控不好，以致被食物呛到。

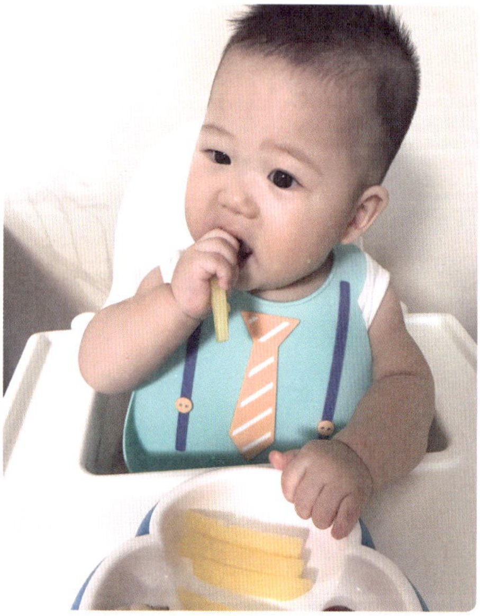

2.宝宝对大人的食物很感兴趣。当宝宝对大人的食物十分感兴趣的时候，就可以考虑为宝宝添加固体食物了。

3.宝宝的挺舌反射消失。挺舌反射是一种先天的保护性反射，表现为宝宝用舌头把嘴里的固体食物顶出去，以防窒息。这个反射存在的意义主要是避免小月龄宝宝发生不必要的危险。宝宝的挺舌反射消失，表示宝宝可以吃固体食物了。

4.宝宝的体重翻倍。即宝宝的体重较出生体重增加1倍。

为什么开始为宝宝添加辅食要添加含铁丰富的食物

宝宝6个月之后，体内来自母体赠予的储备铁已消耗殆尽，而母乳中的铁含量并不能满足宝宝生长发育的需求。所以，开始为宝宝添加辅食时，需要为宝宝添加含铁丰富的食物。

添加辅食的注意事项

1.辅食添加要循序渐进。宝宝发育的情况决定添加辅食的情况。6个月左右，宝宝的体重为6.5kg～7kg。添加辅食一定要从单一品种逐渐添加，并要由少到多地添加，如从1勺到2勺再到多勺。一般来讲，针对一种辅食，要让宝宝适应3～4天。宝宝没有不适后，再为其添加其他新的辅食。忌一次为宝宝添加两种辅食。否则，如果发生食物过敏，就很难确定宝宝是对哪种食物过敏。在宝宝适应多种食物后，再进行混合喂养，如逐渐将单纯米粉替换为蛋黄米粉糊、肉泥蛋羹、肝泥等。

2.这个阶段，建议为宝宝添加泥状食品。另外，宝宝使用勺、杯进食，可促进口腔动作的协调，有助于学习主动吞咽。

3.注意补铁。这个月份的宝宝身体储存的铁逐渐不能满足生长发育的需要。若不及时补充铁剂，宝宝容易出现缺铁的情况。应通过添加含铁丰富的辅食来补铁。建议先选择铁强化的米粉，随着辅食种类的丰富，可以逐渐添加红肉和蛋黄等。不建议频繁食用猪肝泥，1周1次即可。动物内脏尤其是肝脏富含维生素A。维生素A是脂溶性维生素，在人体内积蓄过多，可能导致机体中毒。

4.不建议让宝宝过早食用普通鲜奶、酸奶、奶酪等。因为这些奶或奶制品的蛋白质和矿物质含量远高于母乳，会增加婴幼儿肾脏负担。也不建议给宝宝喂食普通豆奶粉、蛋白粉。

为宝宝添加辅食要特别注意食物过敏

给这个月龄的宝宝添加辅食需要注意过敏问题，尤其是对于过敏体质或父母任何一方是过敏体质的宝宝。每添加一种辅食，都要注意宝宝有无过敏的情况，如要看宝宝的皮肤是否发红、有无皮疹等情况。严重的过敏还包括便血、哮喘发作甚至过敏性休克等。如有这些情况，一定给予注意并准确判断是由何种食物引起的。严重者应及时就医，并在以后添加时尽量避免。

过敏原因很多，主要由遗传和环境相互作用所致。遗传属于内在因素，毕竟来自父母的基因是无法改变的。但是有关食物过敏的外在因素是可控的。例如：宝宝半岁之内，尽量做到纯母乳喂养；对于6～12月龄的宝宝，要根据宝宝的条件添加含铁丰富的辅食，并尽量做到辅食多样化，这些都可以在预防过敏方面起到一定的作用，而使用部分水解或者全水解奶粉，对预防食物过敏是否有帮助尚有争议。

添加辅食过程中可能会出现哪些问题？如何处理

宝宝不适应食物的变化

如果发现宝宝不适应食物的变化，可以放缓添加速度。比如，原本2～3天添加一种新的食物，可以调整为3～4天或者4～5天添加一种新食物。

宝宝不吞咽食物

如果宝宝只是含着食物而不吞咽，要考虑宝宝是吃饱了，还是食物的体积比较大让宝宝难以吞咽，比如粗纤维的蔬菜在宝宝嘴里形成了比较大一团。

在喂食过程中，一旦发现宝宝有把头偏向一边、拒绝张嘴或者推开大人的手等表现，就不要再喂了。如果宝宝嘴里食物太多，一定要等宝宝将嘴里的食物嚼碎并吞下后再喂第二勺。千万不要催促宝宝，以免给宝宝留下不愉快的进食体验，从而导致厌食。

宝宝一日食谱举例

为7月龄的宝宝添加辅食时，应从糊状食物逐渐过渡到泥糊状食物。制作辅食的方式主要是将食物弄碎、煮熟、捣烂制作成泥糊状。食物的选择应由单一食物逐渐增加至多种食物。添加辅食过程中要注意宝宝有无过敏、胃肠道不适等症状。对于每一种食物，都应给宝宝一个适应过程。

7月龄宝宝每日进食安排举例：

6:00	母乳或配方奶150mL～200mL
9:30	母乳或配方奶150mL～200mL
10:30	辅食
12:30	母乳或配方奶150mL～200mL
15:30	辅食
18:00	母乳或配方奶150mL～200mL
21:00	母乳或配方奶150mL～200mL

上表中母乳喂养的时间安排仅供参考。母乳喂养应按需喂养，一般宝宝每日的进奶量不应少于600mL，每日吃奶次数不应少于4次。至于每餐辅食的分量

和添加时间，请根据每个宝宝的具体情况酌情决定。

关于辅食种类的选择，可参考以下建议：

开始时，每日的两次辅食可选择同一种类的食物，如米糊（10g～20g）。

等宝宝适应一段时间之后，上午可选择米糊，下午可选择某种水果或蔬菜泥加蛋黄，如南瓜泥（20g）、土豆泥（20g）、香蕉泥（20g）等。

再让宝宝适应一段时间之后，可以尝试为宝宝添加肝泥等动物性食品（20g），如猪肝泥、鸡肝泥、鸡血羹等。

宝宝吃辅食后如何补充水分

开始添加辅食后，可以按照宝宝的需求和喜好为宝宝补充水。不建议让宝宝饮用果汁或者含有任何添加剂的水。宝宝的喝水量没有严格标准。宝宝是非常智能的“高级动物”，让宝宝喝水时一定要尊重宝宝的意愿。6～12个月的宝宝如果吃奶次数减少，每天可以喝水240mL左右。如果宝宝吃奶很频繁，不需要额外补水，因为母乳、配方奶或其他代乳品的主要成分就是水。

如何培养宝宝喝水的习惯

宝宝不喝水，父母不需要太焦虑。宝宝不会用吸管杯或鸭嘴杯，父母也不需要焦虑。给宝宝一个宽松的环境，让宝宝慢慢尝试即可。白天把水杯带在身边，常给宝宝做喝水的示范动作。当

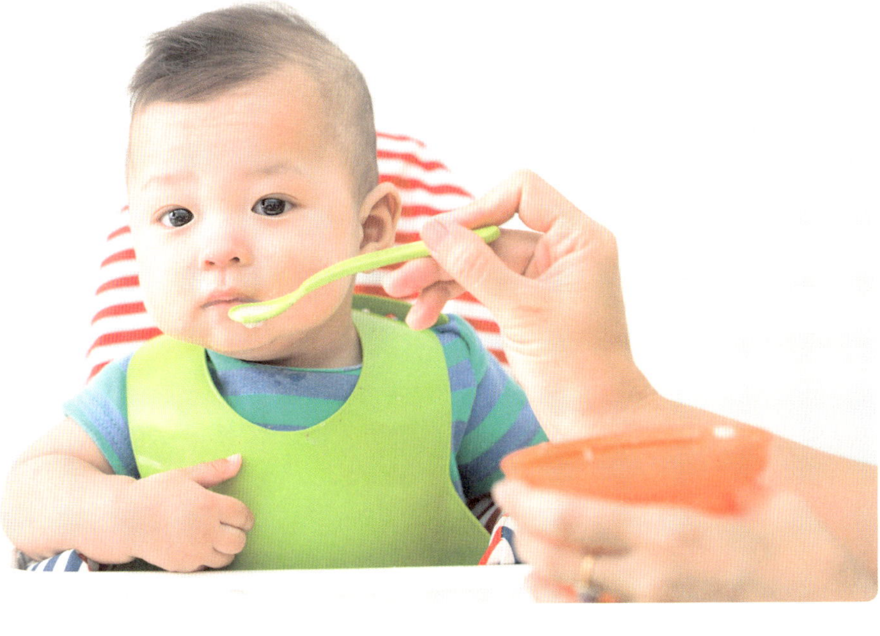

宝宝看到大人啜饮的时候，可能也会想喝水。

开始时可给宝宝使用鸭嘴杯、吸管杯。宝宝能轻巧地拿起杯子并放到嘴里时，再给宝宝使用窄口杯，甚至宽口杯。

为什么不建议宝宝喝果汁

以前，有人认为宝宝6月龄以后可以喝鲜榨果汁或者100%纯果汁。事实上，果汁缺乏纤维素，宝宝喝过多果汁会增加消化道的负担，进而影响其吃奶量。此外，果汁含糖量高、渗透压高，可能导致龋齿等诸多方面的问题。因此，近年来许多国家的喂养指南都不建议1岁以内的宝宝饮用果汁。

可以把水果做成泥糊状给宝宝吃，还有一些水果可以直接让宝宝拿着吃，例如香蕉就没必要打成泥糊状。

预防龋齿

添加辅食后，宝宝口腔的清洁和保养尤为重要。没有为宝宝进行合理的口腔清洁和护理，容易增加宝宝发生龋齿的风险。另外，要注意避免让宝宝含着奶瓶睡觉，以免增加龋齿发生的风险。同时，不要给宝宝吃含糖量高的食物，餐后注意给宝宝清洁牙齿。

宝宝发热时如何喂养

建议根据宝宝的实际情况进行调整。例如发热已经影响了食欲，宝宝可能只愿意吃母乳或配方奶。如果发热没有影响食欲，宝宝就会像往常一样进食。总之，在宝宝发热的时候，喂养方式需要尊重宝宝的意愿。

有些混合喂养的宝宝或者已经添加辅食的宝宝，在发热期间可能只想吃母乳，这是因为母乳易消化、吸收；宝宝偎依在乳房旁边时更具有安全感，并且乳汁中可能含有促进宝宝病情恢复的抗体。只吃母乳也是宝宝自己选择的结果。

如果宝宝的吃奶情况已经明显受到影响，并且宝宝出现了精神状态差、尿少的情况，建议积极就医。

7个月婴儿的疫苗与接种

什么情况下宝宝需暂缓接种疫苗

宝宝如有以下情况需暂缓接种疫苗：

1.宝宝处于某种疾病的急性期或患有急性传染性疾病应暂缓接种疫苗，以免加重病情。待疾病完全恢复后再行接种。

2.宝宝发热且体温超过37.5℃时，也应暂缓接种疫苗。发热的原因是多种多样的。发热极有可能是流感、麻疹、脑炎、肝炎等传染病的早期症状，如此时接种可能加重原有病情。

3.宝宝患有严重的皮炎、牛皮癣、湿疹、皮疹、化脓性皮肤病等时，应痊愈后再行接种。

哪些宝宝不宜接种疫苗

宝宝如有以下情况，不宜进行疫苗接种：

1.凡既往有明确过敏史的宝宝应慎重接种疫苗。宝宝若对疫苗中的某种成分过敏，可能发生过敏反应，轻则起荨麻疹，重则发生过敏性紫癜、紫癜肾，甚至过敏性休克，如果抢救不及时可能会有生命危险。

2.患有严重的心脏、肝脏、肾脏疾病以及结核病的宝宝，不宜进行预防接种。存在脏器功能不全的宝宝更是如此。否则预防接种有可能加重原有疾病。

3.具有先天性免疫缺陷、免疫功能低下的宝宝不宜进行预防接种，尤其不宜接种减毒活疫苗。对于免疫功能低下的宝宝，接种疫苗不但起不到预防疾病的作用，反而有可能使宝宝致病。

4.患有中枢神经系统性疾病的宝宝不宜进行预防接种，尤其不宜接种百白破混合制剂、乙脑疫苗和流脑疫苗。否则有可能诱发或加重宝宝原有的疾病。

5.如果宝宝的大便比平时增多，如每天排便4次以上（即出现腹泻时），不宜接种口服的疫苗，如脊髓灰质炎疫苗、轮状病毒疫苗等。因为腹泻可使口服的疫苗很快随粪便排出体外，从而导致接种失败。

6.对鸡蛋过敏的宝宝不宜接种含有蛋白质的疫苗。

7个月婴儿的成长与发育

7个月宝宝的特点

7个月的宝宝已经习惯坐着玩了。如果扶他站立，他会不停地蹦跳。

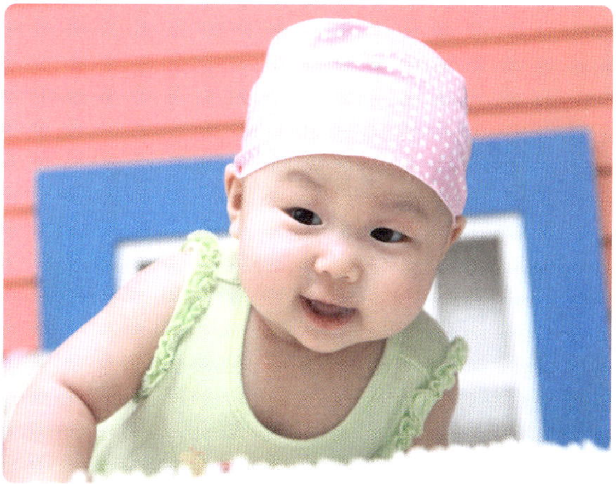

这个阶段的宝宝，远距离知觉开始发展，能注意远处活动的东西，如天上的飞机、飞鸟等。这时宝宝的视觉能力和听觉能力有了一定的发展，这说明宝宝的观察力正在形成。这时期周围环境中新鲜的和鲜艳明亮的活动物体都能引起宝宝的注意。7个月的宝宝能主动向声源方向转头，也即有了辨别声音来源方向的能力，听到妈妈哄逗的声音可发出笑声，甚至会根据妈妈的指令做出相应的动作。

宝宝7个月起可发出更复杂的声音，宝宝此时发出的声音不仅有元音，还有辅音。有时宝宝能无意识地叫“爸爸”“妈妈”等。当宝宝发音时，妈妈可以用相同或不同的辅音作答，促使宝宝发出更响亮、更清晰的声音。宝宝喜欢听大人用夸张的口型发出清楚的声音，他会使劲儿模仿，或发出另一种声音和大人互动。7个月的宝宝一般可发出4～6个辅音，妈妈要鼓励宝宝多发音，以为日后学习语言做准备。

这个阶段宝宝能分辨亲人和陌生人了，会害怕陌生人，将逐步产生自我意识。与妈妈等亲人的互相依恋，会让宝宝在妈妈等亲人离开时出现分离焦虑。

7个月宝宝体格发育参照指标

7个月宝宝体格发育参照指标

性别	年龄	项目								
		身长（单位：cm）			体重（单位：kg）			头围（单位：cm）		
		下限值	中间值	上限值	下限值	中间值	上限值	下限值	中间值	上限值
女婴	7个月	63.6	68.2	73.1	6.55	8.11	10.15	40.7	43.1	45.7
男婴	7个月	65.0	69.8	74.8	6.99	8.76	10.93	41.7	44.2	46.9

注：以上数据均来源于原卫生部妇幼保健与社区卫生司2009年6月发布的《中国7岁以下儿童生长发育参照标准》。为了方便广大父母参照使用，在这里我们将基于中间值+2SD（2个标准差）设为上限、−2SD设为下限。上限和下限之间视为一般状态。

怎样评价7个月宝宝的体格发育水平

对第7个月宝宝的身长、体重、头围等项目进行测量，将测量结果填在下面的“体格发育评价记录表”中，并与上表中相应指标数值进行比较，然后根据比较结果对宝宝的体格发育水平给予评价。

体格发育评价记录表

项目	结果	评价
身长（cm）		
体重（kg）		
头围（cm）		

具体评价方法：

1.将测量结果填在相应的“结果”栏内。

2.测量结果与中间数值基本相符，在相应的“评价”栏内用“=”表示；测量结果高于中间数值，在相应的“评价”栏内用“↑”表示；测量结果低于中间数值，在相应的“评价”栏内用“↓”表示。

3.测量结果小于下限数值或者大于上限数值，可到医院儿童保健科进行咨询。

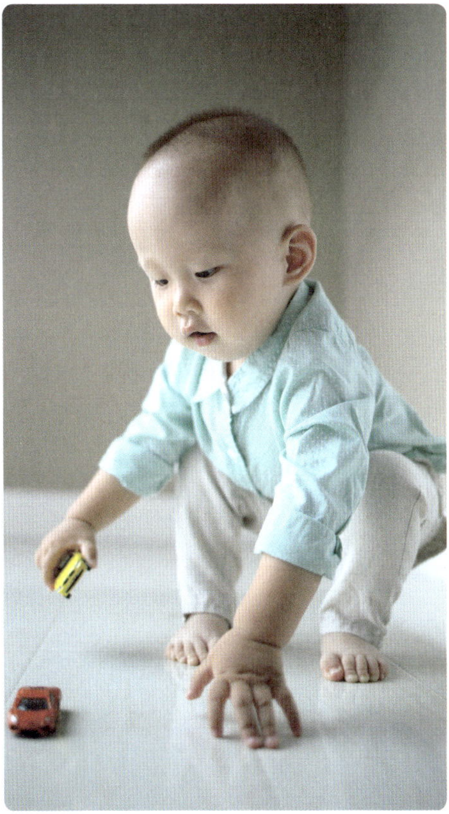

7个月宝宝智力发展的特点

领域 月龄	大运动	精细动作	语言	认知	社会性
7个月	7个月的宝宝已经能坐稳了，还可以连续翻滚。宝宝开始用上肢和腹部匍匐爬行，但这时的宝宝上肢与下肢的动作还不能协调配合。	7个月的宝宝能够准确地抓握物体，双手可以对击玩具，会将一只手中的东西传递到另一只手中。	这个时期的宝宝已经懂得“不”的意思，可以理解一些语言，能够清晰发出“pa-pa”的声音。	玩玩具时，如果手中有东西，宝宝可以先扔掉手中的玩具，再去拿另一个。	这个时期的宝宝可以用杯子喝水，能够关注自己经常使用的东西，如奶瓶、手绢等。

怎样评价7个月宝宝的智力发展水平

可通过下表所列的具体的观察内容和操作方法评价7个月宝宝的智力发展水平。

项目 \ 领域		大运动	精细动作	社会性	认知	语言
项目1	观察内容	站立	倒手	交换	探索	能听懂自己的名字
	操作方法	拉着宝宝双手，宝宝能站一会儿。	宝宝能将一块方木或玩具，从一只手换到另一只手里。	让宝宝手里拿一个玩具，再出示另一个玩具逗引宝宝，他会丢掉手里的玩具拿另一个。	抱宝宝坐在餐桌前，宝宝会伸手摆弄杯子或勺子。	叫宝宝的名字时，宝宝有反应或能用声音回应。
项目2	观察内容	匍行拿物	敲打	认人	寻找	咿呀学语时能发两个音节
	操作方法	用色彩鲜艳或可发声的玩具逗引宝宝，宝宝能匍匐着向前爬。	宝宝能用手中物体敲击另一个物体。	宝宝能认识熟悉的人，如妈妈、爸爸、爷爷、奶奶等。	在宝宝面前将玩具丢在地上，宝宝会用眼睛追随寻找。	宝宝咿呀学语时能发出至少两个音节。

将测评结果记录在下面的“智力发展评价记录表”中。

记录方法：能够按标准顺利通过，用“○”表示；未能按标准顺利通过，则用“×”表示；虽然能够按标准通过但过程不太顺利，即介于上述两种情况之间的状态用“△”表示。

智力发展评价记录表

项目 \ 领域	大运动	精细动作	社会性	认知	语言
项目1					
项目2					

对智力发展评价结果的解释

评价结果可分为较好、需要特别关注、一般三种情况。

1.在测评结果中，如果某个领域两项都是“○”，说明宝宝在这个领域处于较好的发育状态。

2.在测评结果中，如果某个领域的项目没有“○”，并且其中一项是“×”，就需要特别关注宝宝在该领域的发育情况了。

3.如果宝宝在某领域的测评结果介于以上两种情况之间，说明宝宝在该领域的发育情况一般。

4.若在以上五个领域中，宝宝有两个或两个以上领域的发育情况需要特别关注，建议到医院儿童保健科进行咨询。

需要特别注意的是，本书的评估

内容和操作方法基于服务普通家庭的目的，相对更简单、更易于操作，因此其评估结果只能作为一般参考和用于发现相关问题的早期情况。

7个月婴儿的环境与教育

开始对自己的身体产生兴趣

这时，宝宝开始喜欢观察自己周围的各种人和事物，喜欢到处摸、到处看。不仅对周遭环境如此，宝宝还对自己的身体产生了强烈的好奇心。他会用手指捅自己的耳朵、鼻子、嘴和肚脐眼等，表现出强烈的探索自己身体的兴趣。

此时期，家长可多与宝宝玩照镜子和指认五官等和身体相关的游戏，以满足宝宝的探索欲望，借此发展宝宝的自我认知能力。

促进宝宝左右两侧身体的均衡发展

宝宝小手越来越灵活，如果一手握有积木，旁边又有一块积木，宝宝会将手里的积木交到另一只手，再去拿另一块积木。这一倒手现象表明，宝宝的惯用手趋势隐约出现了。

此时期的宝宝左、右脑的功能尚未分化，左、右手也未分工，多数情况下是左、右手并用。现阶段出现的倒手行为是宝宝左、右脑专门化发展的一个预备现象。日常活动中，要注意让宝宝双侧手或脚都有锻炼机会，以促进宝宝左右两侧大脑均衡发展。

如果家长任由宝宝按照自己的习惯行事，就可能加速宝宝的左、右手分化。实际上，这不利于宝宝左、右脑均衡发展。

在家中为宝宝创设一个专有地盘

此时期的宝宝大部分都学会了翻身，有些宝宝已经开始俯卧以腹部为支点打转，甚至开始腹爬式移动身体了。这时，需要给宝宝准备相对更大、更安

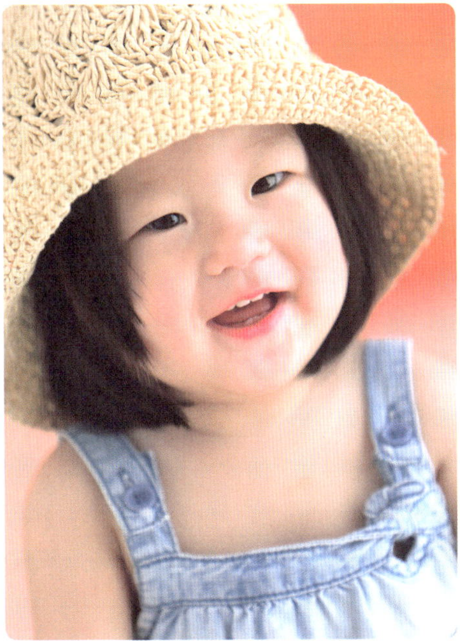

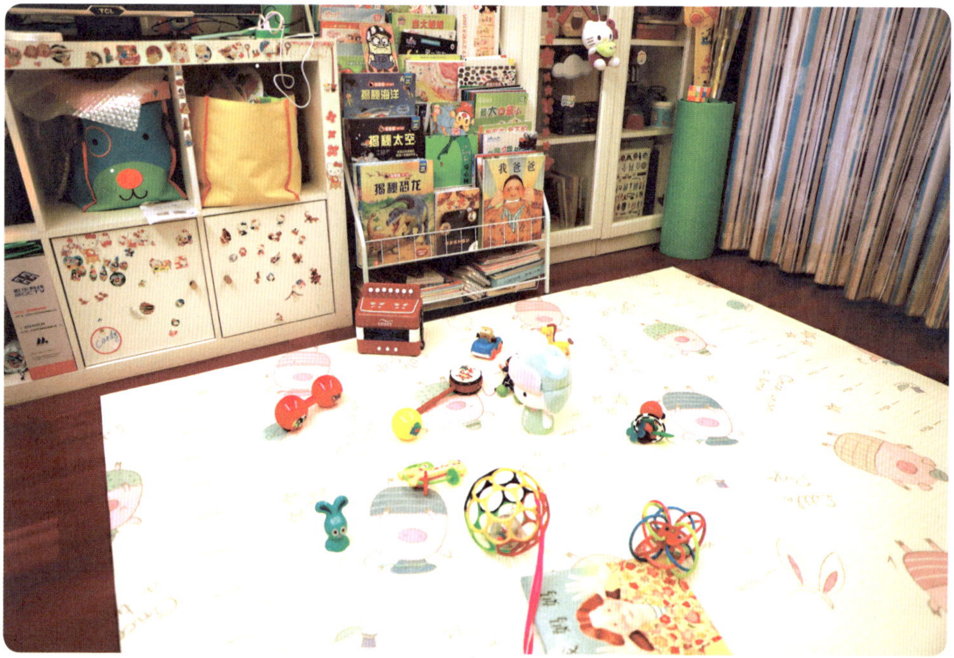

全的活动空间，最好在家里为宝宝创建一个安全的活动区域。

地点最好选在采光较好的客厅，面积与双人床大小相当即可，可铺上儿童塑胶垫或者儿童爬行垫。这一区域最好是一个闭合空间，一侧可靠沙发或墙（以靠沙发更理想），另一侧可堆放大型毛绒玩具。可选择少量卡片、图书、操作玩具、运动玩具等放在这一区域，当然要注意摆放的安全性。

及早为宝宝提供一个专属的活动地盘，有利于宝宝安全活动，可帮助宝宝及早建立对环境的信任感。各种学习材料和玩具的方便取放，有利于运动训练和各种游戏的展开。此外，这还有利于宝宝建立良好的活动习惯，更好地培养宝宝的独立性。

口腔运动及语言发展关键期

这个阶段的宝宝，可以闭紧嘴唇，下巴逐渐稳定，能主动用唇抿食物入口，可以用带吸管的杯子学习喝水，比较会控制舌头，可咀嚼固体食物。这无形中锻炼了宝宝舌、唇的灵活性及口腔肌肉的协调性。

此外，宝宝会兴致勃勃地玩自己的口水，聆听嘴里含着唾液时发出的与平时不一样的声音，对自己制造出来的“咯咯”声也特别感兴趣，也开始尝试模仿大人的动作发出咳嗽、咂舌等不同的声音进行主动沟通。更可喜的是，宝宝开始喜欢同龄宝宝，会用发声以及非语言方式，试着跟对方互动。

这些都为宝宝的语言发展奠定了生

理基础，家长要抓住这个关键期帮助宝宝锻炼这些能力。

半岁左右的宝宝能听懂语言吗

7个月的宝宝已经懂得一些日常用语，而且能够和大人互动。比如，你每天上班前与宝宝说“再见”，并且跟宝宝摆手，他也会跟你摆手，表示“再见”。如果这之前你每次上班的时候都跟宝宝说：“宝宝，妈妈上班去了，再见。”那么，宝宝此刻完全能听懂你说的话的意思。虽然他不清楚上班是什么意思，但是他知道你要离开他很长一段时间，而且他也能够接受这样的事实。这是你一直以来坚持与宝宝正确沟通的结果。

如何教宝宝听懂大人的指令

以“等”和“给”的相关指令动作的学习为例，和大家讲一下如何教宝宝听懂大人的指令。平时，可准备一些宝宝喜欢的小东西，如小皮球、铃铛、塑料杯子、积木块等，一样一样地递给宝宝，让宝宝两只手轮流抓着玩。若宝宝还不会放手，可尝试在他两手各握一物的时候再给他第三样东西。慢慢地，宝宝自然而然就学会放手了。当宝宝能自如地抓取和放下时，可以试着基于一个玩具让宝宝练习与“拿”和“给”相关的指令动作。

比如，先拿一个小皮球给宝宝，让宝宝玩一会儿，然后向宝宝索取小皮球：“宝宝，把小皮球给我。”可边说边做出伸手接物的手势。如果宝宝没有任何行动，表示他还不明白你的意思。这时，可请另一位家长抓着宝宝的手协助他将玩具递给你。重复多次以后，宝宝逐渐就能领悟“拿”和“给”是怎么回事了。

其他相关指令动作的学习可以按照以上思路和宝宝一起练习。

可以给宝宝使用安抚奶嘴吗

有些爸爸妈妈禁止宝宝吸吮安抚奶嘴，一方面是顾虑卫生问题，另一方面担心齿列的生长受到破坏。还有些爸爸妈妈为了避免宝宝因吸吮不到安抚奶嘴而吸吮手指、脚趾，所以为宝宝戴上手

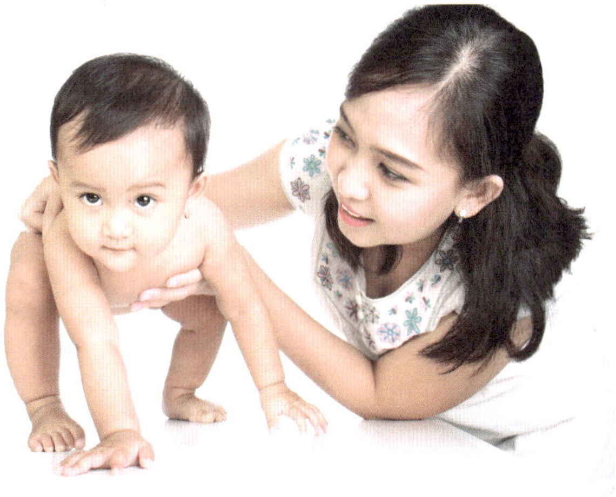

套、穿上袜子。

事实上，宝宝天生就喜欢吸吮。吸吮安抚奶嘴，可满足宝宝口腔触觉的需要。通过吸吮手指或脚趾，宝宝可认识自己的身体。更重要的是，吸吮能让宝宝获得丰富的触感，能刺激生长激素的分泌，能安抚宝宝的情绪，能促进宝宝身体与大脑快速发育。

所以，爸爸妈妈只要多注意安抚奶嘴及宝宝手指、脚趾的卫生问题，并经常替他修剪指甲即可。关于安抚奶嘴，可以让宝宝使用，但要在宝宝1岁半时开始让宝宝戒奶嘴，并要在2岁前完全戒掉。另外，安抚宝宝的方式有很多，不要过分依赖安抚奶嘴。

爬行的意义

这时，多数宝宝的爬行已由腹部贴地的匍匐爬行发展成腹部离地、用四肢支撑身体的手膝爬行。这个月的宝宝喜欢到处乱爬。爬行是宝宝未满周岁前最重要的一项活动，对宝宝的智力发展意义重大。

宝宝的爬行动作，会促使大脑中枢不断发挥协调动作的机能。

爬行可增加宝宝颈部、躯干及腰部的力量。这时，宝宝爬得越多，日后坐、站、走的姿势将越挺拔。

宝宝这时常用双掌、双膝支撑躯干，会使手臂、手腕更有力量。这样的练习越多，宝宝将来写字、画画时握笔越稳定。

爬行可促进宝宝触觉敏锐度的发展，从而有助于精细动作的发展。

向前爬行需要用脚趾去蹬地面。蹬的动作可促进脚底板肌肉与肌腱的强健，有助于足弓的形成，从而降低扁平足的发生风险。

爬行可加强宝宝腿部的整体力量，

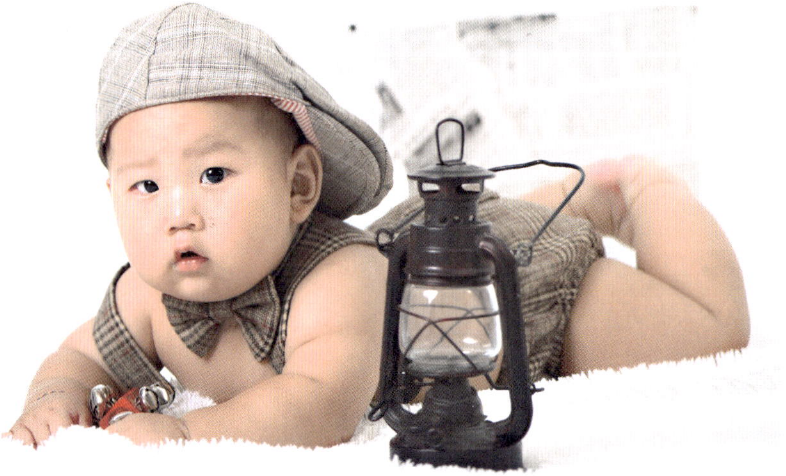

从而可为日后走路奠定良好的基础。

到处爬行的历练，可使宝宝前庭系统与视觉系统整合，进而让宝宝建立深度知觉，这将促使宝宝更易觉察到环境中潜伏的危险，从而尽早做出应变之策。

宝宝在爬行中将慢慢加强自己对空间各种物体的定位能力，从而可使原本以自我为中心的方向感得到修正。

正确看待母婴依恋

宝宝母婴依恋的初期表现是“黏人”。7个月左右的宝宝进入“特定依附期”，宝宝的首要依附对象是母亲。当母亲要离开或陌生人要抱宝宝时，宝宝有可能会哭闹，会黏着母亲。

此时期，需要有特定的人——母亲，来满足宝宝的基本需求、被爱的感觉和归属感。之后，宝宝开始依附更多的人，也即开始多重依附，并会显得较为独立。

给宝宝多些耐心和陪伴，对发展宝宝安全的母婴依恋有正向的影响。照顾者要多和宝宝游戏、多给宝宝一些拥抱和笑容，要尽量做到同步互动。另外，照顾者的健康、心情，良好的家庭氛围，都是建立温暖的母婴依恋的重要条件。

不要过多干预宝宝的无意识玩耍

不论哪个宝宝都会有“想做得更好”的念头。如果爸爸妈妈总是干涉、

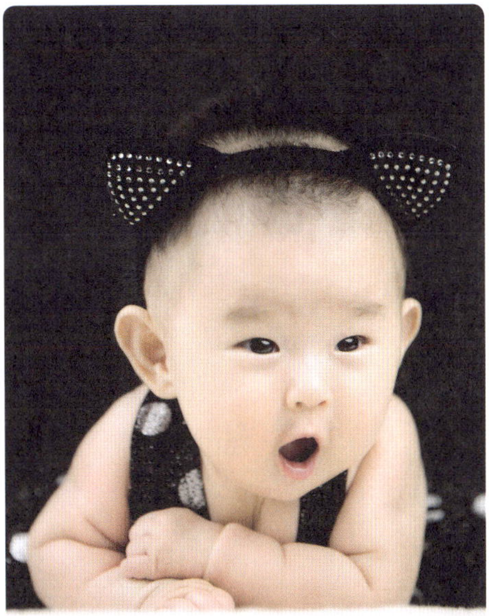

插嘴，哪怕是试图帮助或改变宝宝，都容易伤害到宝宝。

宝宝自发的游戏活动，在大人眼里总是显得无聊和没有意义。于是，自作聪明的大人总是忍不住想让宝宝玩自己认为有意义的活动，但宝宝往往不买账，仍自顾自地投入“没意义”的游戏。要知道，宝宝的学习模式就是“纠错”。爸爸妈妈若总是干涉宝宝的话，会让宝宝失去很多自己纠错的机会。长此以往，宝宝会丧失以自己的力量来解决问题的能力，而对大人产生过度的依赖。

爸爸妈妈应该激发宝宝的兴趣和热情，鼓励宝宝去挑战自己“想试试看”的事情。然而，眼看着宝宝持续地重复错误而不去干预，对大人来说也是一件困难的事情。但正是这种守护的忍耐

力，才是爸爸妈妈最需要具备的能力。即使是成人，在自己执着地、专注地做事情时，若总有人过来打搅，是不是也会感到失望甚至恼怒呢?

“被动”的爸爸妈妈往往成就“主动”的宝宝。当宝宝凭自己的努力完成一项任务并瞪着两眼望着家长时，才是家长该出场的时候。家长要做的其实很简单，分享宝宝成功的喜悦，激发他去探索更多事物的热情。

音乐对宝宝的智力发育的影响

大作家雨果曾说：“音乐、文学、数学是开启人类智慧的三把钥匙。”现代脑科学证明，人的左脑是理性的逻辑脑、语言脑，而右脑是感性的音乐脑、艺术脑。缄默无言的右脑洋溢着情感的波澜和创造的欲望与活力。

人类大脑中处理音乐的中心与那些控制计算、语言和其他高智商活动的中心恰好重合。而大脑中欣赏音乐的那部分组织，同时也是负责复杂运算、图画或建筑设计的组织。

有调查表明，常听经典音乐的孩子空间想象力较好，而从小学习钢琴、小提琴等乐器的孩子逻辑推理能力较好。

此外，音乐对宝宝不仅有智力方面的积极影响，而且还有诸如情绪、性格、主动性、自信心和审美情操等非智力因素的积极影响。在宝宝学会说话之前，优美健康的音乐能不失时机地为宝宝右脑的发育提供特殊的营养，非常有益于宝宝日后智力的发展。

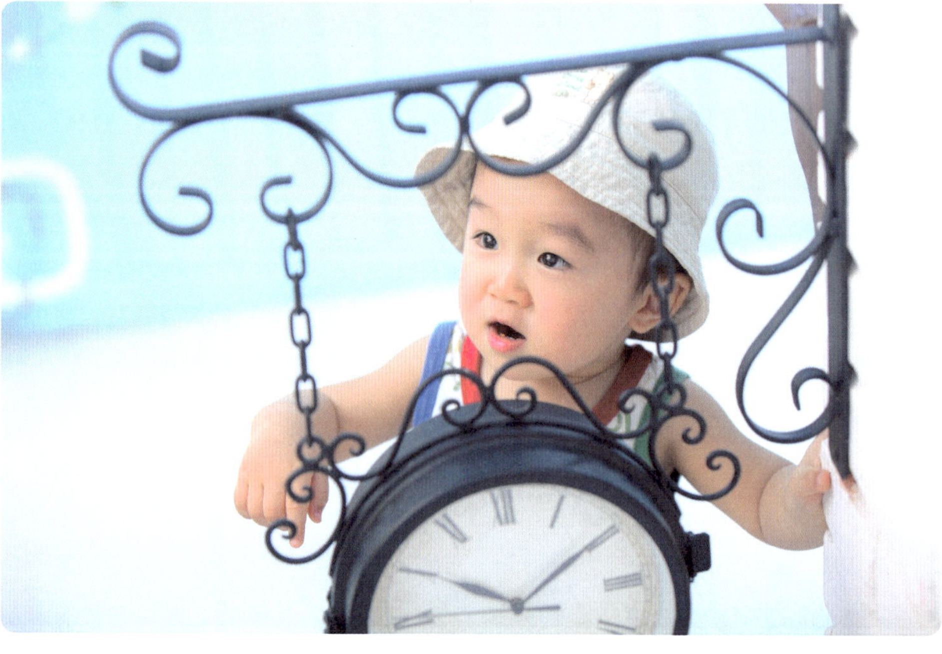

适合7个月婴儿的亲子游戏

游戏一：独坐重心训练

游戏目的：训练宝宝的平衡能力。

游戏方法：

让宝宝独坐在床上或地垫上，把宝宝喜欢的玩具放到宝宝身后，逗引宝宝坐着转头、转身寻找玩具。与此同时，用手扶住宝宝的大腿，不要扶宝宝的背，让宝宝自己寻找平衡点。待宝宝坐直后，可试着松开一只手，只用一只手扶住宝宝一侧的大腿，另一只手以玩具吸引宝宝转头、转身寻找玩具。左右交替逗引宝宝分别向左侧、右侧转身，可使宝宝在学习侧转中寻找自身的平衡点。

游戏二：握握手、拍拍手、点点头

游戏目的：提高宝宝的语言理解力和模仿能力。

游戏方法：

妈妈和宝宝面对面坐好。妈妈先握住宝宝的两只小手，边摇边说“握握手”，重复几次。然后，妈妈拿起宝宝的两只小手，边对拍边有节奏地说“拍拍手”，重复几次。最后，妈妈朝宝宝点头，并说“点点头”，重复几次。这不仅会让宝宝模仿，还会让宝宝逐渐感知语言中的节奏感。

游戏三：照镜子

游戏目的：加强宝宝的自我认知。

游戏方法：

1.准备一面轻巧的镜子和一个玩具。

2.妈妈将镜子放在宝宝的前方，让宝宝看看镜子，并用手去摸摸镜子里的宝宝和妈妈。然后，再拿出玩具并让宝宝摸摸镜子里的玩具。最后，不断变换镜子的方位，让宝宝慢慢感知自己、妈妈、玩具等与镜子的关系。

3.妈妈可以一边与宝宝照镜子一边给宝宝念儿歌，比如：

照照小镜子，看见小宝宝，
点点小鼻子，摸摸小下巴，
眨眨小眼睛，找找小耳朵。

游戏四：小鼓咚咚

游戏目的：增强宝宝手部动作的协调性。

游戏方法：

妈妈和宝宝面对面坐好（由另一成人抱着宝宝）。妈妈拿出小鼓敲一敲，同时说“宝宝好”。另一成人拿宝宝的手敲敲小鼓回应“妈妈好”。

妈妈用双手拍打鼓面，边拍边说：“妈妈的小鼓咚、咚、咚。”然后，另一成人协助宝宝敲打小鼓并说“宝宝的小鼓咚、咚、咚”，以回应妈妈。

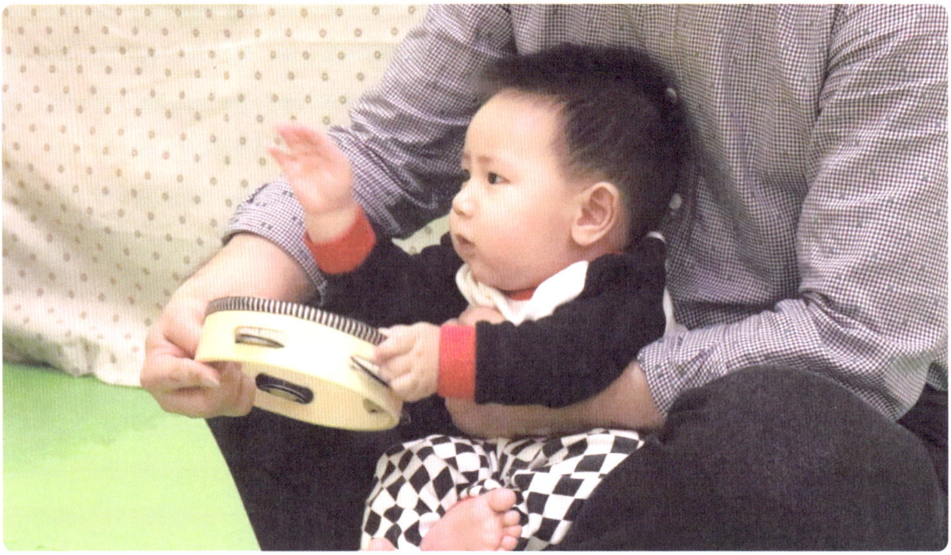

视频21：小鼓咚咚（打开微信公众号“童芽”，点击“童芽学院”，点击本书封面，点击右下角“拍图看视频”按钮，拍摄此图观看相关操作视频。）

如果宝宝喜欢，此游戏可反复进行，直至宝宝不再配合互动。

适合7个月婴儿的益智玩具

探究玩具

7个月的宝宝能准确地抓握物体，能将玩具倒手。此时，宝宝非常喜欢反复探究一些较复杂的物体，要给宝宝选择一些相对复杂的玩具，以促进其认知能力和手眼协调能力的发展，比如不倒翁、玩具汽车、玩具飞机、套娃等。

推荐玩具：不倒翁

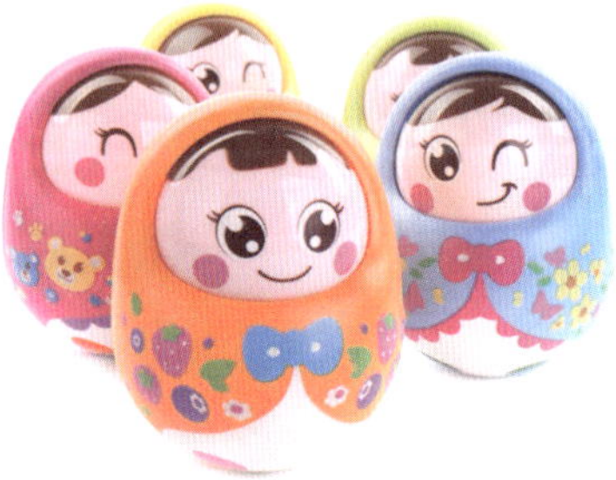

第8个月

8个月婴儿的喂养与护理

协调好母乳或配方奶喂养与辅食添加的关系

宝宝进入第8个月以后，要在坚持母乳喂养的基础上继续添加辅食，并要根据宝宝的实际需求适当增加辅食的量和种类。每个宝宝所进食的辅食的量不同，因此所吃的母乳的量也会有所不同。建议宝宝每天摄入的母乳量不少于600mL。

妈妈来月经了，还能喂奶吗

乳汁的产生机制和月经没有关系，所以妈妈即使来月经了，也可以正常哺乳。偶有妈妈感觉月经恢复之后奶量有所下降、宝宝吃奶时会烦躁，这可能和月经期激素变化、乳汁的量和口感有一定的关系。无须紧张，安抚好宝宝，正常哺乳即可。

这时如何添加辅食

添加辅食的原则是循序渐进

添加辅食要遵照循序渐进的原则，由软到硬，由细到粗，由少到多，让宝宝慢慢适应。至于宝宝适应各种辅食的过程，个体差异很大。建议由糊状食物逐渐过渡到碎末状食物，不仅可帮助宝宝练习咀嚼，还可增加食物的能量密度。也可以逐渐加入动物性食物，如鱼类、蛋类、肉类和豆制品类。但一定要注意，辅食要逐渐添加。比如，添加蛋黄时，可以从四分之一，到半个，到四分之三，再到整个蛋黄。特别提示，1岁之内的宝宝不建议吃鸡蛋清。

添加辅食的过程中，鼓励采取由宝宝主导的方法，也就是要多给宝宝自主进食的机会。在吃辅食的过程中，照护者也许会发现，宝宝可能会出现干呕反射，这其实是宝宝进行自我保护的动作。宝宝会在这个过程中感受食物的软硬度，并努力让自己的吞咽能力与之相协调。

慢慢增加辅食次数，减少母乳喂养次数

这个月龄的宝宝在保证进食奶量的前提下，可以每天吃2～3餐辅食。宝宝每天可进食137g～187g辅食，这个量相当于2～3个鸡蛋的重量。

在添加辅食的过程中，可以根据实际需要减少母乳喂养次数，尤其是夜奶。

添加辅食之后，宝宝的吃奶量明显减少了怎么办?

这个话题困扰着很多“数字型”“科学型”妈妈。其实，生长发育正常的宝宝会自行平衡吃奶和辅食的关系，无须过度紧张。对于母乳喂养的宝宝，还是应按需哺乳，并注意监测宝宝的生长发育曲线。

避免混杂吃，一次不要添加两种新的固体食物

为这个月龄的宝宝添加辅食时，仍然建议2～3天添加一种新的固体食物，并注意观察宝宝的反应，比如有没有拉肚子、出疹子等异常表现。如果宝宝没有异常表现，可以继续尝试为其添加新的固体食物。如宝宝在尝试某种新的食物的1～2天内出现呕吐、腹泻、湿疹等不良反应，需要及时停止喂养，待宝宝的相关症状消失后再少量尝试。如果宝宝仍然出现同样的不良反应，应尽快咨询相关专业人员，找到原因。

改善制作辅食的方法，增进宝宝食欲

除了为宝宝增加营养，添加辅食的目的，还包括激发宝宝对各种食物的兴趣以及调动宝宝的主观能动性，从而为宝宝养成良好的饮食习惯打下基础。

所以，在为宝宝添加辅食的初期，照护者要花费一定的精力和时间想方设法制作宝宝真正喜欢的辅食。对于宝宝不喜欢吃的辅食，要不断地尝试新的制作方法。宝宝在吃辅食初期可能对颜色和形状比较感兴趣，照护者可以从这两个方面着手制作辅食。例如，对于正在学习认识各种形状的宝宝，可以为宝宝制作各种形状的面食。照护者还可以在色、香、味或者不同种类辅食的搭配方面多做努力。

这时可让宝宝吃颗粒状的固体食物

在这个阶段，可以尝试给宝宝吃颗粒状的固体食物。比如，主食方面，可以给宝宝吃软一些的米饭，还可以给宝宝吃一些类似手指饼干的手指状食物；蔬菜、水果方面，可以将马铃薯或南瓜压制成小块给宝宝吃，水果也是一样；肉蛋方面，宝宝进入第8个月时可以尝试各种动植物蛋白，如蛋黄、猪肉、牛

肉、鸡肉、鱼肉等，但是不能吃太多。

很多家长担心过早给宝宝添加某些食物易引起宝宝过敏，导致给宝宝吃的辅食比较单一。但是目前越来越多的研究显示，不管是高过敏体质的宝宝还是非过敏体质的宝宝，都建议多样化进食辅食。可以适当地为宝宝添加各种各样的食物，以尽早帮助宝宝适应各种各样的食物。有研究发现，延后添加某些辅食，并不能起到预防过敏的作用。

可以为没长牙的宝宝添加固体食物吗

是否长牙和能否添加某些辅食没有绝对的关系。很多妈妈认为，宝宝长牙之后才能咀嚼固体食物。事实上，宝宝没有长牙，并不能成为添加固体食物的障碍。

乳牙的钙化在宝宝出生的时候就已经完成了，即宝宝的牙齿在宝宝出生时就已经埋藏在牙龈里了，只不过没有萌出而已。所以，宝宝还没有长牙并不表明不能为宝宝添加固体食物。

不管宝宝是否长牙，宝宝6个月左右具备吃辅食的条件时，即可为宝宝添加固体食物。添加辅食的进度和宝宝长没长牙没有关系。

宝宝一日食谱举例

此月为宝宝添加的辅食应以泥糊状食物为主，软硬应如豆腐，稠度以挂勺不掉为宜。所以，制作方式上仍应以弄碎、煮熟、捣烂为主。辅食品种需要丰富。在宝宝适应之后，最好每日有菜、有肉、有淀粉类食物，做到种类丰富、营养均衡。要根据宝宝的情况，逐渐增加稠度和硬度，如慢慢开始过渡到烂面条、星星面等。

8月龄宝宝每日进食安排举例：

6：00	母乳或配方奶150mL～200mL
9：30	辅食
12：00	母乳或配方奶150mL～200mL
15：00	辅食
18：00	母乳或配方奶150mL～200mL
21：00	母乳或配方奶150mL～200mL

8个月的宝宝，每天可以安排两次辅食。以上添加辅食的时间安排仅供参考。对于母乳喂养的宝宝，仍应按需哺乳，每日哺乳次数不少于4次。宝宝每日摄入奶量不应少于600mL。请根据宝宝的具体情况适当调整。

对于辅食种类的选择，可参考以下建议：

方案1：水果20g、蛋黄10g、米粉10g。

方案2：水果30g、米粉10g、蛋黄20g。

方案3：肝泥30g、米粉10g。

需要注意的是，给宝宝吃的水果可以有多种选择，如梨、苹果、香蕉等都可以，但最好选择当季、当地水果。最好不要给宝宝吃冰箱储存过的新鲜水果制品，要现做现吃。

肝泥

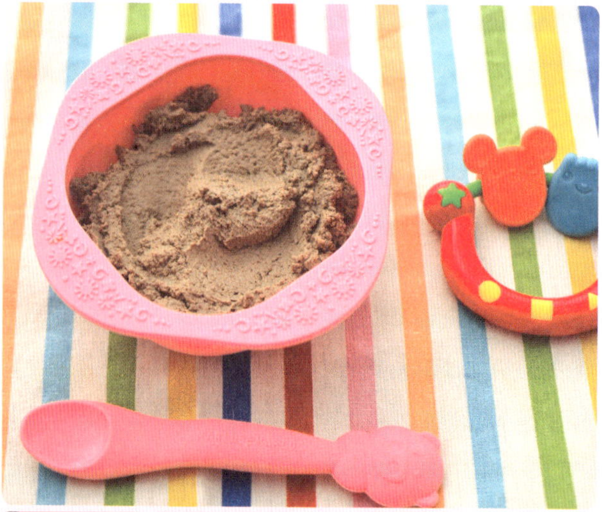

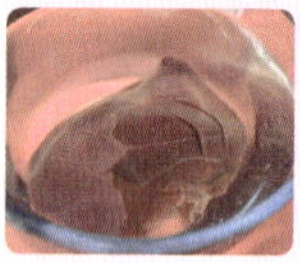

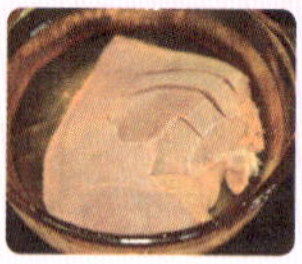

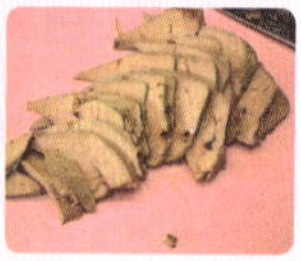

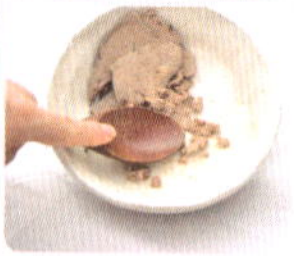

【材料】 猪肝1块。

【做法】

1.将猪肝洗净，切花刀，放入冷水中浸泡1小时，其间换水2～3次。

2.在锅内放入清水，放入猪肝，用中火煮开，换小火再煮5分钟，最后焖30分钟左右。

3.将煮好的猪肝放凉，切小片，再压成泥，即可食用。如遇到肝脏血管，挑出来扔掉。

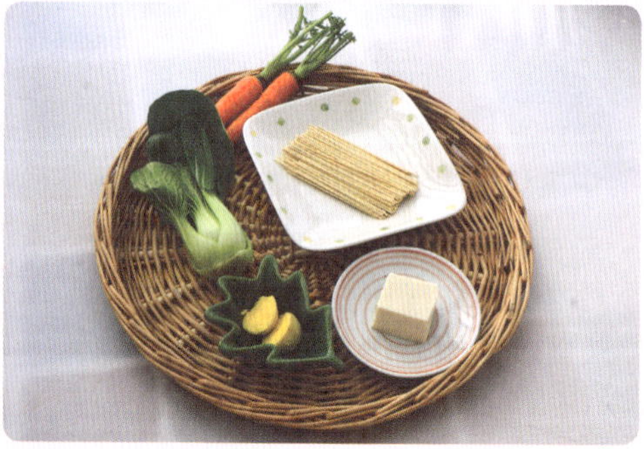

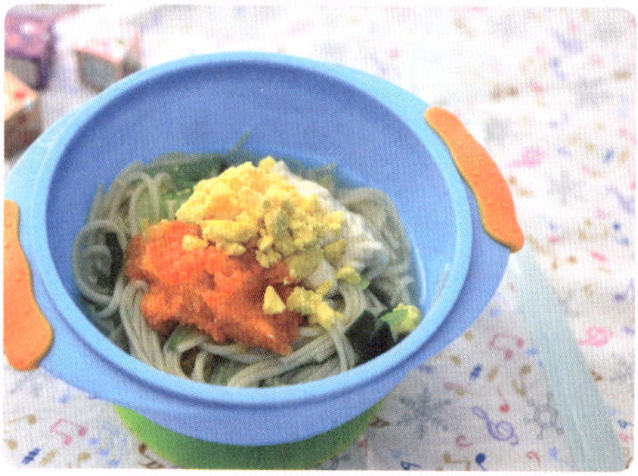

拌面条

【材料】 胡萝卜、豆腐、鸡蛋、面条适量。

【做法】

1.将胡萝卜煮熟并捣成泥糊状。将豆腐捣成泥糊状。将鸡蛋煮熟，将蛋黄单拿出来碾成碎块。

2.将面条煮至捞出后能搅碎的状态，并放至入口不烫的状态。

3.在凉好的面条里加入已经备好的胡萝卜泥和豆腐泥，再撒上捣碎的蛋黄，搅匀后即可食用。

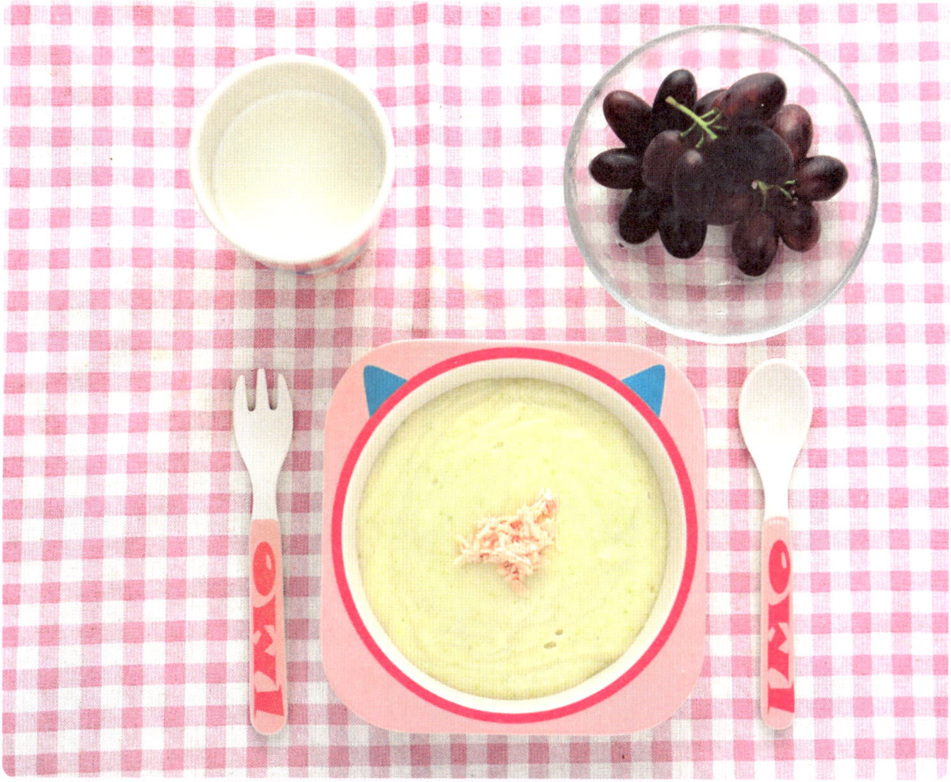

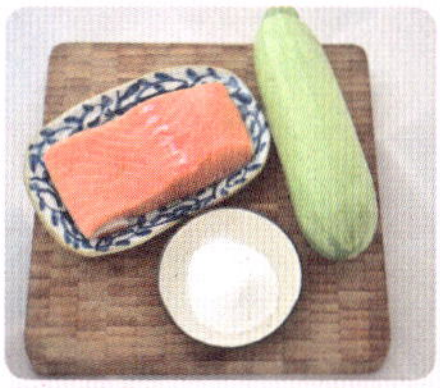

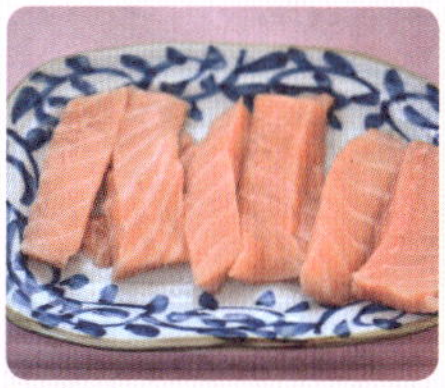

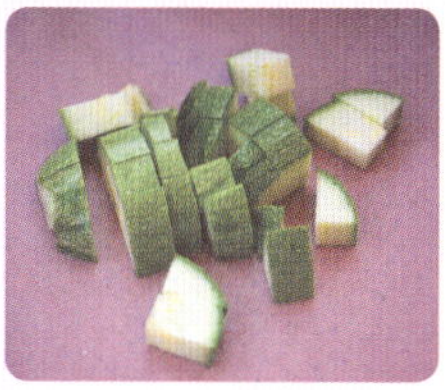

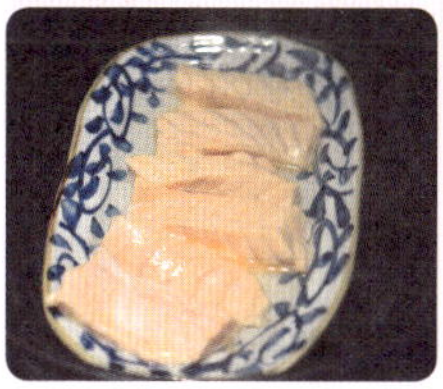

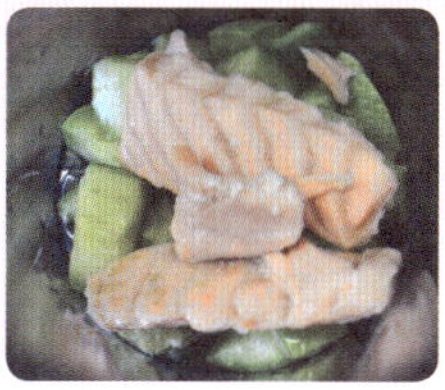

西葫芦三文鱼米粉

【材料】西葫芦20g，三文鱼20g，米粉10g。

【做法】

1.将三文鱼切条、西葫芦切块，之后放入蒸锅大火蒸10分钟；将米粉倒入热水，冲泡成米糊。

2.将蒸熟的西葫芦捣成泥糊状，三文鱼撕成鱼松，一起混入米糊中，搅拌均匀即可。

8个月宝宝的大小便

如果照护者能够发现宝宝排尿或排便的规律，就可以很好地掌握给宝宝把尿或把便的时间。不建议毫无规律地按照大人的意愿频繁给小宝宝把尿、把便，以免给宝宝带来心理压力。频繁把尿、把便还可能给宝宝的髋关节造成不可逆的损伤。

添加辅食后，没长牙的宝宝需要口腔护理吗

没有长牙的宝宝不需要特殊的口腔护理。如果发现宝宝的口腔在进食结束后有附着的食物，可以通过喂奶、喂水或者用纱布蘸水轻轻擦拭的方式清理。要让宝宝从小养成清洁口腔的好习惯。

防止吞食异物，预防意外伤害

防止吞食异物，预防意外伤害，是每一个阶段的养育都应该注意的重要事项。

防止吞食异物，一方面是防止宝宝自己主动吞食异物，另一方面要防止其他人给宝宝吃异物，比如家里还不太懂事的其他孩子。这时，宝宝可以自由活动了，能接触到的东西也越来越多，因此很可能吞食异物。另外，宝宝对外界的认知还不够，可能会把自己拿到手的物品放到嘴里去感受、去探索。如果家里有大孩子的话，尤其是刚刚学会自己吃东西的大孩子，很容易非常热心地把一些食物塞到小宝宝嘴里。

为了防止宝宝吞食异物，收拾好宝宝周围的物品以及看管好其他孩子非常重要。

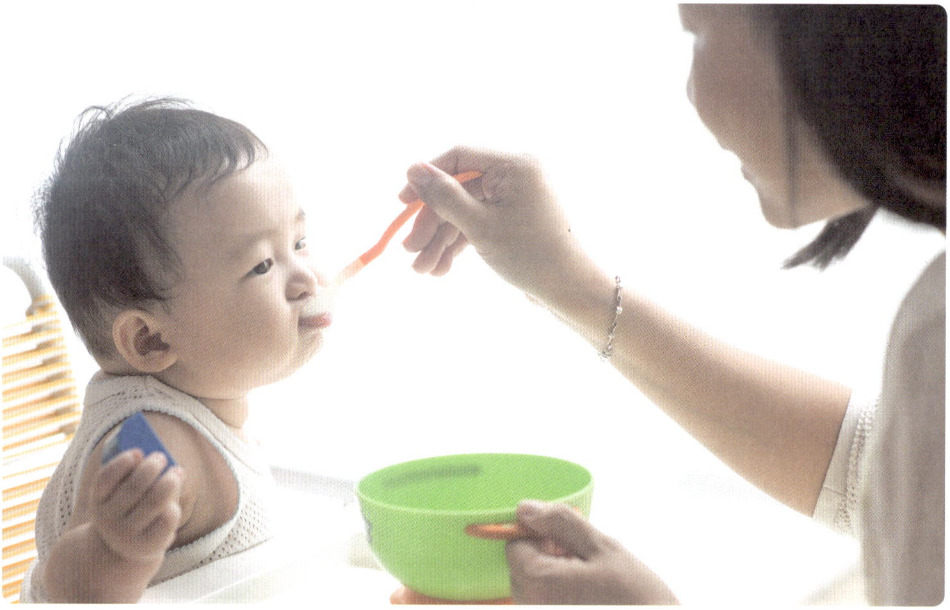

不宜让宝宝看电视、看手机

任何带有屏幕的电子产品都不宜让宝宝看，比如电视和手机，否则可能会影响宝宝的视力发育。

8个月宝宝的服装和鞋袜

宝宝的服装和鞋袜的选择以宝宝舒适为标准，建议选用纯棉质、可吸汗、透气性良好的服装和鞋袜。

不要让衣服把宝宝勒得过紧。比如，不建议宝宝穿腰部松紧带太紧的裤子，宝宝的袜子口也不宜太紧。

另外，一定要将衣服和鞋袜上的线头处理好，尤其是袜子的线头要处理好。否则，线头若紧紧地缠到脚趾或手指上，很有可能造成脚趾或手指缺血性坏死。

8个月婴儿的疫苗与接种

接种完麻疹风疹二联疫苗的宝宝身上起疹子怎么办

宝宝满8月龄时就要进行麻疹风疹二联疫苗的接种了。麻风疫苗主要是用来预防麻疹和风疹。为什么宝宝满8月龄时才能接种麻风疫苗呢？因为新生儿可以通过胎盘从母体获得足够的麻疹抗体，所以新生儿暂可免受麻疹病毒的侵袭。如果过早给宝宝接种麻风疫苗，疫苗中的病毒就会与宝宝体内的抗麻疹病毒抗体产生中和作用，使疫苗难以产生预期的免疫效果。而宝宝满8月龄时，从母体带来的抗体已基本上消耗干净。此时，宝宝的免疫器官和免疫系统的发育也完善起来，因此可以接种麻风疫苗。

宝宝接种麻风疫苗后有可能会出现接种反应。麻风疫苗的接种反应比较特别，有5%～10%的宝宝可于接种疫苗后的6～12天（而不是接种后的数小时）出现短暂的发热及一过性的皮疹。宝宝接种麻风疫苗的接种反应持续时间不会超过2天，可伴有轻微的其他症状，但不会影响宝宝的精神状态和食欲。有的宝宝的躯干会出现较多皮疹，父母会因此抱着宝宝去医院。但在就诊过程中，很少有父母能把宝宝的这一情况与其接种麻风疫苗联系起来。多数父母这时不能将宝宝一周前麻风疫苗的接种史讲给医生。这都有可能导致医生误诊。其实，这都是接种麻风疫苗后正常的接种反应。因此，当带宝宝到医院就诊时，父母不要忘记把宝宝近期的疫苗接种史告诉医生，以便医生做出正确的诊断。

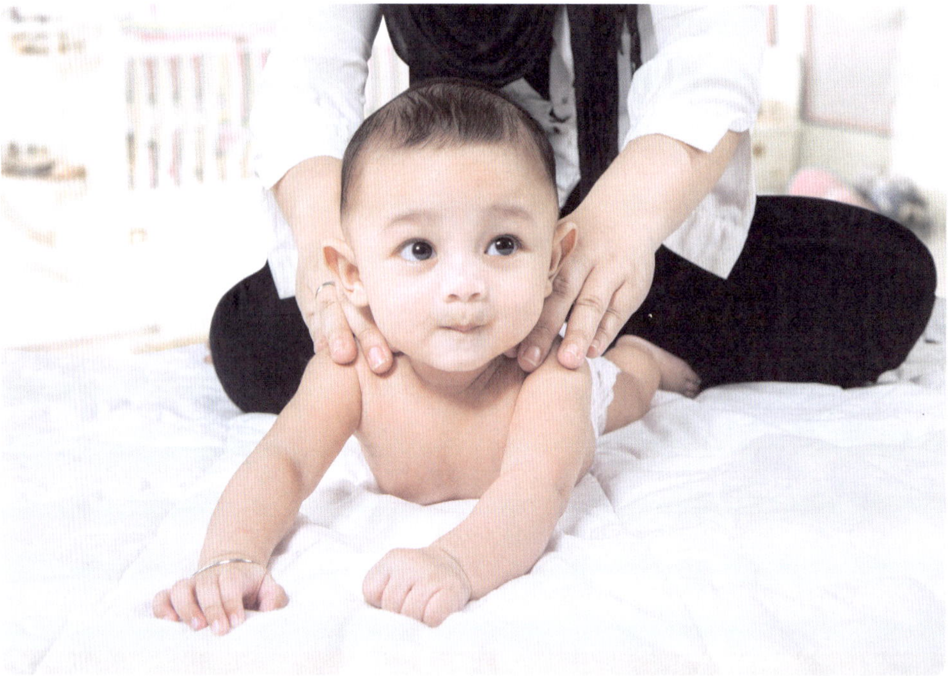

麻腮风疫苗与麻风疫苗有何不同，何时接种

麻腮风疫苗是由麻疹病毒疫苗株、腮腺炎病毒疫苗株和风疹病毒疫苗株混合而成的三价减毒活疫苗，它的英文缩写是MMR。

接种MMR后可同时预防麻疹、风疹和腮腺炎三种疾病。由于MMR安全性好，免疫效果又与相对应的单价疫苗没有什么差别，所以它常常作为预防麻疹、风疹和腮腺炎的首选疫苗。目前，我国很多地方已将MMR纳入了免疫规划程序。宝宝完成麻风疫苗基础免疫12个月后即可进行MMR疫苗的接种。打一针疫苗即可预防三种疾病，既简化了免疫程序，又可使宝宝少受“皮肉之苦”。

宝宝如果对新霉素过敏，则应慎种MMR。另外，如果宝宝近期曾接种过人丙种球蛋白或输过血，则应在3个月后进行MMR疫苗的接种，否则会导致MMR疫苗接种失败。MMR与水痘疫苗的接种间隔也不能短于一个月。

多数情况下，接种一次MMR疫苗，其保护时间可达11年甚至以上。当宝宝满1岁8个月，且此时与麻风疫苗基础免疫在时间上已间隔12个月以上，一定不要忘记给宝宝接种MMR。宝宝满6岁时还需再进行一次麻腮风疫苗的接种。

麻腮风疫苗与麻风疫苗最大的区别是后者只能预防麻疹和风疹两种疾病。

8个月婴儿的成长与发育

8个月宝宝的特点

8个月的宝宝，大运动能力进一步发展。这时的宝宝，一般已可腹部离地、手膝着地向前爬行，在爬行的过程中能自如变换方向。这时的宝宝坐着玩时已会用双手传递玩具，并能用双手对敲玩具，或用玩具敲打桌面。有些宝宝已能用拇指和食指对捏小物体，能用食指独立操作某些玩具，也即宝宝的精细动作有了进一步发展。玩具掉到桌子下面，宝宝也知道寻找掉落的玩具。

这时的宝宝会用动作或语言来表达喜好，表达需求。此时，宝宝也渐渐懂得了“不”的意义。当宝宝把不该放入口的东西（如电池、药丸等）往嘴里放时，大人若用严肃的表情加上表示“不”的语言来阻止宝宝，宝宝能心领神会。家中的大人在宝宝面前处理同一件事时，要保持一致的态度。同一件事，在妈妈看来不许做，在爸爸和奶奶看来也不许做，才能真正为宝宝立下规矩。反之，某件事在某人面前不许做而在另一人面前可以做，会使宝宝学会钻空子，不利于宝宝良好习惯的养成。

这个阶段的宝宝对自己的名字有了反应，会转头去找寻叫自己名字的人。这个时候，有些宝宝甚至能在语言与动作之间进行联结，形成条件反射。

8个月宝宝体格发育参照指标

8个月宝宝体格发育参照指标

性别	年龄	项目								
		身长（单位：cm）			体重（单位：kg）			头围（单位：cm）		
		下限值	中间值	上限值	下限值	中间值	上限值	下限值	中间值	上限值
女婴	8个月	64.8	69.6	74.7	6.79	8.41	10.51	41.2	43.6	46.3
男婴	8个月	66.3	71.2	76.3	7.23	9.05	11.29	42.2	44.8	47.5

注：以上数据均来源于原卫生部妇幼保健与社区卫生司2009年6月发布的《中国7岁以下儿童生长发育参照标准》。为了方便广大父母参照使用，在这里我们将基于中间值+2SD（2个标准差）设为上限、−2SD设为下限。上限和下限之间视为一般状态。

怎样评价8个月宝宝的体格发育水平

对第8个月宝宝的身长、体重、头围等项目进行测量，将测量结果填在下面的“体格发育评价记录表”中，并与上表中相应指标数值进行比较，然后根据比较结果对宝宝的体格发育水平给予评价。

体格发育评价记录表

项目	结果	评价
身长（cm）		
体重（kg）		
头围（cm）		

具体评价方法：

1.将测量结果填在相应的“结果”栏内。

2.测量结果与中间数值基本相符，在相应的“评价”栏内用“=”表示；测量结果高于中间数值，在相应的“评价”栏内用“↑”表示；测量结果低于中间数值，在相应的“评价”栏内用“↓”表示。

3.测量结果小于下限数值或者大于上限数值，可到医院儿童保健科进行咨询。

8个月宝宝智力发展的特点

领域 月龄	大运动	精细动作	语言	认知	社会性
8个月	8个月的宝宝俯卧时能用四肢慢慢撑起身体，使腹部离开床面，逐渐学会手膝爬行。这个时期，一部分宝宝可以扶物站起，并且自己能坐下。	8个月的宝宝拇指、食指的动作更加协调，能够捏取比较小的物品。这时，宝宝很喜欢将食指伸入各种小洞或用食指拨弄各种物体。	这个时期的宝宝开始理解语言和动作的关系，比如“拿起”“放下”等；能够按照指令操作；可以清晰地发出“嗒嗒”的声音。	这个时期的宝宝可以持续用手追逐玩具。将玩具用手绢盖住，他能够掀开手绢找到玩具。	8个月的宝宝能够将食物送到嘴里，能看懂妈妈或其他成人的一些情绪。

怎样对8个月宝宝的智力发展进行评价

可通过下表所列的具体的观察内容和操作方法对宝宝的智力发展水平进行评价。

领域 项目		大运动	精细动作	社会性	认知	语言
项目1	观察内容	独坐	抓握大物	自己吃东西	用一块方木击或推另一块方木	主动听人说话
	操作方法	宝宝可以独坐至少10分钟，且十分稳定。	把一块方木放在桌上，宝宝能自己拿起来。	宝宝饿了能自己吃东西。如，给宝宝一块手指饼干，他可以拿着吃。	给宝宝一块方木，将另一块方木放在桌上，宝宝会用手中的方木敲击或推动桌上的方木。	宝宝能主动倾听他人说话。

项目＼领域		大运动	精细动作	社会性	认知	语言
项目2	观察内容	扶栏杆独站	捏取小物	社会情绪	空间能力	用手势表达
	操作方法	宝宝可以独自扶栏杆或桌椅腿站立。	将一粒葡萄干放在宝宝面前，宝宝能用手捡起来。	把宝宝手中正在玩的玩具拿走，他会不高兴。	在宝宝面前把瓶中的葡萄干倒出，宝宝会模仿这个动作，并会探索瓶子中的空间。	宝宝会用几种手势表达自己的需要，如指着杯子要水喝等。

将测评结果记录在下面的“智力发展评价记录表”中。

记录方法：能够按标准顺利通过，用“○”表示；未能按标准顺利通过，则用“×”表示；虽然能够按标准通过但过程不太顺利，即介于上述两种情况之间的状态用“△”表示。

智力发展评价记录表

项目＼领域	大运动	精细动作	社会性	认知	语言
项目1					
项目2					

对智力发展评价结果的解释

评价结果可分为较好、需要特别关注、一般三种情况。

1. 在测评结果中，如果某个领域两项都是“○”，说明宝宝在这个领域处于较好的发育状态。

2. 在测评结果中，如果某个领域的项目没有“○”，并且其中一项是“×”，就需要特别关注宝宝在该领域的发育情况了。

3. 如果宝宝在某领域的测评结果介于以上两种情况之间，说明宝宝在该领域的发育情况一般。

4. 若在以上五个领域中，宝宝有两个或两个以上领域的发育情况需要特别关注，建议到医院儿童保健科进行咨询。

需要特别注意的是，本书的评估内容和操作方法基于服务普通家庭的目的，相对更简单、更易于操作，因此其评估结果只能作为一般参考和用于发现相关问题的早期情况。

8个月婴儿的环境与教育

这时是宝宝学习爬行的关键时期

这个阶段，宝宝学习爬行的关键期到来了。宝宝此时学习爬行效率最高。

爬行在宝宝生长发育过程中起着承上启下的作用。对于宝宝学习爬行这件事，爸爸妈妈一定要引起重视。宝宝学习爬行一般要经历蠕行、匍匐爬行、手膝爬行三个阶段。

这个月龄的宝宝每天至少要爬行30m～50m。这时候孩子爬得越多，孩子身体的协调性、平衡能力等发展得越好。

宝宝正在通过模仿学习各种技能

这个月龄的宝宝将开启模仿学习的关键期。宝宝会下意识地模仿大人的一些动作，如摆手示意“再见”，拍手示意“欢迎”，拿勺子在碗中搅动，用手拍娃娃等。除动作外，宝宝还喜欢模仿简单的熟悉的声音，如狗叫声、嘀嗒声等。

宝宝乐此不疲地模仿着他听到的、看到的，逐渐明白了各种事物之间的因果关系，明白了各种不同的声音所代表的不同含义，开启了语言学习等各种智力活动。此时，爸爸妈妈要对宝宝的这些模仿行为给予积极的回馈和鼓励，那么对宝宝来说意义是非常重大的。

同时，作为被模仿对象的大人，平日应该注意自己的言行，给宝宝一个积极正向的榜样示范。

鼓励宝宝的探索行为

这个阶段的宝宝开始进入一个好奇心极其强烈的时期。宝宝这个时候会爬了，会在屋子里爬来爬去到处探索。这个阶段的宝宝会着迷于各种柜门的开关、地上的碎屑、废纸篓里的包装盒及各种小物件。另外，宝宝对大人使用的物品及所有能近距离观察到的东西也十分感兴趣，尤其是能放进嘴里的东西。当然，宝宝的好奇心既是他探索学习的动力，同时也是很多意外发生的原因。

强烈的探索欲对人的发展极其重要，请爸爸妈妈保护好宝宝珍贵的好奇心。家长需将家里彻底检视一番，排除所有的安全隐患，给宝宝提供一个安全环境。家长在保证安全的前提下，要为宝宝提供丰富的可以供宝宝探究的空间与材料。比如，家长不想让宝宝翻柜子，可以给他准备一个大大的空纸箱，在里面放上玩具，让他可以钻进去玩。家长不想让宝宝翻抽屉，可以给他准备一个小盒子，在里面装上安全的物品，让他能够在里面翻找。

宝宝这时能在与人交往中理解动作和语言的联系

这个月龄的孩子虽然还不会说话，但已经可以理解一些语言。家长要帮助宝宝慢慢理解语言和动作之间的联系，同时用语言和行动教宝宝学习如何与人交往。如，爸爸要去上班了，可以对宝宝说“再见”，同时握住他的小手臂摆手表示再见；有人来家里做客，说“欢迎”的同时可握住宝宝的两只小手拍一拍；爷爷给宝宝拿来香蕉，要代宝宝说“谢谢”，同时握住宝宝的两手使其合在一起表示感谢；等等。在任何场合，抓住这样的机会，反复教宝宝做这些，慢慢地，他就能听懂这些日常用语的意思。在学习时，宝宝如果做对了，家长要给予宝宝鼓励，以巩固宝宝对于语言与相应的动作的理解。

如何培养宝宝收拾东西的习惯

要培养宝宝日后的组织能力、记忆力及责任感，可从培养宝宝物归原处的居家习惯入手。学爬期的宝宝具有更大的可塑性，在宝宝会“移动自己”——学爬时，即可以开始培养他收拾东西的习惯。

具体做法是：在家中指定一处专门放置玩具，同时让宝宝知道所需玩具在何处可取得。等宝宝玩完玩具，要引导宝宝将玩具物归原处。对只会爬行的宝宝，家长应尽量趴下以拉近与宝宝的视高，并要拿玩具在前方诱其爬行。至玩具存放处后，要告诉宝宝“玩具要回家”了，之后协助宝宝把玩具放回原处。久而久之，宝宝会建立“归位”与“家”的观念。玩此游戏多次之后，可常问宝宝：“玩具的家在哪里？”

如果在放回玩具的过程中，宝宝的注意力转移了，切记不可任由他离去，以免他养成半途而废的习惯。倘若需收拾的玩具太多，此游戏还可培养宝宝的耐心。当宝宝完成后，记得一定要用语言或肢体动作给予鼓励，让宝宝感觉其行为是一种正面的、值得肯定的行为。

当然，对于通过模仿来学习的宝宝来说，家人良好的行为规范也是非常重要的。

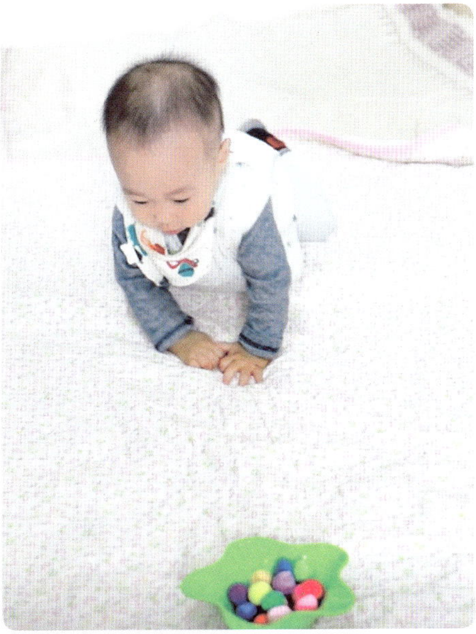

宝宝只会贴床打转或向后退行是怎么回事

手膝爬行需要腿部和上肢的力量。若爬行时，宝宝只能以腹部和膝部支撑身体原地打转，说明宝宝上肢及下肢的力量不足。平时可多让宝宝趴着玩或拉宝宝双手做“坐起—站立—坐下—躺下”的练习，以加强其头颈、躯干及四肢的力量。同时，可通过扶站加强宝宝腿部的负重能力。宝宝不能向前爬，总是向后退，说明其腿部力量不够，可帮宝宝多做扶腋蹦跳，以加强其腿部肌肉的力量及伸展能力。总之，有这两种状况的宝宝需要有针对性地锻炼上肢、躯干及腿部肌肉的力量，同时在日常生活中要多练习爬行。

宝宝爱咬人是怎么回事

长牙期的宝宝因牙痒而常有强烈咬东西的欲望，可以给宝宝准备软毛巾、磨牙棒、磨牙圈等让他啃咬，以缓解他这一特殊时期的不适感。

1岁内的宝宝正处于口欲期，用嘴去感知事物是他们探索外部世界的一种方式。也有一些表达能力不佳的宝宝，会通过咬人这种非常手段来表达他们的兴奋、激动或交往愿望。

总之，此时期宝宝的咬人行为大多属于生理和心理发展上的阶段性问题，并无恶意。无论是哪方面的原因，在宝宝有“咬人”行为时，被咬的成人都不要反应过激，以免造成负面强化，加强宝宝咬人的动机。家长应以严肃的表情

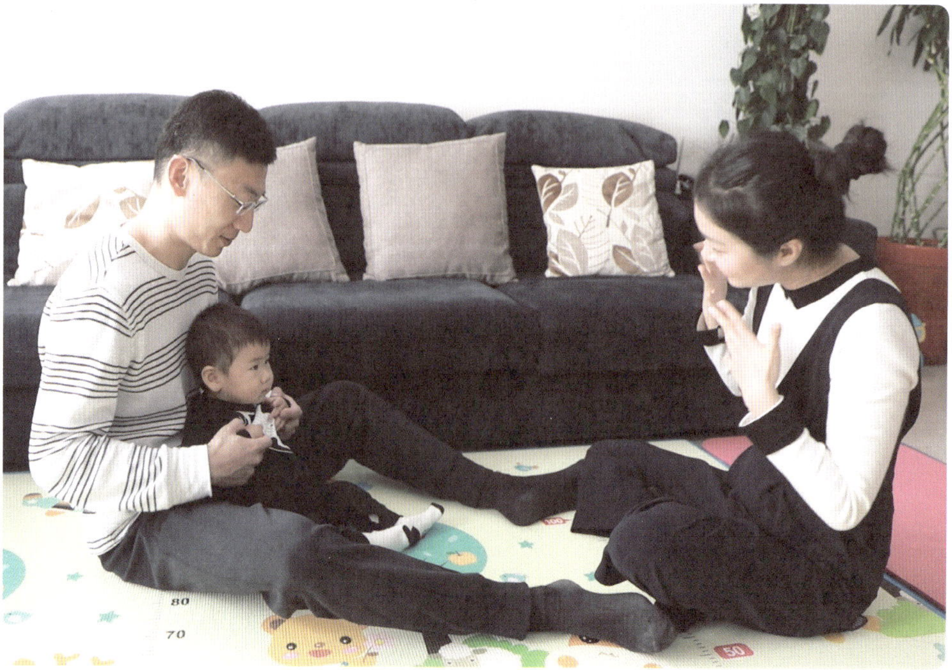

告诉已经懂得禁止语的宝宝："很痛，不可以！"对于那些表达能力不佳的宝宝，爸爸妈妈要帮助宝宝丰富肢体语言，如高兴时拍手，想与人亲近用抱抱等。

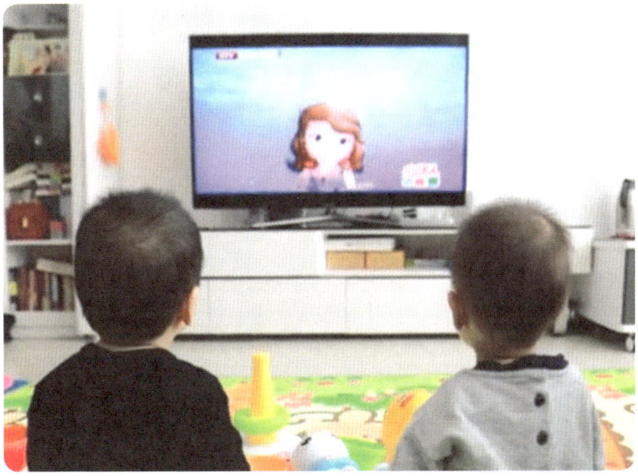

学会双向沟通是情绪发展的里程碑之一

宝宝伸手要爸爸抱，爸爸就会伸出手。宝宝对妈妈微笑，妈妈也会笑着回应。宝宝的任何一个表情或动作，都会引起照顾者的回应，这就是双向沟通的开始。

有了很多基础情绪体验，宝宝大一点儿拥抱老师时，会得到老师的拥抱，他会因此知道拥抱这个动作充满了爱意。宝宝推了别的宝宝一下，对方哭了，宝宝因此会明白自己的这个行为会让别人难过。这些都将成为宝宝关于双向沟通的基本经验。没有这些经验，宝宝无法形成关于个人意图的基本概念。宝宝正是通过这种互动认识自己、认识外部世界。因而，双向沟通是情绪发展的里程碑之一。

如何教会宝宝尊重爸爸妈妈

如何才能让宝宝尊重父母呢？一个权威的角色需要兼具和蔼与睿智这两种禀性。父母首先必须与宝宝建立起亲密的关系，要从照料宝宝、逗宝宝开心做起。在这么做的过程中，父母就会逐渐地了解宝宝，宝宝也会建立起对父母的信任。对权威的尊重是建立在信任的基础上的。一旦宝宝相信父母会满足他的需求，他就会信赖父母、尊重父母。

宝宝可以看电视吗

电视发出的光线会影响宝宝的视力发育。电视发出的机械的声音刺激会影响宝宝对人的声音的反应。电视画面的快速转换可能会使宝宝注意力紊乱，会使宝宝难以集中精力专注于某一件事。看电视是一种被动活动，可能会导致宝宝形成一种"缺乏活力"的大脑活动模式。宝宝把大量的时间花费在看电视上，会剥夺他主动学习与探究的机会。所以，在宝宝2岁前，最好不要让他看电视。

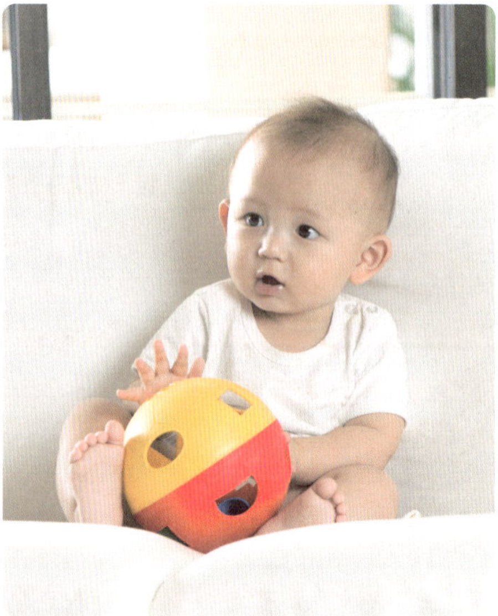

如何保护宝宝的艺术天分

艺术源于生活。每个宝宝都有超强的艺术感受力，听到感兴趣的音乐后，会随着感受而不由自主地舞动身体。也就是说，宝宝会将最直接、最原始的感受，用即兴的方式表达出来。可以说，每个宝宝都有成为艺术家的潜质。

然而，每一种艺术教育都需要顺应宝宝的认知和心理发展规律。此时，爸爸妈妈应多给宝宝提供感受艺术的机会。日后，他会依据自己的兴趣选择是否要深入学习和发展。

总之，特别注重或忽视宝宝某些方面的发展，对宝宝而言都是不利的。我们应该以平常之心，在短时间内不要对宝宝有太高的期望，顺着宝宝的天性，配合宝宝的兴趣和能力，让宝宝自然而均衡地发展。

如何给宝宝听音乐

研究表明，宝宝听音乐时保持安静的时间比他们安静地听人们说话的时间明显要长。

研究还表明，宝宝听音乐时，大约可以保持安静9分钟。据此建议家长，每次给宝宝听音乐的时长以10～15分钟为宜。这样，宝宝既能获得音乐的熏陶，又不会因为每次听音乐时间过长而对听音乐失去兴趣。

适合8个月婴儿的亲子游戏

游戏一：手膝爬行

游戏目的：锻炼宝宝手膝支撑力，为手膝爬行做准备。

游戏方法：

方法1：妈妈在地板上铺上垫子，让宝宝趴在垫子上慢慢用双手及双膝撑起身体。在宝宝前面放上色彩鲜艳的皮球。当宝宝伸手碰皮球时，皮球就会滚远，宝宝就会努力爬过去抓皮球。妈妈在一旁鼓励宝宝，可以不断增加宝宝爬行的兴趣。

方法2：让宝宝趴在地垫上。妈妈用绳子拖一个宝宝喜欢的玩具，逗引宝宝爬过来够玩具。当宝宝每一次碰到玩具时，妈妈通过绳子将玩具拉远一点儿，并鼓励宝宝继续向前爬行够取玩具。

游戏二：小洞内有什么

游戏目的： 训练宝宝手指的灵活性，促进其触觉能力的发展。

游戏方法：

准备一个透明的塑料盒子，在上面凿一些直径为1cm～2cm的边缘光滑的小洞，并在里面放上安全的、不同质感的物品。将带有小洞的透明塑料盒子放在宝宝面前，引导宝宝将手指伸进小洞内。宝宝可以清楚地看见手在小洞内探索的动作。宝宝将手伸进盒子碰到海绵、棉花、纸球、树叶、缝制好的小豆袋、小沙包等不同质感的物品时，会有不同的触感。

游戏三：打电话

游戏目的： 促进宝宝语言能力及社会能力的发展。

游戏方法：

妈妈和宝宝各拿一个玩具电话，妈妈模拟打电话的样子，对宝宝说："喂，××在家吗？"然后帮助宝宝把电话放在耳边，鼓励他跟妈妈"对话"。当宝宝咿咿呀呀跟妈妈"说话"时，妈妈一定要有所回应。

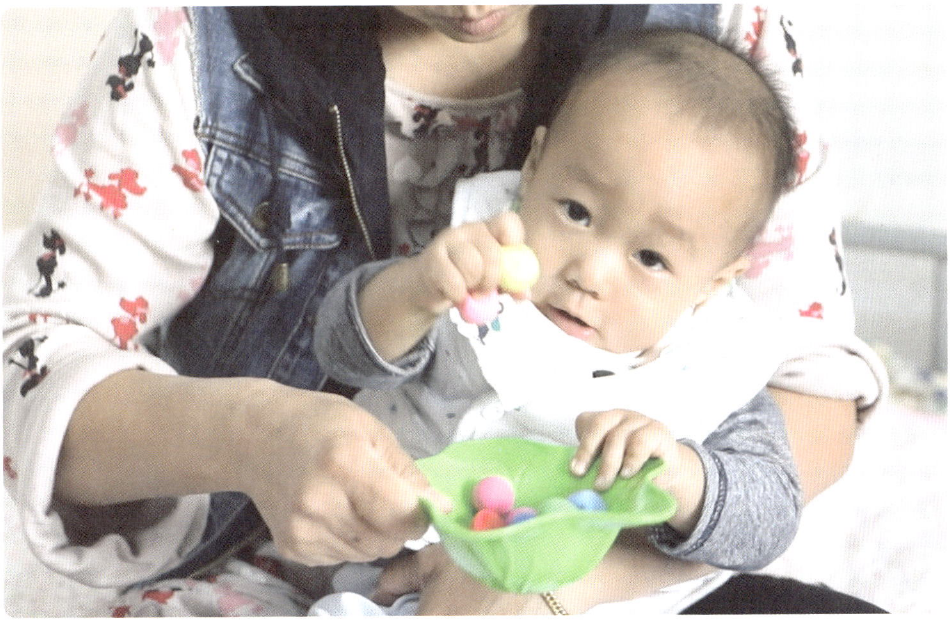

视频22：抓木珠（打开微信公众号"童芽"，点击"童芽学院"，点击本书封面，点击右下角"拍图看视频"按钮，拍摄此图观看相关操作视频。）

游戏四：抓木珠

游戏目的：训练宝宝双手小肌肉群的灵活性。

游戏方法：

让宝宝坐在地垫（床）上，妈妈在宝宝身前散放多颗彩色木珠，让宝宝随意抓握。之后，妈妈拿出一个小筐（碗、盒等），说："这些木珠怎么全撒在床上了？妈妈把它们送回筐里吧。"接着，妈妈用夸张、较慢的动作，张开双手抓起木珠放进小筐里，同时引导宝宝抓起木珠放进小筐里，直到一起把木珠全都装进小筐为止。

适合8个月婴儿的益智玩具

指拨类玩具

8个月的宝宝食指已经比较灵活，喜欢用食指拨弄各种物体或将手指伸入各种小洞里探索。应该给此时期的宝宝选择一些指拨类玩具，如玩具电话、积木小房子、奇趣滚珠等。这时期宝宝的认知能力和手眼协调能力仍在发展，所以要多选择一些生活中常见的物品和推拉玩具给宝宝玩，如小餐具、塑料瓜果蔬菜、小推车、滚筒、油画棒等。

推荐玩具：串珠

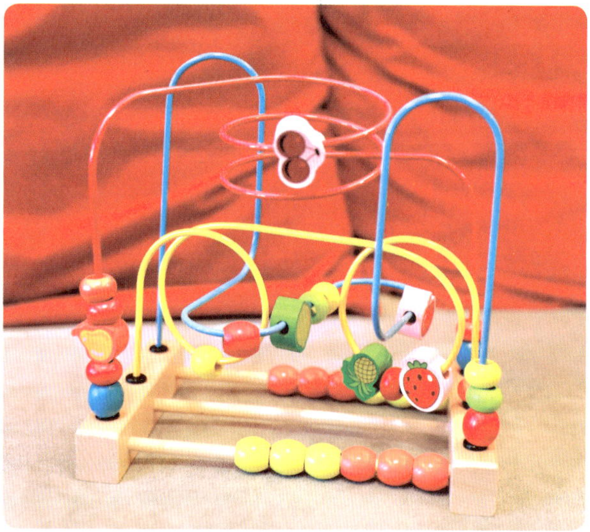

第9个月

9个月婴儿的喂养与护理

如何添加辅食

根据宝宝的食欲添加辅食

根据宝宝的食欲添加辅食是重中之重。这时，与关注给宝宝添加的辅食的量相比，观察并评估宝宝的进食行为与成长状况更加重要。

添加辅食要考虑宝宝的需求，以锻炼宝宝对不同食物的兴趣和主观能动性，也即为宝宝添加辅食要考虑宝宝的食欲，而不应该根据照护者觉得宝宝应该吃多少来决定。照护者要注意，当宝宝发出吃饱的信号时，就应该停止喂食，比如宝宝不再主动抓取食物，被喂食的时候会将头偏开、吐舌头、推开喂食者的手等。

慢慢增加辅食量，可适当减少奶量

8～9月龄的宝宝可以每天吃2～3餐或3～4餐辅食。9月龄的宝宝每天的食量为206g～281g，这个量基本上相当于3～5个鸡蛋的重量。在这个阶段，宝宝仍以奶为主食。建议在宝宝吃奶后或两餐奶之间为宝宝安排辅食。

辅食种类要丰富

9月龄的宝宝可能已经尝试过很多食物。这时，为宝宝添加的辅食要丰富。仍然要循序渐进地添加，每引入一种新的食物应让宝宝适应2～3天，并要密切观察宝宝是否有呕吐、腹泻、皮疹等不良反应。一定要等宝宝适应一种食物后再为其添加其他新的食物。

可以添加固体辅食了

这个阶段的辅食可以是半固体食物，也可以是软的全固体食物，例如煮熟的胡萝卜条、南瓜条等。

鼓励宝宝自己吃饭

家长都希望宝宝能快一点儿学会自己吃饭。照护者若发现宝宝突然拒绝被喂食且会自己抓食物吃，就应该有意识地锻炼宝宝自己吃饭的能力，给宝宝充分动手的空间。

起初，宝宝可能没有办法准确地将手中的食物放进嘴里。照护者不要因为怕宝宝将食物弄得到处都是而阻止他。这是宝宝成长发育必经的一个阶段，他正在努力锻炼自己的精细动作。另外，让宝宝自己吃饭也有利于宝宝独立能力的发展。

除了语言鼓励之外，照护者更要为宝宝自己动手创造必要的条件，比如：将玻璃奶瓶换成耐摔的PP材质的有把手的奶瓶；将零食放在小袋子里或零食碗中，鼓励宝宝自己拿着吃；等等。另外，成年人要做好示范。榜样的力量非常强大。与宝宝一起吃饭时，家人要表现得非常爱吃，甚至可以略微夸张一些，以吸引宝宝的注意力，提升宝宝对食物的兴趣。

宝宝的辅食需要加盐吗

在给宝宝添加辅食时，很多家长都会有这样的困惑，宝宝的辅食里面能加盐吗？其实，宝宝从母乳和配方奶中摄取的天然盐分已经能满足身体的需要。1岁以内宝宝的食物不需要加盐，否则可能给宝宝带来伤害。

宝宝的肾脏功能还不健全，宝宝过早摄入盐分可能会增加肾脏的负担。另外，宝宝的味觉正处于发育过程中，对外来调味品的刺激比较敏感，过早、过多摄入调味品可能造成宝宝挑食或厌食。宝宝的食物不宜加糖则是为了预防龋齿和偏食。因此，家长制作辅食时应尽可能不放糖，绝对不放盐以及其他调味品，但可适量添加食用植物油。

一日食谱举例

宝宝第9个月时已经可以咀嚼软的固体食物，并且在学习自己吃东西，但还不能很好地把勺子准确放入嘴中。只要有足够的练习机会，他就会做得越来越好。这个时期，宝宝每天至少需要摄入600mL奶。至于辅食，宝宝每天可以吃一顿正餐、两顿点心。辅食的量要根据宝宝的具体情况来定，毕竟每个宝宝的胃口都不一样。

9月龄宝宝每日进食安排举例：

6：00	母乳或配方奶150mL～200mL
9：30	辅食
10：30	母乳或配方奶150mL～200mL
12：30	正餐
15：30	辅食
18：30	母乳或配方奶150mL～200mL
21：30	母乳或配方奶150mL～200mL

第9个月时，宝宝每天可以吃两次点心，中午可以吃一顿正餐（米、面、蔬菜、肉、蛋均可）以替代一顿奶。以上添加辅食的时间安排仅供参考，请根据宝宝的具体情况适当调整。

那么，这时具体来讲可以为宝宝添加哪些辅食呢？另外，宝宝每天每一餐辅食又该如何安排呢？可参考以下建议为宝宝安排每天的辅食。

上午的辅食：水果30g、蛋黄20g、米粉10g。例如：木瓜30g、蛋黄20g、米粉10g；猕猴桃30g、蛋黄20g、米粉10g；等等。

对于水果，选择有很多，如梨、苹果、香蕉都可以。最好选择当季、当地水果。另外，建议不要用冰箱储存新鲜水果制品，要现做现吃。

中午的正餐：谷物20g～40g、蔬菜40g～50g、肉类20g～30g或者蛋类30g。可参考食谱如：牛肉粥（牛肉20g、大米10g）配胡萝卜菜花泥（胡萝卜20g、菜花20g）；胡萝卜青菜肉末面（胡萝卜20g、青菜20g、肉末20g、龙须面10g）；萝卜炖鱼肉（鱼肉20g、白萝卜40g）；枣泥粥（大枣10g、米20g）；番茄土豆鸡肉面（番茄20g、土豆20g、鸡肉20g、龙须面20g）；等等。注意：大枣、西红柿一定要先去皮。

下午的辅食：30g～50g即可。如：肝泥10g、胡萝卜20g、强化铁米粉10g；鸡血羹20g、青菜20g、强化铁米粉10g（米粉可以用煮烂的米粥替代）；等等。

适合9个月婴儿的辅食食谱

胡萝卜肝泥米粉

【材料】肝泥10g，胡萝卜20g，强化铁米粉10g，纯净水适量。

【做法】

1.将胡萝卜切块、蒸熟、压成泥。强化铁米粉加入适量热水搅拌成米糊。

2.将压好的胡萝卜泥和肝泥加入米糊中，调匀即可。

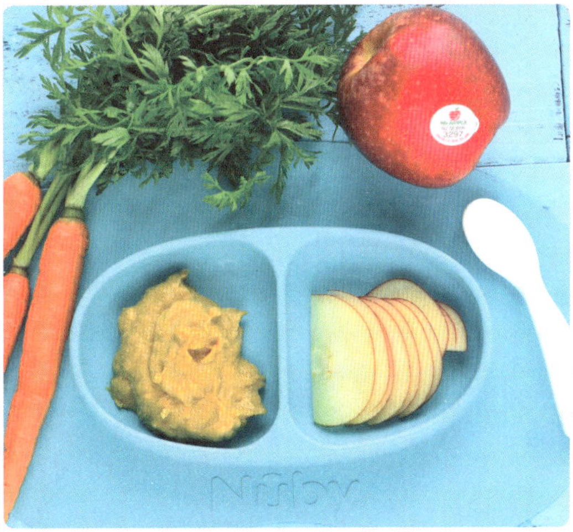

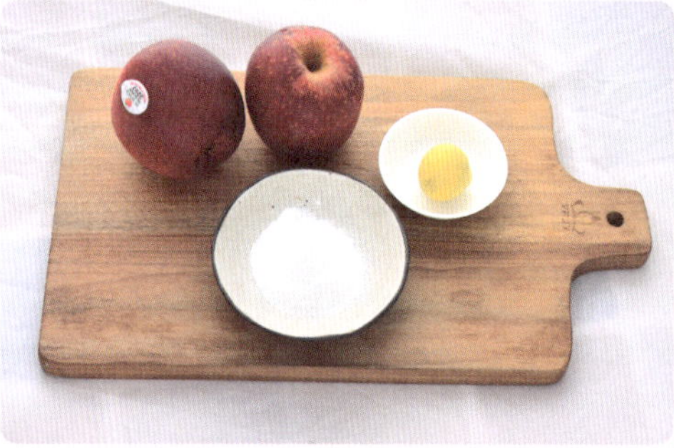

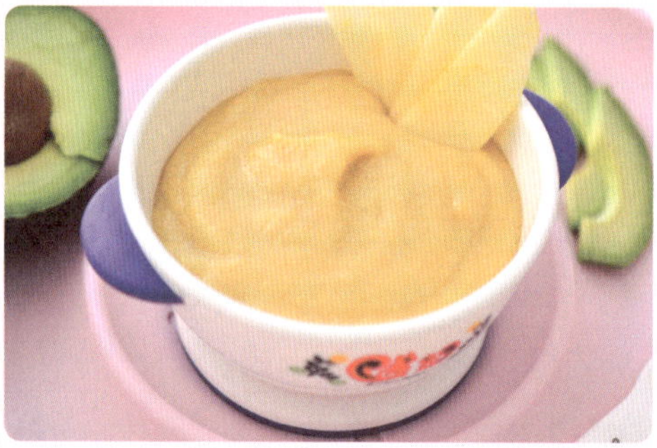

苹果蛋黄米粉

【材料】苹果30g，鸡蛋1个，米粉10g，纯净水适量。

【做法】

1.将苹果切成小块、压成泥。将鸡蛋煮熟，取出2/3的蛋黄，压成泥。在米粉中倒入适量热水，将其冲泡成米糊。

2.把苹果泥、蛋黄泥混入米糊中，搅拌均匀即可。

【注意】一个中等大小的鸡蛋的蛋黄重约15g。

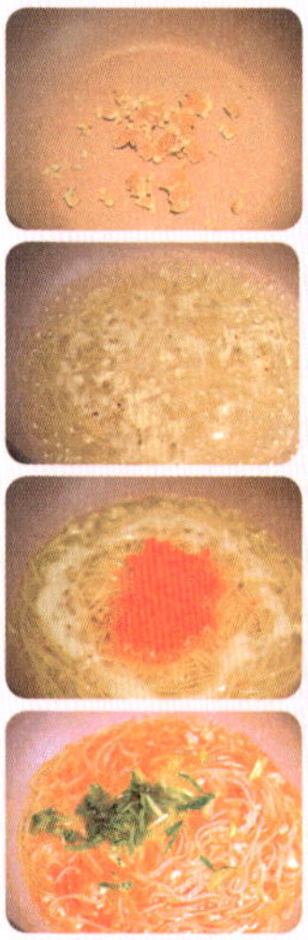

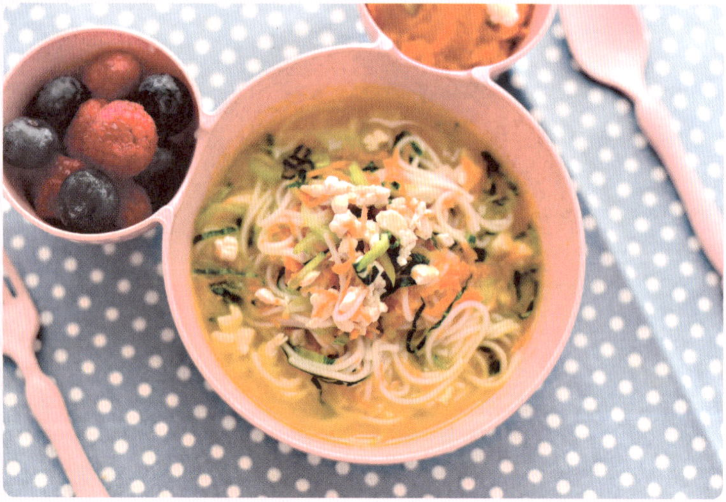

胡萝卜青菜肉末面

【材料】胡萝卜20g，青菜20g，鸡胸肉20g，龙须面10g，食用油适量，纯净水适量。

【做法】

1.将胡萝卜切成细丝，青菜切碎，鸡胸肉切成丁。

2.将炒锅烧热，加入适量食用油，放入鸡胸肉丁炒至变色。

3.将水烧开，下入龙须面和炒制好的鸡胸肉丁，煮至面条变软，然后放入胡萝卜丝和青菜碎再煮1~2分钟即可。

9个月婴儿的疫苗与接种

流脑A群疫苗的第2针和第1针应该间隔多久

宝宝接种流脑A群疫苗的起始月龄是6月龄。若宝宝6个月时接种了流脑A群疫苗，9个月时需再接种一次，这样才算完成了流脑疫苗的基础免疫。第2剂流脑A群疫苗的接种和第1剂流脑A群疫苗的接种至少应间隔3个月。宝宝3岁、9岁时还需分别接种1剂流脑A+C疫苗。

流脑A+C疫苗与流脑A疫苗有何不同

流行性脑脊髓膜炎是由脑膜炎双球菌引起的一种急性呼吸道传染性疾病，主要表现为突然高热、频繁呕吐、脖子发硬、烦躁等，另外可导致皮肤黏膜出现出血点或瘀斑。婴幼儿患此病后前囟门常出现膨隆，严重者可能出现败血症、休克以及脑的实质性损伤等。

脑膜炎双球菌可分为不同的血清群。在我国，95%的流脑为脑膜炎双球菌A菌群所致，少数由C菌群所致。一旦感染脑膜炎双球菌C菌群，宝宝可能发生暴发性脑炎，从而危及生命。

9个月婴儿的成长与发育

9个月宝宝的特点

9个月的宝宝喜欢翻身，学会了扶物站起，如扶着床边的栏杆能站得很稳；学会了横行跨步。也即，宝宝的运动技能得到了进一步发展。

这个阶段的宝宝有时会咬玩具。最初，宝宝对世界的探索是通过嘴来实现的。由于出牙，牙床会痒，宝宝有时也会通过咬玩具来磨牙。这时，妈妈要为

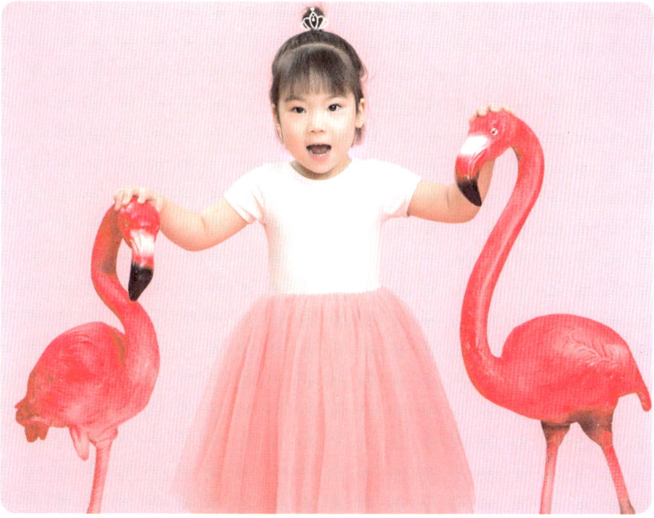

宝宝准备磨牙饼、牙胶等，以满足宝宝的生理及心理需要。

宝宝这时喜欢别人称赞他，这表明宝宝的语言、行为和情绪都有发展。宝宝这时已能听懂大人说的表扬他的词句，因而会做出相应的反应。

这时，宝宝开始对细小物体发生浓厚兴趣，对周围环境的兴趣也大大提高。宝宝能注视周围更多的人和物体，面对不同的事物时会表现出不同的表情，能把注意力集中到自己更感兴趣的事物和颜色鲜艳的玩具上。这时，可以让宝宝对物体进行不同维度的观察，如颜色、形状、声音、味道等。另外，建议多带宝宝到体育活动比较多的场合做视觉训练，如各种球类运动现场。球类的运动方向千变万化，再加上运动员的积极跑位，能大大促进宝宝视觉能力的发展，进而可刺激宝宝大脑中枢视觉反射区的发育和发展。

9个月宝宝体格发育参照指标

9个月宝宝体格发育参照指标

性别	年龄	项目								
		身长（单位：cm）			体重（单位：kg）			头围（单位：cm）		
		下限值	中间值	上限值	下限值	中间值	上限值	下限值	中间值	上限值
女婴	9个月	66.1	71.0	76.2	7.03	8.69	10.86	41.7	44.1	46.8
男婴	9个月	67.6	72.6	77.8	7.46	9.33	11.64	42.7	45.3	48.0

注：以上数据均来源于原卫生部妇幼保健与社区卫生司2009年6月发布的《中国7岁以下儿童生长发育参照标准》。为了方便广大父母参照使用，在这里我们将基于中间值+2SD（2个标准差）设为上限、−2SD设为下限。上限和下限之间视为一般状态。

怎样评价9个月宝宝的体格发育水平

对第9个月宝宝的身长、体重、头围等项目进行测量，将测量结果填在下面的“体格发育评价记录表”中，并与上表中相应指标数值进行比较，然后根据比较结果对宝宝的体格发育水平给予评价。

体格发育评价记录表

项目	结果	评价
身长（cm）		
体重（kg）		
头围（cm）		

具体评价方法：

1.将测量结果填在相应的“结果”栏内。

2.测量结果与中间数值基本相符，在相应的“评价”栏内用“=”表示；测量结果高于中间数值，在相应的“评价”栏内用“↑”表示；测量结果低于中间数值，在相应的“评价”栏内用“↓”表示。

3.测量结果小于下限数值或者大于上限数值，可到医院儿童保健科进行咨询。

9个月宝宝智力发展的特点

领域 月龄	大运动	精细动作	语言	认知	社会性
9个月	9个月的宝宝爬得更快，动作更加协调，并且有了花样爬行动作。这个时期的宝宝可以在大人的帮助下站立、蹲下，可以自己扶着家具走。	9个月的宝宝能将手中的小物体投入容器中，比如能将小球投到小桶中。	9个月的宝宝非常喜欢模仿大人说话，比如大人经常能听到这个时期的宝宝喃喃自语。	这个时期的宝宝喜欢看带鲜艳图画的书，也喜欢听成人讲故事；能掀开小杯，寻找杯子下面扣着的小玩具。	这个时期的宝宝可以坐便盆大小便。成人给宝宝穿衣服时，宝宝能够伸手、伸脚配合穿衣。

怎样评价9个月宝宝的智力发展水平

可通过下表所列的具体的观察内容和操作方法对宝宝的智力发展水平进行评价。

领域 项目		大运动	精细动作	社会性	认知	语言
项目1	观察内容	手膝爬	握紧东西	在帮助下用杯子喝水	物体投放	发出“ma－ma”的音
	操作方法	宝宝可以腹部不贴地地用手和膝盖爬行，不论向前爬还是向后爬。	给宝宝带柄的玩具，宝宝可以握紧玩具。	在他人的帮助下，宝宝能用杯子喝水。	成人将一块方木和一只杯子放在宝宝面前，并且边说边做示范“把方木放进杯子里”，之后将方木取出，让宝宝自己将方木放进杯子里。	宝宝能发出“ma－ma”的音，但不一定是在叫“妈妈”。
项目2	观察内容	扶物站立	摇动悬挂的玩具	躲猫猫	有意识地摇铃	听音乐时，能有意识地跟着哼唱
	操作方法	让宝宝坐在栏杆前，宝宝能自己扶栏杆站起来。	把玩具悬挂在空中，宝宝能轻松抓住并摇动玩具。	成人遮住自己的脸，并沿毛巾边缘露面几次，宝宝会有意识地探头寻找成人。	给宝宝摇铃，宝宝能有意识地摇晃摇铃，直至其发出声音。	听到熟悉的音乐，宝宝会有意识地跟着哼唱。

将测评结果记录在下面的“智力发展评价记录表”中。

记录方法：能够按标准顺利通过，用“○”表示；未能按标准顺利通过，则用“×”表示；虽然能够按标准通过但过程不太顺利，即介于上述两种情况之间的状态用“△”表示。

智力发展评价记录表

领域 项目	大运动	精细动作	社会性	认知	语言
项目1					
项目2					

对智力发展评价结果的解释

评价结果可分为较好、需要特别关注、一般三种情况。

1.在测评结果中，如果某个领域两项都是“○”，说明宝宝在这个领域处于较好的发育状态。

2.在测评结果中，如果某个领域的项目没有“○”，并且其中一项是“×”，就需要特别关注宝宝在该领域的发育情况了。

3.如果宝宝在某领域的测评结果介于以上两种情况之间，说明宝宝在该领域的发育情况一般。

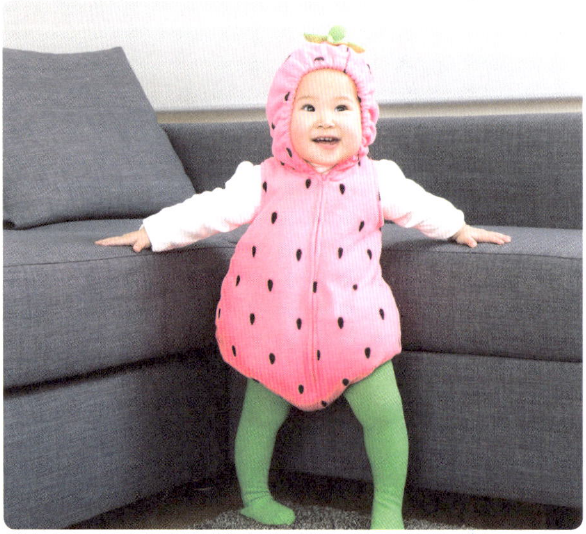

4.若在以上五个领域中，宝宝有两个或两个以上领域的发育情况需要特别关注，建议到医院儿童保健科进行咨询。

需要特别注意的是，本书的评估内容和操作方法基于服务普通家庭的目的，相对更简单、更易于操作，因此其评估结果只能作为一般参考和用于发现相关问题的早期情况。

9个月婴儿的环境与教育

如何看待宝宝的反抗行为

这个月的宝宝已经学会了反抗，学会了表达自己的不满情绪。他人很难把宝宝喜欢的东西从他的手中夺走。如果有人硬抢宝宝手里的东西，宝宝会大声哭喊以示抗议。然而，如果妈妈伸过手去要宝宝手里的东西，宝宝会将手里的东西递到妈妈手里。宝宝也会把身边的东西拿起来主动递到所信任之人的手中。

此时，家长应了解这是宝宝情绪发展过程中的正常现象。对于宝宝的反抗情绪，不要过多地强化，而要正确地看待，并予以疏导。

宝宝越来越喜欢与人互动了

这时宝宝能区别家人和陌生人了，对大人的活动越来越感兴趣，并表现出要参与其中的热情。宝宝这时十分喜欢互动性强的游戏，如喜欢跟别人一起玩滚球、拍球等游戏。这些现象说明，宝宝开启更为主动的人际互动了。

爸爸妈妈要抓住这个重要的时期，多与宝宝互动，使宝宝乐在其中地感受亲子互动带来的愉悦。这可使宝宝真正喜欢上与人交往、互动。

宝宝懂得害羞了

这个月的宝宝已经开始懂得害羞了。当大人谈论他的时候，他能够明白，有时会做出害羞的表情和动作。尤其是那些性格内向的宝宝，当他成为众人关注的焦点时会表现出焦虑和不安的情绪。虽然害羞是宝宝的一种本能反应，但过度的害羞可能会影响宝宝日后正常的人际交往，爸爸妈妈要及时发现宝宝的害羞情绪并进行积极的引导。

多与宝宝玩“藏与找”的游戏

这个阶段是宝宝发展客体及客体永存概念的重要时期，也即宝宝开始意识到，眼前一时看不见的东西并不是消失

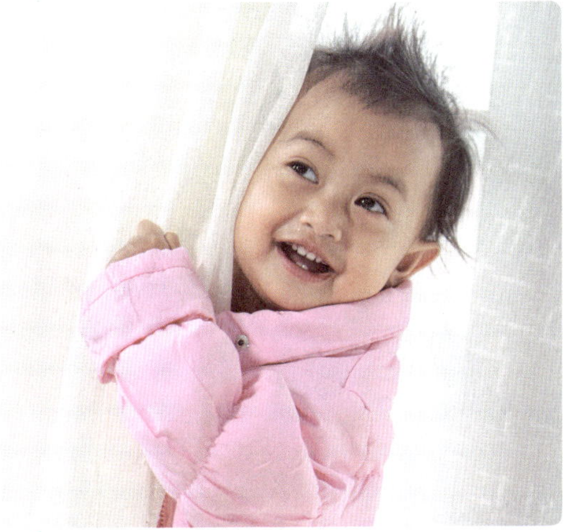

了，而是存在于某处。于是，宝宝有了明显的藏、找等行为。

这个时期，宝宝的故意行为更为明显。例如，宝宝喜欢坐在座椅上，将手中的东西丢下去，之后观察它到哪儿去了。宝宝喜欢反复玩此游戏，乐此不疲。另外，宝宝还喜欢一遍又一遍地拿手帕先把玩具盖起来，然后兴致勃勃地找出藏在手帕下的玩具。

这是帮助宝宝建立客体恒存概念很好的方法，爸爸妈妈要多与宝宝玩各种藏与找的游戏。

让宝宝在爬行中获得乐趣

由于爬行可使身体位置随意变换，故可促进宝宝的运动知觉、深度知觉和方位知觉的发展。同时，爬行可使宝宝更主动地向外界探索，克服“距离”的障碍，去接近他感兴趣的任何人和事物。活动范围的扩大，增加了宝宝认识更多事物的机会，有助于发展宝宝的思维能力和解决问题的能力。此时，家长可在家中为孩子专门开辟一个可供其任意爬行的区域，并在不同的位置放置不同的玩具、物品，让宝宝真正领会爬行的乐趣。宝宝爬到某一物品旁边时，家长可指着该物品并说出该物品的名字，同时逗弄宝宝，使其感受爬行的乐趣并在爬行中认识更多事物。

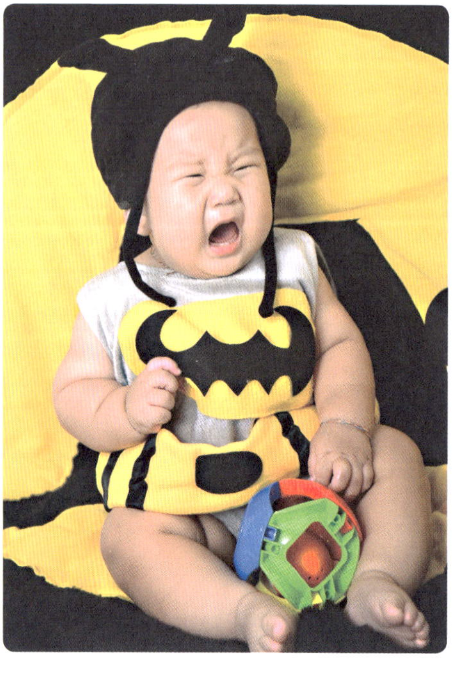

帮助宝宝更好地理解语音、语意

一般来讲，这时宝宝懂得和理解的词多于他们实际会说的词。也就是说，宝宝语言的理解能力比语言的表达能力发展得要早一些。

9个月时，宝宝的咿呀学语达到高峰。这时，宝宝可以发出一连串有节奏的语音，而且会不断重复，如“ma-ma-ma”“ba-ba-ba”等声音。对多数宝宝而言，这些发声过程只是发音游戏，这些音没有实际意义和指向。宝宝自主发出“爸爸”“妈妈”等重复音节时，才真正说明他已步入了学习语音的敏感期。爸爸妈妈要敏锐地抓住这一教育的契机，从“妈妈”“爸爸”等音开始加强宝宝对语音、语意的理解能力。

例如，当宝宝发出“ba-ba”的音时，就立刻让他将脸朝向爸爸，并用手指着爸爸，模仿宝宝发出“爸爸”的音。渐渐地，当你说“爸爸”时，宝宝就会有意识地朝爸爸看。慢慢地，宝宝就会将语音与语意结合起来，开启全新的语言学习阶段，比如知道“爸爸”或“妈妈”的实际含义是什么。

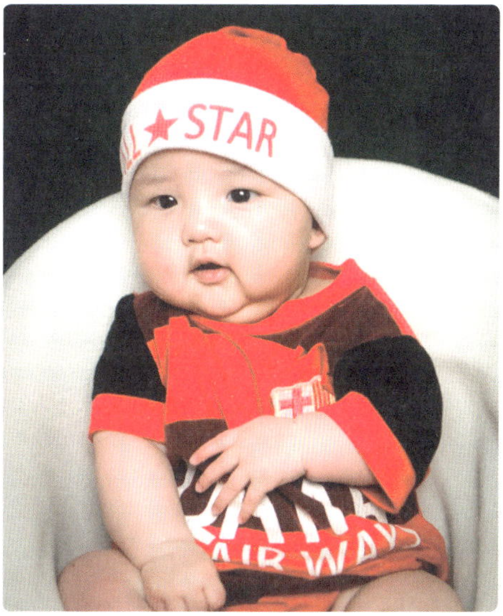

家人说方言对宝宝语言能力的发展有不利影响吗

有些家长担心宝宝听多了各种方言，将来说不了纯正的普通话，所以找保姆的时候要找会说普通话的保姆。另外，说方言的老人在照顾宝宝时，有些父母也很担心。殊不知，爸爸妈妈不在身边时，宝宝十分需要有人同他说话，逗他高兴。方言并不可怕。高质量的语言环境是固定的人在一定的时间之内说固定的语言，不要一会儿说普通话，一会儿说方言，否则可能会引发宝宝的语音混乱。如说方言的人只对宝宝说方言，说普通话的人只对宝宝说普通话，甚至有家人始终只和宝宝说外语都可以。宝宝能分清沟通对象，会不停地转换语言模式来与不同的人交流。从小接触的语音环境越复杂，宝宝越能适应复杂的语音环境。宝宝也许并不能很早地学会说话，但一旦开口也许便能用不同的语言与人沟通。从这个角度来说，复杂的语言环境会促进宝宝语言能力的发展。一般从小学方言的宝宝，长大以后学外语相对更容易。

因此，无须排斥方言，宝宝在丰富的语言环境中只会变得更聪明。

宝宝爬行时常用一条腿带动另一条腿，这种情况正常吗

有些宝宝在爬行时会出现用一条腿带动另一条腿的情况。很多爸爸妈妈因此误以为宝宝另一条腿发育不良。其实，之所以会出现这种情况，是因为宝宝在刚开始学习爬行时还不能很好地分配两条腿的力量。这是正常现象，爸爸妈妈不必过于担心。如果这种状况持续时间较长，那表示宝宝可能有肌肉神经或脑性麻痹等异常状况，需及时到医院就医。

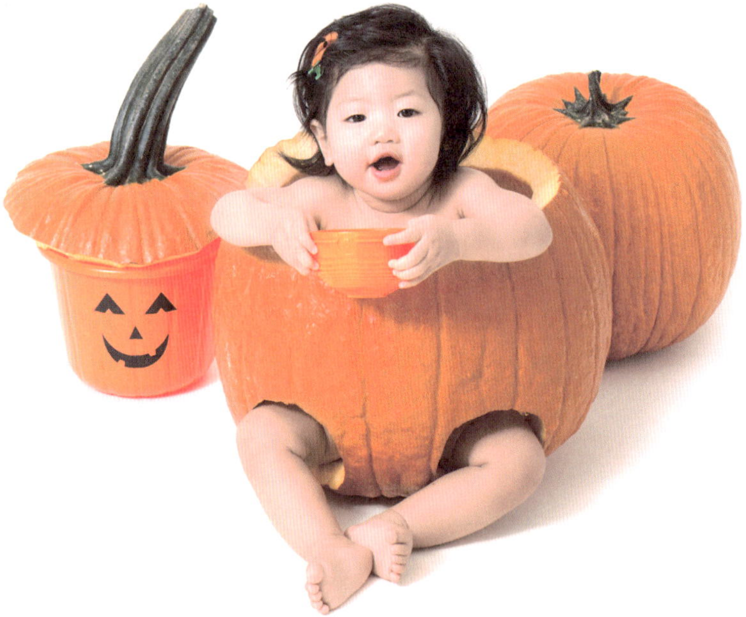

如何训练宝宝两手配合的能力

训练宝宝两手的协调配合能力，就是训练宝宝左、右大脑的统合能力。需要双手协作的盖盖子活动最能锻炼宝宝的此项能力。

给宝宝准备一些带盖子的小瓶子、小盒子。大人先给宝宝示范，拿起带盖子的小盒子，用两手把盒子的盖子打开，再把盒子盖上。可以在盒子里面放一个小球或一些豆子，以便摇动盒子时盒子可发出“哗啦哗啦”的声响。这能增强宝宝打开盒子的兴趣。然后，引导宝宝模仿大人的动作把盒子打开。宝宝学会打开盒盖之后，家长再教宝宝拧瓶盖。拧开瓶盖的动作更复杂，但是越复杂难学的动作对宝宝越有益。这个时期的宝宝非常爱学习这些本领，总是乐此不疲地重复操作。

类似这样的配对盖盖子的活动不仅能促进宝宝手指对物体的控制能力，还可以帮助宝宝了解事物的对应关系。

宝宝喜欢重复做某些事情是怎么回事

细心的爸爸妈妈会发现，这时的宝宝非常有耐心，常常执着地重复做某件事情，如喜欢长时间玩同一个玩具；反复把玩具从盒子里拿出再放回去；反复将手里的玩具扔出去让大人捡……这乍看之下好像很奇怪，然而宝宝的很多能力就是在这样不断重复的过程中得到了发展。

宝宝学习、探索外部事物最典型的行为特点就是不断重复。宝宝是在不断重复中总结成功和失败的经验的。重复是宝宝从一个阶段发展到更高阶段的必经之路。所以，宝宝重复摆弄同一个玩具，重复听同一个故事，重复翻阅同一本书时，爸爸妈妈不要过多干涉。宝宝有自己的成长节奏，家长能做的只是尊重并配合宝宝的成长节奏，而不是过多干涉。

正确对待宝宝的分离焦虑

分离焦虑是指宝宝在主要照顾者离开时会感到伤心和苦恼，从而会表现出明显的不安与哭闹。宝宝的分离焦虑自宝宝9个月起开始进入高峰期。

分离焦虑是正常的情绪表现。为了减少分离焦虑，爸爸妈妈要尽量减少离开宝宝的次数和时间，若不得不离开，也要先安抚宝宝，让他知道父母很快会回来。宝宝多次经历了父母离开又回来的情况后，便会对父母产生信任感，从而慢慢地在父母离开自己时战胜焦虑情绪。

若父母要长时间离开宝宝，则需要给宝宝找一个他相对更信任的照护者陪伴宝宝，以减少宝宝的焦虑和不适。同时，每天给宝宝自己玩的机会，逐渐培养他的独处能力也可帮助宝宝克服分离焦虑。

宝宝的分离焦虑会随着良好母婴依恋关系的建立以及物体恒存概念的不断强化而逐渐缓解甚至消失。

如何给宝宝选发声玩具

对这个阶段的宝宝来说，通过听音乐培养宝宝的音乐感受能力和对音乐的兴趣是最重要的。若要为宝宝选乐器的话，目前最好选铃铛、小鼓或钢片琴。这些都可让他乐此不疲地玩很久。要知道，玩是宝宝最主要的任务。

除了多让宝宝玩一般的小打击乐器外，还可通过击打桌子、椅子，拍手，

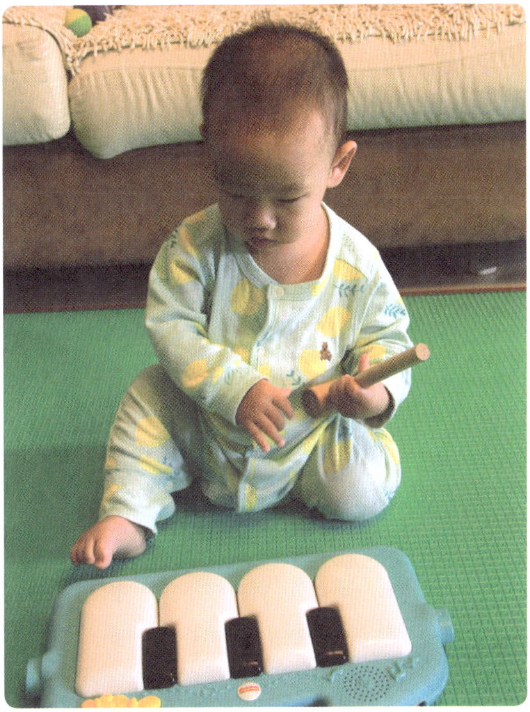

跺脚等培养宝宝的节奏感。把身体或不同的东西当作乐器制造出各种节奏，也是培养宝宝内在节奏感的好方法。

当然，宝宝再大些时，乐器对宝宝的意义是不能忽略的。可让宝宝接触各种乐器，待他日后身体条件成熟再让他根据自己的兴趣专攻某一种乐器。

如何培养宝宝的韵律感

这个阶段的宝宝已经会独坐了。宝宝独坐时，其双耳对声音的音调的感知开始进入一个新阶段。这对宝宝听觉和知觉的发展有更进一步的促进作用。另外，会独坐的另一个重要作用是将宝宝的双手解放出来，宝宝可以做更多灵巧的动作了。此时家长应该利用这一有利的条件，帮助宝宝通过上肢的活动培养宝宝的韵律感，如在听节奏感强的音乐时，拉着宝宝的双手做有韵律的摆动，或让宝宝模仿家长用小手跟着音乐节奏打拍子。

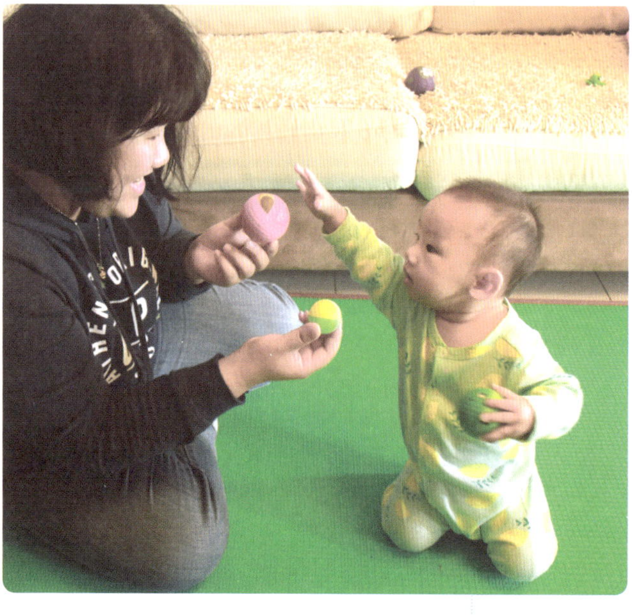

适合9个月婴儿的亲子游戏

游戏一：障碍爬

游戏目的：训练宝宝的手膝支撑力及四肢平衡协调能力。

游戏方法：

方法1：在铺有垫子的地板上，两个成人面对面坐好，拉起双手模拟一个“山洞”，鼓励宝宝爬过“山洞”，同时反复说“宝宝快来钻山洞”，增加宝宝爬行的动力。如果宝宝钻不过“山洞”，成人可移动双手，尽量让宝宝钻过去，使宝宝感受成功后的喜悦。

方法2：宝宝手膝着地（床）爬行时，在宝宝前面放一个枕头，鼓励宝宝爬过去。

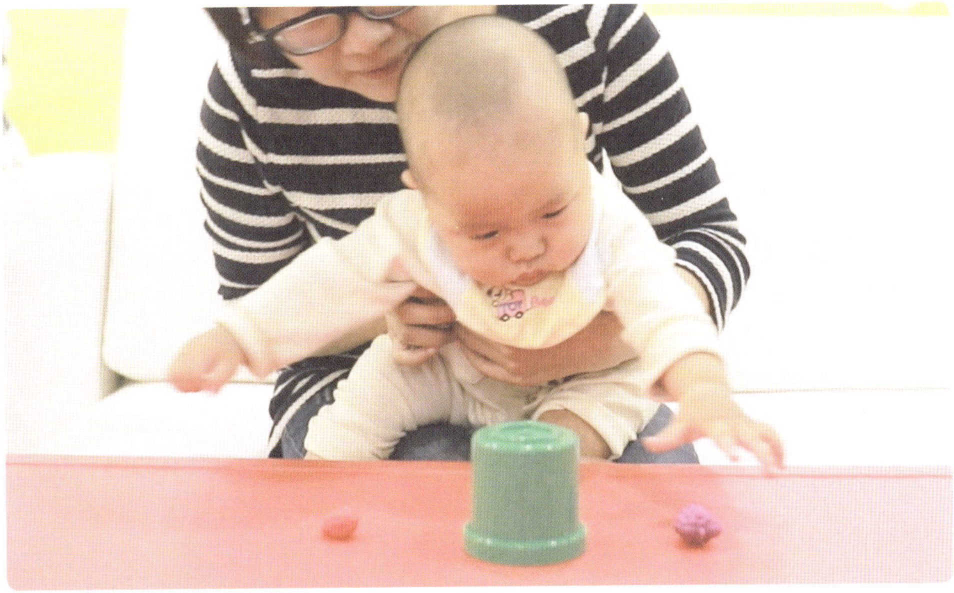

视频23：看到了，找到了（打开微信公众号“童芽”，点击“童芽学院”，点击本书封面，点击右下角“拍图看视频”按钮，拍摄此图观看相关操作视频。）

游戏二：大和小

游戏目的：帮助宝宝理解并辨别物体的大和小。

游戏方法：

妈妈把两个大小不同的苹果放在桌子上。妈妈抱着宝宝坐在桌旁，用手指着大苹果告诉宝宝“这是大的”，重复说三遍；再指着小苹果告诉宝宝“这是小的”，重复说三遍。然后，妈妈对宝宝说：“把大的拿给我。”宝宝也许会准确无误地把大苹果拿给妈妈。

开始时，可先反复给宝宝同一个指令，不要一会儿让宝宝拿大苹果，一会儿又让宝宝拿小苹果，否则会让宝宝对大、小的概念发生混淆。这个月龄的宝宝一定时间之内只能理解和接受一种指令，还不能在两个不同的指令之间频繁切换。

游戏三：抓泡泡

游戏目的：锻炼宝宝的视觉追踪及视—动协调能力。

游戏方法：

游戏前，准备好吹泡泡用的水和吸管。游戏时，一个成人吹泡泡，另一个成人扶着或抱着宝宝去追赶泡泡，去抓或拍打泡泡。追赶泡泡的过程能锻炼宝宝的视觉追踪能力，以及视—动协调能力。

游戏四：看到了，找到了

游戏目的： 促进宝宝记忆力、辨识力和专注力的发展。

游戏方法：

方法1：妈妈拿一个宝宝喜欢的玩具，先吸引宝宝的注意，然后再藏起来，并对宝宝说："玩具到哪里去了？"引导宝宝寻找。

方法2：妈妈在宝宝的视线内将三个小玩具依次横放在桌面上，并用一个纸杯随意盖住其中一个玩具。然后，妈妈用惊讶的表情和语气对宝宝说："咦，哪个玩具不见了，它到哪里去了呢？宝宝快来找一找。"在宝宝找出玩具后，妈妈再次将三个玩具依次放在地面上，并用两个纸杯分别随意盖住其中两个玩具，然后引导宝宝寻找用杯子盖住的玩具。在宝宝找到玩具后，要及时给宝宝肯定和表扬，激发宝宝更热情地参与游戏的兴趣。

适合9个月婴儿的益智玩具

镶嵌类玩具

可多给9个月的宝宝选择一些带鲜艳图画的书和卡片，宝宝通过认识图中的事物能提高认知能力和记忆能力。这个时期的宝宝能掀开小杯，寻找杯子扣着的玩具。同时，宝宝拇指和食指对捏的能力也提升了，所以可给宝宝选择一些稍微小点儿的玩具，比如花生米、小糖豆等供宝宝捏取。当然，要十分注意安全，以免宝宝误食小玩具发生危险。需要特别提醒的是，这时可以为宝宝准备相对复杂一些的镶嵌类玩具了，宝宝会十分喜欢。

推荐玩具：积木屋

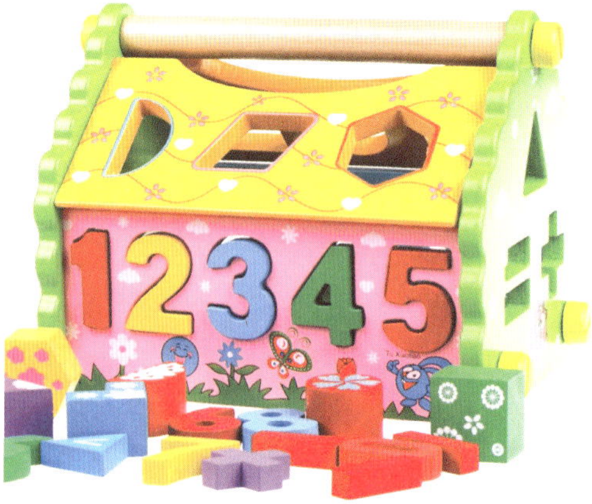

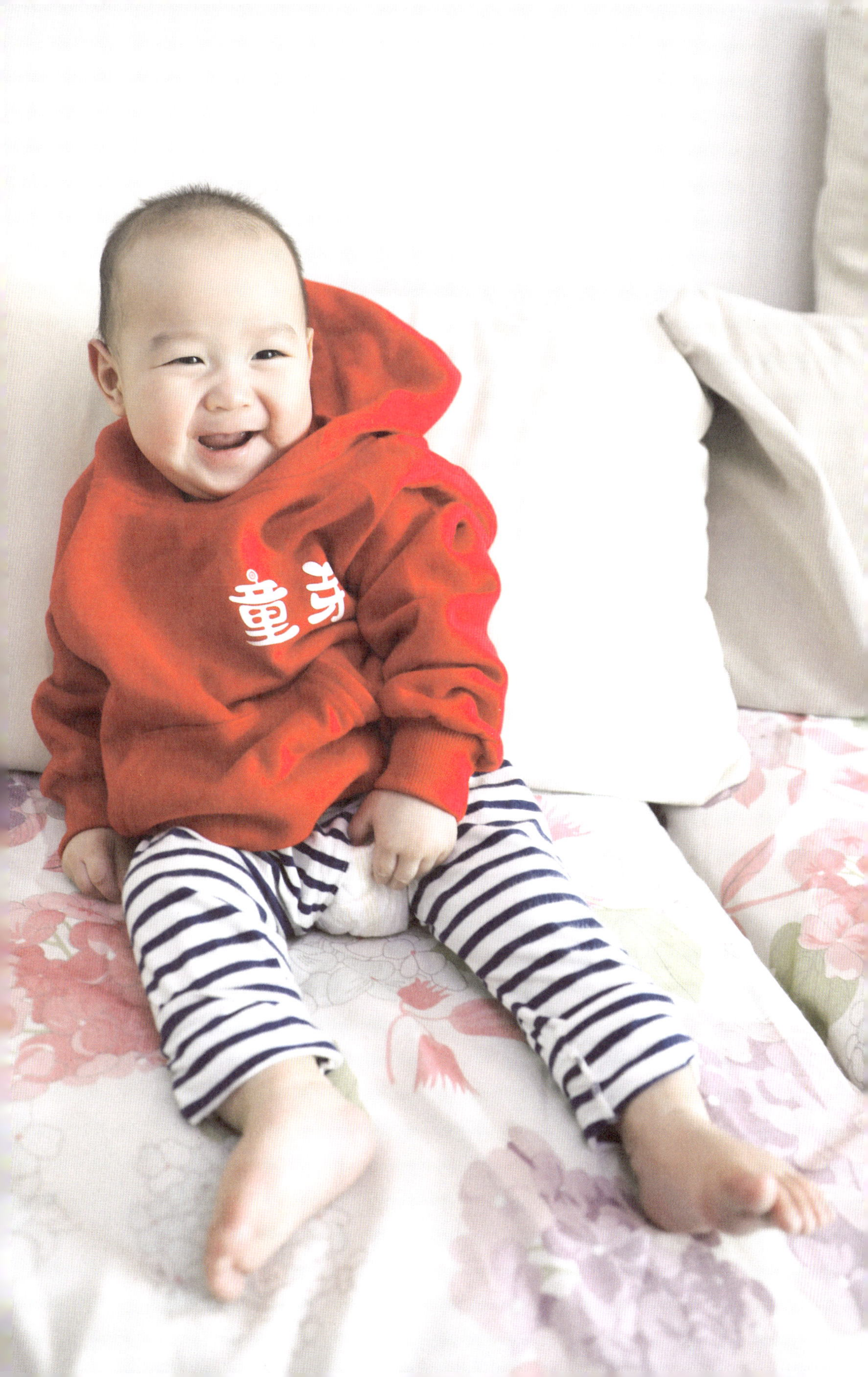
童芽

第10个月

10个月婴儿的喂养与护理

10个月宝宝的体重

一般情况下，宝宝10～12个月时每周可增长60g～90g。需要注意的是，这里给的数值并非绝对标准。只要宝宝的身高、体重在正常范围内，身体无异常病症，家长不必过分担心。然而，如果宝宝的体重不持续增长或低于正常体重10%，家长就要找找原因了。

这时如何添加辅食

10个月的宝宝，已经尝试过多种食物。仍然建议遵从循序渐进的原则为宝宝添加食物，每添加一种新的食物应让宝宝适应2～3天。要尽可能让宝宝尝试更多种类的食物。每次添加新食物后，要密切观察宝宝是否有呕吐、腹泻、皮疹等不良反应。等宝宝适应某种食物后，再添加其他新的食物。对于10月龄宝宝，母乳或配方奶仍是其主食。应保证宝宝每天至少摄入600mL奶量。

这个时期，宝宝还需要摄入一定的含铁、锌丰富的食物。为了保证宝宝获得均衡的营养，宝宝的每顿辅食都应该包含主食、菜泥和肉泥。加餐时，可以选择水果。

每天要让宝宝摄入足量的动物性食物，比如每天1个鸡蛋、50g肉。每天还要让宝宝摄入一定量的谷物。蔬菜、水果的量以宝宝需要而定。这时，要继续引入新食物，特别是不同种类的蔬菜、水果等，以增加宝宝对不同口味和质地的食物的体验机会，减少将来发生挑食、偏食的风险。对于不能吃母乳或母乳不足的宝宝，仍要选择适合宝宝的配方奶作为补充。特别建议为宝宝准备一些便于用手抓捏的“手抓食物”，鼓励宝宝尝试自喂，如水果块、煮熟的土豆块和胡萝卜块、馒头、面包片、煮熟的蔬菜以及撕碎的鸡肉等。一般让宝宝在10月龄时开始尝试香蕉、煮熟的土豆等比较软的手抓食物更为合适。

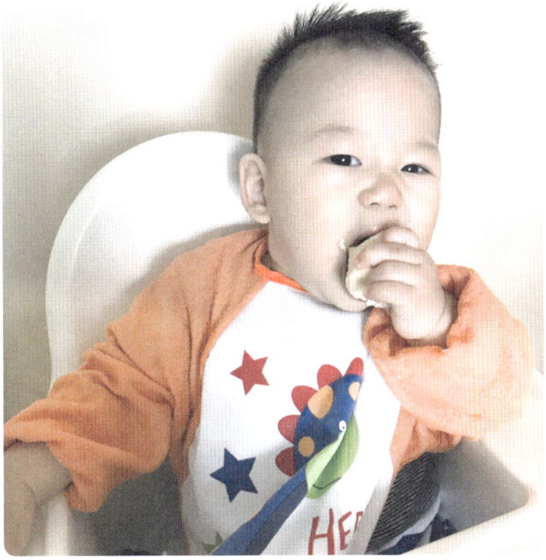

让宝宝练习咀嚼（增加辅食的硬度）

在宝宝10个月时，为其准备的辅食应从颗粒状半固体食物逐渐过渡到全固体食物，以让宝宝的咀嚼和吞咽能力得到循序渐进的锻炼。

那么，该怎样让宝宝练习咀嚼呢？家长可以在给宝宝喂饭的同时，为宝宝示范如何咀嚼。家长要多和宝宝一起吃饭，除了能够起到示范作用，还有助于增进宝宝的食欲。要遵循“由稀到稠、由细到粗”的原则，为宝宝提供咀嚼的机会。虽然此时宝宝的磨牙还没有长出来，宝宝还不能真正地做到咀嚼，但是宝宝要先学会咀嚼的动作，才能真正开启咀嚼之旅。

这个阶段的宝宝可能会对经常吃的辅食感到厌倦，照护者需要多花些心思来为宝宝准备辅食。除宝宝米粉外，稠粥、面条、面片也是不错的选择。同时，让宝宝尝试不同种类的蔬菜。不同种类的食物除了能带给宝宝不同的口感，还会带给宝宝均衡的营养，且不易让宝宝厌倦。不断更新宝宝的食谱，目的是让宝宝尝试更多的食物、提高对辅食的兴趣。当然，为宝宝更新食谱的过程中，要十分注意宝宝有没有食物过敏的情况。如果宝宝没有食物过敏的情况，可以逐渐尝试任何一种家人经常食用的食物。

这时，可适当增加辅食的硬度，比如宝宝之前吃的多是特别软糯的米粒儿，现在宝宝可以吃稍微硬一点儿的米粒儿了。对于宝宝食用的蔬菜，烫熟后稍稍剁几下即可，不需要剁得十分细碎，更不需要用料理机打碎。在加工肉类时，照护者可以把瘦肉煮好后按纹理撕开再剁碎。需要注意的是，像牛肉这种筋比较多的不易咀嚼的肉类，照护者要在加工前把筋去掉。这时，也可以继续给宝宝吃肉泥或者肉松。

让辅食更加吸引宝宝

虽然这时宝宝的辅食依然是由各种

食物混合在一起制成，但不同的食物混合在一起后会呈现不同的颜色、性状。每餐给宝宝准备不同颜色、性状的辅食，能够促进宝宝的食欲，增加其进食的乐趣，从而可让宝宝爱上吃饭并享受吃饭的过程，有利于宝宝养成良好的饮食习惯。

红色的西红柿、大枣，橙色的胡萝卜、南瓜，黄色的甜椒、橙子、菠萝，绿色的西蓝花、莜麦菜、菠菜，紫色的紫薯……不同颜色的食物不光看起来诱人食欲，而且每种食物所含的营养成分也不尽相同。要多让宝宝尝试各种不同的食物。

要让辅食更加吸引宝宝，首先要看宝宝更喜欢吃哪种辅食，其次要把辅食做得色、香、味俱全。比如，有些宝宝特别喜欢吃水饺、馄饨，就可以尝试不断地更新水饺、馄饨的馅儿。还可以尝试把同一种辅食做成不同的颜色，比如水饺的皮儿可以用不同的蔬菜汁和面来做。

宝宝不爱吃蔬菜怎么办

宝宝不爱吃蔬菜是一个比较普遍的现象，可能和早期宝宝接触肉类食物过多有关系。遇到不爱吃蔬菜的宝宝，照护者要花些心思。

巧搭配

宝宝有不喜欢吃的蔬菜，也有喜欢吃的蔬菜。这时，不妨将两种蔬菜搭配在一起。例如，宝宝不爱吃胡萝卜，但是喜欢吃西红柿，那么就可以在西红柿中少量添加胡萝卜让宝宝尝试。然而，一次不可加入过多，以免被聪明的宝宝察觉。如果宝宝能够接受，那么日后就可以如法炮制了。

障眼法

可以将蔬菜与肉类一起做成馅儿包饺子或馄饨。如果宝宝还不能完全咀嚼食物，妈妈要注意将馅儿打得碎一些。

换花样

对于宝宝不喜欢吃的食物，妈妈不妨多尝试不同的制作方法。比如，宝宝不爱吃蒸的胡萝卜，也许可以接受煮的胡萝卜。除了炒、蒸、炖、煮等日常做法之外，还可以尝试一些新兴的做法，例如：将绿叶蔬菜烤制成脆片；将某些食物做成手指状，让宝宝自己拿着吃；等等。还可以尝试和宝宝一起吃蔬菜，

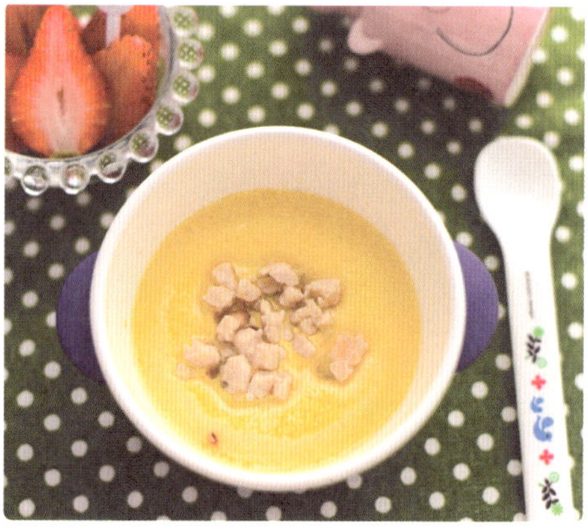

让宝宝边“玩”边吃，把进食当成非常有意思的游戏。比如吃西蓝花时，可以让宝宝自己拿着先吃花的部分，让照护者吃茎，以增加进食过程中的趣味性和互动性。

替换法

宝宝不喜欢吃蔬菜时，可以尝试多给宝宝吃水果。当然，水果和蔬菜的营养成分还是有一定差别的，还是要尽量培养宝宝对蔬菜的兴趣。

一日食谱举例

宝宝10个月时已经能吃很多种类的食物了。给宝宝吃的食物的质地可慢慢变粗、变硬，以帮助宝宝锻炼咀嚼能力。另外，最好给宝宝更多自己吃东西的机会，让宝宝学会自己使用勺子。这个时期，宝宝已经能吃两顿正餐了，要有意识地培养宝宝规律进食的习惯。具体的做法是，尽量固定宝宝的进食时间、吃饭的位置以及每次的大概食量。这时，还要让宝宝每天至少摄入600mL奶。

10月龄宝宝每日进食安排举例：

6：00	母乳或配方奶200mL
9：30	辅食30g～50g
11：00	正餐
13：30	母乳或配方奶200mL
17：00	正餐
20：00	母乳或配方奶200mL

10个月的宝宝每天可以安排两顿正餐、一顿点心，正餐可以安排在中午和下午。以上饮食安排仅供参考。每个宝宝具体情况不同，请根据宝宝的情况来做相应的调整。

可参考以下建议为宝宝安排每天的辅食：

上午的点心：水果30g、蛋黄20g、米粉10g。例如：木瓜30g、蛋黄20g、米粉10g；猕猴桃30g、蛋黄20g、米粉10g；等等。

对于水果，选择有很多，如梨、苹果、香蕉都可以。最好选择当季、当地的水果。另外，建议不要用冰箱储存新鲜水果制品，要现做现吃。

中午的正餐：谷物20g～40g、蔬菜40g～50g、肉类20g～30g或者蛋类30g。可参考食谱如：芝麻豆腐（芝麻10g、豆腐20g）配番茄鸡蛋什锦面（番茄20g、菠菜30g、龙须面20g、鸡蛋黄20g）；荠菜鲜肉馄饨（荠菜50g、肉30g、面粉30g）配蒸南瓜（含皮）50g。

下午的正餐：谷物20g～40g、蔬菜40g～50g、肉类20g～30g或者蛋类30g。可参考食谱如：蒸肉丸（鲜肉30g、青菜20g）配米粥；冬瓜虾肉丸子汤（鲜虾30g、冬瓜30g）配蒸馒头（面粉20g）；肉末蛋羹（鲜肉30g、蛋黄20g）配五彩花卷（面粉20g）。

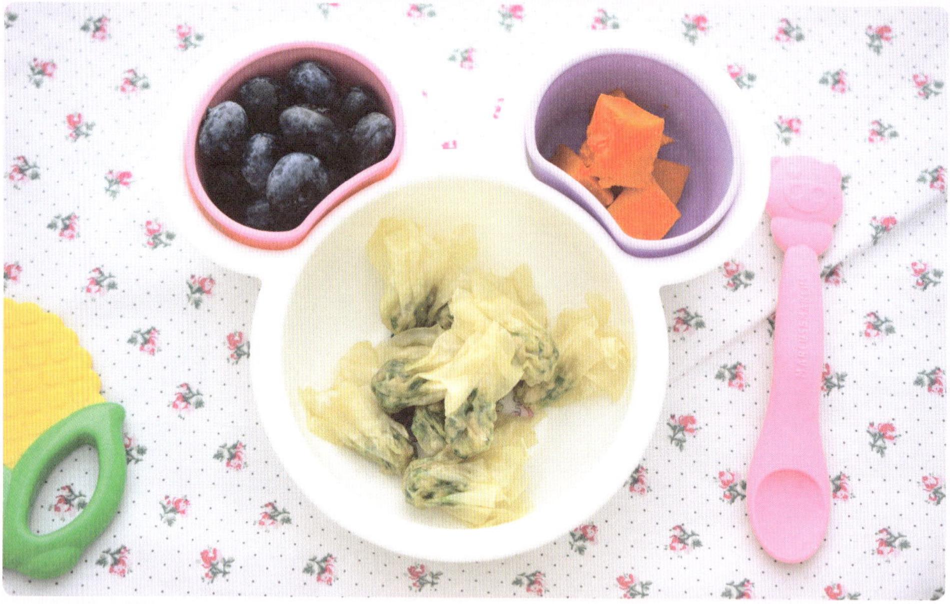

适合10个月婴儿的辅食食谱

荠菜鲜肉小馄饨

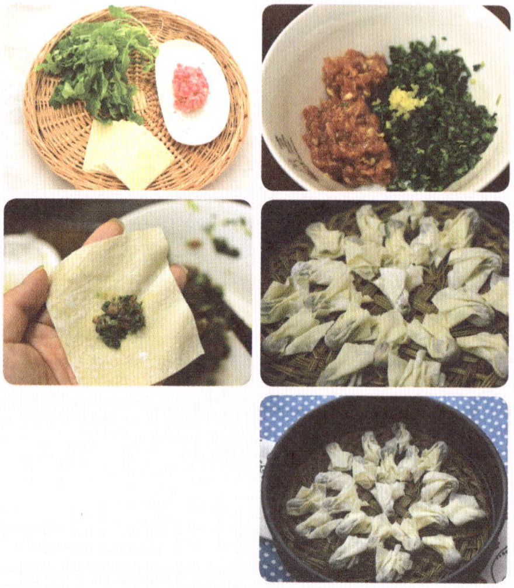

【材料】荠菜300g，猪里脊肉馅100g，姜末1g，低盐酱油3g，馄饨皮适量。

【做法】

1.在猪里脊肉馅中加入低盐酱油并搅拌均匀。

2.将荠菜洗干净，焯水后切成碎末。把切好的荠菜末和姜末放入猪肉馅中，拌匀。

3.取馄饨皮，放入筷子头大小的一块荠菜肉馅，包成馄饨。

4.用中火蒸3～5分钟即可食用。

注意：

1.吃不完的馄饨，可以放入保鲜盒，用冰箱冷冻。

2.蒸熟的馄饨，可以直接吃，也可以加入紫菜、香菜和热水做成馄饨汤食用。

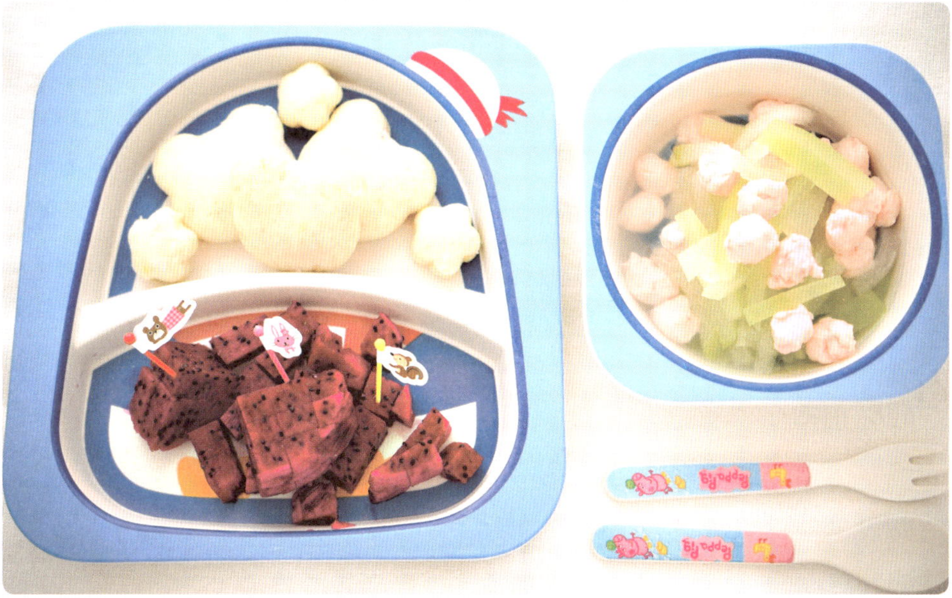

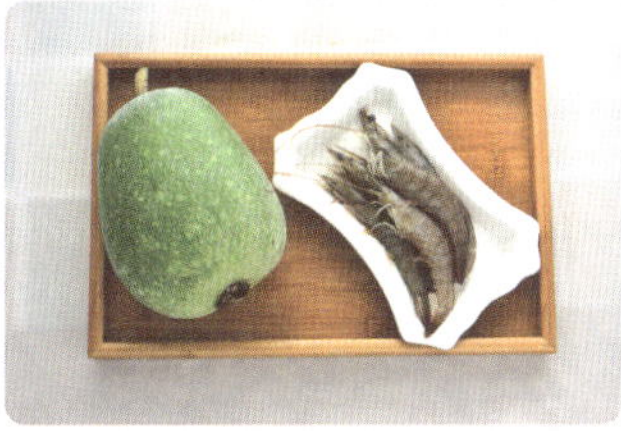

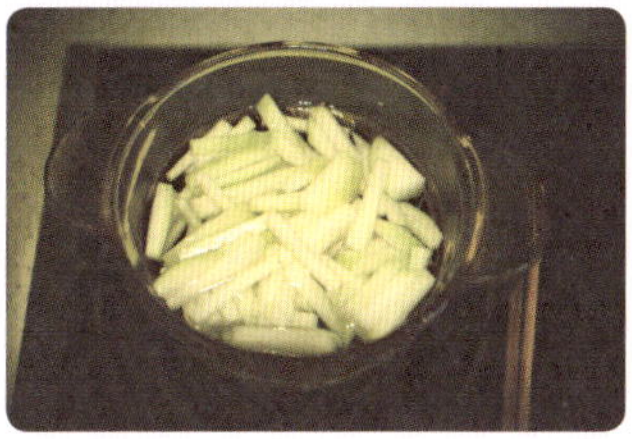

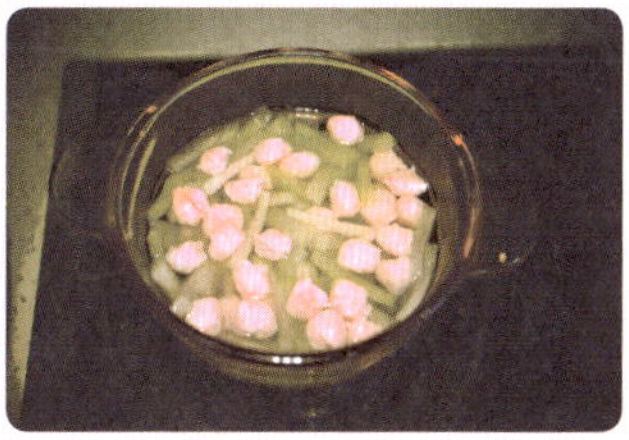

冬瓜虾肉丸子汤

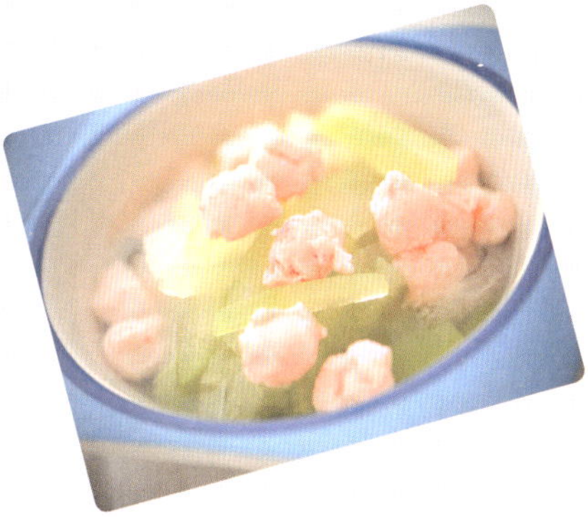

【材料】鲜虾30g，冬瓜30g，纯净水适量。

【做法】

1.将海白虾去皮，切成块，打成虾泥；将冬瓜切成筷子粗细的小条。

2.在煮锅中加入纯净水，水开后放入切好的冬瓜条，将冬瓜条煮至透明。

3.将虾泥挤成丸子，汆入汤中，煮至变色即可。

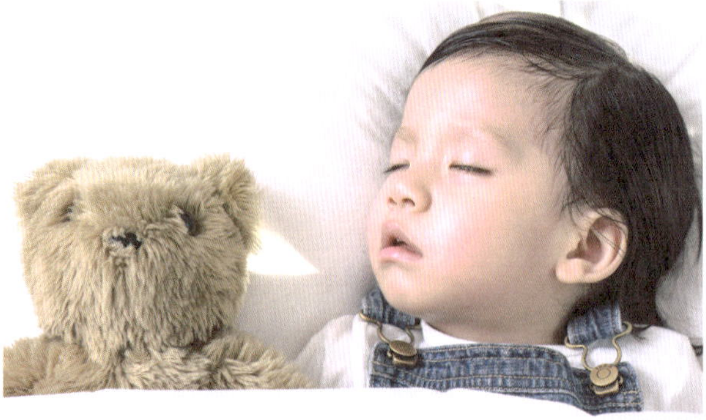

的规律。这将直接提升宝宝夜间的睡眠质量。

最后，让宝宝养成早睡早起的好习惯，逐渐与家人同步作息。同时，根据宝宝和家人的需求，决定是否同床睡、夜间是否要哺乳等。要避免除了吃奶以外的频繁夜醒。多次不必要的夜间喂哺有可能影响日间规律进食，甚至影响宝宝的睡眠质量。可通过逐渐减少每次的喂哺量，逐步推迟每次的喂哺时间，慢慢取消夜间喂哺。

培养宝宝良好的睡眠习惯

宝宝一出生，家长就要刻意培养宝宝良好的睡眠习惯。

这里所说的培养并不是要训练宝宝养成什么样的睡眠习惯，而是在良好的家庭氛围中，给宝宝制订合理的睡眠程序，让宝宝慢慢适应，直到成为习惯。这需要照护者花费一定的时间和精力。

首先，家庭氛围和谐、家人心态平和非常重要。

其次，为宝宝设置一套专属的睡前程序，如可以通过洗澡、读书、聊天、听音乐等形式让宝宝慢慢进入睡眠。当然，特定情况下也可以通过奶睡让宝宝快速入睡，但是不建议让宝宝边喝配方奶边睡觉，以避免发生龋齿的风险。除了为宝宝建立固定的睡前程序外，妈妈还可以帮助宝宝形成规律的作息，尽量让宝宝在白天的一切活动（包括吃饭、玩耍、小睡等），都形成一定

宝宝误食药物怎么办

宝宝误食了不同的药物，采取的措施也不同。但是，不管宝宝误食了何种药物，主要应按照以下原则处理。首先，立即催吐；其次，把宝宝吐出来的药物及药品的包装盒保存好；最后，立即就医。宝宝就医后，医生可能会为宝宝催吐、为宝宝洗胃甚至使用导泻解毒药物等。

当宝宝误服了无不良反应或者毒性小的药物

如果宝宝误服维生素、益生菌等无不良反应或者毒性小的药物，可以让宝宝多喝温开水，以使宝宝体内的药物尽快稀释并及时排出体外。

当宝宝误服了有剂量限制的药物

如果宝宝误服了安眠药、某些解痉类药（如阿托品、颠茄合剂之类）、退热镇痛药、抗生素、避孕药等，照护者应该用手指刺激宝宝的咽部，引发宝宝的干呕，让宝宝把误服的药物吐出来，同时把催吐出来的药物及药品的包装盒保存好，然后立即就医。

当宝宝误服了水剂类药物

如果宝宝误服了药水，可先给宝宝喝一点儿浓茶或者米汤再反复催吐，直到宝宝的呕吐物无药水色为止。

当宝宝误服了碱性药物

如果宝宝误服了复方氢氧化铝、小苏打、健胃片等碱性强的药物，可让宝宝服用食醋、柠檬汁、橘汁等酸性食物，以中和碱性药物。

当宝宝误服了酸性药物

如果宝宝误服了葡萄糖酸钙、阿司匹林等酸性药物，可以让宝宝服用冷牛奶进行中和。

宝宝误服药物之后，如何引导宝宝张嘴吐药

一旦发现宝宝误服了药物，不要惊慌失措，更不要因为着急而对宝宝大呼小叫。否则，宝宝容易受到惊吓，从而难以张嘴吐药。如果发现药品已进入宝宝嘴里，可拿宝宝喜欢吃的东西，引导他张开嘴巴，然后趁机取出药物。千万不要硬撬宝宝的嘴巴，否则会让宝宝加速将嘴里的药物吞下去，甚至因哭闹令药片滑入气管引发窒息。

如何避免宝宝误服药物

1.将药品放在宝宝看不到也摸不到的地方。大人每次服用完药物后要及时将其余药物收起来。

2.喂宝宝吃药时，不要为了让宝宝配合吃药就骗宝宝说药是糖果，而应该告诉宝宝药物的名称和用途。否则，宝宝会相信药是糖果，从而加大宝宝误服药物的风险。

3.给宝宝喂药时，大人尽量不要中途离开。假如有时不得不走开，千万要记得把药放在安全的地方，避免宝宝误服药物。

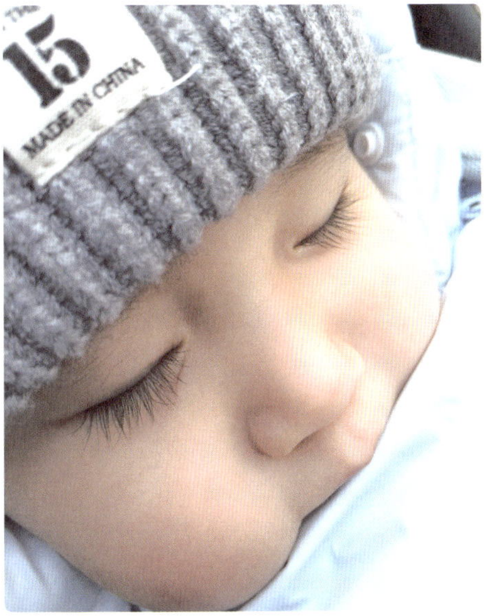

4.父母或其他家庭成员平时要避免在宝宝面前吃药。宝宝的模仿能力很强，如果大人老当着宝宝的面吃药，好奇的宝宝就会想方设法模仿，一旦有机会，就会毫不犹豫地想要尝尝大人的药。

5.有两个宝宝的家庭，大人应注意看管好大宝，避免大宝误将药物喂给小宝。

注意宝宝乘车安全

注意宝宝乘车安全，不仅要在驾车行驶途中注意交通安全，还需要留心宝宝在车内的安全。有时，宝宝乘车时出现意外，并不是因为出现了交通意外或交通事故，而很可能只是司机一个急刹车或紧急错车造成的。因此，带宝宝乘车时，爸爸妈妈要特别注意安全，尤其要注意以下两点。

不要让宝宝独自留在车内

近年来，因父母疏忽将宝宝单独留在车内而导致宝宝死亡的事件屡见不鲜。不论出于何种原因，为了宝宝的安全，家长在任何情况下都不应将宝宝单独留在车内。当宝宝因车内温度较高而出现中暑、脱水等情况时，应及时将宝宝转移至气温较低的凉爽区域，给宝宝解开衣物，帮其散热，并要及时给宝宝补充水分（以常温的白开水为宜）。如果宝宝已经陷入昏迷，应立马送宝宝去医院并向医生如实讲述宝宝的情况。若宝宝已经出现呼吸与心跳微弱甚至消失的情况，家长应及时采取心肺复苏及人工呼吸等急救措施，以为专业人员争取抢救时间。

不要让宝宝在乘车时进食

汽车在启动、刹车时，车内正在吃东西的宝宝若无法控制口中的食物，可能导致误吸，继而引起窒息。所以，不要让宝宝在乘车时吃东西。

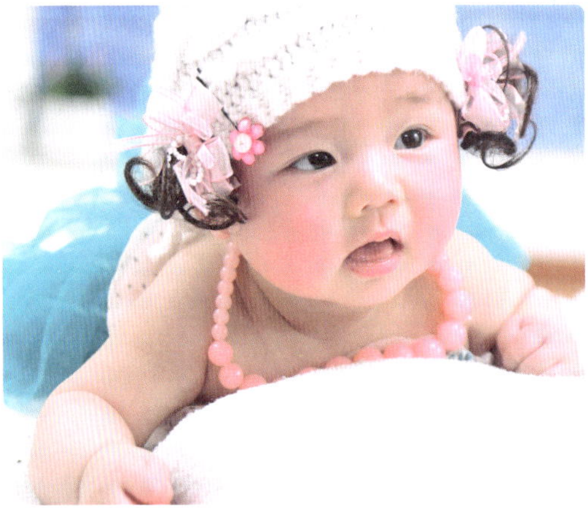

宝宝烧伤、烫伤怎么办

不同原因造成的烧烫伤需采取不同的应对方法。由明火、热器物、热液体等造成的烧烫伤较为常见，应采取冲、泡、脱、盖、送急救五步法。腐蚀性物质造成的灼伤，应根据相应的腐蚀性物质的特性选择急救方式，如生石灰造成的灼伤，切忌直接用水冲洗，以免造成严重伤害。

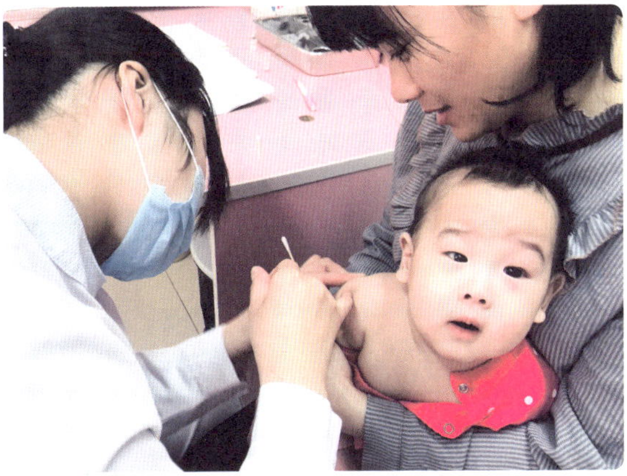

发现宝宝被烧伤或烫伤后，切忌直接脱掉其衣物等覆盖物，以免粘连皮肤；也不要用手揉搓受伤部位，以免造成皮肤的二次损伤。要立即用冷水冲洗受伤部位，或将受伤部位浸入冷水中15～30分钟，直到宝宝不再感觉疼痛为止。根据宝宝烧烫伤的具体情况，先用消毒纱布包扎，然后紧急去医院治疗。

宝宝因烧伤或烫伤就医时，医生可能会给予一定的清创、消毒、包扎等处理措施。宝宝回家后，家长一定要注意居家温度，避免过冷导致宝宝伤口愈合缓慢，或过热导致宝宝伤口发生感染。

10个月婴儿的疫苗与接种

有热性惊厥病史的宝宝能接种疫苗吗

热性惊厥又称高热惊厥。热性惊厥是婴幼儿最常见的惊厥性疾病之一，多指发生在婴幼儿时期排除颅内感染和其他导致惊厥的器质性或代谢性异常的伴有惊厥的发热。热性惊厥不是“发热”和“惊厥”的简单相加。热性惊厥从发病年龄来看，以3个月至5岁最为常见。热性惊厥最为重要的特点是非颅内感染所引起。

热性惊厥对于绝大多数宝宝来说是一种良性现象。若宝宝大脑发育正常，且近一年之内没有发生过热性惊厥，可考虑恢复疫苗接种。当然，为宝宝接种疫苗之前，建议先让宝宝接受脑电图检查，以确保接种安全。

患过脑炎的宝宝如何接种疫苗

脑炎如同感冒一样属于感染性疾病。得过脑炎的宝宝痊愈之后可以正常接种疫苗。

宝宝接种疫苗后曾出现过敏反应还可以继续接种疫苗吗

宝宝接种某种疫苗后如果发生了严重的过敏反应，以后则不可再按照免疫程序继续接种该疫苗，因为这说明宝宝有可能对该种疫苗中的某种成分过敏。

10个月婴儿的成长与发育

10个月宝宝的特点

宝宝从第10个月开始学习站立、走路。大多数孩子这时已能自己扶着东西站立，能扶着家具移动。发育快的孩子甚至能独立站好一会儿。

这时，宝宝也能从俯卧位扶着床栏坐起；能扶着栏杆很好地走；能坐得很稳；能主动地由坐位变换至俯卧位，或由俯卧位变换至坐位；能将玩具扔很远，并能自己蹲下拾起玩具。

宝宝的手也越来越灵活，宝宝已会使用拇指和食指捏起小的东西，能推开较轻的门、拉开抽屉、脱掉帽子，能拿起笔在纸上乱涂。

部分宝宝开始有意识地称呼“爸爸妈妈”，能够模仿大人说些简单的词，能掌握常用词的意思。比如，妈妈嘱咐宝宝不要动什么东西或者去做什么，宝宝能够听懂。

10个月的宝宝能在饭桌旁同大人一起吃饭了，但每天仍然要喝足够的奶。这时的宝宝喜欢去有小朋友的地方，喜欢同人交往；开始有自己的喜好，会主动爬到远处去找自己喜欢的玩具；会叫爸爸妈妈或者拉爸爸妈妈的衣服；见到陌生人，可能会害羞；等等。

10个月宝宝体格发育参照指标

10个月宝宝体格发育参照指标

性别	年龄	项目								
		身长（单位：cm）			体重（单位：kg）			头围（单位：cm）		
		下限值	中间值	上限值	下限值	中间值	上限值	下限值	中间值	上限值
女婴	10个月	67.3	72.4	77.7	7.23	8.94	11.16	42.1	44.5	47.2
男婴	10个月	68.9	74.0	79.3	7.67	9.58	11.95	43.1	45.7	48.4

注：以上数据均来源于原卫生部妇幼保健与社区卫生司2009年6月发布的《中国7岁以下儿童生长发育参照标准》。为了方便广大父母参照使用，在这里我们将基于中间值+2SD（2个标准差）设为上限、−2SD设为下限。上限和下限之间视为一般状态。

怎样评价10个月宝宝的体格发育水平

对第10个月宝宝的身长、体重、头围等项目进行测量，将测量结果填在下面的“体格发育评价记录表”中，并与上表中相应指标数值进行比较，然后根据比较结果对宝宝的体格发育水平给予评价。

体格发育评价记录表

项目	结果	评价
身长（cm）		
体重（kg）		
头围（cm）		

具体评价方法：

1.将测量结果填在相应的“结果”栏内。

2.测量结果与中间数值基本相符，在相应的“评价”栏内用“=”表示；测量结果高于中间数值，在相应的“评价”栏内用“↑”表示；测量结果低于中间数值，在相应的“评价”栏内用“↓”表示。

3.测量结果小于下限数值或者大于上限数值，可到医院儿童保健科进行咨询。

10个月宝宝智力发展的特点

领域 月龄	大运动	精细动作	语言	认知	社会性
10个月	10个月的宝宝扶着大人一只手可以站起来，从站姿可以坐下。这个时期的宝宝也能自己推开门。	可以将物品放进容器，再拿出来；能够打开杯盖，再盖上。虽然还不能将杯盖盖得很好，但宝宝已有这种意识。	10个月的宝宝更加喜欢模仿大人说话，可以听懂大人的简单指令，如“来”“再见”等，还可以明白“妈妈在哪里？”等问题。	可以用食指表示自己1岁了，能够一边翻书页，一边看图、看字；还可以掀开盒盖，寻找盒内的东西。	这时的宝宝能主动配合大人为其穿、脱衣服。

怎样评价10个月宝宝的智力发展水平

可通过下表所列的具体的观察内容和操作方法评价婴儿的智力发展水平。

领域 项目		大运动	精细动作	社会性	认知	语言
项目1	观察内容	左右转身	随意捏取	招手表示“再见”	比较能力	对“不行”有反应
	操作方法	让宝宝坐好，拿玩具分别在其左、右逗引他，宝宝可随意自然左右转身。	看到小物体（如葡萄干、小馒头等），能随意捏取。	妈妈对宝宝说“再见”，宝宝知道招手回应。	给宝宝两块方木，他会仔细观察方木，好像在比较两块方木。	当宝宝要拿一件物品时，对他说“不行”，宝宝会有迟疑。
项目2	观察内容	独坐	扔物体	配合穿、脱衣服	抠小洞	有意识地寻找爸爸（妈妈）
	操作方法	把宝宝放在小椅子上，他能坐得很稳。	能轻松把手里的玩具扔出去。	给宝宝穿、脱衣服时，宝宝能配合大人的动作。	宝宝平时喜欢用食指抠各种小洞洞。	对着宝宝说：“爸爸（妈妈）在哪里？”宝宝知道转头寻找。

将测评结果记录在下面的“智力发展评价记录表”中。

记录方法：能够按标准顺利通过，用“○”表示；未能按标准顺利通过，则用“×”表示；虽然能够按标准通过但过程不太顺利，即介于上述两种情况之间的状态用“△”表示。

智力发展评价记录表

领域 / 项目	大运动	精细动作	社会性	认知	语言
项目1					
项目2					

对智力发展评价结果的解释

评价结果可分为较好、需要特别关注、一般三种情况。

1.在测评结果中，如果某个领域两项都是“○”，说明宝宝在这个领域处于较好的发育状态。

2.在测评结果中，如果某个领域的项目没有“○”，并且其中一项是“×”，就需要特别关注宝宝在该领域的发育情况了。

3.如果宝宝在某领域的测评结果介于以上两种情况之间，说明宝宝在该领域的发育情况一般。

4.若在以上五个领域中，宝宝有两个或两个以上领域的发育情况需要特别关注，建议到医院儿童保健科进行咨询。

需要特别注意的是，本书的评估内容和操作方法基于服务普通家庭的目的，相对更简单、更易于操作，因此其评估结果只能作为一般参考和用于发现相关问题的早期情况。

10个月婴儿的环境与教育

宝宝会察言观色了

这个月龄的宝宝的一大特点就是能较为准确地识别他人的表情，尤其是经常与之相处的人，如爸爸、妈妈、爷爷、奶奶等。如果爸爸妈妈笑，宝宝能知道爸爸妈妈很高兴。如果爸爸妈妈脸上有严肃或者生气的表情，宝宝会知道爸爸妈妈不开心了。

这个时期的爸爸妈妈一定要利用好这一敏感期，准确、及时地引导宝宝，通过表情、神态来告诉宝宝什么行为是值得鼓励的，什么行为是不对的。这是帮助宝宝建立是非概念的关键。

帮助宝宝练习独自站立

从第10个月开始，站立和行走成为

宝宝动作发展的重点。

宝宝能自如地爬行时，有可能做出单腿跪的姿势。单腿跪不但需要腿部的支撑能力，还需要一定的平衡能力。久而久之，宝宝会扶着固定的家具站起或坐下，而且能站立较长一段时间。个别宝宝甚至在四周无物或有物不扶的情况下，也可以独站几秒钟。

站立是行走的前提。只有站稳了、站着不跌倒，宝宝方可行走。爸爸妈妈要在这个时期让宝宝多练习靠墙或扶着床边、栏杆站。宝宝能站稳时，鼓励宝宝将手稍稍放开一会儿，尝试独自站立。

哪些活动可帮助宝宝建立空间感

10个月的宝宝需要更多的可锻炼空间能力的游戏。比如，可以多和宝宝玩躲猫猫游戏。妈妈可以当着宝宝的面藏在窗帘的后面，宝宝可以爬过去，掀开窗帘，找到妈妈。然后，妈妈把宝宝藏在窗帘的后面，过一会儿妈妈去掀开窗帘，找到宝宝。这个游戏看起来简单，但对于宝宝来说是非常好的可训练其空间感知的游戏。宝宝可以感知用眼睛看不见的空间，是一种完全不同的体验。

爸爸妈妈也可以和宝宝玩这个游戏，让宝宝躺在毛巾被里面，然后像荡秋千一样将宝宝悠来悠去。宝宝躺在毛巾被里面，可感知自己身体在空间上的变化，也是一种非常有意义的体验。

很少玩空间游戏的宝宝和空间体验不足的宝宝，其空间感知能力的发展可能会受影响。空间感知能力不好的宝宝方向感差，甚至会影响成年以后的生活。空间感知能力对宝宝以后的数学学习甚至其他学科的学习也将产生重要的影响。因此，爸爸妈妈要十分重视宝宝空间感知能力的培养。

如何进一步促进宝宝的爬行兴趣

对于刚学会站，甚至开始学走的宝宝来说，他的爬行热情较之前会降温

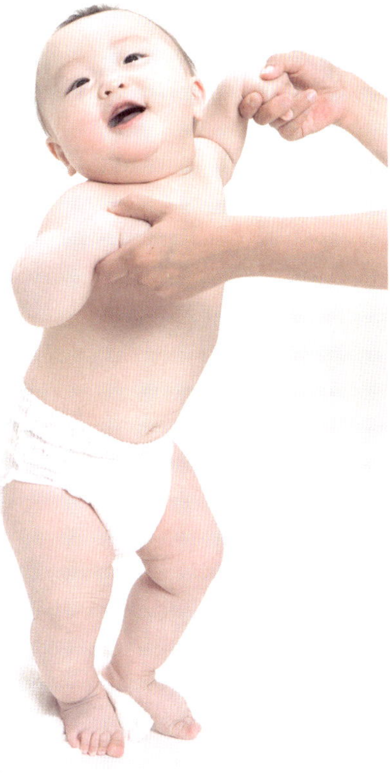

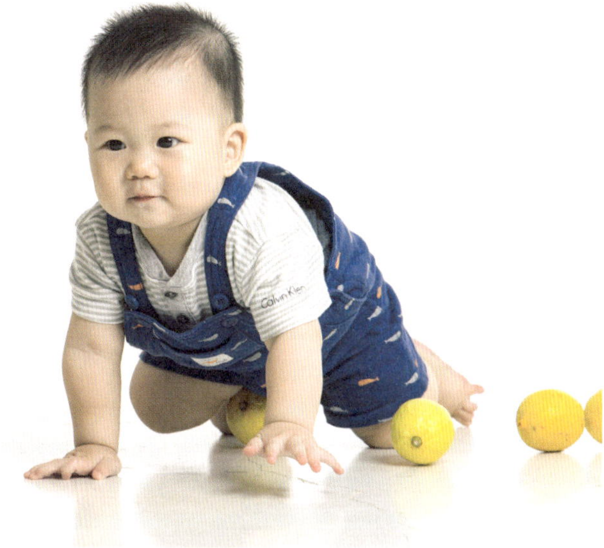

许多。此时，为宝宝设置有趣的爬行环境，帮其变换爬行方式，可以让他继续保持爬行的兴趣。下面介绍几种可强化宝宝爬行兴趣的爬行方式。

引导宝宝转向爬。将一个有趣的玩具拿给宝宝，让他玩一会儿，然后当着宝宝的面把玩具藏在他身后的某处，引导他转向爬；或启动电动玩具，鼓励宝宝跟着电动玩具的轨迹爬行。

让宝宝沿“小路”爬行。用小块的地毯、泡沫地垫、麻质擦脚垫、人工草垫等排列成一条有趣的“小路”，让宝宝沿着“小路”爬行，让宝宝体验在不同质地的地上爬行的触觉感受。

攀爬沙发。攀爬是帮宝宝建立高度概念的最佳游戏，也可强化宝宝手部和腿部的肌力。平时可多让宝宝在家里攀爬沙发。

如何与宝宝一起看图画书

这个月的宝宝对图画书产生了极大的兴趣，他不仅喜欢在图画书中指出他认识的事物，还喜欢用手指着喜欢的图画让人反复地为他讲图画的内容。对宝宝来说，书是一种能打开、合上甚至能帮其学说话的玩具，也是认识大千世界的工具。所以这个时期，爸爸妈妈要给宝宝购置一些适合宝宝看的高质量的图片、图画书，也可以用生活中的照片为宝宝制作图画书。

父母每天都要挤出一点儿时间和宝宝一起看图画书。给宝宝看的书应当大一些，图画要清楚，色彩要鲜艳，每一页的内容不要太多，图上的画像要大，人物的对话要简短生动且可重复出现，以便于宝宝模仿。看的图画书多了，宝宝对图书会越来越感兴趣，对学说话也越来越感兴趣。当然，在这个过程中，安全、亲密的亲子关系也会逐渐建立起来。

教宝宝学会使用肢体语言

这个阶段，宝宝对语言的理解能力逐步增强，肢体表达更为丰富。宝宝明确知道了自己的名字；了解了“不可以”“不行”“不要”等的意思；会应大人要求，将大人要的东西放到大人手中；不仅学会了拍手、挥手、拍肚子等肢体语言，还可根据交流的情境自创很多肢体表达方式，如摇头并推开不想要的东西；用手指向想去的地方；等等。

这时的宝宝明确懂得了“是”和“不是”的意思，会用点头、摇头表示。肢体语言是语言表达的重要补充，对宝宝日后的人际交往、开放思维的形成都有助益。丰富的肢体语言，可使亲子间的交流正向发展更加顺畅、明确，也有助于宝宝情绪的稳定。

宝宝为什么喜欢扔东西

到这个时期，宝宝喜欢上了扔东西。无论什么，他都是只玩一小会儿就会往地上扔。你捡起来递给他，他又会马上扔掉，然后再示意你给他捡。如此这般，让很多爸爸妈妈感到很头疼。

其实，宝宝喜欢扔东西不是一件坏事。通过扔东西，宝宝会发现物体更多的属性，并可验证自己的力量及事物之间的因果关系。他期待自己的动作产生不一样的结果，例如，掉下去会有什么声音，被扔下去的东西会沿什么样的轨迹运动，等等。宝宝是在探索、在学习。

有时，宝宝扔东西是想让别人和他玩。在扔下和拾起的过程中，宝宝建立了“授受关系”，对人际互动的认识将更进一步。

然而，再有耐心的爸爸妈妈也不可能花太多的时间为宝宝拾东西。父母可以尝试让宝宝坐在地板上自己扔东西玩，然后引导他自己将扔出去的东西拾回来；还要逐步教会宝宝什么可以扔，什么不可以扔，可以做一些沙袋、铃铛球等给他扔着玩。

爸爸妈妈也不必烦恼，宝宝的这个时期很快就会过去。当宝宝逐渐学会正确地玩玩具及使用工具后，他的兴趣及注意力会逐渐转移到其他更有趣的事物上，也就不那么喜欢扔东西了。

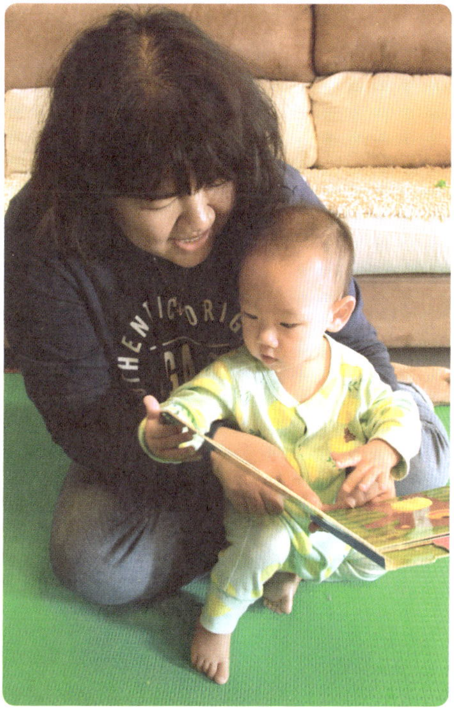

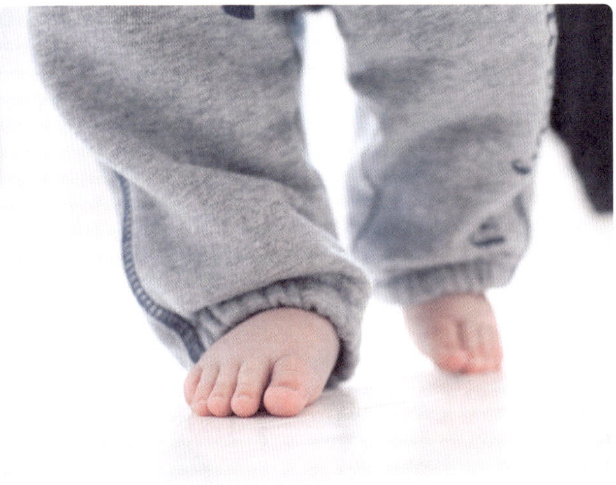

宝宝第一次跌倒，爸爸妈妈的态度应该是怎样的

对于学步期的宝宝，跌倒是不可避免的。跌倒后身体的应激反应一定要在跌倒的经验中产生。但是，我们常常看到，有些家长在宝宝跌倒时，会拍打地面来帮助宝宝出气："打你！打你！看你再让我们宝宝摔跤！"久而久之，宝宝一跌倒后，也会模仿此方法来发泄。长此以往，宝宝长大后，遇到挫折时就容易推卸责任，永远从对方身上找原因，而不会自省是不是自己的问题。这对宝宝将来人格的成长极为不利。

其实，当宝宝第一次摔倒且摔得不重时，他一般不会哭。这时，若是爸爸妈妈惊慌失措地跑过来一把抱起宝宝，又是哄又是劝，宝宝反而可能因此大哭起来。理智的爸爸妈妈不妨鼓励宝宝自己爬起来，让他自己拍去身上的土，让他感受自己的能力，体会战胜软弱的成就感。

宝宝今天能够战胜这一跤，就或多或少地增强了他的心理承受能力，掌握了面对困难的积极态度和方法，更有能力战胜成长道路上的其他挫折。

多练习撒手动作

此时期的宝宝可以用拇指、食指从地上捏起细小物品，如小卡片、纸屑、头发等，在大人的提示下会有意识地将这些物体扔到垃圾桶。

同时，宝宝喜欢将各种大小不一的东西扔出去，然后观察它们到哪里去了。这个现象也会持续一段时间。这是宝宝通过自己的能力在探索事物之间的因果关系，也是宝宝自发地对手的释放动作的反复练习。手的释放动作的出现，说明宝宝对手部小肌肉群的控制能力增强了，宝宝可以用抠、按、拔等动作探索更精细、更复杂的物件了。

此阶段宝宝仍然处在口欲期，可能会捏起物体放到嘴里。所以，除了经常要给宝宝的玩具消毒外，还要及时制止宝宝将不安全的东西往嘴里放。

如何避免宝宝产生恐惧心理

每个宝宝都有特定的害怕的情境，有的怕黑，有的怕雷声和闪电，有的怕高，有的怕水。当宝宝对这些特定的情境感到害怕时，家长别担心。这是正常现象。当然，对于这个阶段的宝宝，保护他、疏导他、帮他转移注意力是非常重要的。

当宝宝受惊时，他会露出惊恐不安的神情，身体会僵直。这时，要给予宝宝充分的安抚和保护。如果你对宝宝每次的害怕视若无睹，那么每一次惊恐的经历都会让宝宝对你的信赖感减损一分。

10个月宝宝是否可以看画展

这个时期宝宝可以看画展。米开朗琪罗、塞尚、高更、凡高、达·芬奇、毕加索等天才画家的画作之所以能流传千古，是因为它们具有一股“生命力”。这种生命力与处在生机勃勃阶段的宝宝十分契合。大人千万不要低估宝宝对美好事物的感受力。

给宝宝看名画图册时，大人要以玩的心态带宝宝欣赏。如果条件允许，经常带宝宝去参观书画展览，让宝宝直接面对大幅画作。即使只是走马观花，这种现场体验对宝宝来讲也是非常宝贵的。

适合10个月婴儿的亲子游戏

游戏一：小脚踩大脚

游戏目的：训练宝宝的平衡和协调能力。

游戏方法：

妈妈和宝宝做小脚踩大脚游戏时，妈妈先将宝宝的两只小脚放在妈妈的两只大脚上，然后扶着宝宝向前走或向后退。妈妈的步伐要小一些，脚不要离地太高。两人一边走一边有节奏地说儿歌：“乖宝宝，学走路；一二三，迈大

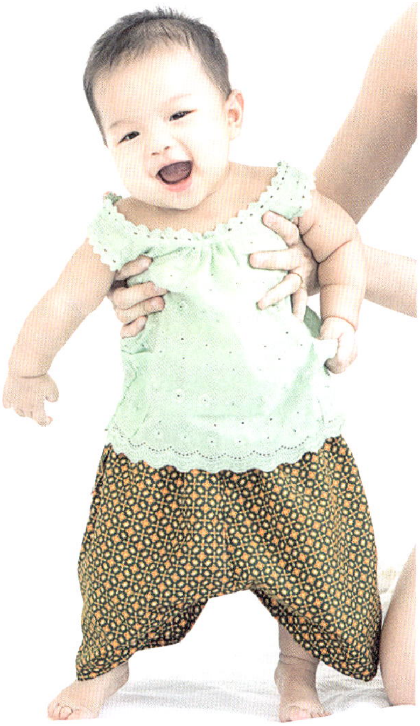

步；不怕黑，不怕摔。”在平日的生活中，当宝宝能够扶物走路时，妈妈可以用双手拉着宝宝练习向前走或后退走。

游戏二：揉纸团

游戏目的：训练宝宝的精细动作能力和触觉感知能力。

游戏方法：

妈妈先拿出一种颜色的柔软彩色皱纹纸，引导宝宝用两只小手一起把彩色纸揉成纸团。妈妈再拿出几种颜色的皱纹纸，和宝宝一起把彩色纸揉成纸团。然后，妈妈把纸团扔出去，让宝宝爬过去捡回来。妈妈也可以将纸团扔出一段距离，抱着或扶着宝宝一起过去捡回来。

使用不同颜色的纸团，可以增加宝宝对该游戏的兴趣。同时，不同颜色的纸团也能增加宝宝的色觉认知能力。

游戏三：拍手游戏

游戏目的：训练宝宝的模仿能力，增进亲子关系。

游戏方法：

妈妈日常生活中经常做一些拍手动作吸引宝宝来模仿，宝宝很快就能学会，如拍拍手、拍拍桌子、拍拍身体等。另外，看见邻居和亲友时，妈妈

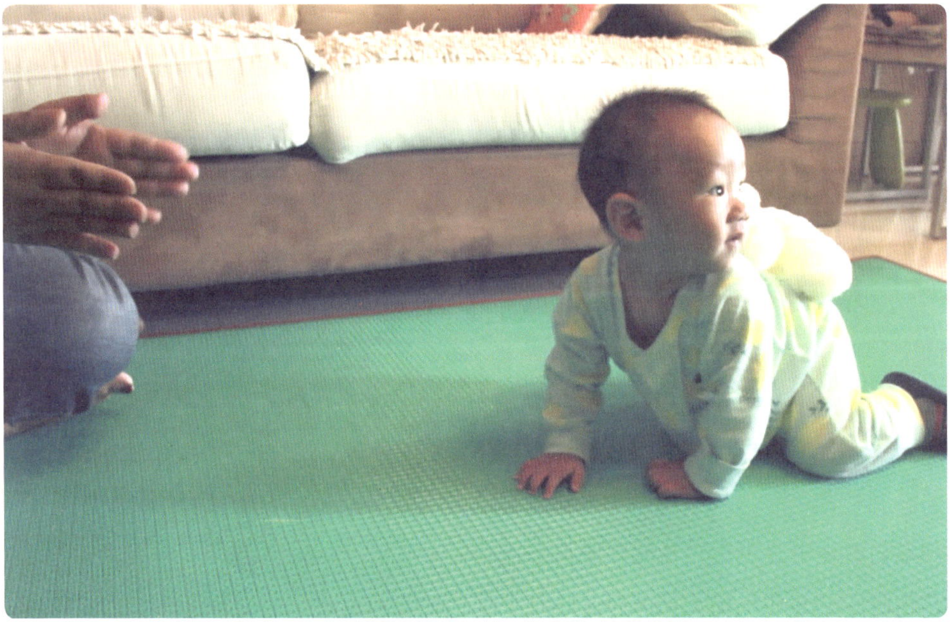

视频24：驮物爬行（打开微信公众号“童芽”，点击“童芽学院”，点击本书封面，点击右下角“拍图看视频”按钮，拍摄此图观看相关操作视频。）

可以扶着宝宝的双手边拍手边说：“欢迎！欢迎！”看到电视里有高兴的场面，也可以引导宝宝边拍手边说：“欢迎。”如此反复练习，宝宝以后看到高兴的事就会通过鼓掌表达自己的情绪。

游戏四：驮物爬行

游戏目的：发展宝宝四肢的运动机能，锻炼宝宝对身体的控制能力。

游戏方法：

妈妈拿一个毛绒玩具放在宝宝背上，让宝宝驮着。妈妈站在宝宝正前方一定距离处逗引宝宝，鼓励宝宝爬过来。宝宝爬行时如果其背上的毛绒玩具掉了下来，妈妈要帮宝宝重新放好，不要让宝宝半途而废，要鼓励宝宝驮物爬到目的地。注意，要及时给宝宝肯定和表扬，激发宝宝参与游戏的兴趣。

适合10个月婴儿的益智玩具

思维玩具

10个月的宝宝具备基本的思维能力，可以给宝宝选择一些可探究的能锻炼宝宝思维能力的玩具，如有拉线的积木小车、套筒等。宝宝此时的手眼协调能力也有很大的提高，可以操作更复杂的玩具，比如打击玩具、小木鱼、小鼓、小喇叭等。

推荐玩具：套环

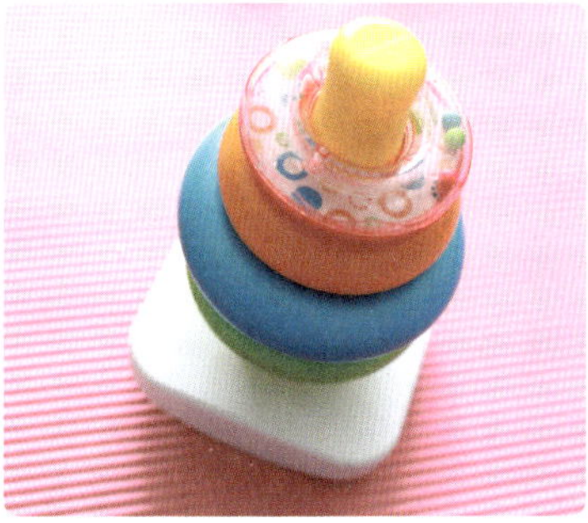

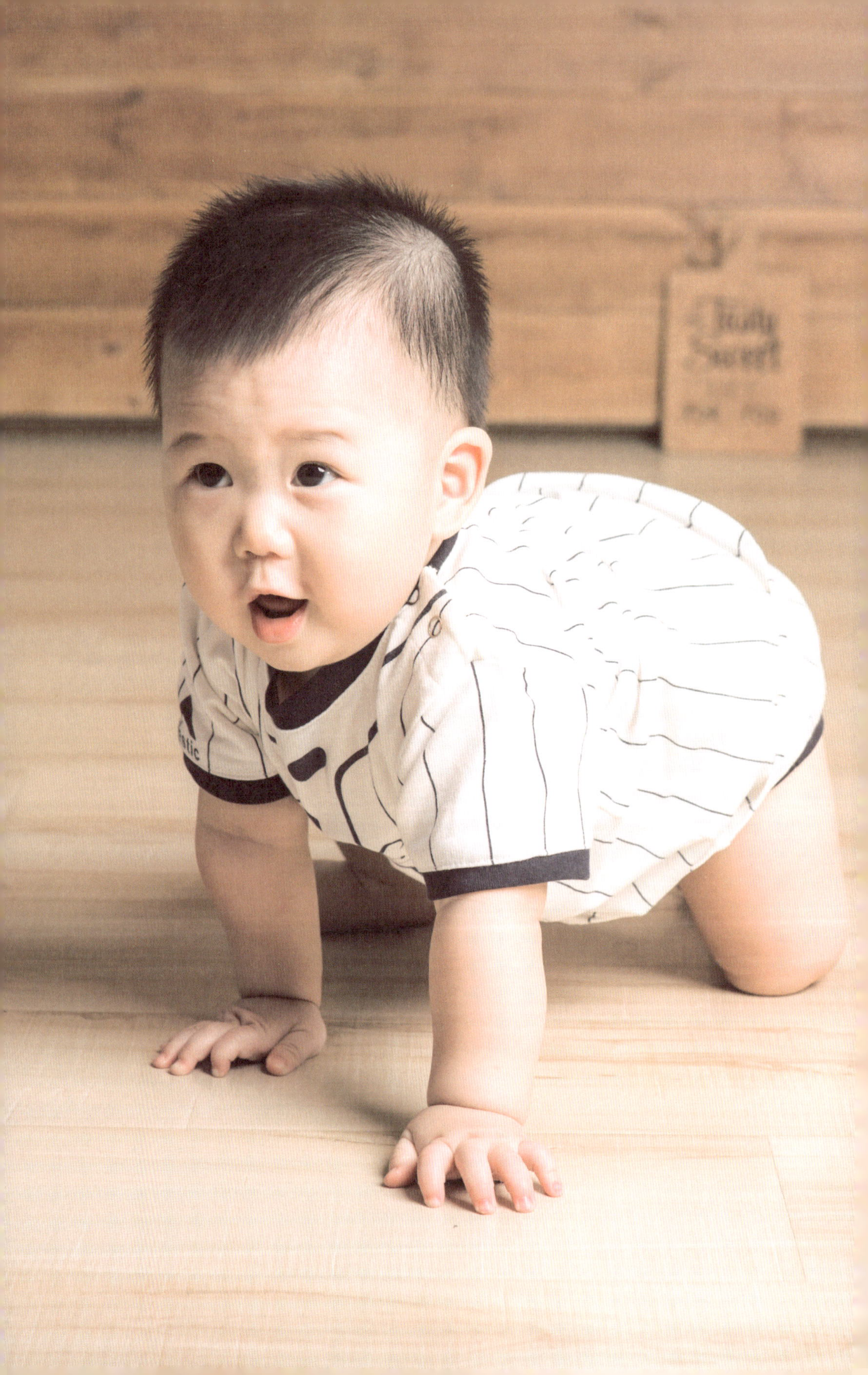

第11个月

11个月婴儿的喂养与护理

如何添加辅食

对于11个月的宝宝，仍应以母乳喂养/配方奶喂养为主，宝宝每日应摄入至少600mL奶。家长可根据实际情况，逐渐减少宝宝摄入的奶量并增加辅食量。根据宝宝的需求，逐渐增加辅食量，每天可为宝宝安排2～4餐辅食，可安排在宝宝进食母乳/配方奶之后或任意两次母乳/配方奶之间。这个月的宝宝平均每天对辅食的需求量在206g～281g，这个量差不多是3～5个鸡蛋那么重。

此阶段可逐渐让宝宝尝试家人吃过的任何一种非致敏食物。仍然建议遵循循序渐进的原则为宝宝添加辅食，每引入一种新的食物应让宝宝适应2～3天，并且密切观察宝宝是否有呕吐、腹泻、皮疹等不良反应。等宝宝适应一种食物后再添加其他新的食物。

按需喂养，防止宝宝肥胖

按需喂养是防止宝宝肥胖的主要策略。也就是说，当宝宝饥饿时，才进行喂养。进入11月龄的宝宝，每日活动和吃辅食的时间可以逐渐向成人的作息规律靠拢。比如在早、中、晚成人吃饭时，可以尝试让宝宝参与用餐，但不强迫宝宝吃东西。宝宝的运动量充足、吃饭的时间相对固定、不过度喂养，可以有效防止宝宝肥胖。当宝宝拒绝吃饭时，可试着将食物进行不同的组合；喂食期间，照护者和宝宝多进行语言交流和目光接触，也可以促进宝宝的进食兴趣。

如何按需喂养？可参考如下喂养技巧。

1.营造安静、轻松的进餐环境。从开始为宝宝添加辅食开始，父母就应该为宝宝准备好专属的餐桌和餐具，为宝宝设定一套完整的进餐模式。千万不要使用玩具、电视或者手机等方式诱导宝宝进食，否则容易让宝宝养成不良的就餐习惯，甚至干扰宝宝进食。

2.宝宝进食时，父母最好陪在宝宝身边，以便随时交流。

3.父母应及时回应宝宝发出的饥饿或吃饱的信号。宝宝看到食物表现兴奋、将小勺靠近宝宝嘴时宝宝会张嘴或舔舐食物，都表示宝宝饿了；被喂食时，宝宝会紧闭嘴巴、扭头或吐出食物，表示宝宝已经吃饱。

4.父母应允许宝宝在准备好的食物中挑选自己喜爱的食物，不能以自己对食物的好恶影响宝宝的态度，同时不能以进食多少作为惩罚或奖励宝宝的条件。

5.鼓励并允许宝宝直接用手或用小勺进食，尽管这可能会弄脏宝宝的衣服和房间。记住，激发宝宝自己主动进食的兴趣、提高宝宝自己进食的能力，对于妈妈而言，远比打扫房间和给宝宝更换衣服更重要。

需要补充有利于牙齿生长的营养品吗

每个宝宝的出牙时间不同。实际上，宝宝在12个月之前出牙均为正常。均衡饮食即可促进宝宝牙齿生长。宝宝不需要特殊的可促进牙齿生长的食物，亦不需要额外补充钙剂等。日常护理好牙齿并定期看牙医相对而言更重要！

一日食谱举例

11个月的宝宝，基本上已经开始长牙了，可以咀嚼软固体食物，如碎菜、碎肉、小颗粒状食物等。咀嚼有利于牙齿的进一步萌出。这个时期也是培养宝宝规律进食的良好习惯的重要阶段，务必让宝宝固定时间、固定地点就餐。

11月龄宝宝每日进食安排举例：

6：00	母乳或配方奶200mL
9：30	辅食30g～50g
11：00	正餐
13：30	母乳或配方奶200mL
17：00	正餐
20：00	母乳或配方奶200mL

11个月的宝宝每日可以吃两顿正餐、一顿点心，可以将正餐安排在中午和下午。以上饮食安排仅供参考。每个宝宝具体情况不同，请根据宝宝的具体情况来调整。

可参考以下建议为宝宝安排每天的辅食。

上午的辅食：水果50g、米粉10g。例如：木瓜50g、米粉10g；猕猴桃50g、米粉10g；等等。

对于水果，选择有很多，如梨、苹果、香蕉都可以。最好选择当季、当地的水果。另外，建议不要用冰箱储存新鲜水果制品，要现做现吃。

中午的正餐：谷物20g～40g、蔬菜40g～60g、肉类20g～40g或者蛋类

30g。可参考食谱如：香菇翡翠汤（香菇20g、西蓝花20g、鸡肉20g、豆腐10g）配葱花鸡蛋饼（葱花5g、蛋黄20g、面粉20g）；萝卜羊肉米粥（萝卜50g、羊肉30g、米15g）配白菜肉馅饺子（白菜50g、肉30g、面粉20g）；冬瓜虾肉丸子汤（鲜虾30g、冬瓜30g）配蒸馒头（面粉20g）；等等。

适合11个月宝宝的辅食食谱

白菜水饺

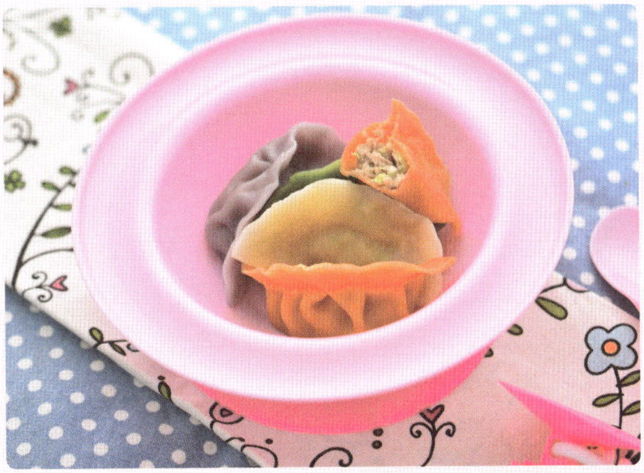

【材料】猪里脊肉馅100g，大白菜250g，姜末2g，低盐酱油3g，饺子皮适量。

【做法】

1.将大白菜切成碎末，挤去部分水分，加入猪里脊肉馅中，加低盐酱油和姜末搅拌均匀。

2.把适量饺子馅放入饺子皮中，包成小饺子。

3.将饺子煮熟即可食用。

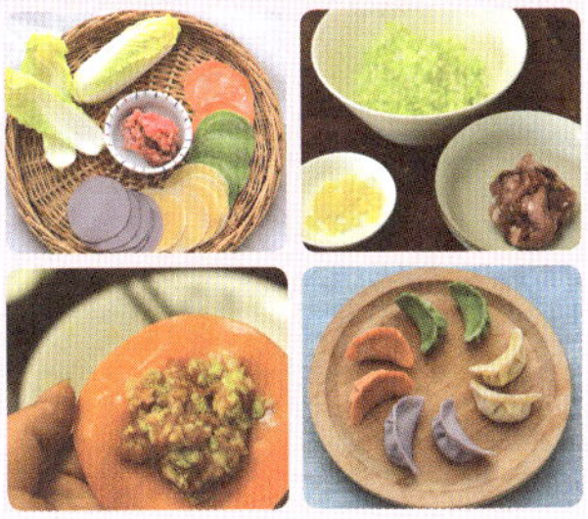

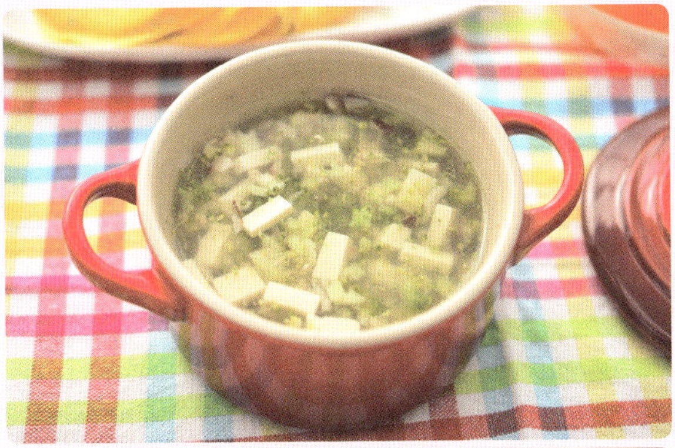

香菇翡翠汤

【材料】香菇20g，西蓝花20g，鸡肉20g，豆腐10g。

【做法】

1.将香菇、西蓝花和鸡肉切碎，将豆腐切成细条。

2.将水烧开后，先下入鸡肉和香菇煮5～8分钟，再下入西蓝花煮5分钟。

3.最后放入豆腐条，煮2分钟即可。

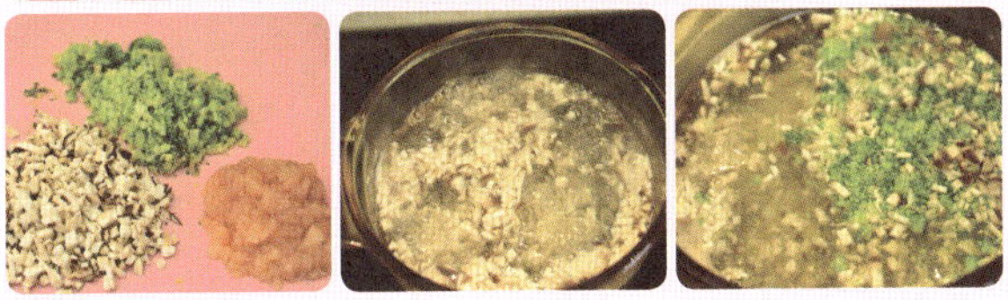

下午的正餐：谷物20g～40g、蔬菜40g～60g、肉类20g～40g或者蛋类30g。形式同中午正餐，菜品、主食略微调整即可。

宝宝喜欢边吃边玩怎么办

边吃边玩是宝宝的天性所致。家长需要放松心态，保持耐心；允许宝宝把食物当玩具玩，因为这也是吸引宝宝尝试新食物的有效方法；家长做好表率，进餐时不玩手机，并避免宝宝进食时看电视、手机等电子产品。

宝宝频繁夜醒怎么办

每个宝宝都是独特的，达到各自生长里程碑的时间各不相同。是否能睡整觉（一次连续睡眠5小时以上）就是如此。11个月时有些宝宝仍然会夜醒，且与喂养方式无关。很多妈妈会发现，宝宝出牙、生病、处于生长发育跳跃期、白天与母亲长时间分离时，更容易夜醒。夜间喂宝宝吃母乳不仅能给宝宝提供营养，同时还能给予安抚。静静地躺在妈妈的臂弯里吮吸着乳汁时，宝宝会感到很安全，同时也会很满足。

然而，宝宝频繁的夜醒，有时会给妈妈身心带来很大的困扰，甚至可能影响妈妈的生活、工作。怎样才能帮助宝宝减少夜醒呢？

1.为宝宝打造一个舒适的睡眠环境，室温以22℃左右为最佳。

2.如果怀疑宝宝出牙痛，请帮助宝宝缓解出牙不适。

3.看宝宝是否正在生病，例如中耳炎、感冒、尿布疹、食管反流等都会引起夜醒。

4.从为宝宝添加的辅食找找原因，宝宝若对食物过敏也可能引起夜醒。

5.增加白天的喂养次数和亲子接触的时间，并减少喂养时的外界干扰，可有效减少宝宝夜醒的次数。

6.妈妈在睡觉前给宝宝喂奶或者在晚间1～2小时内只喂一侧乳房，使宝宝尽可能吸到脂肪含量高的乳汁，也可有效减少宝宝夜醒的次数。半夜宝宝醒来时，尽可能用两侧乳房喂奶，让宝宝充分得到满足。

爸爸妈妈应该保持平常心，将重心放在配合宝宝夜间的正常行为，而不是让宝宝睡整觉。夜醒现象是暂时的。即使妈妈不采取任何措施，宝宝的夜醒也会越来越少。

如何缓解宝宝长牙期的不适感

此阶段可以给予宝宝磨牙棒、磨牙饼干以及一些硬度稍高的食物来缓解宝宝的出牙不适。磨牙工具及食物经冷藏（而非冷冻）后再使用或食用，效果更佳。

11个月婴儿的疫苗与接种

卵圆孔未闭的宝宝能接种疫苗吗

通常情况下，卵圆孔在宝宝出生后会先在功能上闭合，在宝宝5～7个月时会在解剖意义上闭合。因此，对于绝大多数宝宝而言，卵圆孔未闭应属正常的生理现象，因此并不影响正常的疫苗接种。然而，卵圆孔未闭缺损若大于8mm～10mm，宝宝应暂缓疫苗接种，并应根据医生建议适时进行相应的修补手术。

患有先天性心脏病的宝宝可否接种疫苗

如果宝宝患有青紫型先心病，如法洛氏四联症等，应暂缓进行疫苗接种。如果宝宝患有无分流型的先心病，如肺动脉或主动脉狭窄，若是心功能完好、体格发育正常，可以根据医生的建议进行疫苗接种。

如果宝宝患有潜伏性青紫型先心病，如室间隔缺损、房间隔缺损或动脉导管未闭，能否接种疫苗除了应考虑心功能是否完好、体格发育是否正常以外，还需考虑缺损的大小。原则上，相关缺损若在5mm以下，宝宝是可以进行预防接种的，但还是要以医生的建议为主。

不能接种某些疫苗的宝宝患相应疾病的风险会增大吗

在现实生活中，确实有一部分宝宝由于种种原因而不能按时接种某些疫苗，家长十分着急，担心宝宝因此更易患上某些疾病。

实际上，宝宝周围人群中有85%的人若接种了相应的疫苗，就如同在宝宝周围建立起了一道免疫屏障，可很好地保护宝宝。

宝宝接种了疫苗就绝对安全了吗

不少家长认为，只要宝宝接种了相关疫苗，就不会再患相应的疾病了。其实不然，任何疫苗的接种成功率都达不到100%。

疫苗接种失败的原因是多方面的，接种者本身的机体免疫功能、疫苗的免疫原性、接种剂量不足、接种技术等都可能影响到疫苗的接种成功率，从而使得机体虽接种了相关疫苗，但并不能产生抗体或抗体水平过低，因此不能对相关疾病免疫。

所以，宝宝接种了某些疫苗并不意味着宝宝不会患相应的疾病，父母切不可掉以轻心。

11个月婴儿的成长与发育

11个月宝宝的特点

第11个月宝宝的口头表达能力有了突飞猛进的进步，大部分宝宝都会称呼“爸爸”“妈妈”了。有的宝宝还会把语言和表情结合起来，发出声音的同时做出相应的表情。这时起，如果做了错事被批评时，宝宝会难过地哭泣；做了好事被表扬时，宝宝则会开心地笑。

这时，宝宝的运动能力也进一步增强。大部分宝宝已经可以扶着栏杆稳稳地走了，坐着时也不会轻易被推倒。有的宝宝学会了自己用手脱去鞋袜，而不是用脚把鞋袜蹬掉。宝宝这时会用手指表示自己的年龄，比如会伸出食指表明自己1岁了；能用拇指及食指较灵活地捏取东西；会自己盖上杯盖。

宝宝这时起开始喜欢颜色鲜艳、形状各异的玩具，尤其喜欢用手摆弄玩具。

这个阶段，是宝宝锻炼牙龈的重要时期。宝宝的饮食习惯在这时将初步养成。所以这一时期要让宝宝多咀嚼，以使其牙龈长得更结实。

11个月宝宝体格发育参照指标

11个月宝宝体格发育参照指标

性别	年龄	项目								
		身长（单位：cm）			体重（单位：kg）			头围（单位：cm）		
		下限值	中间值	上限值	下限值	中间值	上限值	下限值	中间值	上限值
女婴	11月	68.6	73.7	79.2	7.43	9.18	11.46	42.4	44.9	47.5
男婴	11月	70.1	75.3	80.8	7.87	9.83	12.26	43.5	46.1	48.8

注：以上数据均来源于原卫生部妇幼保健与社区卫生司2009年6月发布的《中国7岁以下儿童生长发育参照标准》。为了方便广大父母参照使用，在这里我们将基于中间值+2SD（2个标准差）设为上限、−2SD设为下限。上限和下限之间视为一般状态。

怎样评价11个月宝宝的体格发育水平

对第11个月宝宝的身长、体重、头围等项目进行测量，将测量结果填在下面的“体格发育评价记录表”中，并与上表中相应指标数值进行比较，然后根据比较结果对宝宝的体格发育水平给予评价。

体格发育评价记录表

项目	结果	评价
身长（cm）		
体重（kg）		
头围（cm）		

具体评价方法：

1.将测量结果填在相应的“结果”栏内。

2.测量结果与中间数值基本相符，在相应的“评价”栏内用“=”表示；测量结果高于中间数值，在相应的“评价”栏内用“↑”表示；测量结果低于中间数值，在相应的“评价”栏内用“↓”表示。

3.测量结果小于下限数值或者大于上限数值，可到医院儿童保健科进行咨询。

11个月宝宝智力发展的特点

领域 月龄	大运动	精细动作	语言	认知	社会性
11个月	11个月的宝宝爬行自如，可以翻越障碍；自己扶着栏杆能够蹲下；被人牵着一只手能走几步；扶栏杆能将脚下的球踢开。	11个月的宝宝会用手势表达需求，能用手握笔在纸上乱涂乱画，能将书打开、合上，能够将杯子的盖子盖上或打开。	11个月的宝宝可通过声音表达需求；有时会装着会说话的样子，模仿大人的语气，发出一连串莫名其妙的声音。	这个时期的宝宝能够指出图画中有特点的部分，能够玩相对复杂的游戏。	这个时期的宝宝能够熟练地使用勺子自己吃半餐饭，可以养成良好的进餐习惯。

怎样评价11个月宝宝的智力发展水平

可通过下表所列的具体的观察内容和操作方法评价宝宝的智力发展水平。

项目	领域	大运动	精细动作	社会性	认知	语言
项目1	观察内容	拉手走路	用食指指物	从杯中喝水	寻找物体	叫妈妈（有所指）
	操作方法	拉着宝宝双手走路时，他能向前走几步。	宝宝能用食指指向某物，而不是用其他手指。	宝宝会拿杯子喝水。	在宝宝面前，用纸将玩具盖上，宝宝能把纸揭开找到玩具。	能有意识地叫“妈妈”。
项目2	观察内容	捡拾东西	对电动玩具感兴趣	配合穿衣	隔着玻璃指认细小物体	能说出三个字
	操作方法	让宝宝扶栏杆站立，在其脚下放置一个玩具，宝宝能俯身捡起，再站稳。	这时，宝宝十分喜欢玩或看电动玩具。	给宝宝穿裤子时，宝宝知道伸脚配合。	将葡萄干装进玻璃瓶，让宝宝观察玻璃瓶里的葡萄干。	宝宝能说出三个字（任何字均可）。

将测评结果记录在下面的“智力发展评价记录表”中。

记录方法：能够按标准顺利通过，用“○”表示；未能按标准顺利通过，则用“×”表示；虽然能够按标准通过但过程不太顺利，即介于上述两种情况之间的状态用“△”表示。

智力发展评价记录表

领域 项目	大运动	精细动作	社会性	认知	语言
项目1					
项目2					

对智力发展评价结果的解释

评价结果可分为较好、需要特别关注、一般三种情况。

1.在测评结果中，如果某个领域两项都是“○”，说明宝宝在这个领域处于较好的发育状态。

2.在测评结果中，如果某个领域的项目没有“○”，并且其中一项是“×”，就需要特别关注宝宝在该领域的发育情况了。

3.如果宝宝在某领域的测评结果介于以上两种情况之间，说明宝宝在该领域的发育情况一般。

4.若在以上五个领域中，宝宝有两个或两个以上领域的发育情况需要特别关注，建议到医院儿童保健科进行咨询。

需要特别注意的是，本书的评估内容和操作方法基于服务普通家庭的目的，相对更简单、更易于操作，因此其评估结果只能作为一般参考和用于发现相关问题的早期情况。

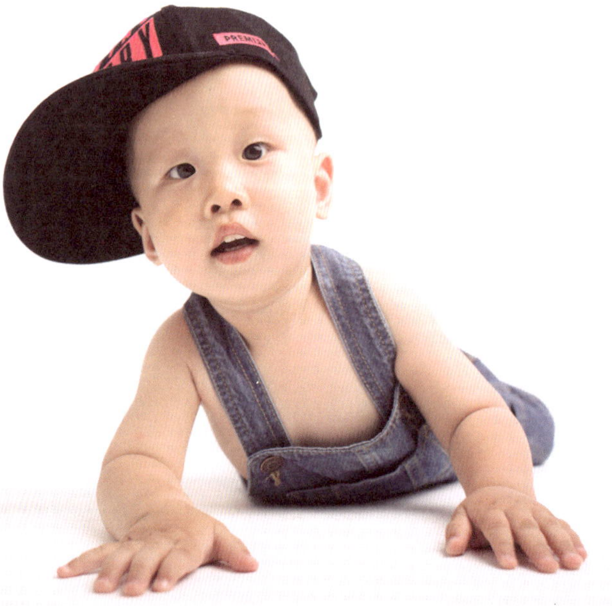

11个月婴儿的环境与教育

宝宝的自我意识开始萌芽

这个阶段的宝宝能够指认自己身体的一些部位；看见妈妈抱别的宝宝时，会不高兴。这说明宝宝的自我意识开始萌芽。

此前宝宝会对着镜子里的自己做拍打、招手、欢笑、亲嘴等游戏动作，也即他把自己的镜像当成了能和自己玩游戏的伙伴。而此时宝宝开始发现，镜子里宝宝的动作和自己的动作总是一样的，隐约感觉镜子里的宝宝就是自己。然而，宝宝1岁之后才能真正认识镜子里的自己。

自我意识的形成和发展是其他个性品质（如需要、动机、理想和世界观等）形成的基础，在人的成长中至关重要。因此，爸爸妈妈要在这个时期帮助宝宝认识自己，比如明确地教宝宝认识自己身体的各个部位。

宝宝的情绪开始全面发展

11个月的宝宝已经具有丰富的情绪，高兴时会咯咯地笑，愤怒时会大喊大叫甚至哭泣。此时的宝宝很容易受大人情绪影响，妈妈的情绪对宝宝的影响尤其大。如果妈妈情绪不高或表现出悲伤的神情时，宝宝也会安静地待在一旁，不像平时那样活泼爱动；如果妈妈哭了，宝宝也会跟着哭起来。

因此，家长的情绪和家庭的氛围在此时对宝宝情绪的影响十分明显。家长应该注意在日常生活中多为宝宝传达正面的、积极的、快乐的情绪，帮助宝宝在人生早期形成开朗、乐观的性格。

宝宝越来越爱玩假装游戏

通过之前的模仿行为，宝宝的生活经验日渐丰富，不仅知道了自己的名字，还知道了周围很多人的名字，对身边很多事物的用途和属性也有了一定的认知，于是会有越来越多的假装行为，而且还会辅以情绪和情感。宝宝的想象力也逐渐显露，如会拿水杯喂娃娃喝水、拿一块积木假装打电话等。

爸爸妈妈在此时要积极引导、配合宝宝玩假装游戏。宝宝自发的假装行为是日后“娃娃家游戏”的雏形，宝宝的大部分感官都会积极地参与其中。假装行为可以促进宝宝多方面能力的发展，对想象力和创造力的培养更是大有益处。

宝宝练习站立时应该注意什么

第11个月的宝宝，开始想要独自站立。这时候，我们要尽可能为宝宝提供独自学站的机会和空间，而不是扶着宝宝站立。独站和扶站两者有着本质的区别。比如，让宝宝站在墙边，让他扶着墙独自站立；让宝宝尝试扶着椅子站好；将宝宝放到床边，让宝宝扶着床边站好；等等。一次一次借助他物，通过自己的努力从爬行、独坐再到站立，宝宝就是这样完成了一次又一次的成长。站立对宝宝来说是一个重要的里程碑。

有些家长每每看到宝宝独自站起来的时候都十分艰难，就想去帮忙，这特别不利于宝宝的自我成长。有些时候家长只需要为孩子提供一个环境，然后让宝宝自己来执行就可以了。

在宝宝学站期，家长要十分注意家庭环境中的安全隐患，如不要在桌子上铺设落地的台布，以免宝宝拉扯台布使桌上的东西掉落，从而发生危险；在冰箱上使用防止随意开门的安全装置等。

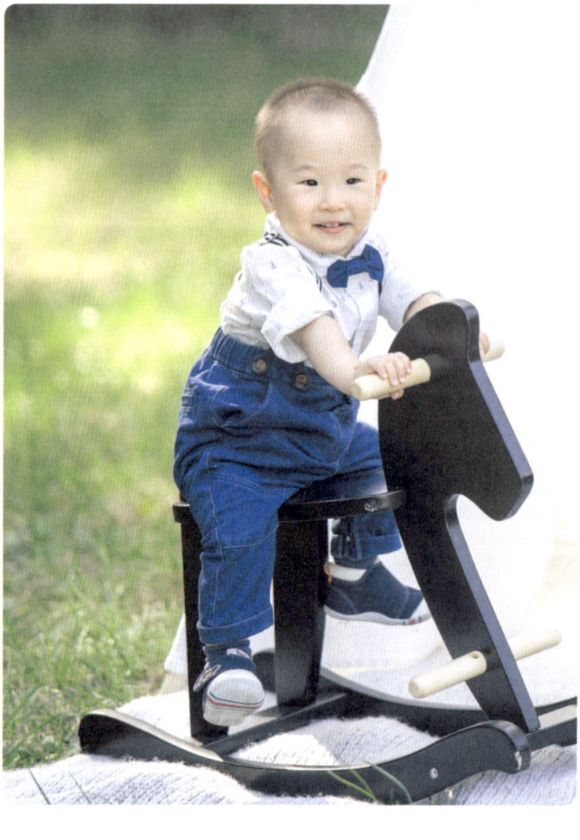

在家里能站一会儿的宝宝到户外不会站了是怎么回事

在户外相对比较宽阔的地方，由于身边没有可扶的东西，宝宝可能会因为缺乏安全感而不敢站。而且宝宝此时也正值“认生期”，在他不太熟悉或有陌生人的地方，让他自己站立是他不太喜欢的事情。只有当宝宝站的能力足够成熟时，他才可以忽略外界的干扰，从而独站自如。

宝宝什么时候能有意识地叫“爸爸”“妈妈”

此阶段，宝宝开始有指向地称呼爸爸妈妈了。宝宝第一次叫“爸爸”“妈妈”的时候，对年轻的父母来说无疑是个激动人心的时刻。

能开口叫“妈妈”“爸爸”的宝宝，并不代表比此时还不能开口叫人的宝宝聪明。语言能力发展得快慢和宝宝的智力关系不大，而是与父母和宝宝说话的频率有关。一般来说，女宝宝比男宝宝说话要早，语言表达能力也强些。当然，开口说话的早晚还跟宝宝的个性有关。只有一小部分的宝宝能在1岁前开口说话，所以爸爸妈妈对此无须焦虑，重要的是抓住一切机会多与宝宝进行交流。

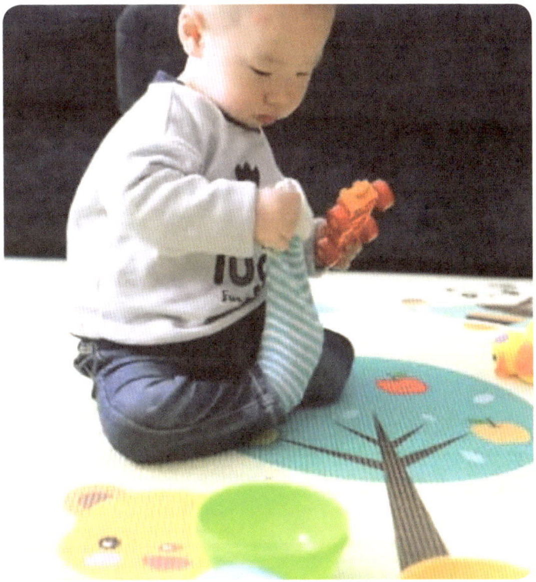

如何帮助宝宝迈出人生第一步

这个阶段，多数宝宝都能进行手膝爬行，即以双手和双膝四点支撑身体的爬行，甚至能扶着墙或家具走。宝宝一旦出现手足爬行和扶物横走（即所谓的“沿步”），也就预示着宝宝要开始自主站立和迈步行走了。

宝宝能被大人牵着一只手走几步时，大人就可以给宝宝提供可以推着走的玩具车了。宝宝能站立，说明他腿部的力量可以支撑整个身体的重量了。但宝宝的空间视觉、前庭觉等都需要调整和适应，宝宝的平衡能力和协调性在站姿的情况下还比较弱。这时，可以适当地给宝宝一点儿外力以帮助其学步，如可以推着走的玩具车。

此时，也可以尝试让宝宝在两个大人之间做跨步练习。宝宝跨出一步即可从一边的大人扑入另一边大人的怀中。大人可逐渐加大彼此之间的距离。待各方面能力都成熟时，宝宝即可真正迈出人生第一步。

要特别注意，宝宝学走有早有晚，大人在训练宝宝走路过程中不要强求，而且要十分关注宝宝自信心和独立意识的培养，给宝宝提供更多的机会，以使他更加积极地学步、行走。

如何锻炼宝宝的生活自理能力

随着手眼协调能力的提高，11个月的宝宝的小手越来越灵活，这时已经不会第一时间把东西放入口中了，拿到东西时会更多地用手去探索。

宝宝这时会翻质地较硬的书页，能够悬腕用拇指和食指捏起葡萄干等细小物体，甚至能想办法把放入瓶中的细小

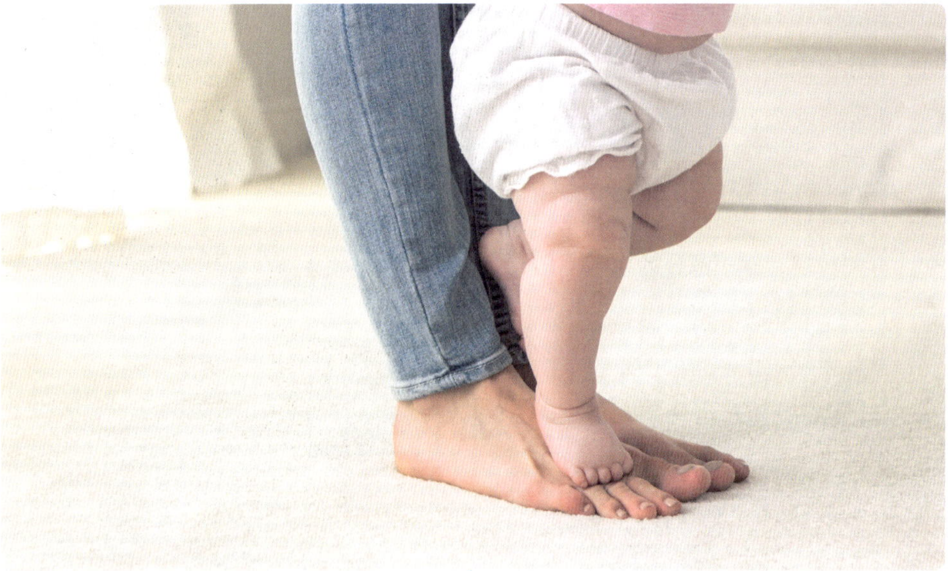

物体弄出来。宝宝这时还可以将袜子从脚尖处拉下来。这些能力的发展，说明宝宝已经具备自我服务的可能。

因此，爸爸妈妈日常可以鼓励宝宝学习用杯子喝水，拿勺自己进食，学习“脱袜子”……以锻炼宝宝的自理能力，培养宝宝自我服务的意识。

宝宝不配合穿衣，家长怎么办

给宝宝穿衣服时，宝宝若不配合，可以把为宝宝穿衣服变成游戏。比如，在给宝宝穿裤子时，妈妈可以配合一些儿歌，一边抓住宝宝的小脚丫往裤腿里塞，一边说：“小鸭小鸭钻山洞，钻到一半不见了，妈妈到处找小鸭。”然后问宝宝：“宝宝的小脚丫哪里去了？怎么不见了呢？让它自己跑出来看看。”这时，宝宝的注意力就会集中于裤腿上。妈妈趁机将宝宝的脚丫从裤腿里拉出来，同时可以惊喜地跟宝宝说：“原来小鸭在这儿呢！”宝宝认识到穿衣服是这么有意思的一件事，就会逐渐乐意配合了。

宝宝学走时，家长应该注意什么

当宝宝能够自己站得很稳的时候，就可以让他尝试走路了。宝宝在学走过程中，爸爸妈妈应该注意以下几点：

1.尽量不要拉着宝宝走，因为这个月龄的宝宝还不适合长时间走路。另外，大人总是领着宝宝走，会使宝宝失去自己锻炼的机会。自己走路于宝宝而言是一种探险，要把这种机会留给宝宝。

2.引导比亲自动手更有效。爸爸妈妈可以蹲在宝宝前面几米的地方，朝宝宝拍手、说话，或用玩具逗引宝宝，鼓励宝宝迈步。即使宝宝是“扑”过来的，也说明宝宝有了很大的进步。

3.不要怕宝宝摔倒。宝宝摔倒了，如果不严重，爸爸妈妈不要马上把宝宝扶起来，以免给宝宝“走路是一件危险的事情”的消极暗示，而是要鼓励宝宝自己站起来，以锻炼宝宝自己克服困难的能力。

宝宝“恋物”是怎么回事

“恋物”是宝宝成长过程中的一种正常现象，是宝宝在从“完全依赖”转变为“完全独立”的过渡期所产生的独特行为。通常情况下，宝宝从6个月左右开始就有了依恋的情感需求，希望得到爸爸妈妈的关注和疼爱。如果此时爸爸妈妈经常与宝宝分离，宝宝得不到足够的爱，就会缺乏安全感，就会恋物。实际上，这是宝宝将对父母亲人的依恋转移到物品上的表现。

容易让宝宝产生依恋的物品有可能是奶瓶或妈妈的乳房、自己的手指或拳头、小被子、毛绒玩具等。

一般情况下，随着宝宝逐渐长大，当他有了足够的精神力量来适应和面对社会的时候，就会自然放弃所恋之物。所以，父母无须过分干预。如果宝宝过分依恋某物，且相应的依恋行为持续时间很长，说明宝宝严重缺乏安全感。这时，父母需要十分关注。爸爸妈妈在帮宝宝戒除恋物行为时，切不可采取强硬的手段，要多陪伴、爱抚、关注宝宝。

给宝宝欣赏艺术作品，他却心不在焉该怎么办

这个阶段宝宝的大脑仍在发育过程中，其大脑神经系统在传递信息的过程中容易受到干扰。所以，宝宝的注意力是十分短暂的。家长会发现宝宝时常在左顾右盼中，瞄一两眼、听一两声，然后玩自己的。当新鲜的刺激到来时，宝宝又会把注意力转移到新刺激上。即使这样，爸爸妈妈也千万不要小看宝宝这刹那间的专注力，它于宝宝而言意义重大。宝宝的大脑好像一块强而有力的“磁铁”，一遇见“铁质”的东西就能立刻“吸取”过来。任何事物，宝宝都是用这种方式学习。正因为宝宝能够“快而无量”地吸收新的信息，所以才能很快地适应生活。

为了配合宝宝的这种天性，家长在让宝宝听音乐、看图画时，不要要求他如成人一样长时间地专注一件事和一个物体。让宝宝保持天然的学习热情才是最重要的。当宝宝有能力长时间保持专注的时候，他自然会长时间专注于自己感兴趣的事情。

适合11个月婴儿的亲子游戏

游戏一：扶物取物

游戏目的：帮宝宝锻炼对身体的控制能力。

游戏方法：

方法1：扶物坐下取物。让宝宝双手扶着小床栏杆站立，妈妈用玩具逗引宝宝用一只手去拿玩具，用另一只手扶着栏杆。妈妈慢慢把玩具放到床面让宝宝去够。宝宝够不着时，就会慢慢松开扶栏杆的手，坐在床上，用双手够取玩具并玩玩具。宝宝取到玩具后，应给予鼓励，亲亲宝宝，让宝宝感受成功的喜悦。

方法2：扶物蹲下取物。将宝宝放在有围栏的小床上，拿一个玩具在他面前逗引他，然后将玩具沿其身体慢慢放在宝宝脚下，鼓励并启发宝宝一手扶栏杆，一边慢慢弯腰蹲下抓取玩具。

游戏二：听数数

游戏目的：让宝宝熟悉数字，为日后发展数的概念做准备。

游戏方法：

在抱着宝宝上下楼梯或扶着宝宝学走路时，妈妈可以有节奏地数10以内的数给宝宝听；也可在宝宝玩积木时，和宝宝一起数积木。这时，每天至少教

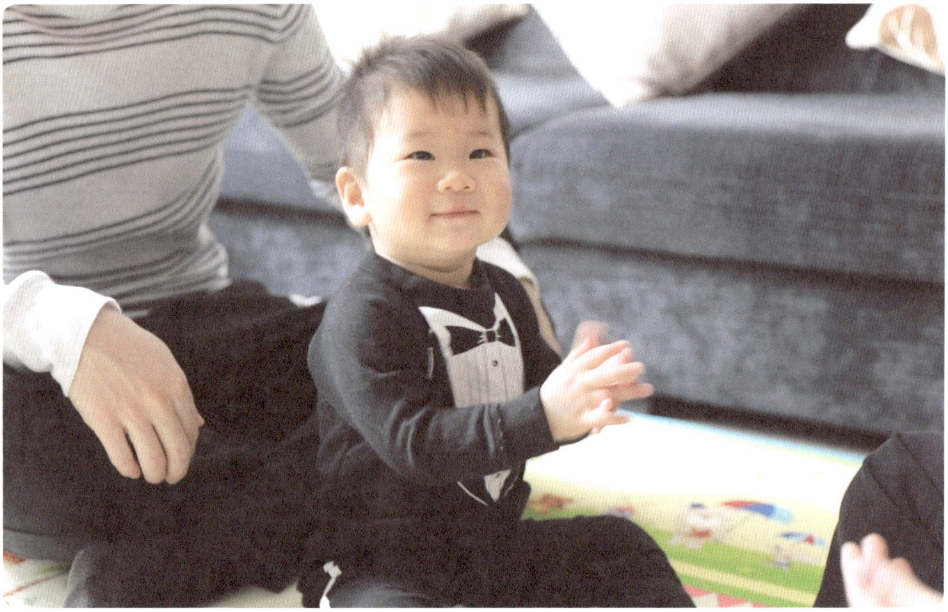

视频25：手指谣（打开微信公众号“童芽”，点击“童芽学院”，点击本书封面，点击右下角“拍图看视频”按钮，拍摄此图观看相关操作视频。）

宝宝数3次数，可让宝宝逐渐掌握数的概念。妈妈要注意，这样做只是为了给宝宝提供一个数数的环境，并不是要教宝宝数数。说话早的宝宝这时能模仿说“1、2、3”，说话晚的宝宝可能还不能模仿。

游戏三：一起玩

游戏目的：培养宝宝的交往能力。

游戏方法：

妈妈平时要经常带宝宝到户外活动，让宝宝和小伙伴在一起游戏，培养宝宝愉悦的情绪。妈妈可以引导宝宝拿一个玩具或拉一个玩具车，让宝宝同小伙伴互相学习、互相模仿，但不能侵犯对方，帮助宝宝同小伙伴发展密切友好的关系。

游戏四：手指谣

游戏目的：帮助宝宝认识自己的身体。

游戏方法：

妈妈伸出手，让宝宝也模仿着伸出小手。“宝宝小手在哪里？”妈妈边说下面的儿歌边表演，并引导宝宝模仿。

手儿合，手儿开，手儿拍一拍。

手儿合，手儿开，手儿放腿上。

爬呀爬，爬呀爬，正好爬到小下巴（将手指从自己的腰部慢慢移到脸上。）。

张开你的小嘴巴（稍微慢一点儿），可别让手进去啦（加快速度，把手背在背后）！

妈妈可以扶着宝宝的手帮助宝宝表演，以让宝宝了解动作的发展过程。

游戏中涉及的身体部位可以适时变换。

适合11个月婴儿的益智玩具

认知玩具

此时期的宝宝已具备初步的思维能力，因此可为宝宝多准备一些可发展其认知能力的玩具。这时可以将宝宝曾经玩过的具备多种玩法的玩具提供给宝宝，如各种球类、小餐具、小汽车、小动物、套筒等。

宝宝的认知能力逐渐提升，已认识很多事物，所以可给宝宝准备许多不同形状、大小的玩具，比如各种颜色的卡片、动物卡片、日常生活用品卡片等，以丰富宝宝的认知。

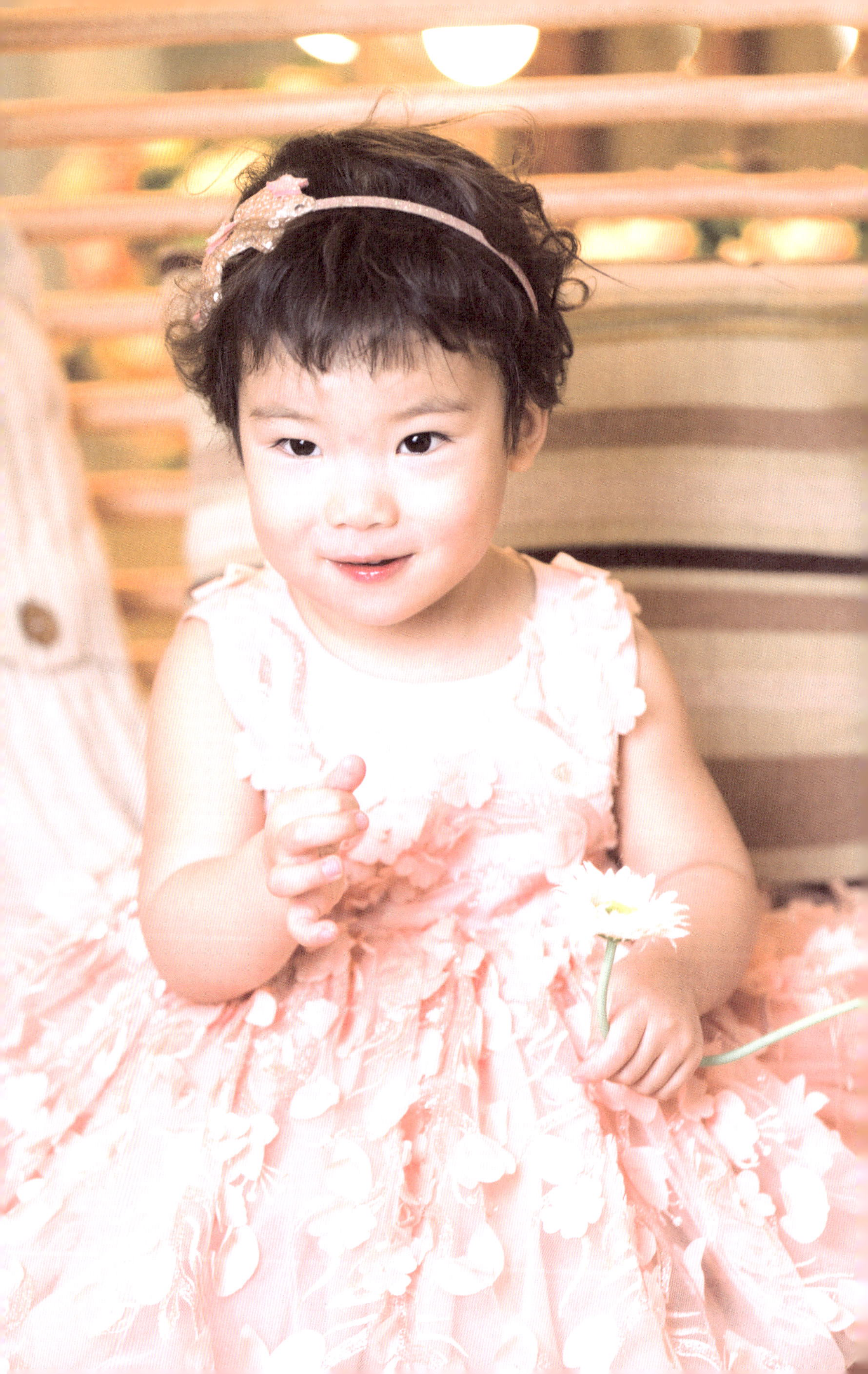

第12个月

12个月婴儿的喂养与护理

12个月宝宝的体重和身高增长趋缓

宝宝马上就1岁了，体重和身高相比刚出生时有了很大变化。这个时候，其体重应该是出生时的3倍左右，身高应该增长了25cm左右。但是，从这时开始，宝宝的体重和身高的增长将趋于缓慢。影响宝宝体重的因素很多。首先是遗传因素，比如父母小时候的生长情况。如果父母小时候比较瘦小，那么宝宝偏瘦、偏小是可以接受的。此外，最常见的原因是固体食物添加过多（包括添加量与添加次数）——使得宝宝摄入的奶量明显减少，以及固体食物的能量密度不足（如含水过多）。这都会导致宝宝体重增速不佳。当然，宝宝即使瘦小，也不代表有异常。如果家长对宝宝的身长、体重增长有疑惑，可咨询专业人员。

这个时期的宝宝需要断奶吗

这个时期不建议给宝宝断奶。母乳喂养最好一直持续至宝宝2岁左右，甚至要持续至宝宝自然离乳，这样可使妈妈和宝宝双方更大地获益。很多妈妈和爸爸有这样的疑问，宝宝1岁以后，妈妈分泌的母乳还有营养吗？即使宝宝过了1岁，母乳仍能为宝宝提供重要的营养，而且母乳中的免疫物质在哺乳的第二年反而会增加。宝宝1岁后继续吃母乳，对宝宝的成长仍有很多益处。研究表明，母乳能为1岁后的幼儿提供每天所需能量的1/3，每天所需蛋白质的43%，每天所需维生素A的75%，每天所需维生素C的60%，以及各种免疫保护因子。

当宝宝的母乳摄入量逐渐减少，乳汁的组成会随之发生变化，以满足幼儿生长发育的需求。重组的乳汁甚至类

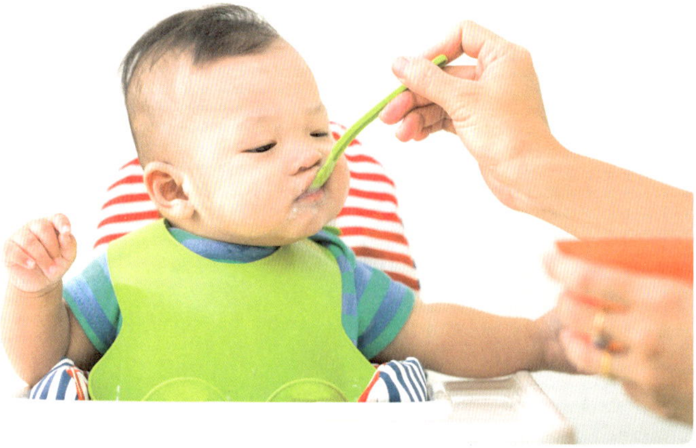

似初乳。当宝宝每天的母乳摄入量小于400mL时，母乳中蛋白质、脂肪、铁、钠的含量将有所增加。同时，母乳中的钙含量保持不变，锌含量会减少。免疫成分虽不会变化，但其中的免疫球蛋白A和乳铁蛋白会增加。

有些妈妈因为工作等原因，分泌的乳汁逐渐减少。这种情况下，建议让宝宝自然离乳，而不是暴力断奶。暴力断奶对宝宝和妈妈都会造成比较严重的影响，比如可能导致妈妈发生严重的堵奶甚至乳腺炎，可能导致宝宝发生严重的分离焦虑等。而在渐进式的逐渐离乳的过程中，乳汁成分会发生变化，在宝宝彻底断奶前能给予宝宝更充足的保护。

渐进式离乳，就是指逐渐减少喂养的次数和每次哺乳的量。妈妈可以有意识地省去无足轻重的某次哺乳，比如可带宝宝去逛公园，以分散宝宝的注意力。这种转移注意力的方式可以让宝宝忘掉吃奶。这样的调整要慢慢进行，直至实现完全离乳。离乳有时对宝宝和妈妈的影响很大。妈妈要多安抚宝宝，不要因为离乳而使得亲子关系受损。离乳后，宝宝可能会很黏人，易发脾气；妈妈受激素影响可能会很失落，容易感伤。离乳的过程中，爸爸要多和宝宝进行亲子接触，从而满足其情感需要。

如何添加辅食

此月龄的宝宝已经尝试过甚至已经适应了许多食物。这一阶段，应该继续让宝宝尝试更多食物，同时增加食物的稠厚度和粗糙度，并注重培养宝宝对食物和进食的兴趣。

这时，宝宝每天应至少摄入600mL奶；摄入足量的动物性食物，如每天1个鸡蛋、50g肉；进食一定量的谷类食物。宝宝摄入的蔬菜、水果的量，以宝宝需要而定。

继续引入新食物，尤其是不同种类的蔬菜、水果等，可增加宝宝体验不同口味和质地的食物的机会，降低其将来挑食、偏食的可能。不能吃母乳的宝宝仍应摄入足够的配方奶。

此时，给宝宝的食物的硬度以宝宝能够咀嚼、吞咽，不易呛到宝宝，不会引发宝宝呕吐为标准，但质地应该比以前稍厚、稍粗。这时，可让宝宝尝试颗粒状食物以及块状食物，比如切成小块的煮得较烂的肉粒等，从而增加宝宝咀嚼的机会。这时，建议为宝宝准备一些便于其用手抓捏的“手抓食物”，如香蕉块、煮熟的土豆块和胡萝卜块、馒头、面包片、撕碎的鸡肉等。

怎样安排宝宝每天的进餐时间

为了让宝宝养成良好的生活习惯，应尽量让宝宝每日进食辅食的时间与家人一日三餐的时间保持一致。一般情况下，10～12个月的宝宝每天可吃2～3次辅食，吃母乳的次数应逐渐减少。

12个月宝宝一日进食安排举例

宝宝12个月时已有牙齿，这个时候可以吃软的固体食物，如碎肉、青菜、颗粒状食物等。这对锻炼咀嚼、吞咽功能以及牙齿萌出都有好处。对于这个月份的宝宝，要锻炼其自己进食的能力，要为其选择更多种类的食物，更要培养其规律的进食习惯。

12月龄宝宝每日进食安排举例：

6：00	母乳或配方奶200mL
9：30	辅食30g～50g
11：00	正餐
13：30	母乳或配方奶200mL
17：00	正餐
20：00	母乳或配方奶200mL

12个月的宝宝每日可以吃两顿正餐、一顿点心，正餐可以安排在中午和下午。以上饮食安排仅供参考。每个宝宝具体情况不同，请根据宝宝的具体情况来调整。

可参考以下建议为宝宝安排每天的辅食。

上午的辅食：水果50g、米粉10g；或水果沙拉（两种水果各30g），蛋黄20g。例如，木瓜50g、米粉10g；猕猴桃30g、苹果30g、蛋黄20g；等等。

对于水果，选择有很多，如梨、苹果、香蕉都可以。最好选择当季、当地的水果。另外，建议不要用冰箱储存新鲜水果制品，要现做现吃。

中午的正餐：谷物20g～40g、蔬菜40g～60g、肉类20g～40g或者蛋类30g。可参考食谱如：胡萝卜牛肉小米粥（胡萝卜50g、牛肉30g、小米15g），蔬菜沙拉（莴笋20g、南瓜20g）；清蒸鳕鱼（鳕鱼50g），山药粥（山药30g、大米20g）；西红柿紫菜鸡蛋汤（西红柿50g、蛋黄20g、紫菜5g），蒸馒头（面粉20g）；等等。

下午的正餐：谷物20g～40g、蔬菜40g～60g、肉类20g～40g或者蛋类30g。形式同中午正餐，菜品、主食略微调整即可。

清蒸鳕鱼

【材料】鳕鱼肉片50g。

【做法】

1.将鳕鱼肉片洗净，然后切成2cm长、1cm宽的小块。

2.将切好的鳕鱼块放入蒸锅，用大火蒸5分钟。

山药粥

【材料】山药30g、大米20g。

【做法】

1.将大米洗净，放入锅中，加入10倍于米量的清水，熬成大米粥。

2.将山药去皮，切成小块，放入煮好的米粥中，再煮20分钟。

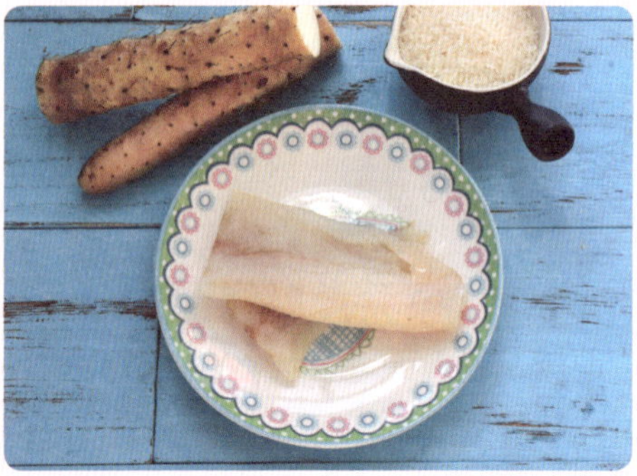

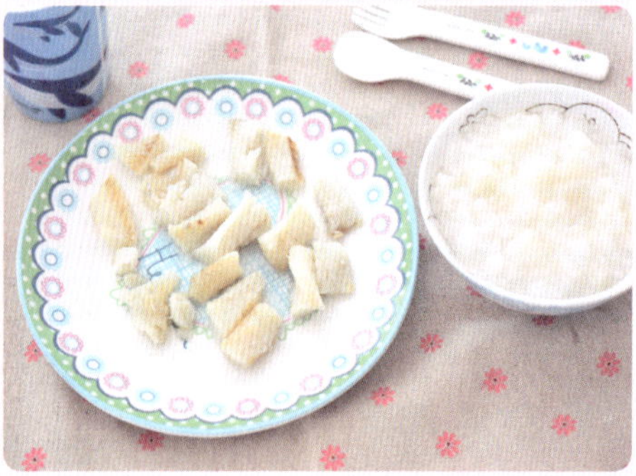

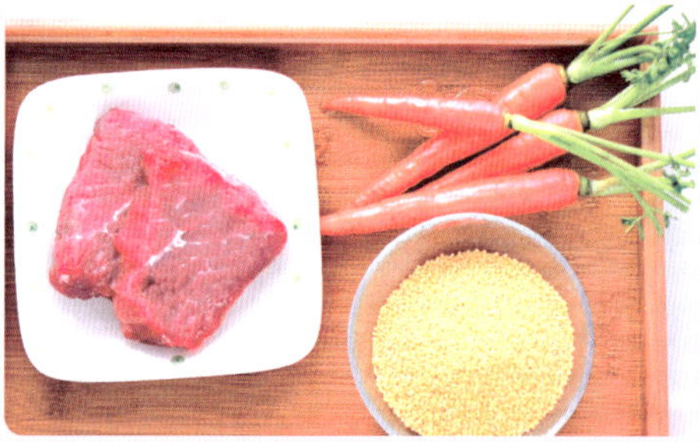

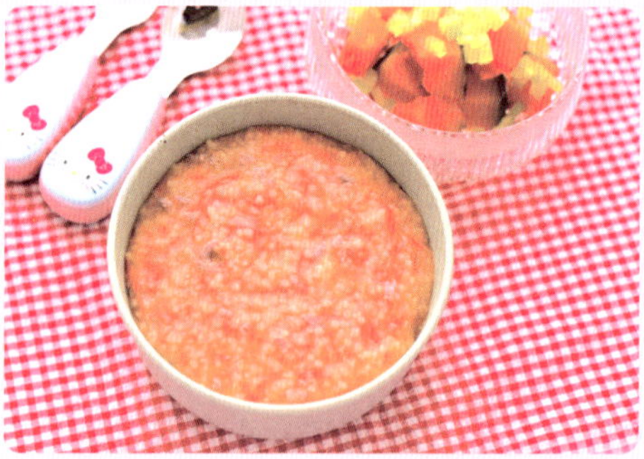

胡萝卜牛肉小米粥

【材料】胡萝卜50g、牛肉30g、小米15g。

【做法】

1.将胡萝卜切成细丝，将牛肉切成小颗粒。

2.将小米洗净放入锅中，加入10倍于米量的清水煮成粥。加入牛肉颗粒和胡萝卜丝，再煮20分钟。

蔬菜沙拉

【材料】莴笋20g、南瓜20g。

【做法】

1.将南瓜去皮，切成小块并蒸熟；将莴笋切碎并蒸熟。

2.把蒸熟的南瓜和莴笋混合在一起放凉即可食用。

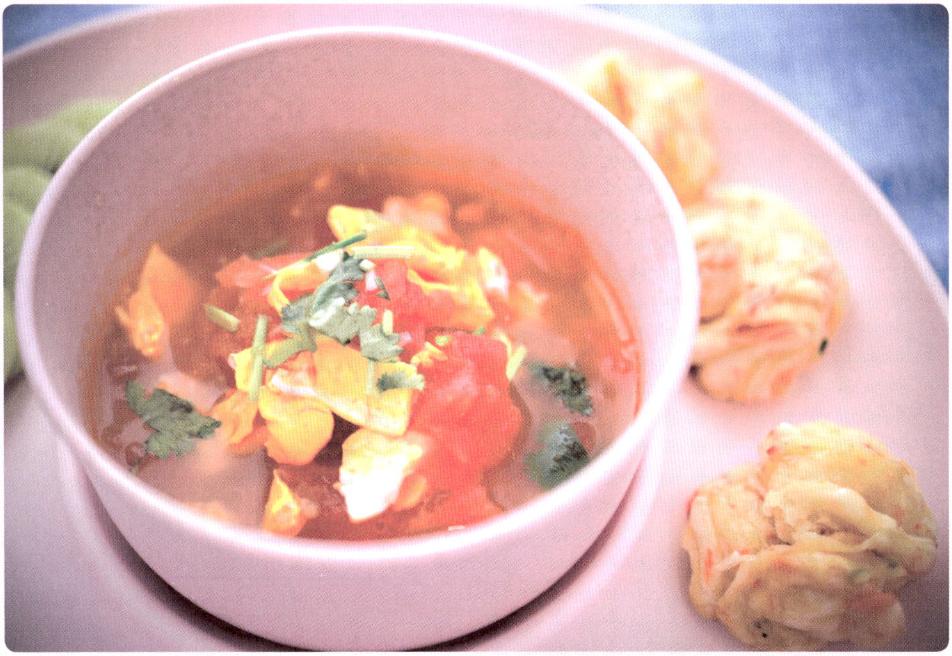

西红柿鸡蛋汤

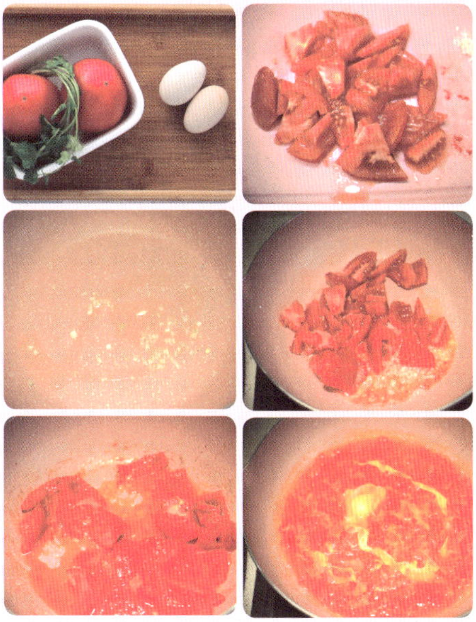

【材料】西红柿1个、鸡蛋黄1个、葱花适量、植物油5g～10g。

【做法】

1.将西红柿去皮，用刀切成小丁；将鸡蛋黄打入碗中，用干净筷子或打蛋器打成蛋液。

2.在锅中倒入油，大火加热，放入西红柿煸炒。

3.将西红柿炒出红汤后，倒入开水，继续用大火煮至汤变红后将蛋液倒入。开始时，不要搅动汤，待鸡蛋液变成蛋花状后再缓缓把蛋花搅匀。

4.在盛汤前撒上葱花即可。

【注意】事先一定要将西红柿的皮去掉，否则可能导致宝宝吞咽困难。另外，很多宝宝这时已经可以吃1个蛋黄了。

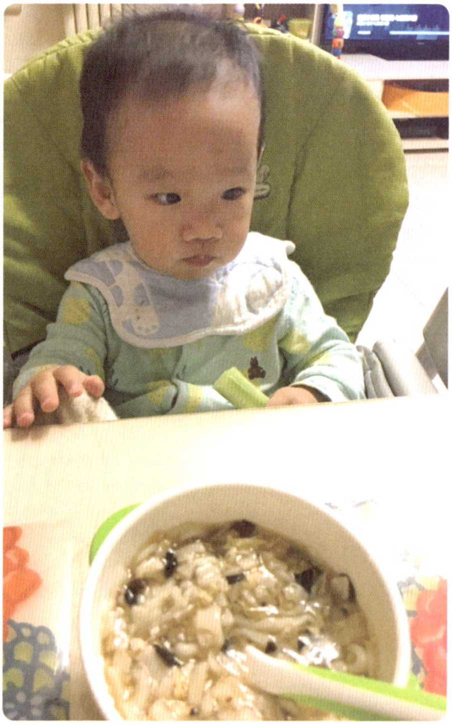

如何为宝宝制作磨牙馒头片

在家自制磨牙馒头片，最好选稍微硬点儿的戗面馒头。将发面馒头切成1cm～2cm厚的馒头片，放入铁锅内，可不加油，用小火烤至双面焦黄，放凉后即可给宝宝当辅食或磨牙食品。

如何预防宝宝偏食

这个阶段的宝宝对食物已经开始有自己的偏好，喜欢或拒绝某种食物。照护者要合理引导宝宝，预防宝宝偏食。

1.有研究表明，宝宝需要尝试7～8次后才能接受一种新的食物。所以，当宝宝拒绝某种新的食物时，父母需要有充分的耐心，反复让宝宝尝试。

2.父母不要将自己对食物的好恶施加给宝宝，要鼓励宝宝尝试各种不同口味和质地的食物。

3.鼓励宝宝自己用手抓食物吃，或用小勺进食。

4.对于不同口味的食物，宝宝需要逐渐适应。大人要允许宝宝挑选自己喜欢的食物。父母需要做的是尽可能多为宝宝准备一些食物，让他自己挑选并逐渐适应。

5.父母还可以尝试不同的烹饪方法，以吸引宝宝。1岁以内的宝宝非常喜欢色彩鲜艳、形状可爱的食物，所以可以从色彩、形状方面吸引宝宝。如对于喜欢吃南瓜而不喜欢吃面食的宝宝，可以将南瓜和面粉混合后做成南瓜面馒头给宝宝吃。对于1岁以内的宝宝，烹饪方式最好以蒸、煮为主。不要以大人的喜好为宝宝准备食物。

6.任何时候都不要用糖果或点心来引诱宝宝接受他不喜欢的食物。

7.对于一些偏食严重甚至已影响生长发育的宝宝，建议带宝宝去医院儿童保健或营养科就诊。

进食安全

为宝宝添加辅食时，必须保证宝宝饮食安全。很多不适合宝宝的食物或不安全的进食环境可能增加宝宝窒息的风险，需高度重视。

1.不要给宝宝吃太硬的食物，如花生米、黄豆、生胡萝卜块等。

2.不要给宝宝吃大块的又软又糯的食物，如刚刚蒸好的大块馒头、大块的杧果、大块的水果软糖、果冻等。

3.宝宝不会吸很长的面条，容易将面条吸入气管，造成误吸。因此，如选择给宝宝进食面条，一定要将面条弄得短一些。

另外，应让宝宝坐在可固定住身体的地方吃饭。让宝宝站着或躺着进食，或者在宝宝进食时追赶打闹，很容易造成宝宝窒息。宝宝进食时嬉笑和说话，也会增加窒息的风险。

宝宝拒绝使用杯子怎么办

对宝宝而言，何时使用杯子并没有绝对的标准。不同月龄的宝宝，使用杯子的方法有所不同。

很多妈妈让宝宝跳过使用奶瓶的阶段，直接用杯子喂食。正确的做法是，可以先让宝宝使用吸管杯，然后让宝宝使用鸭嘴杯，最后再让宝宝使用广口杯。

如果1岁的宝宝仍拒绝使用杯子，而妈妈又打算断奶，可以用如下方法慢慢地让宝宝爱上杯子：为宝宝买一个塑料玩具杯子，让宝宝多玩耍；为了帮宝宝克服对杯子的恐惧，多让宝宝感受全家人围坐在一起用杯子喝水的愉快情景；等等。慢慢地，宝宝便能用自己的杯子喝水甚至进食了。

12个月婴儿的疫苗与接种

乙脑疫苗应该什么时候开始接种

流行性乙型脑炎简称乙脑，是由蚊子传播的一种可人畜共患的急性传染性疾病，多发于夏、秋季。近年来，乙脑疫苗的接种由原来的季节性接种过渡为常年接种。各地区可根据本区域乙脑的流行特点来决定乙脑疫苗具体的接种时间。

目前，北京地区使用的乙脑疫苗是减毒活疫苗，宝宝满1岁时开始进行基础免疫。一般情况下，注射第一剂乙脑疫苗后中和抗体的阳转率可达80%以上，次年加强免疫后中和抗体的阳转率将高达90%以上。

需注意的是，宝宝若正在发热，或患有中耳炎以及各种急性传染性疾病时应暂时停止接种乙脑疫苗，待痊愈后再补种。宝宝若患有心脏、肝脏以及肾脏疾病（尤其是脏器功能不全），患有活动性肺结核，既往曾有明确过敏史、抽风病史，患有先天性的免疫缺陷病，或

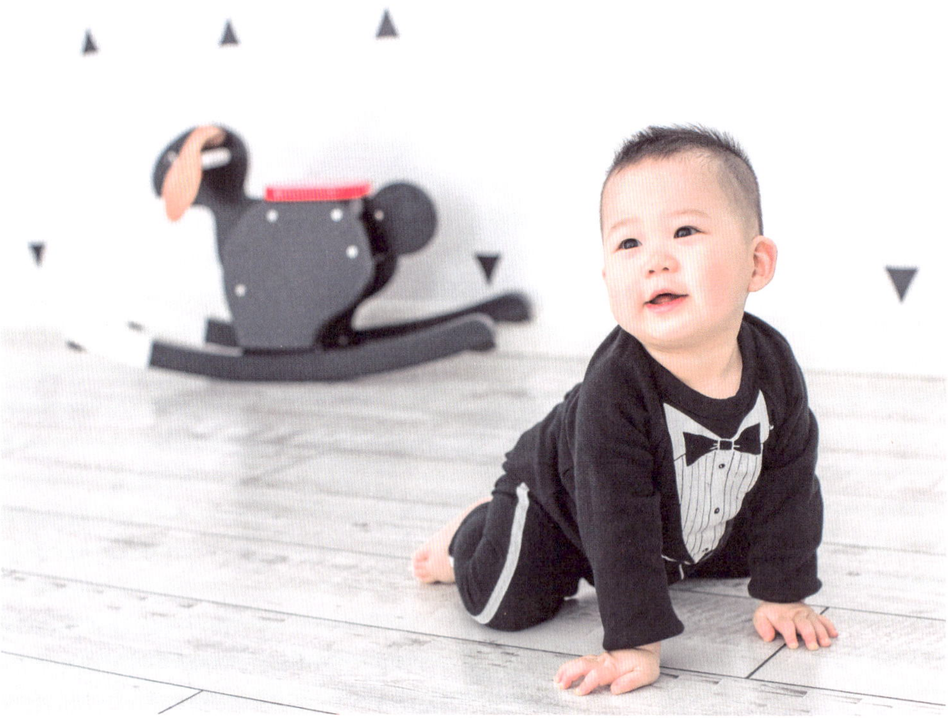

近期正在使用免疫抑制剂，也不宜接种乙脑疫苗。

乙脑减毒活疫苗的全程免疫一共需要接种几次

乙脑减毒活疫苗的全程免疫需要接种2次。应在宝宝满1岁时为宝宝接种首剂乙脑疫苗。为使宝宝体内特异性的保护性抗体能够保持在一个较高的水平，宝宝在满2周岁之后应该再进行一次乙脑减毒活疫苗的加强免疫。这样乙脑减毒活疫苗的免疫程序才算完成。

目前可以使用的乙脑疫苗有几种

目前在我国可使用的乙脑疫苗有两种：一种是乙脑减毒活疫苗，另一种是乙脑灭活疫苗。乙脑减毒活疫苗多用于无特殊问题的正常儿童；而乙脑灭活疫苗则更多地用于那些具有细胞免疫缺陷的宝宝。

乙脑灭活疫苗同样也需在宝宝满1周岁时开始基础免疫。但乙脑灭活疫苗的基础免疫需接种2剂疫苗，且2剂之间至少需间隔7～10天。宝宝满2周岁时需进行一次加强免疫。相较于乙脑减毒活疫苗，乙脑灭活疫苗的特点是：全程免疫需接种3次、接种无季节性要求。

为什么要保存好宝宝的预防接种证

预防接种证记录了宝宝从出生之后所有的疫苗接种记录，具体包括所接种的各种疫苗的名称、接种日期、接种剂量、疫苗批号、生产厂家、接种单位等信息。所以，保存好预防接种证十分重要。预防接种证不仅囊括了宝宝接种疫苗的所有信息，还是宝宝接种疫苗的重要凭证。日后宝宝上幼儿园、入学甚至出国都会用到预防接种证。

为什么不同地方的疫苗接种程序不一样

我国地大物博、幅员辽阔。由于气候条件存在差异，各个地方流行的传染病的种类、强度、特点、影响因素与周期均存在较大差异。因此，我国各个地方的免疫规划程序存在差异。

疫苗接种的发展趋势是怎样的

未来疫苗接种的发展趋势主要体现在以下几个方面：

1.疫苗的种类会越来越多。疫苗的种类几乎每年都在增加。例如，近些年我国国家免疫规划范畴内的疫苗已从原来的5种增加至15种，而二类疫苗目前也有至少10种。另外，疫苗所能预防的疾病的种类也越来越多。疫苗不仅可以预防常见的传染性疾病，还可以预防某些非传染性疾病。

2.接种方式也将发生改变。未来，疫苗的选择将更趋于使用联合疫苗，即不同的疫苗通过同一个途径进行接种。联合疫苗的优势主要体现在：可提高疫苗的接种率，减少接种针次，减少家长带宝宝往返医院的频次，降低交叉感染的发生率，提高儿童接种疫苗的依从性，简化免疫程序，减少疑似预防接种异常反应（AEFI）发生的概率。

3.接种途径也将发生变化。传统意义上的疫苗接种途径主要是口服或注射。疫苗接种最主要的受种群体为儿童。为减少儿童因疫苗接种而产生的不快，喷雾、高压枪等接种疫苗的方式正悄然兴起。

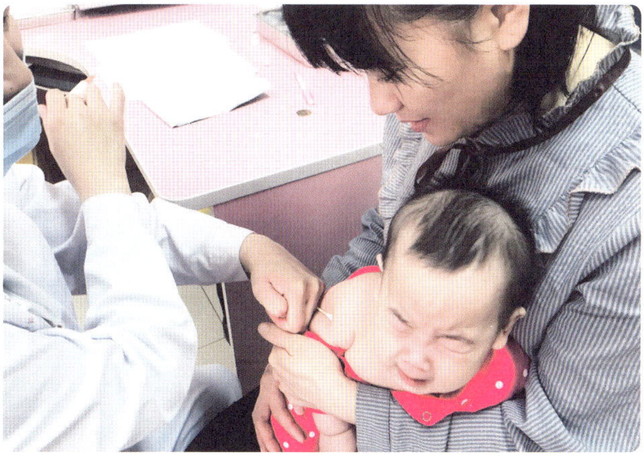

12个月婴儿的成长与发育

12个月宝宝的特点

这个月龄的宝宝已开始独自行走，部分宝宝弯腰后能独自恢复站立的姿势。宝宝的精细动作进一步发展，开始拿笔涂鸦，能把硬币投进存钱盒，能为大小不同的瓶子盖上相应的瓶盖。

这个阶段宝宝的记忆力也有了显著的发展，主要表现在社会性的认知上。宝宝已可区分熟悉人和陌生人；开始模仿大人的行为。模仿是以记忆为基础的行为，宝宝只有记住了才能模仿。这时期，宝宝还喜欢模仿大人做家务事，模仿其他小朋友的行为。这是宝宝提升认知水平的关键时期。

这时，宝宝的语言能力也大有进步，对语言的理解更具体了。例如，妈妈若对宝宝说“宝宝来吃饭”，宝宝就会边走边说“吃饭”；爸爸若对宝宝说“我们出去玩”，宝宝就会高兴地找帽子、找外套；等等。

宝宝表达情绪和诉求的方式也渐渐开始多样化。例如，宝宝此前一直以哭来表达需要，这时会找出更多方法来表达需要。这表明宝宝的社会适应能力提高了。

12个月宝宝体格发育参照指标

12个月宝宝体格发育参照指标

性别	年龄	项目								
		身长（单位：cm）			体重（单位：kg）			头围（单位：cm）		
		下限值	中间值	上限值	下限值	中间值	上限值	下限值	中间值	上限值
女婴	12个月	69.7	75.0	80.5	7.61	9.40	11.73	42.7	45.1	47.8
男婴	12个月	71.2	76.5	82.1	8.06	10.05	12.54	43.8	46.4	49.1

注：以上数据均来源于原卫生部妇幼保健与社区卫生司2009年6月发布的《中国7岁以下儿童生长发育参照标准》。为了方便广大父母参照使用，在这里我们将基于中间值+2SD（2个标准差）设为上限、−2SD设为下限。上限和下限之间视为一般状态。

怎样评价12个月宝宝的体格发育水平

对第12个月宝宝的身长、体重、头围等项目进行测量，将测量结果填在下面的“体格发育评价记录表”中，并与上表中相应指标数值进行比较，然后根据比较结果对宝宝的体格发育水平给予评价。

体格发育评价记录表

项目	结果	评价
身长（cm）		
体重（kg）		
头围（cm）		

具体评价方法：

1.将测量结果填在相应的“结果”栏内。

2.测量结果与中间数值基本相符，在相应的“评价”栏内用“=”表示；测量结果高于中间数值，在相应的“评价”栏内用“↑”表示；测量结果低于中间数值，在相应的“评价”栏内用“↓”表示。

3.测量结果小于下限数值或者大于上限数值，可到医院儿童保健科进行咨询。

12个月宝宝智力发展的特点

领域 月龄	大运动	精细动作	语言	认知	社会性
12个月	12个月的宝宝能够独自站立，并且可以独走几步，弯腰后能独自站直。	12个月宝宝的手部动作得到进一步发展，可以用笔在纸上画出清晰的印迹，会翻书。部分宝宝能搭两块积木。	12个月的宝宝大多已能主动发音，甚至清晰地发出声音。	宝宝看见铅笔、橡皮等知道怎么用；走到自己家门口或者熟悉的地方会用手指。	能同大人一起吃饭；会使用一些肢体语言。

怎样评价12个月宝宝的智力发展水平

可通过下表所列的具体的观察内容和操作方法评价宝宝的智力发展水平。

项目	领域	大运动	精细动作	社会性	认知	语言
项目1	观察内容	独站	涂鸦	服从命令	模仿	能说4个字
	操作方法	扶宝宝站立后慢慢松开手，宝宝可以自己站稳一会儿。	把笔放到宝宝手中，宝宝能用笔在纸上乱画，并能留下清晰的痕迹。	宝宝能按照成人的要求行动，如能按照妈妈要求坐好，等妈妈拿水来。	准备一张白纸和一支彩笔。妈妈先用笔在纸上画一些点，再把彩笔放在宝宝手中，宝宝能画下许多点。	宝宝能较清晰地说出至少4个字（任何字均可）。
项目2	观察内容	拉手走路	抓握	互动	投放	听指令
	操作方法	大人拉着宝宝的一只手让宝宝走路，宝宝能走得很稳。	宝宝能用手牢牢抓住某些小玩具。	抱宝宝照镜子时，让宝宝把手里的东西给镜子里的娃娃，宝宝会照做。	宝宝能将2块方木（或小玩具）连续放进杯子或别的容器中。	妈妈让宝宝去找他熟悉的玩具，宝宝可以找到。

将测评结果记录在下面的“智力发展评价记录表”中。

记录方法：能够按标准顺利通过，用“○”表示；未能按标准顺利通过，则用“×”表示；虽然能够按标准通过但过程不太顺利，即介于上述两种情况之间的状态用“△”表示。

智力发展评价记录表

项目＼领域	大运动	精细动作	社会性	认知	语言
项目1					
项目2					

对智力发展评价结果的解释

评价结果可分为较好、需要特别关注、一般三种情况。

1.在测评结果中，如果某个领域两项都是“○”，说明宝宝在这个领域处于较好的发育状态。

2.在测评结果中，如果某个领域的项目没有“○”，并且其中一项是“×”，就需要特别关注宝宝在该领域的发育情况了。

3.如果宝宝在某领域的测评结果介于以上两种情况之间，说明宝宝在该领域的发育情况一般。

4.若在以上五个领域中，宝宝有两个或两个以上领域的发育情况需要特别关注，建议到医院儿童保健科进行咨询。

需要特别注意的是，本书的评估内容和操作方法基于服务普通家庭的目的，相对更简单、更易于操作，因此其评估结果只能作为一般参考和用于发现相关问题的早期情况。

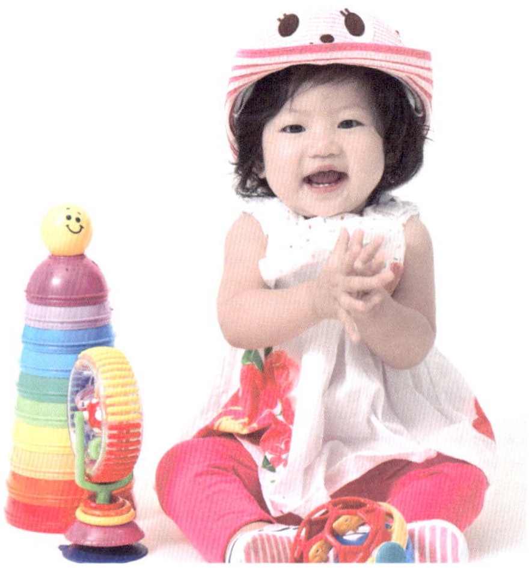

12个月婴儿的环境与教育

出现初级的社交倾向

随着自我意识的发展和自主能力的增强，接近1岁的宝宝开始有了“社交活动”。然而，这时的自发交往意识不带有任何目的性。

宝宝开始对和自己差不多大的宝宝表现出极大的兴趣，看到小伙伴会很高兴地要过去和人家打招呼，会和人家握握手，会亲一亲人家，但不会有更多的交流。宝宝这时还处于平行游戏阶段，虽然喜欢与同龄的小朋友待在一起，但仍然更倾向于各玩各的，尽管偶尔会看一眼其他小朋友在做什么，但仅此而已。

当宝宝出现这种初级的社交倾向时，爸爸妈妈要多创造机会让宝宝和其他小朋友接触，鼓励他和别人交往。这对宝宝将来融入社会很有帮助。

宝宝听力、视力若有问题，什么时候矫正最合适

耳聋儿童如果在1岁前能配戴助听器，将能正常地学习说话，否则学习说话将会十分困难。

天生因白内障失明的宝宝，经过手术治疗（出生2个月内）可以获得视力；若超过5岁才手术，即使复明也可能很难辨认东西，因为大脑已经失去了把信息变成图像的能力。

斜视宝宝尽早在专业人员的帮助下矫正斜视，将获得立体知觉，否则就可能永久缺失立体视觉（立体盲）。

爸爸妈妈在养育宝宝的过程中，要注意观察宝宝的行为，若发现宝宝听力和视

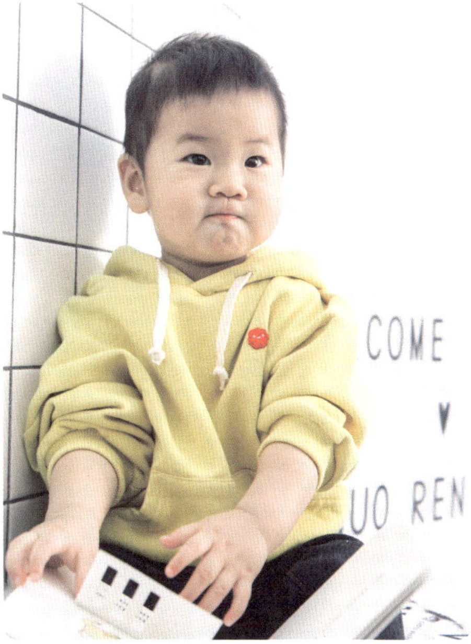

觉不太正常时，要及时带宝宝到正规机构去检查，以便做到早发现、早干预。

保护好宝宝的探索热情

这个阶段好奇心极强的宝宝宛如一位冒险家，他会察看所在环境中的每个角落，会仔细察看所有家具及日常生活用品的细节。对宝宝来说，一个把手、一个软木塞、一个小瓶盖等，尤其是那些活动的带开关或可组合的装置，都会让他十分着迷。对宝宝来讲，那些以前他只能从远处看看的东西，现在就在眼前，伸手就可以摸着，这是多么令人激动呀！

爸爸妈妈要鼓励宝宝进行各种探索活动，赞赏他的每一个“新发现”。对于可能给宝宝带来危险的东西，要尽可能放到他够不着的地方，以免伤到宝宝。

为学步期的宝宝创设安全的空间环境

学会了“站”与“走”的动作之后，宝宝的活动能力和对环境的好奇心与探索欲日益增加。

在宝宝开始走路时，跌跌撞撞的情况在所难免，因此安全问题不可忽视。凡是带角的家具都可能存在安全隐患。另外，窗帘绳要收好，家具的摆设也应尽量以不妨碍宝宝行走为宜，任何有危险的物品均应放在高处或移走。这时，可为宝宝穿上防滑的鞋袜。总之，父母要让宝宝的行走空间更舒适、更安全。

帮助宝宝说单字句

这个时期，宝宝进入了用一个字表达多个意思的单字句表达阶段。于是，

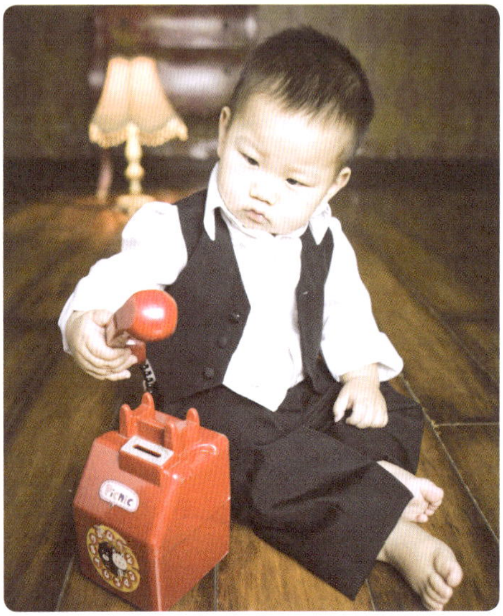

有限的肢体语言与单字句的结合开始成为宝宝最常用的交流方式。比如，宝宝除了会用手指着奶瓶表示要吃奶外，还会说“奶”或“吃”。

处于单字句表达阶段的宝宝，常用一个字表达多个意思。例如，宝宝说“水”时，可能是表示自己要喝水，也可能是表示自己看到桌子上有水，还可能是想说水龙头一直在流水等。如果要想了解宝宝所说单字的意思，可凭宝宝说话时的音调、情境来判断。做这种判断虽然不容易，但很多爸爸妈妈都能做到。

为了让宝宝逐渐习惯口语表达的方式，爸爸妈妈可在宝宝表达时完善或重复宝宝的语言。例如，当宝宝指着水瓶说“水”时，妈妈可以边给宝宝拿水边说“宝宝渴了，要喝水”，以此用高质量的语言来帮助宝宝感受语言的顺序性和逻辑性。

这个阶段，宝宝已经了解了“不可以”“不行”“不要”等词语的意思，这为延迟满足提供了一定的条件。当然，对于延迟满足的度的把握要恰当，不要让宝宝产生急躁的情绪。

多与宝宝进行高质量的语言互动

在宝宝语言发展的不同阶段，爸爸妈妈要使用不同的方式鼓励宝宝多用语言表达，并要多和宝宝进行高质量的语

言互动。例如，在宝宝出声时，重复他所发出的音，注意他发声时的视线，以判断他是不是对某人、事或物感兴趣，并鼓励他持续表达。9～12个月的宝宝将进入单词句表达阶段，开始使用某个特定的词指称某物。这时，爸爸妈妈可以用正确的发音说出这些字，而不用像过去一样重复宝宝所发出的声音。再过一阵子，宝宝更大一些的时候，能正确使用单字或词时，则可以帮他把字或词串成句子，扩充宝宝所说的内容。

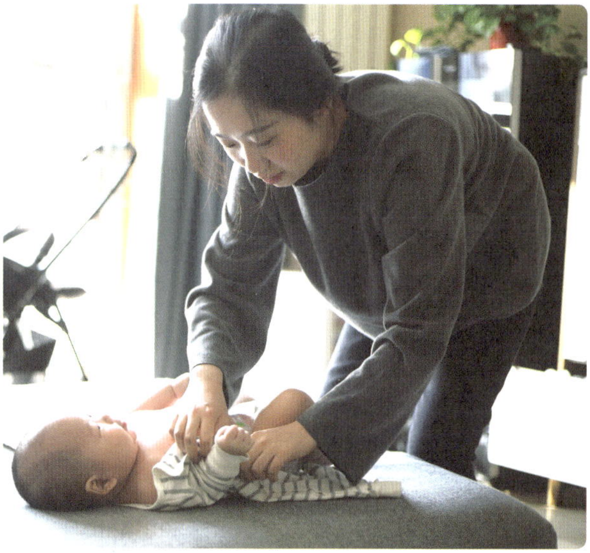

总之，大人与宝宝进行语言互动时，要用相对比宝宝的发展水平高一点儿的方式，使宝宝一直都能没有压力地提升语言智能。

如何不动声色地矫正宝宝学说话过程中的表达错误

对宝宝在学说话过程中出现的错误，可以通过将正确的句子讲给他听的方式进行矫正。例如，宝宝说“姥姥”时，可能会把“lao-lao”叫成“nao-nao”。你不妨顺着他的话题说：“你想跟姥姥（lao-lao）说些什么呢？”

说话的主要目的在于传达信息。当你确定宝宝在讲什么时，要立即回应，并且要不着痕迹地让他多听标准的发音。千万不要一本正经地纠正宝宝，非要他把音发对了才肯罢休。对于宝宝学说话过程中所犯的错误，只要我们听得懂，都可故意忽略，只要找机会给宝宝示范正确的就可以了。

当宝宝学说话时，大人如果操之过急，或过度纠正宝宝的错误表达，可能导致宝宝焦虑或口吃。

“站、蹲、站”连续动作的练习

“站、蹲、站”的连续动作的训练，可以增强宝宝腿部的肌肉力量，还可以训练其身体的协调性。在宝宝站立时，爸爸妈妈可将玩具丢在地上，让宝宝自己捡起来，以训练其从站到蹲再到站的连贯动作。

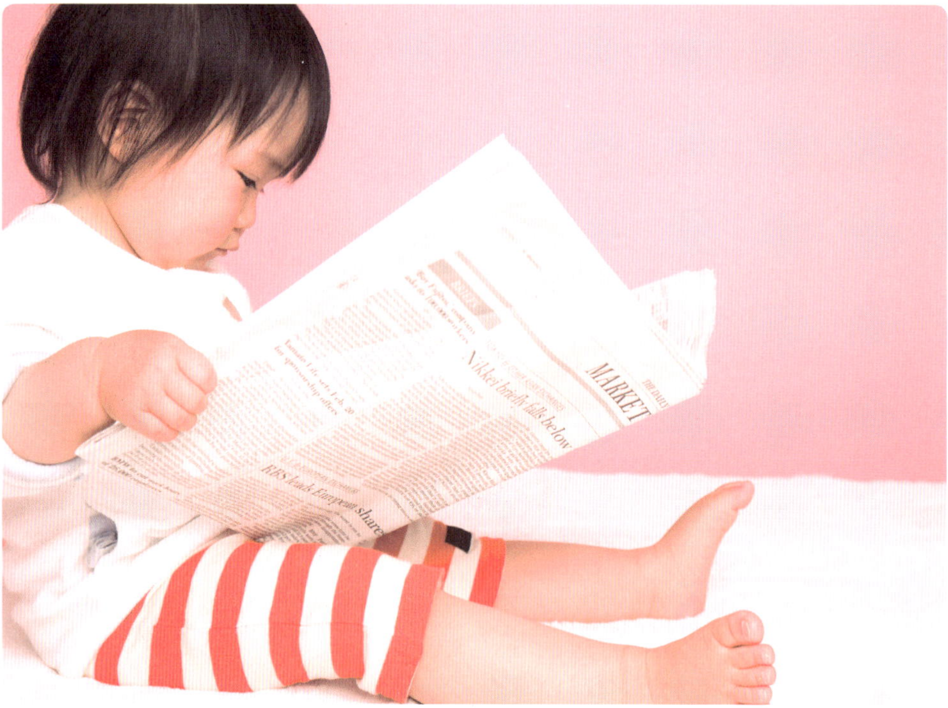

教宝宝学习使用工具

使用工具是人类特有的本领。宝宝看到大人用棍子够取用手拿不到的物体后，也会有样学样，拿着棍子拨弄柜子下面用手够不到的玩具，直至够到为止。

拿棍子够物，需要手臂和手腕的灵活配合。在此过程中，宝宝可体会到手腕可向不同方向灵活用力。同时，宝宝也会使用一些别的工具去获得自己想要的物品。这说明他已经懂得工具的作用。大人可以辅助宝宝多做一些用工具够物的游戏，并多为宝宝示范使用工具的方法。当宝宝不能很好地完成某些动作的时候，适当给予辅助，激发宝宝参与游戏的兴趣，让宝宝得到更多的锻炼机会。

不想给宝宝玩手机怎么办

12个月的宝宝也可能对手机非常感兴趣，这和爸爸妈妈每天拿着手机刷朋友圈、看视频等不无关系。宝宝也会模仿大人的行为，用小手在手机上点来点去，甚至因此迷恋手机。父母通常不会责备这么小的宝宝，甚至会觉得这很好玩，因此放纵宝宝玩手机。父母的这种行为可能会进一步刺激宝宝积极地玩手机。大人的一言一行都会被宝宝接收与模仿。所以如果不希望宝宝将来也成为“手机控”，家长应尽可能地别在孩子面前玩手机，尤其不要手机不离手。

不要随便更换看护人

从出生到1岁多，是宝宝建立信赖感、获得安全感的重要时期。母亲的呵护、温柔的眼神，母婴皮肤接触以及母亲对宝宝需求的及时反应都可以使宝宝获得安全感。除此之外，宝宝安全感的获得和情绪的健康发展有关。有一个稳定的环境和稳定的看护人于宝宝而言至关重要。所谓稳定，就是不能随便更换。如果看护人经常更换，宝宝就要不断调整自己以适应不同的看护人。这会影响宝宝信赖感的建立和安全感的获得。

给宝宝提供一个稳定的家庭环境，有专人持续地照顾宝宝，帮助宝宝建立安全感，对于宝宝的健康成长意义重大。

为什么有些宝宝发展得慢一些

不同宝宝的不同生长发育层（如运动、智力、情感、语言等）所呈现的速度各不相同，这是正常现象。比如，有的宝宝9个月时已经会走路了，可有的宝宝1岁多了仍对爬行乐此不疲；有些宝宝10个月时已经开口叫爸爸妈妈，甚至能明确表达需求了，而有些宝宝2岁时只会说几个词；等等。

很多爸爸妈妈一旦发现自己的宝宝在某些方面发展缓慢，会觉得非常沮丧，但无须惊慌。家长所要做的只是为宝宝创造一个丰富的学习环境，清醒地认识宝宝所处的学习阶段，帮助他在学习过程中循序渐进地取得进步。

12个月宝宝可以学画画吗

当宝宝尝试着自己拿勺吃饭，开始学习使用工具时，就可以给宝宝准备纸和笔，让他学“画画”了。

严格地说，12个月的宝宝还没有进入所谓的“涂鸦”期（无秩序的信手涂鸦大致发生于1.5～2.5岁）。此时期的“绘画活动”可以当作训练手眼协调的游戏，也是强化宝宝“我能自己做到”的极佳途径。

此阶段，家长只需为宝宝提供几支安全的笔、几张纸即可，并且不要坐得离宝宝太远。然后，让宝宝自己去画，去体验自己的动作在纸上留下痕迹的过程。

适合12个月婴儿的亲子游戏

游戏一：牵手走

游戏目的：锻炼宝宝走的能力。

游戏方法：

在地板上铺上席子或垫子，妈妈面对面扶宝宝双手站在上面。当宝宝站稳后，妈妈扶着宝宝双手向后慢慢退着

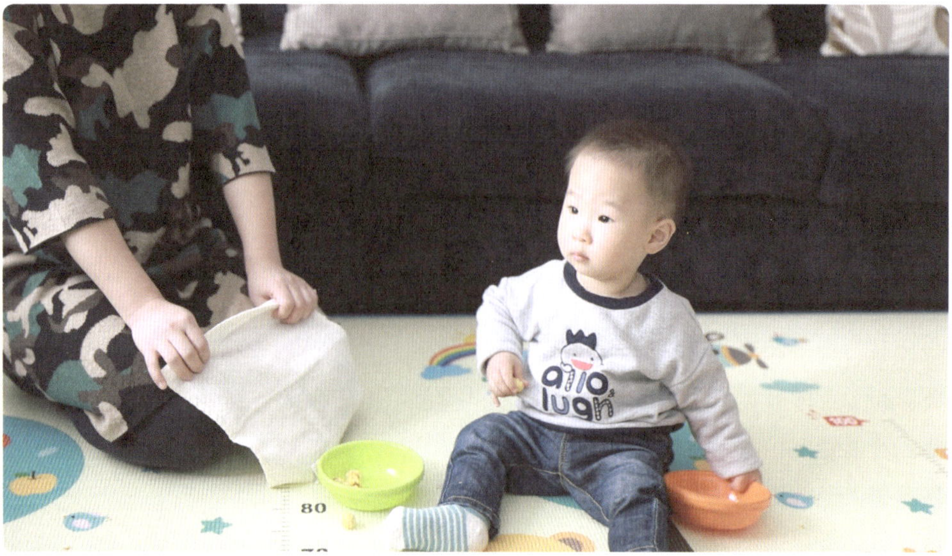

视频26：自己抓（打开微信公众号“童芽”，点击“童芽学院”，点击本书封面，点击右下角“拍图看视频”按钮，拍摄此图观看相关操作视频。）

走，可边鼓励宝宝抬脚边说儿歌“小宝宝真勇敢，一二一向前走”。在宝宝开始向前迈步时，妈妈可慢慢放松一只手，让宝宝即使只用一只手拉着妈妈也能向前迈步子。

游戏二：认“红色”

游戏目的：学习抽象概念，发展抽象思维能力。

游戏方法：

妈妈取一件宝宝喜爱的红色玩具，如红色积木，反复告诉宝宝：“这块积木是红色的。”然后妈妈问宝宝：“红色在哪里？”如果宝宝能很快地从几块不同颜色的积木中找出红色积木，妈妈一定要及时称赞宝宝。

妈妈再拿出另一个红色的玩具，如红色瓶盖，告诉宝宝：“这也是红色的。”当宝宝表示疑惑时，妈妈再拿一块红布与红积木及红瓶盖放在一起，另一边放一块白布和一块黄色积木，然后告诉宝宝：“这边都是红色的，那边都不是红色的。”注意，不要说另一边的玩具是白色的或黄色的，要把宝宝的注意力集中到当下学习的颜色上。

另外，妈妈也可以把上述物品放在一起，要求宝宝把红色的拿出来。如，妈妈对宝宝说：“把红色的给我。”观察宝宝能否把红色的都挑出来。如果宝宝只挑出了红色积木，妈妈还可以说：“还有哪个是红色的，宝宝再找找。”同时给宝宝一点儿提示，如用手指一指，让宝宝把红色的物品都找出来。

游戏三：小手捉迷藏

游戏目的： 训练宝宝手指的灵活性，增进亲子感情。

游戏方法：

妈妈边说儿歌边帮助宝宝做动作：

爸爸夸、妈妈看，

宝宝的小手真好看（帮宝宝伸出双手，手心向上，随儿歌的节奏左右摆动）；

爸爸找、妈妈寻，

宝宝的小手看不见（帮宝宝将手握拳，藏到其背后）；

爸爸妈妈都来看，

宝宝的手指已出现（帮宝宝将小手从其背后伸到前面，并将手打开，手心向上）。

游戏四：自己抓

游戏目的： 锻炼宝宝手部肌肉力量，让宝宝练习抓握能力。

游戏方法：

妈妈用双手将盖在碗上的布拿开，露出盛有爆米花的碗，逗引宝宝注意，同时对宝宝说："宝宝，快看看这里有什么？"

妈妈用左手扶碗，同时用右手拇指、食指和中指夸张地抓起爆米花放入另一个小碗中。对于撒到外面的爆米花，妈妈要用同样的方法将其抓到碗中。妈妈做完后，让宝宝模仿妈妈，将一个碗中的爆米花抓至另一个碗中。

在宝宝抓握的时候，妈妈要仔细观察宝宝抓爆米花的指法，还要让宝宝轮流练习用三指抓、两指捏。

适合12个月婴儿的益智玩具

运动玩具

12个月的宝宝可以做许多活动了，比如翻滚、爬行、站立、走路等。这时，宝宝的平衡能力也有所提升，所以应该给宝宝多选择一些可以在地垫上玩的玩具，以锻炼宝宝的大运动能力和精细动作能力，如彩虹接龙、过河石、体能环、六面画盒等。这时期的宝宝手部控制能力也逐渐提升，可以给宝宝提供笔和纸，让宝宝练习涂鸦。

推荐玩具：软体大积木

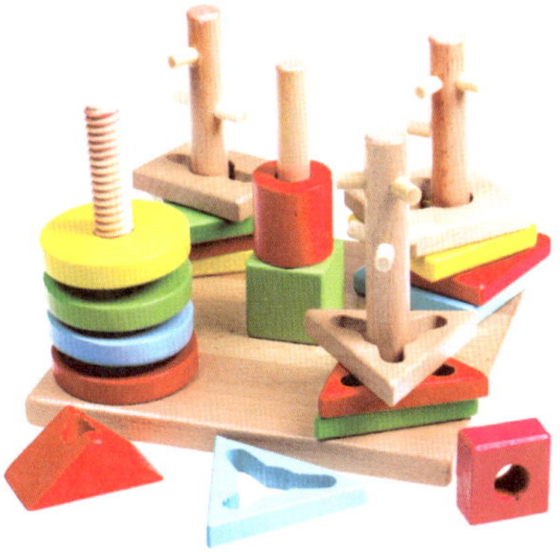

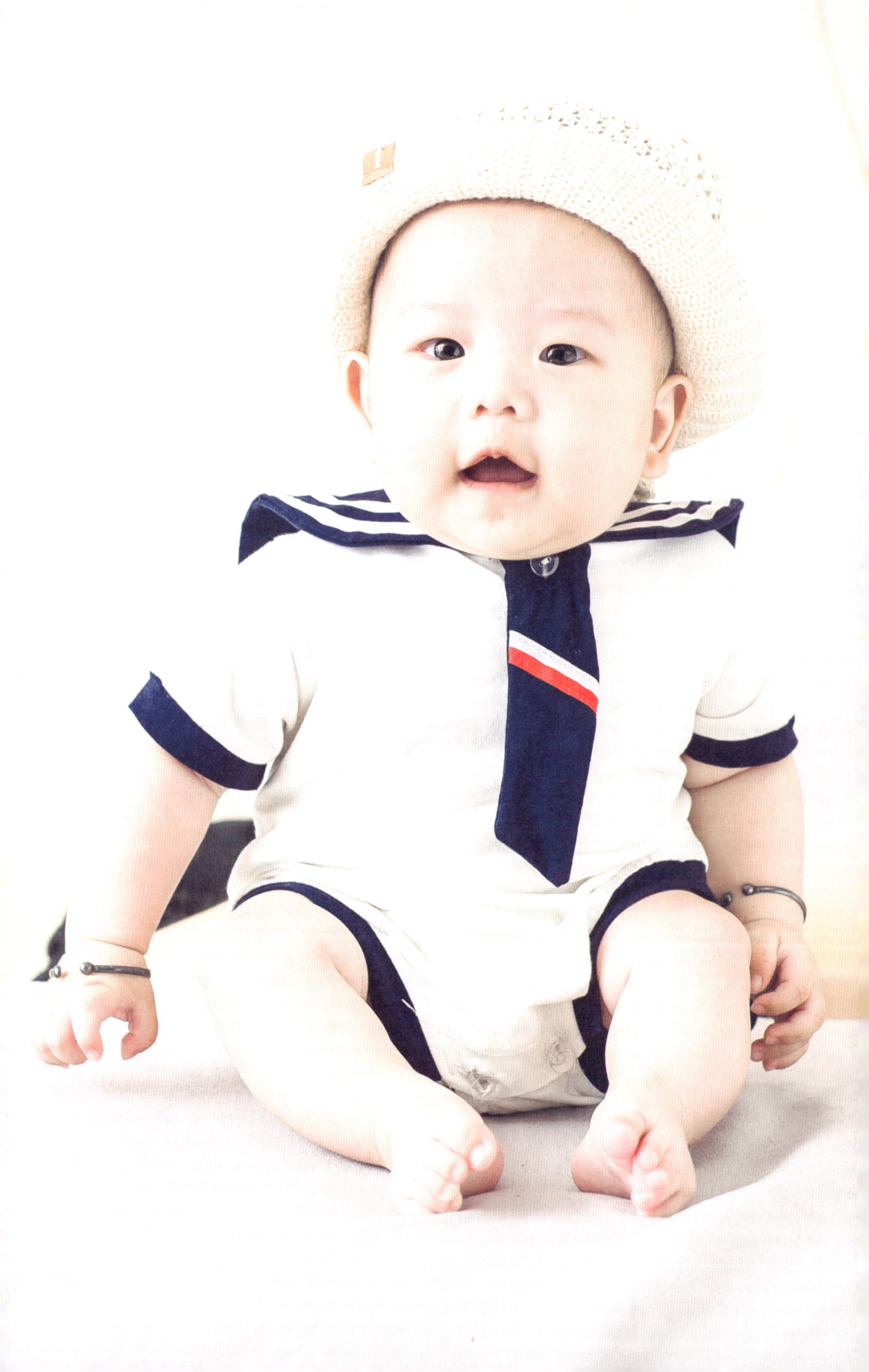

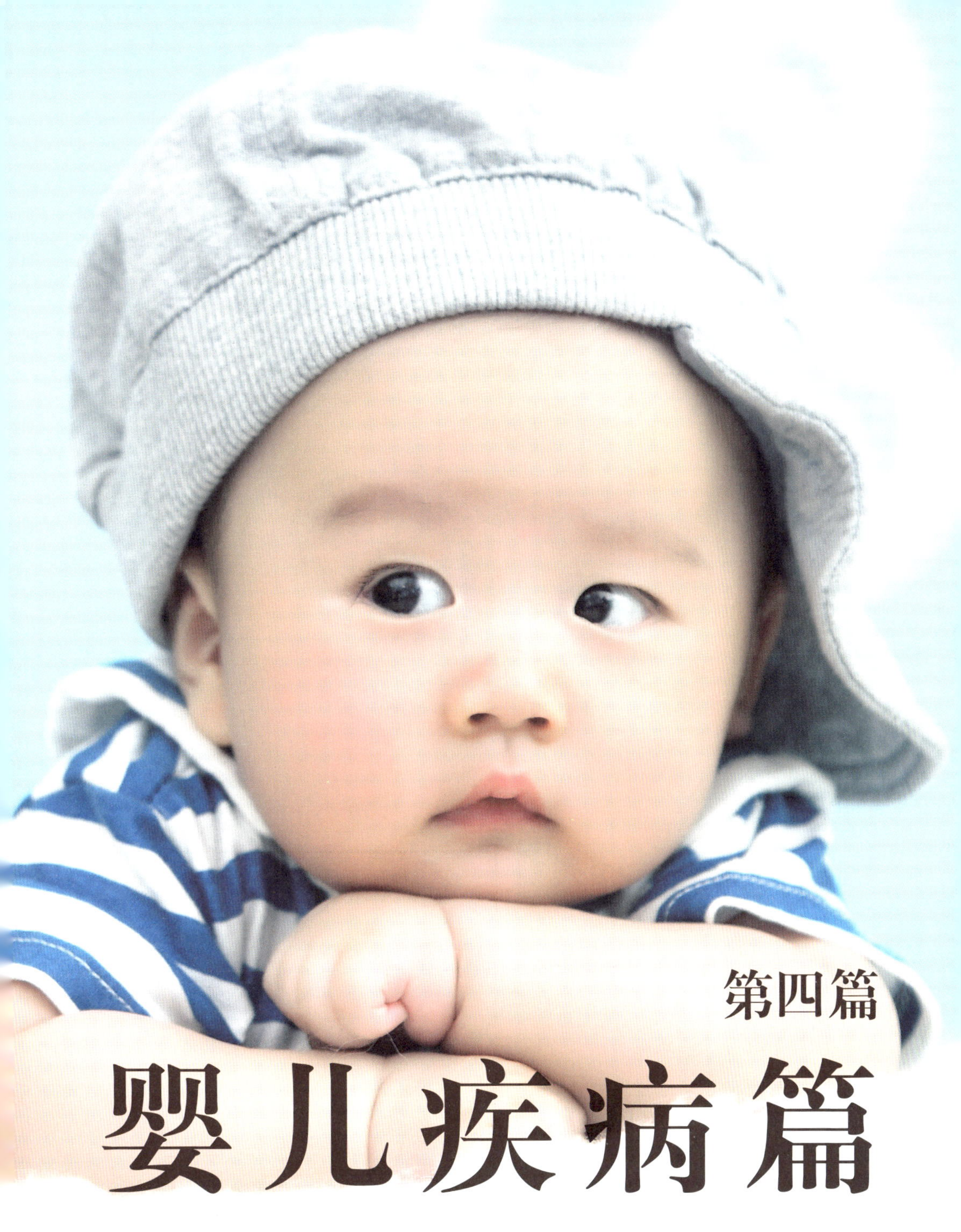

第四篇

婴儿疾病篇

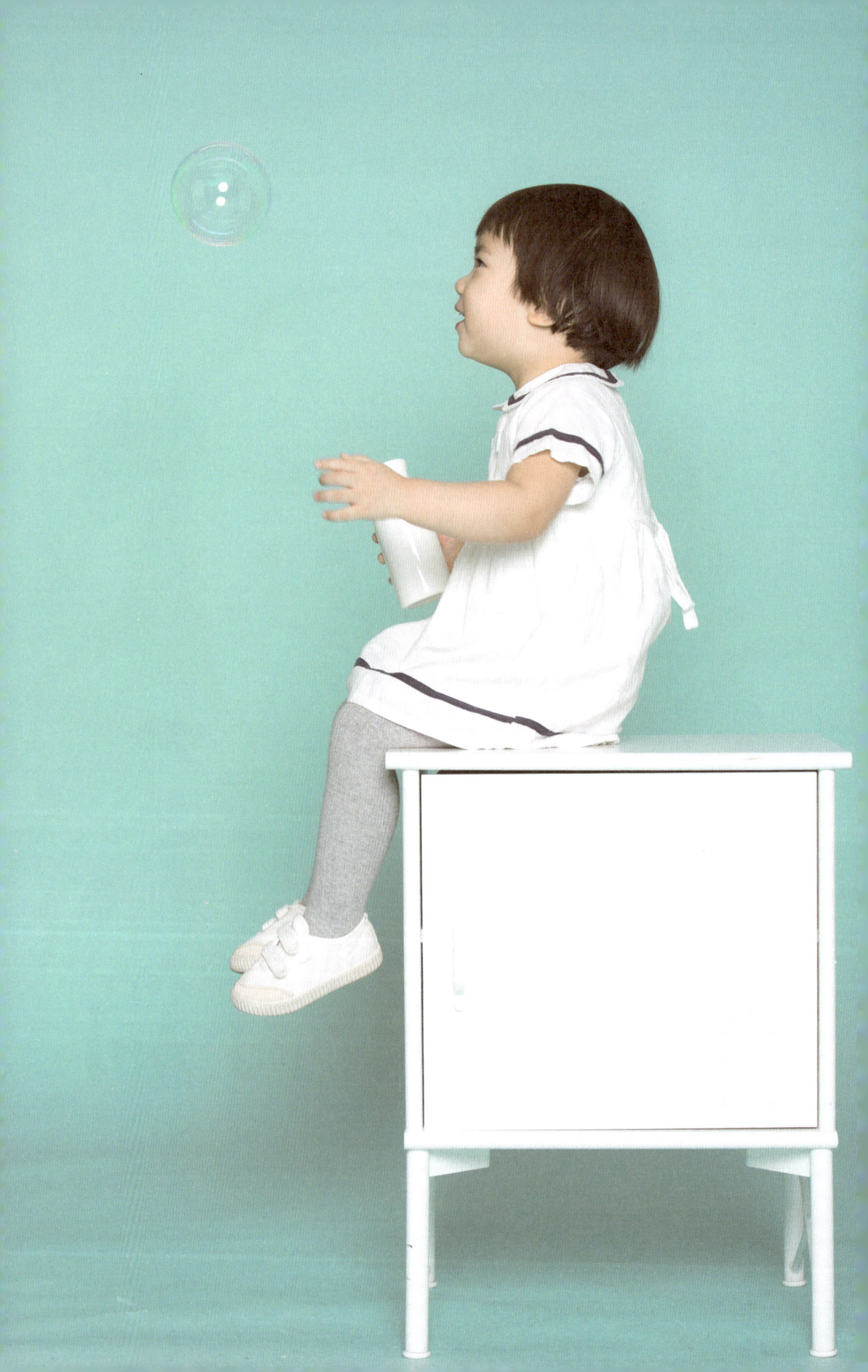

一般危险症状

危险症状是指某些严重疾病的症状，可能危及生命。世界卫生组织把这些症状定义为"一般危险症状"。宝宝一旦出现一般危险症状，需要及时去医院就诊。宝宝的一般危险症状包括不能喝水或吃奶、严重呕吐、惊厥以及嗜睡或昏迷。

症状一：不能喝水或吃奶

如果宝宝十分虚弱，不能吸吮或吞咽时，可表现出"不能喝水或吃奶"的症状。宝宝不能喝水或不能吃奶并不是因为不渴或者不饿，而是因为生病太虚弱，没有能力喝水或吃奶，即使渴了或饿了也不能喝水或吃奶。

如果宝宝鼻腔堵塞也可能出现吸吮或吞咽困难，此时可清理其堵塞的鼻腔。鼻腔被清理后宝宝可以吃奶，则说明宝宝没有"不能喝水或吃奶"的危险症状。

症状二：严重呕吐

严重呕吐是指宝宝吃什么吐什么，不能保留任何吃进去的东西，如食物、液体或口服药物等。

如果宝宝每次进食或喝水后，很快就会将吃进去的东西都吐出来，尤其是会喷射性呕吐，说明宝宝有严重呕吐的危险症状。严重呕吐很有可能是中枢神经系统疾病的表现，如脑膜炎、颅内出血等。宝宝若有严重呕吐的危险症状，需要立即去医院就诊。

症状三：惊厥

惊厥，俗称抽筋、抽风、惊风，也称抽搐，表现为阵发性四肢和面部肌肉抽动；多伴有两侧眼球上翻、凝视或斜视，神志不清，双上肢划船样、双下肢踏车样动作；有时伴有口吐白沫或嘴角牵动，呼吸暂停，面色青紫。发作时长多在3～5分钟之内。有时反复发作，甚至呈持续状态，持续时间最长可达30分钟。

宝宝高热、中枢神经系统感染、中毒性脑病或者癫痫等均有可能导致惊厥。惊厥是疾病危重的表现。宝宝一旦发生惊厥，需立即去医院就诊。

症状四：嗜睡或昏迷

宝宝嗜睡或昏迷的表现为精神状态昏昏沉沉，对周围发生的一切反应差或无反应，不能观望母亲或周围环境，吸吮力弱甚至不吸吮。昏迷的宝宝无法唤醒。触摸、摇晃或对宝宝说话时，宝宝均无反应。

宝宝嗜睡或昏迷可能是中枢神经系统感染、中毒性脑病、中毒等引起的，是疾病危重的表现。宝宝一旦出现嗜睡或昏迷，需立即去医院就诊。

若宝宝有以上任何一项危险症状，表明宝宝可能患有某种重症疾病，应立即去医院就诊。

咳 嗽

咳嗽是儿童常见的呼吸道症状。当咽喉、气管的神经末梢或肺部受到刺激时，人体就会产生神经反射，迫使肺内气体通过气道咳出。通过咳嗽，人体能排出中央大气道的分泌物，可有效清除呼吸道有害物质。

案例

问：我家宝宝8个月了，一个月前开始咳嗽，主要是在夜间和凌晨咳嗽，白天几乎不咳嗽。我们给孩子吃了一些感冒药，但效果并不好。请问，我要不要给宝宝服用止咳药？

案例分析及常见病因

答：婴幼儿咳嗽时一般不需吃止咳药。止咳药可能会对婴幼儿产生严重的副作用。咳嗽不是一种病，而是很多疾病的一个症状。因此要治疗咳嗽，首

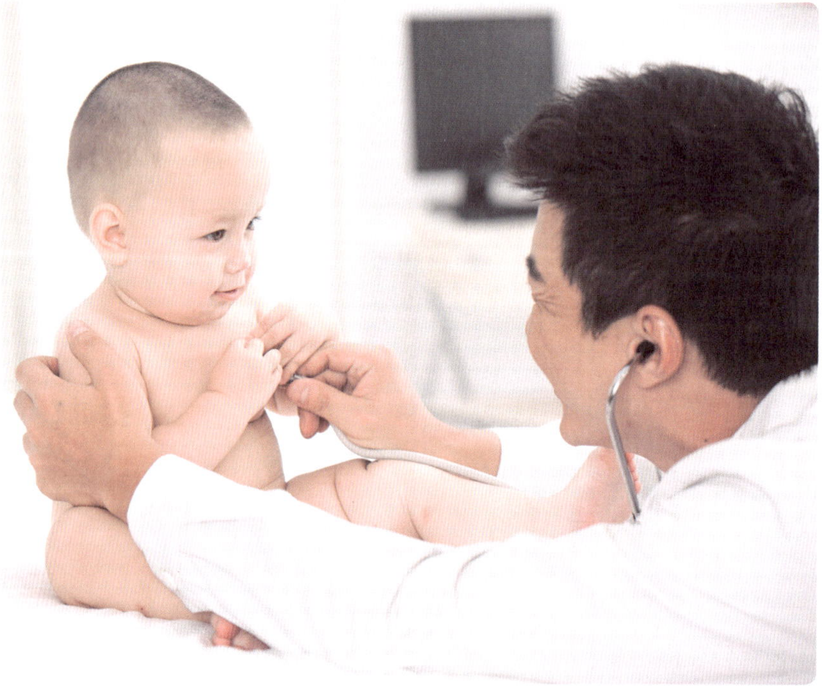

先要弄清楚导致咳嗽的真正原因。案例中宝宝的咳嗽主要发生在夜间和凌晨，且持续时间很长，很有可能是哮喘导致的。案例中的父母应先带宝宝去医院找出宝宝咳嗽的真正原因，然后再接受专业治疗。

一般来讲，咳嗽主要和某些疾病有关。

1.大多咳嗽是由呼吸系统疾病导致的，例如上呼吸道感染（感冒）、毛细支气管炎、喉炎、肺炎等。

2.如果宝宝只在夜间咳嗽，则有可能患有鼻窦疾病、哮喘或者胃食管反流。

3.突发的急促的咳嗽与气管、支气管异物有关。

4.肿瘤、先天性气道畸形、肺结核、气管食管瘘、囊性纤维性病变都可以引起咳嗽。

5.宝宝鼻子若有问题，如鼻塞、鼻腔分泌物多等，且常在躺下后或晨起时咳嗽，那么宝宝的咳嗽可能是鼻子的问题所导致的。这时，宝宝需要去耳鼻喉科就诊。

什么情况下应该去医院就诊

2个月以下的宝宝一旦咳嗽，必须去看医生。大一点儿的婴幼儿，如果在咳嗽的同时出现如下一些情况，应该立即去医院就诊。

1.呼吸困难。

2.持续时间长，伴有喘鸣、呕吐或皮肤青紫。

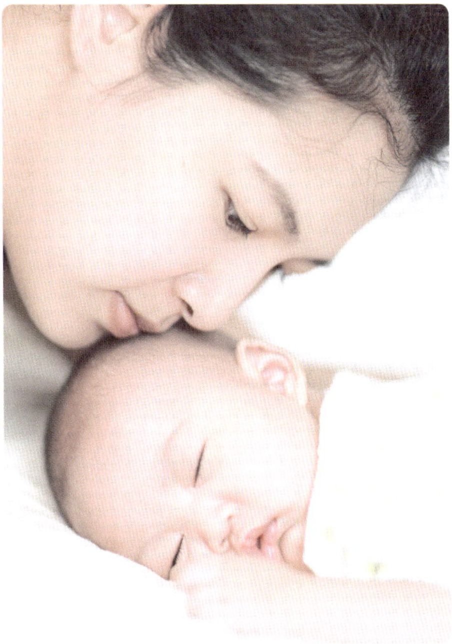

3.影响进食和睡眠。

4.急促且伴有发热。

对于气管异物引起的咳嗽，也即被食物或其他物体呛到后出现的咳嗽，不要把手伸到宝宝嘴里试图抠出呛到宝宝的食物，否则有可能把食物推到气管下方，引起气管阻塞。在约50%的病例中，咳嗽发生于外部物体（食物或玩具）被吸入支气管或肺部几小时或几天之后。

治疗以及家庭护理

对于咳嗽的治疗，取决于其根本的病因。医生会根据病因来进行相应的治疗。

不管宝宝因为什么咳嗽，都可以让宝宝多摄入一些液体。用空气加湿器来增加空气湿度也能让宝宝更舒服，特别是在夜间。空气加湿器需要经常清洗，否则很容易成为滋生细菌或真菌的温床。

如果宝宝经常在夜间咳嗽，可以适当垫高床头，以利于宝宝吞咽分泌物。

家长需要知道的是，美国食品药品监督管理局建议，2岁以下的婴幼儿勿服用止咳药，6岁以下的儿童慎用止咳药，否则可能会产生严重的副作用。一定要在医生指导下用药。

感 冒

感冒的症状主要包括流涕、打喷嚏、咳嗽、发热等。感冒又称为上感，即上呼吸道感染，主要由病毒引起。我们平日提及的感冒分普通感冒和流行性感冒，流行性感冒比普通感冒的症状相对更严重一些。

案例

问：我家宝宝10个月了。昨天上午，我们去公园玩儿。刚开始，天气晴朗，万里无云，突然就刮起了大风。宝宝回到家后，晚上开始流鼻涕、打喷嚏。现在宝宝还在流鼻涕，不时还会咳嗽几声。但是，宝宝的精神状态还不错，吃喝和患病前差不多。请问，我需要带宝宝去医院看病吗?

案例分析及常见病因

答：宝宝很有可能是得了上呼吸道感染。目前，宝宝只是流鼻涕，打喷嚏，偶尔咳嗽几声，也没有发热，可以在家休息。父母要仔细观察宝宝的情况，视情况决定要不要去医院看病。

感冒主要是病毒感染引起的。至少有200种病毒可以导致感冒，常见的有鼻病毒、冠状病毒、腺病毒等。小部分感冒由细菌引起。细菌感染可直接感染或继发于病毒感染之后，以溶血性链球菌感染最为常见，其次为流感嗜血杆菌、肺炎球菌、葡萄球菌等的感染。

感冒的易感因素包括抵抗力低、受凉、淋雨、气候突变、过度疲劳或接触其他感冒患者等。

感冒的表现

感冒的症状一般包括流涕、鼻塞、打喷嚏、咳嗽、咽痒、咽痛等，可以伴有发热。流行性感冒的症状比普通感冒重。

什么情况下应该去医院就诊

病毒性感冒本身是自限性疾病，发病急，潜伏期一般为1～3天，病程为5～7天。一般而言，家长可以让宝宝在家休息，耐心“等待”，等待宝宝的感

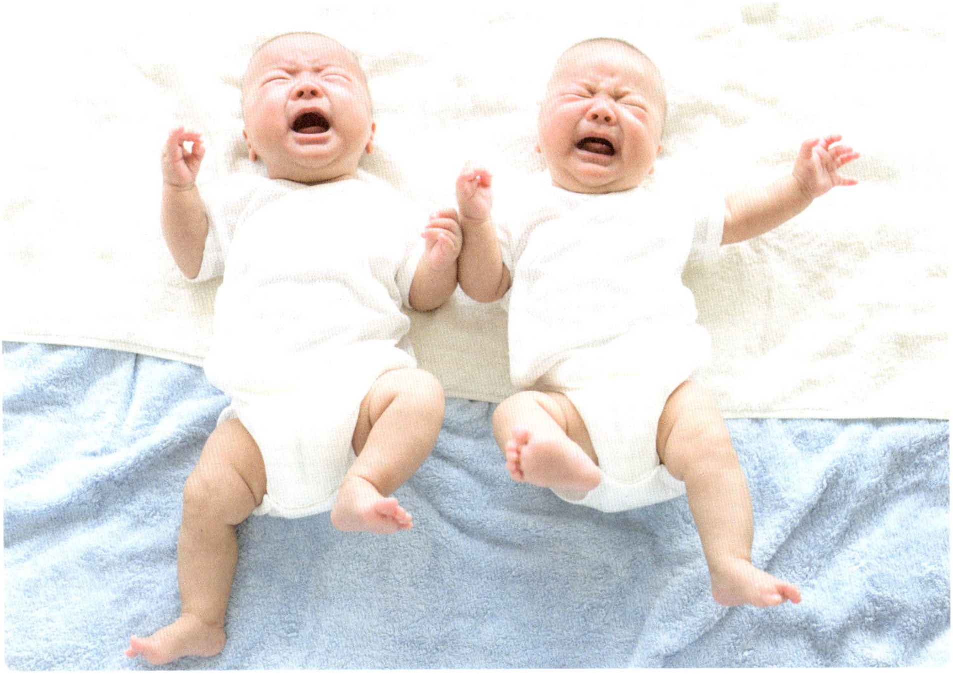

冒自行痊愈。

如果只有3个月大或者更小，在出现第一种症状时就要去医院就诊。月龄越小的宝宝，其感冒时的症状越具有误导性，很有可能快速地发展成更严重的疾病，例如毛细支气管炎、喉炎或者肺炎。

3个月以上的宝宝患有感冒，一般不需要去看医生，除非病得非常严重。另外，若出现以下情况，家长应该尽快带宝宝去医院看病。

1.宝宝每次呼吸的时候，鼻孔会张开（鼻翼翕动），肋骨和胸骨之间及胸壁下部会凹陷，呼吸十分急促甚至困难。

2.宝宝的嘴唇或者手指甲（甲床）发青。

3.宝宝鼻腔内分泌的黏液10～14天后依然存在。

4.宝宝咳嗽不止（持续超过1周）。

5.宝宝持续易激惹和哭闹。

6.宝宝嗜睡或者脾气暴躁。

治疗以及家庭护理

1.居家期间，要尽可能保证宝宝鼻腔通畅。如果宝宝发生鼻塞，可用温热毛巾敷鼻，甚至可用不含麻黄素的滴鼻液。

2.让宝宝多喝水。对于纯母乳喂养的宝宝，可增加母乳喂养的次数。如果宝宝鼻腔分泌物多，可以在其睡前和吃奶前用吸鼻器帮其吸出分泌物，清洁鼻腔，以保证宝宝呼吸通畅。

3.感冒多由病毒感染所致，一般使用抗生素治疗是没有效果的。对于感冒，尽可能不用药。对于流行性感冒，可以使用药物。尽早使用抗流感病毒的药物可以缩短病程。如在发病48小时内使用奥司他非（达菲），可以缩短发热的时间。对于细菌感染所致的感冒，可以使用抗生素。

疱疹性咽峡炎

疱疹性咽峡炎是由肠道病毒引起的以急性发热和咽峡部疱疹溃疡为特征的急性传染性咽峡炎，夏秋季为高发季节，以发热、咽痛、咽峡部黏膜小疱疹和浅表溃疡为主要表现，为自限性疾病。一般病程4～6日。重症患者病程可持续2周。

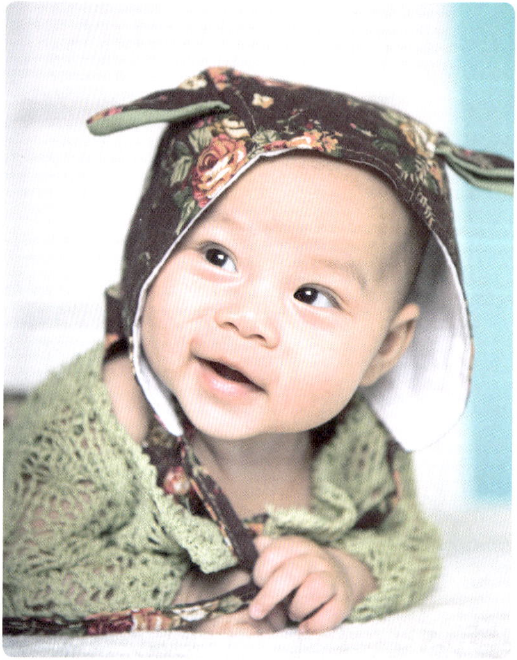

案例

问：我家宝宝11个月了，3天前开始发热，但吃喝没有明显异常。今天，宝宝的体温基本正常。不过，宝宝反而不愿意吃东西和喝水了，一直流口水，烦躁不安。宝宝是感冒了吗？

案例分析及常见病因

答：宝宝很可能患上了疱疹性咽峡炎。疱疹性咽峡炎一般以发热起病。开始几天，宝宝的主要症状是发热，其他无明显异常。其实，此时咽部已经出现小红疱，不过没有破溃。因此，宝宝并不会感觉很难受。退热以后，宝宝咽部的小疱开始破溃，宝宝会感到非常疼痛，因而会出现拒食、流口水、烦躁不安等情况。

疱疹性咽峡炎大多由柯萨奇A组病毒引起。此外，埃可病毒和肠道病毒70型也可引起本病。

婴幼儿呼吸道黏膜柔嫩，分泌的可抵抗细菌、病毒的免疫物质不足，不足以完全杀灭入侵的病原体。因此，婴幼儿很容易患

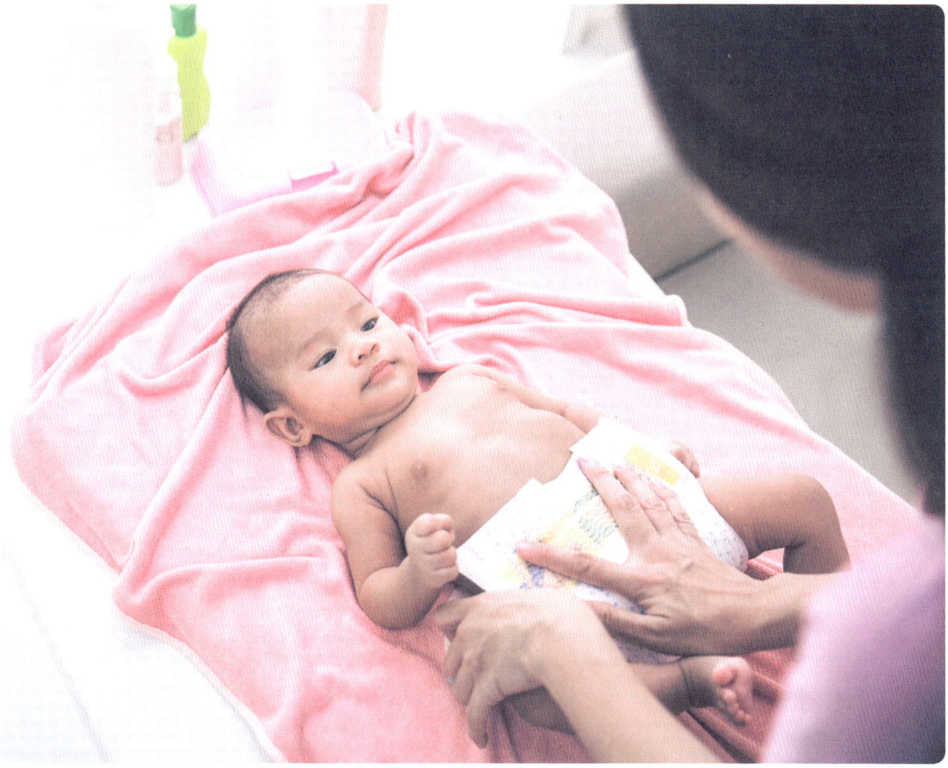

此病。得过此病后，抗体能产生免疫力。不过，A组病毒中其他型病毒或其他肠道病毒也可能再次引发此病。手足口病的病原也是肠道病毒，以柯萨奇A组16型、肠道病毒71型多见。重症手足口病多由肠道病毒71型感染引起。

疱疹性咽峡炎的表现

疱疹性咽峡炎是典型的病毒性上呼吸道感染性疾病。主要症状是初期发热3～5天，同时口咽部会出现许多小红疱。发热停止后，口咽部的水疱会破溃。从医学角度看，这时病情开始好转。但咽部小疱破溃后会形成溃疡，从而可引发剧烈疼痛。

此病在宝宝身上的具体表现是，口咽部有水疱，宝宝不会觉得疼。接着是高热。宝宝发高热的时候，也不会觉得特别疼，刚退热后还能吃喝。但是，等到不发热之后，宝宝口咽部的水疱破溃、发生溃疡时，宝宝会感觉到疼痛，因而拒绝吃饭，甚至拒绝吃奶和喝水。有的宝宝会因此流口水、哭闹。这样的情况会持续3～5天，之后会完全好转。

治疗以及家庭护理

1.让宝宝进食容易消化的食物。宝

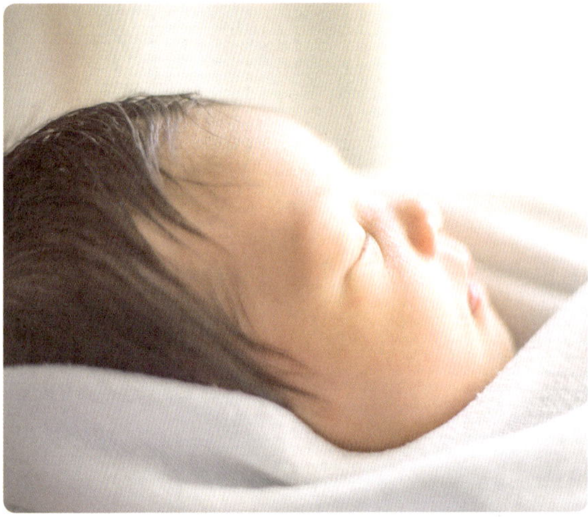

宝进食困难，可多进食流食，让宝宝多喝水。宝宝口腔里有创面，细菌停留在这里之后可能会大量繁殖。口腔黏膜破了之后会渗出一些液体，这些液体对细菌来说是最好的营养。多喝水不仅可以镇痛，而且可以把创面冲洗干净，从而利于创面恢复。

2.别让宝宝去人多、拥挤的公共场所。因为疱疹性咽峡炎一般通过飞沫、唾液、口腔接触传播，从潜伏期到宝宝完全康复均具有传染性。

3.要注意卫生，尤其是宝宝手部的卫生，所以要勤为宝宝洗手。

什么情况下应该去医院就诊

如果宝宝出现下列情况，应立即去医院就诊。

1.持续高热，腋下体温超过39℃。

2.精神状态差，脸色不好。

3.拒食甚至呕吐。

4.尿量明显减少。

5.打寒战、肢体不停抖动甚至发生惊厥。

肺　炎

肺炎是人在婴幼儿期最常遭遇的一种呼吸道疾病，是导致婴幼儿死亡的主要原因，多发生于冬、春季，主要由各种病原微生物的感染所致。大多数患肺炎的宝宝只要获得恰当的治疗，都可以康复。

案例

问：我家宝宝7个月了，前两天开始咳嗽、流涕，今天突然发热，体温高达40℃，呼吸急促，拒食，烦躁不安。我家宝宝是感冒了吗？

案例分析及常见病因

答：这个宝宝很有可能患上了肺炎。大多数肺炎继发于呼吸道感染。典型的过程是引起疾病的相关病原体侵入肺部，并在此处引起肺炎。

肺炎可以由多种病原体的感染所引起，例如细菌、病毒、支原体、衣原体、真菌等。肺炎可以是由一种病原体单独感染所致，也可以是由两种以上病原体合并感染所致。例如，病毒感染对呼吸道产生强烈刺激，或削弱了宝宝的免疫保护功能，细菌便有可能趁机开始在宝宝的肺部生长，从而在原发感染的基础上出现二次感染。

需要注意的是，宝宝患肺炎的概率和他所穿衣服的多少以及气温没有太大关系。

肺炎的表现

和其他很多感染一样，肺炎也常常会引起发热，并继发出汗、寒战、皮肤潮红以及全身不适。同样，和平时相比，患了肺炎的宝宝也有可能出现食欲下降，并且看上去没有活力、面色苍白，而且比平时更容易哭闹。肺炎会表现出下列典型的症状：

1.咳嗽。这在大孩子身上往往表现得更为剧烈，初期多为干咳，中晚期可能伴有大量的痰。新生儿患肺炎时可能很少咳嗽，主要表现为吐沫、呛奶或吐奶。

2.发热。大部分患肺炎的宝宝会发热，但新生儿肺炎往往没有发热的典型症状。

3.呼吸增快。得了肺炎的宝宝一般会出现呼吸增快的情况。呼吸增快的标准取决于宝宝的年龄，年龄越小，呼吸频率越高。家长可以亲自数一下宝宝的呼吸次数，根据呼吸的频率来初步判断宝宝是否患有肺炎。如果没有呼吸增快的情况，宝宝可能就是感冒了。

年龄	呼吸增快
出生~2个月	60 次/分或以上
2~12个月	50 次/分或以上

4.肋骨和胸骨之间及周围的皮肤内陷。

5.鼻翼翕动。宝宝的鼻翼随着呼吸翕动。

6.喘息。婴幼儿患肺炎时容易出现喘息。喘息表现是嗓子处“咝咝”作响。

7.嘴唇和甲床青紫。宝宝患肺炎时，肺泡血氧交换不充分，血液中氧含量减少将导致这种症状的发生。

医生一般根据症状、体征和相关检查可以诊断肺炎。不过为了确诊并且判断肺部病灶感染的程度，拍一张胸部X光片是非常必要的。对于严重的肺炎或者反复发生、迁延不愈的肺炎，医生还会建议拍肺部CT。通过肺部CT能够进一步了解肺内病变的程度、有没有肺不张，对进一步的评估、治疗非常有帮助。有些反复在一个部位发生的肺炎或者迁延不愈的肺炎，肺部CT能够帮助医生了解肺内有无先天性的疾病和结构的异常。

什么情况下需要去医院就诊

1.精神萎靡、呼吸困难。

2.面色苍白或青紫，口唇、甲床呈

青紫色。

3.咳嗽加重或伴有喘息，口服药物治疗无效。

4.发热超过三天，且无好转趋势。

5.痰多或痰色黄。

6.烦躁不安、拒食。

治疗以及家庭护理

轻症肺炎可以在门诊或家中治疗，主要措施有口服抗生素、及时退热、定时雾化吸入。另外，可口服化痰药物，以利于痰液排出。重症肺炎一定要住院治疗。

要多给患儿喂水。宝宝患肺炎时，呼吸频率增快，以致从呼吸道丢失的水分明显增多，而且因为发热，进食、进水会减少，所以要多补水。另外，多喝水可稀释痰液。

对于痰多且不能自行咳出的宝宝，家长可在医生的指导下为宝宝拍背，帮助排痰。

病毒性肺炎的治疗措施以居家休息和控制体温为主，一般不使用止咳药。咳嗽是机体的一种正常而重要的反应，通过咳嗽可以清除气道中过多的分泌物。治疗细菌性肺炎至少需要使用一种抗生素。不管使用何种抗生素，都要按剂量用满1个疗程。如果疗程不足，肺炎很容易复发。

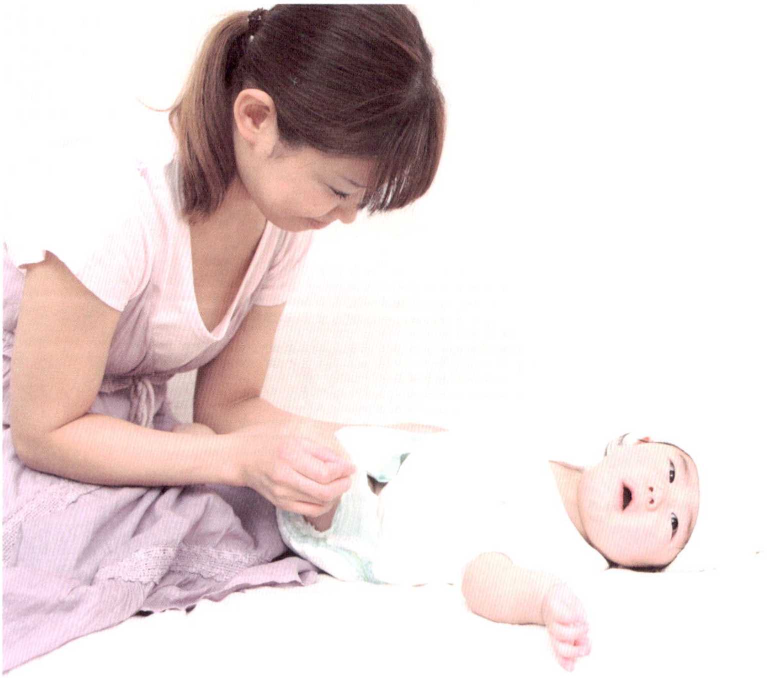

鹅口疮

鹅口疮，又名雪口病、白念菌病，由真菌感染所致。鹅口疮的主要表现是于口腔黏膜表面形成白色斑膜，多见于婴幼儿。本病一般由白色念珠菌感染所致。

案例

问：我家宝宝7个月。我最近发现他嘴里经常出现乳白色像奶块似的斑膜，周围不红不肿的。他应该也不疼。用纱布擦去斑膜后，下边不出血，创面呈红色。宝宝嘴里的斑膜大小不等，有时候在舌、颊、腭部，有时候在唇内黏膜上。用棉棒或湿纱布擦拭时，白色的斑块不容易被擦掉。我家宝宝这到底是怎么了？

案例分析及常见病因

答：这个宝宝多半患了鹅口疮。鹅口疮多发生于6～7个月处于长牙期的宝宝，其病原菌为白色念珠菌。白色念珠菌是微生物中的一种。口腔不清洁、营养不良的宝宝容易发生鹅口疮。白色念珠菌在健康儿童的口腔里也常可发现，但并不一定致病。

以下情况均可能引发鹅口疮：

1.宝宝出生时，通过母亲的产道时被母亲阴道里的霉菌感染。

2.接触被污染的食物或用具。

3.人工喂养时用的奶瓶、奶嘴卫生状况不好。妈妈的乳头不清洁或被念珠菌污染。

4.长牙期的宝宝啃咬被念珠菌污染的手或其他物件。有些家长会给孩子准备磨牙棒，如果不注意卫生，也容易把细菌、霉菌带入宝宝口腔，从而引发感染。

5.最后，要强调的一点是，肠道菌群失调的小宝宝是鹅口疮的高发人群。因其他原因长期服用抗生素，或不适当使用激素，均可引起肠道菌群失调。

鹅口疮的表现

轻度的鹅口疮很容易被忽略，因为没有痛感，宝宝不会有任何异常反应。另外，因为外表和奶块很接近，宝宝口腔内的白色斑块不容易被发现。感染稍重时，宝宝在吃奶时会有痛苦异样或轻度拒乳的表现。当病情严重到一定程度，宝宝才会出现躁怒、纳差、哭闹不易哄好、拒食等表现，有时还会伴有轻度发热。严重的鹅口疮如果不及时处理，可能波及更大的范围，甚至会发展至咽部、扁桃体、牙龈等部位。更严重时，鹅口疮会进一步向深处发展，直至食管、支气管等部位，从而引发念珠菌性食管炎或肺念珠菌病。细菌如果入血，甚至可以造成败血症。

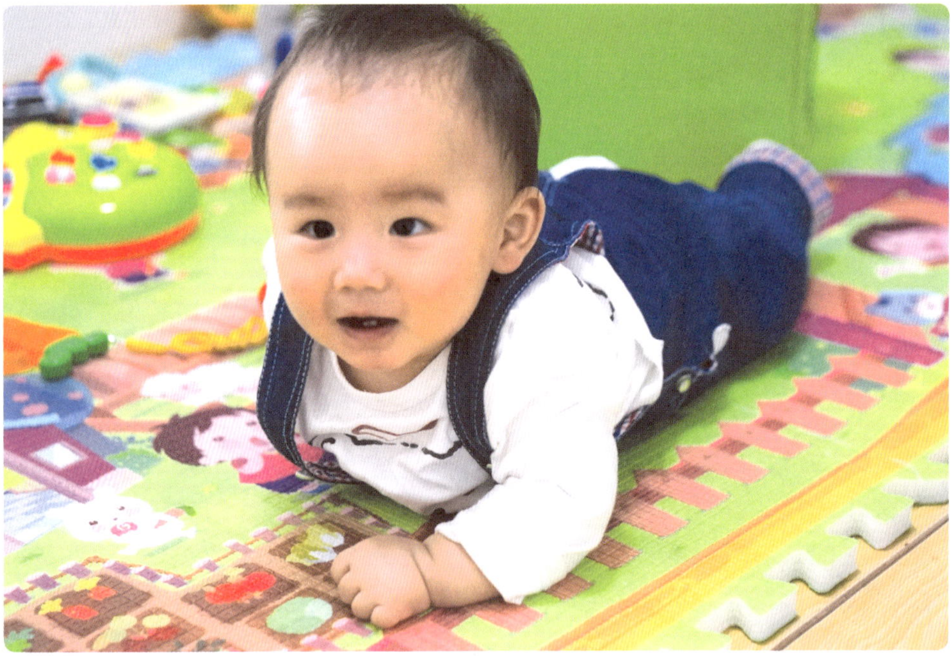

什么情况下应该去医院就诊

宝宝患了鹅口疮，一般情况下不需要特殊处理，甚至不用去医院。

如果宝宝的鹅口疮反复发作，迁延不愈，需要带宝宝去医院就诊。医生根据宝宝的口腔表现即可做出诊断，一般不需要做相关检查。如果宝宝的鹅口疮反复发作，医生会从宝宝口腔白斑处刮一小片下来，然后送实验室检查所感染真菌的种类，以确定用哪种药物治疗。

治疗以及家庭护理

1.有阴道霉菌病的产妇在生产时应注意保护好胎儿，以避免在生产过程中使胎儿感染相关病原菌。

2.哺乳期的母亲在喂奶前应用温水清洗乳晕和乳头，有助于减少因哺乳不洁引发的鹅口疮。

3.宝宝的餐具应严格消毒，这对减少鹅口疮的发生有重要意义。

4.哺乳的空间应相对独立，并要注意空气流通和用具消毒，这可避免因环境原因使宝宝发生相关感染。

5.对于孩子的寝具，应与成人分开放置，并要定期晾晒和消毒。

6.宝宝之间不可以混淆使用餐具和其他用具，以避免交叉感染。

肠痉挛

肠痉挛是由于肠壁平滑肌强烈收缩而引起的阵发性腹痛，是宝宝急性腹痛中最为常见的情况。在儿童医院小儿外科门诊中，约80%的宝宝肚子疼都是肠痉挛引起的。

案例

问：我家小宝贝现在2个月了。这几天，每到傍晚时分，他就哭闹不止，一阵一阵地发作。我用手轻轻揉揉他的小肚子或抱着他站起来轻轻摇一会儿，他会好一些。宝宝每次发作约持续3～5分钟不等。宝宝是肚子不舒服吗?

案例分析及常见病因

答：宝宝的这种情况一般来讲很可能是发生了肠痉挛。肠痉挛多数情况下会在下午和傍晚加重，还有可能伴有无法安抚的哭闹、踢腿、频繁排气以及全身激惹症状。肠痉挛可能的原因有很多。

1.宝宝的神经系统对于肠蠕动的调节功能不稳定，副交感神经易兴奋，可导致肠蠕动过强，甚至导致肠痉挛的发生。

2.宝宝的肠痉挛多半是有比较明确的诱因的，比如食物过敏、寒冷刺激、未及时喂奶或给予辅食、消化不良、大便干燥等。

3.母乳的乳糖含量较高，而宝宝体内的乳糖酶不足。乳糖代谢过程中产生的气体留存在宝宝肠道也是造成肠痉挛及腹痛的原因。

4.喂奶场所或姿势不当也会引发肠痉挛，因为不当的喂奶场所（比如室外）或喂奶姿势，会使宝宝吸入过多空气。肠内气体过多，便可能发生肠痉挛。

5.正在哺乳的妈妈饮食不当也是宝宝发生肠痉挛比较常见的原因，比如正在哺乳的妈妈饮用奶制品不当可能诱发宝宝的肠痉挛。

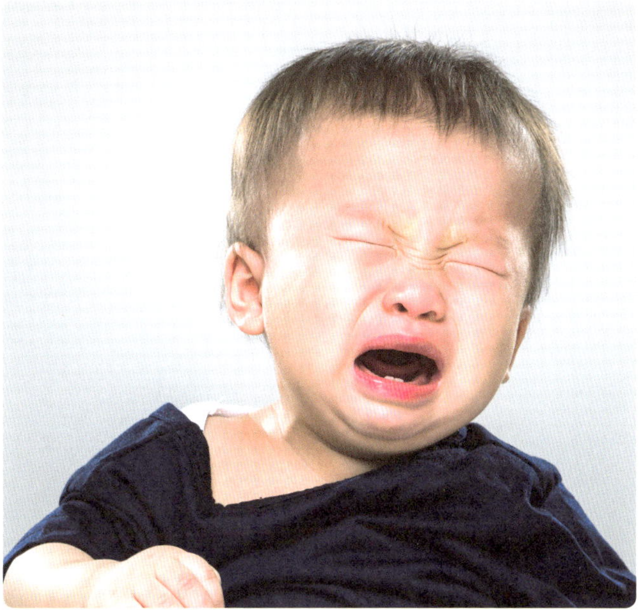

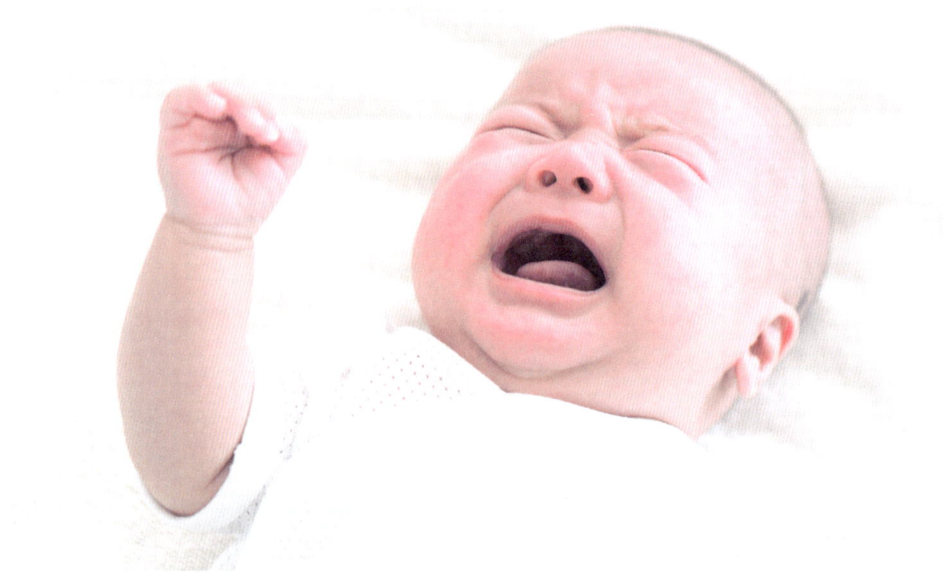

6.宝宝对进食的奶或食物过敏也可能是肠痉挛发生的原因。

肠痉挛的表现

1.肠痉挛的主要表现是阵发性腹痛，具体表现是无法安抚的哭闹和烦躁。宝宝每隔几分钟或几十分钟就会发作一次。每次发作均会持续3～5分钟甚至更长。

2.宝宝没有明确的疼痛点。家长用手轻轻按压宝宝腹部时，一般找不到固定发作部位。细心的家长偶尔可在腹部摸到条索状较硬的肠管。对宝宝做腹部检查，多见小肚子鼓起，呈软软的状态，且没有明显的肌肉强直和紧张。

3.宝宝常出现持续的烦躁不安、大声哭泣，且无法被安抚。多数宝宝可伴有面部绯红、在床上比较痛苦地翻滚等。宝宝在翻滚时表现为双腿蜷曲的强迫体位且无法放松。

4.宝宝哭闹时表现为小脸通红、小肚子比较僵硬、双腿向上蜷起等。

5.在疼痛缓解期，宝宝精神状态可以迅速恢复，能够正常吃奶及辅食。

相对来讲，肠痉挛很少出现发热、腹泻、呕吐等急性消化道症状。

一旦宝宝开始排气或排便，上述症状及表现即可迅速缓解。

什么情况下应该去医院就诊

如果宝宝因为肠痉挛引起的哭闹不是特别剧烈，短时间采用按摩、轻轻摇动或者保暖等简单的措施即可帮助宝宝排气、排便，从而可缓解宝宝的疼痛和哭闹。在这种情况下，宝宝可不必去医院。

如果宝宝哭闹或疼痛的表现十分急促，相关症状也比较严重；或不能确定宝宝是否发生了肠痉挛，且较长时间内采取多种手段仍不能有效缓解宝宝的症状时，应及时带宝宝前往医院就医。

治疗以及家庭护理

1.取暖、协助排气对缓解肠痉挛十分重要。比如，每次喂奶后将宝宝竖直抱起为其拍奶嗝就是一个十分有效的措施。

2.给宝宝充分的抚慰。家长可竖直抱着宝宝或让宝宝仰卧在大人的双腿及膝盖上，给他喂适量的温水。家长将双手搓热，用温暖的手掌轻柔地按摩宝宝的小肚子，或在其小肚子上放置热水袋，也可缓解宝宝的相关症状。

3.确保宝宝的睡眠环境温暖、舒适。让宝宝在温暖、舒适的环境入睡，通常宝宝醒来后可因排出体内的气体恢复正常。

如何预防肠痉挛的发生

要预防肠痉挛，一定要合理安排宝宝的饮食起居。让宝宝养成好习惯，既能促进宝宝的成长，也能减少爸爸妈妈的养育烦恼。

1.宝宝的饮食温度要适宜。即使是在夏季，10个月以下的宝宝也要禁止食用冷食、冷饮。

2.在哺乳期，妈妈也要严格控制自己的饮食，严禁摄入易引起胀气的食物，比如牛奶、苹果、甜瓜等。

3.对宝宝要有耐心，要用心观察、了解宝宝的需求并及时满足，以减少宝宝的哭闹，也可帮助宝宝预防肠痉挛。宝宝过度哭闹可导致身体吸入大量气体，从而引发肠痉挛。

4.常为宝宝拍奶嗝。每次喂完奶后，一定要将宝宝竖直抱起，轻拍其后背，帮助其将吃进去的空气充分排出。

5.为宝宝按摩腹部。这可促进宝宝肠道蠕动。具体的操作方法是以单手在宝宝小肚子上顺时针方向打圈按摩，每天2次，每次10圈左右。注意，最好在宝宝进食1小时后按摩。

6.让宝宝养成良好的进食习惯。规律的饮食习惯，可以保障肠道有充分的恢复时间。否则，不规律的饮食对宝宝稚嫩的肠道将造成过多负担和伤害。

呕 吐

呕吐是指胃内容物强有力地从口腔中吐出，而吐奶（大多见于1岁以下的宝宝）则是胃内容物轻微地反流到口腔中，经常伴随着打嗝。

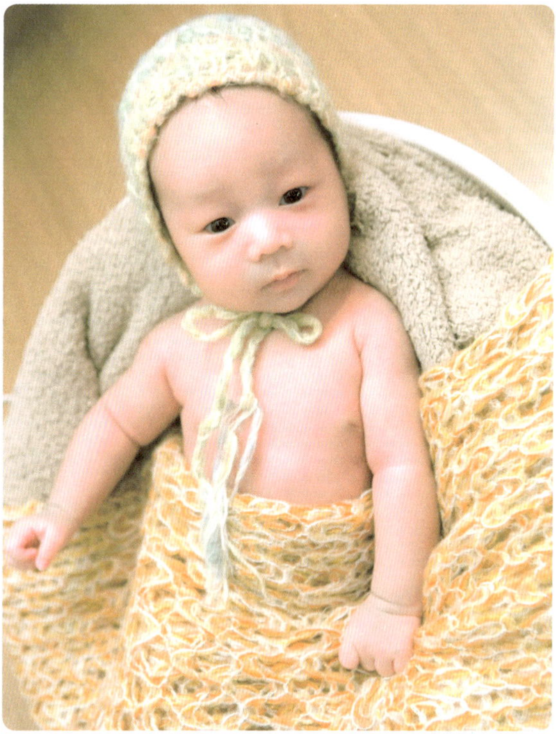

案例分析及常见病因

答：这就是宝宝呕吐的常见表现。其实，严格说起来，呕吐不是一种疾病。很多儿科常见病都可以表现为呕吐，或者伴发呕吐。宝宝呕吐的原因因月龄不同而有一定的差异。宝宝呕吐常见原因如下：

1.食物反流。出生后头几个月，或吃奶的最初阶段，宝宝很容易吐出小口配方奶或母乳。这时，导致小口吐奶的主要原因是食物反流。也就是说，宝宝刚吃进去的奶从食管反流到口腔了。

2.严重疾病。在不到1个月的新生儿身上发生的呕吐，特别是喷射力格外大的呕吐，应尽快就医，以避免因罹患某些严重疾病引起的呕吐被误诊。

3.幽门肥大性狭窄（胃的出口先天异常）。2周至4个月的宝宝如果发生持续时间长而且十分严重的呕吐，可能有幽门肥大性狭窄的情况。这种情况会阻止食物通过胃部的出口进入肠道，从而出现呕吐。

4.胃食管反流病。少数情况下，刚出生几周或几个月的宝宝，若持续吐奶，而且没有好转迹象，很可能是患有胃食管反流病。宝宝若患有胃食管反流病时，食管下段肌肉过于松弛，导致胃内容物容易向上反流。

很多常见的儿科疾病都有可能影响宝宝的消化功能，从而引起呕吐。所以，宝宝在成长过程中，出现呕吐几乎是司空见惯的，也可以说是不可避免的。一般来说，呕吐不需要任何治疗就可以自愈，不过这并不意味着对宝宝呕吐可以掉以轻心。

案例

问：我家小宝贝现在7个月了。最近经常吐东西，有时候是把吃到肚子里的食物吐出来，有时候会吐出来一些发酸的奶块和食物混合物，吐完后也不爱吃东西。最近他体重没怎么增加，好像还瘦了一些。他到底是怎么了？

5.细菌或病毒感染。呕吐可由病毒感染引起，也可由细菌感染甚至寄生虫引起。感染也有可能引起发热、腹泻，有时候还会引发恶心和腹痛。很多感染都具有传染性。

呕吐的表现

1.呕吐前，宝宝常会出现脸色苍白、厌食、哭闹等情况。呕吐时，进食、进水均吐。

2.呕吐较为急促时，吐出物可能从口和鼻腔呈喷射状喷出。

3.呕吐症状较为严重的宝宝，可能有口渴尿少、精神萎靡不振、口唇红、呼吸深长等脱水表现。

什么情况下应该去医院就诊

1.如果宝宝有幽门肥厚性狭窄，应立即根据医生的建议治疗。

2.宝宝有持续时间长及严重的呕吐，且无法排除病毒感染时，尤其是伴有发热时，需要及时到医院就诊。

治疗以及家庭护理

1.经常给宝宝拍嗝，并在其进食后限制剧烈运动，能减少吐奶。随着宝宝月龄逐渐增加，其吐奶的情况会有好转，只是偶尔会有轻微的吐奶。轻微的吐奶会一直持续到宝宝10～12个月的时候。吐奶并不是严重的问题，一般不会影响宝宝的正常发育。

2.呕吐后不要马上吃东西。呕吐后一段时间内，胃肠处于逆蠕动状态，马上吃东西会加重逆蠕动，从而加重呕吐的情况。建议禁食1～2小时，给胃肠道一段休息的时间。

3.注意水分补充。呕吐会导致机体丢失大量水分。宝宝呕吐后可能出现缺水表现，如口干或尿少。在宝宝呕吐后禁水1～2小时后，可以开始小口小口地给宝宝喂水。先少量尝试，未引起呕吐时，可在20～30分钟后再喂一次。

4.饮食要清淡。不管是患有胃肠炎还是因其他疾病引发胃肠道症状，在饮食上都要注意清淡。比如，对于已开始吃辅食的宝宝，可以吃米汤或大米粥，然后逐渐过渡到正常饮食。

5.慎用止吐药。呕吐是指人体自发地把胃肠道内消化不了的食物或异物排出体外。所以，一旦发生呕吐，不需要积极止吐。当然，出现脱水而又并发呕吐时，可能需要静脉补液。

腹泻

一般来说，宝宝因为月龄和饮食情况不同，其排便次数和规律也会有所不同。大便次数增多，且伴有大便性状改变，或有发热、呕吐、腹痛等症状及不

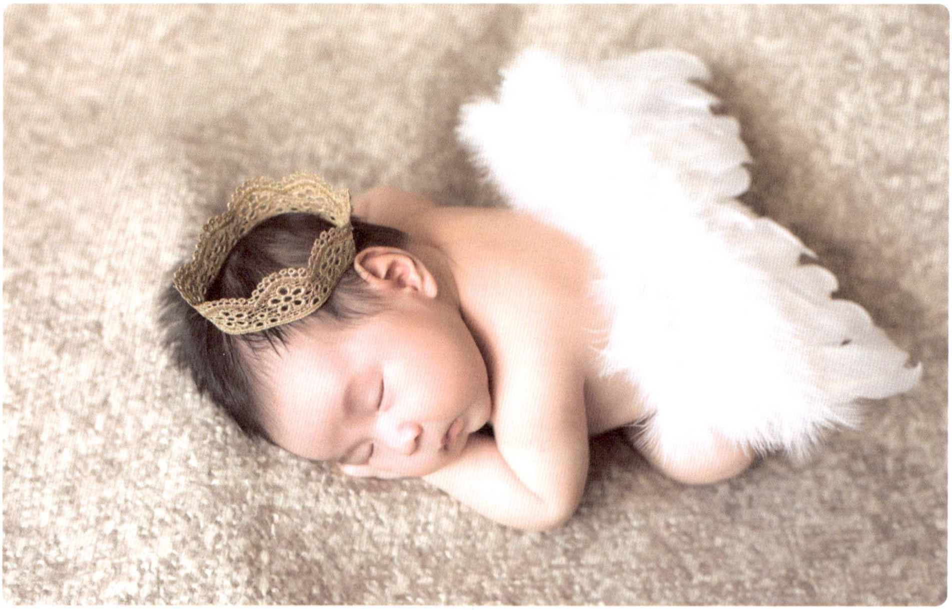

同程度水、电解质、酸碱平衡紊乱，均为婴儿腹泻的症状。腹泻是2岁以下婴幼儿的常见病或多发病。

案例

问：我家小宝贝现在10个月了，最近总是拉肚子，每天大便十来次甚至更多次。其大便不太成形。有时候他吃奶后会吐，经常烦躁不安。我感觉他都瘦了。他到底是怎么了？

案例分析及常见病因

答：这个宝宝可能发生了婴儿腹泻。

婴儿腹泻是一种多病因、多病源的婴幼儿常见病。

感染性腹泻多由病毒、细菌、真菌、寄生虫引起，以前两者最为多见，尤其是病毒。婴儿腹泻根据病源可分为：

1.病毒感染性腹泻。冬季发生的婴儿腹泻大概有80%是由病毒感染引起。根据病原菌的不同又可分为轮状病毒腹泻、诺如病毒腹泻、星状病毒腹泻等多种。

2.细菌感染性腹泻。比如，大肠杆菌引起的腹泻；弯曲菌以及与肠炎有关的弯曲菌属引起的腹泻；其他细菌如耶尔森菌、沙门菌等引起的腹泻。

3.真菌引起的腹泻。可导致腹泻的真菌有念珠菌、曲菌、毛霉菌等。婴儿腹泻以白色念珠菌感染较多见。

4.寄生虫引起的腹泻。例如蓝氏贾第鞭毛虫、阿米巴原虫和隐孢子虫等均可引起腹泻。

另外，还有一些情况可引起腹泻。

1.食物中毒。比如，误食有毒的蘑菇、贝类或被污染的食品可引起腹泻。

2.口服某些药物。如口服抗生素可能引起腹泻。

3.食物或牛奶过敏。

4.胃肠道外感染。如尿路感染、呼吸系统感染甚至中耳感染都可能引起腹泻。如果宝宝正在为治疗这些感染而服用抗生素药物，腹泻有可能更加严重。

5.饮用果汁等。

腹泻的表现

1.胃肠道症状。常表现为腹泻和呕吐。腹泻每日十至数十次。大便多为水样黄便或蛋花汤样便，有时可见少许黏液，严重时可见血色。呕吐物多为棕色。食欲缺乏。拒乳明显。

2.脱水。由于吐泻次数增多，宝宝体内液体大量丢失。呕吐又会导致摄入水分不足。因此，宝宝可能会出现不同程度的脱水。宝宝主要表现为口渴、少尿或无尿、精神萎靡或易激惹、睡时眼闭不拢、口唇黏膜干燥、舌干燥、眼窝和囟门下陷、四肢发凉、皮肤不如平时好、皮肤弹性差等。

3.低钾血症。急性腹泻、脱水得到部分纠正后，当宝宝本身营养不良又出现慢性腹泻时，宝宝可表现为精神萎靡、肌张力低、腱反射弱、腹部膨隆、肠音减弱、心率快、心音低且钝等。

什么情况下应该去医院就诊

如果怀疑宝宝的腹泻是由细菌或病毒感染引起，建议尽快带宝宝去医院就医。儿科医生会根据粪便标本的实验室检查结果，同时结合别的辅助检查，给予针对性的治疗措施。

治疗以及家庭护理

1.对于6个月以内的宝宝，不管是母乳喂养还是配方奶喂养，都可以保持原来的喂养规律。对于月龄超过6个月的宝宝，若已开始吃固态辅食，可以继续照常喂养，但不能添加新的食物。

2.对于腹泻期间的宝宝，给予的食物要新鲜、清淡、熟烂，以使宝宝易于消化和吸收。

3.腹泻期间的饮食在宝宝腹泻停止后可持续一段时间。最好在宝宝腹泻停止后两周内每日为宝宝加餐1次，直至宝

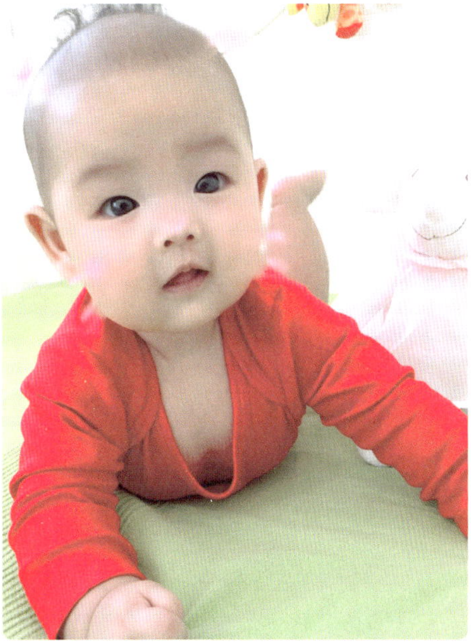

宝体重恢复到之前的水平。

需注意的是，如果宝宝拉肚子的情况较严重，要让宝宝禁食8～24小时，并尽快带宝宝前往医院，必要时给予静脉补液。

热性惊厥

热性惊厥是宝宝抽搐最常见的原因，于3个月至5岁宝宝身上尤为常见。在上呼吸道或其他系统感染早期，机体体温超过38℃时发生的惊厥，同时排除神经系统感染、电解质失衡及其他可引起惊厥的代谢或器质性疾病，即可诊断为热性惊厥。

案例

问：我家小宝7个月，最近一次发热两天后突然出现全身强直，当时好像已经没有了意识，之后全身松软无力。这到底是怎么了？

案例分析及常见病因

答：这个宝宝可能发生了热性惊厥。引起热性惊厥的原因一般有以下几种：

1.遗传。约三分之一的热性惊厥源于家族遗传。

2.感染。呼吸道、消化道感染都可以引起热性惊厥，上呼吸道感染引起的热性惊厥最为多见。肺炎有时候也可以引起热性惊厥。

3.免疫功能不完善或免疫功能低下。发育中的宝宝的免疫系统还处于发育完善的过程中，无法抵御复杂的外部刺激，在高热的诱导下很容易发生热性惊厥。

4.微量元素不足。锌、铁等微量元素不足也可以成为热性惊厥的发病原因。

热性惊厥的表现

1.一般发生于高热后12～24小时，甚至48小时之后。

2.多数表现为强直阵挛或阵挛性发作。具体表现为意识丧失、四肢强直抖动、双眼凝视或上翻、唇色或颜面发绀等，严重时可能出现大小便失禁。

3.少数宝宝主要表现为强直性发作或失张力发作（全身无力状）。大约六分之一仅表现为单侧。

4.大约三分之二的宝宝表现为单次热程一次惊厥，剩余三分之一表现为反复多次惊厥。

什么情况下应该去医院就诊

1.惊厥持续时间过长，比如超过3分钟时，应即刻前往医院就诊。

2.惊厥复发时，如果程度明显比平

时严重，尤其伴发呼吸急促、窒息时，应立即前往医院就诊。

3.惊厥连续多次出现时，一定要及时前往医院就医。

治疗以及家庭护理

1.一旦宝宝发生惊厥，应立即将其平放在床上，将其头偏向一侧，以避免嘴里的呕吐物和分泌物倒流入气管引起窒息。

2.不要紧紧地把孩子抱在怀里，也不要晃动或大声呼唤宝宝，总之禁止一切不必要的刺激。

3.在宝宝颈后垫小毛巾，以抬高其双肩，使其头后仰，以防舌根后坠，堵塞呼吸道。宝宝口腔里如果有分泌物和呕吐物，要及时清除干净。

4.按压宝宝的人中、合谷及涌泉穴有助于止惊。发生强直性痉挛的宝宝，家长应将一只手手掌置于宝宝头后部，同时将另一只手放于宝宝胸前以对抗痉挛的张力，防止宝宝的颈椎发生骨折。

5.宝宝四肢抽搐时，可以轻轻扶住宝宝四肢但不要用力制止其抽搐，以防宝宝肢体发生损伤，如脱臼或骨折等。

6.宝宝惊厥停止后，立即就近就医。在送医途中，密切关注宝宝，保证其呼吸畅通，以避免窒息。

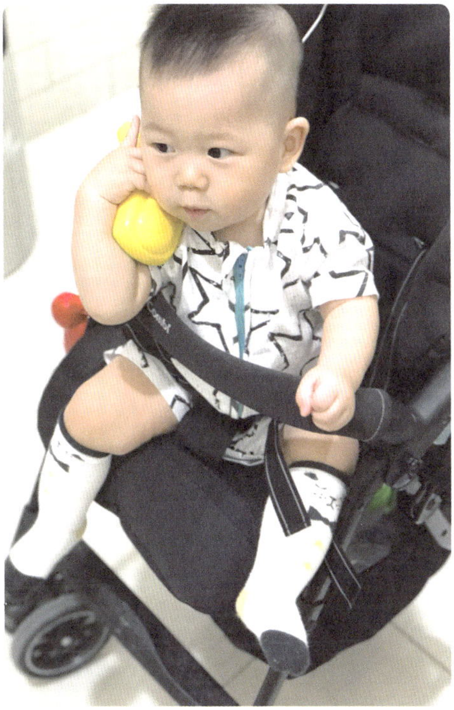

脑瘫

脑瘫又称小儿大脑性瘫痪，是指在宝宝出生前到出生后1个月内的脑发育早期，由多种原因导致的脑损伤综合征。脑瘫是小儿常见的中枢神经障碍综合征。脑瘫病变部位在脑，累及四肢，主要症状有智力缺陷，癫痫，行为异常，精神障碍，及视觉、听觉、语言障碍等。

案例

问：我家小宝贝现在8个月了，还不会独自坐，基本没有有意识的爬行行为和

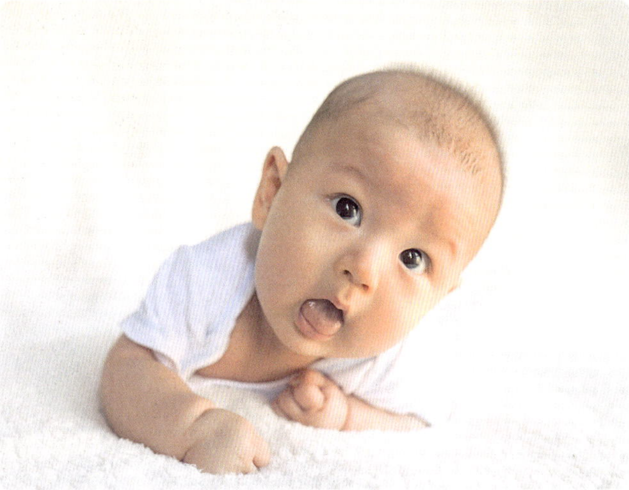

常规动作，抬头动作也不如同月龄宝宝那么稳当。我非常着急，这到底是怎么了？

案例分析及常见病因

答：如果发现宝宝大动作的发育明显落后于同龄宝宝，家长应该确定宝宝是否有脑瘫的情况。引起脑瘫的高危因素有以下几点：

1.父母在怀孕期间吸烟，酗酒，吸毒；母亲患有精神类疾患；前置胎盘；先兆流产；母亲曾服用避孕药、治疗不孕的药、保胎药等；母亲有流产史；双胎或多胎；胎儿发育迟缓；宫内感染；宫内窘迫；胎盘功能不良等均有可能引发宝宝脑瘫。

2.胎盘早剥、脐带绕颈、产钳分娩、胎儿臀位、产程长等均可引发宝宝脑瘫。早产儿、过期产儿、低出生体重儿等易发生脑瘫。

3.宝宝出生后，窒息、吸入性肺炎、缺氧缺血性脑病、核黄疸、颅内出血、感染、中毒、营养不良等均可引发脑瘫。

脑瘫的表现

1.运动障碍。主要表现为运动自我控制能力差，严重时双手不会抓东西，双脚不会走，甚至不会翻身，不会坐起，不会站立，不会正常咀嚼和吞咽。

2.姿势不能。主要表现为各种姿势不稳定，如3个月时头部不能直立，总偏向一边，或者前后左右晃动；双手习惯性紧握，不易掰开；等等。

3.智力障碍。脑瘫的孩子中只有不到25%是智力正常的，其余都有不同程度智力障碍。

4.视听觉障碍。以内斜视及对声音的节奏辨别困难最为多见。

5.生长发育落后。身材矮小最为常见。

6.情绪和行为障碍。如固执、任性、易怒、孤僻、情绪波动大等，有时可出现强迫、自伤、攻击等行为。

不同月龄的脑瘫宝宝具有不同表现。对于小宝宝而言，具体表现如下：

（1）宝宝仰卧时，如果你想要抱他起来，他的头会强直性地后仰。

（2）身体习惯性僵直，不灵活。

（3）周身无力，肌肉张力明显不足，触之松软。

（4）怀抱宝宝时，宝宝呈现一种欲挣脱状；头部和颈部一直后仰，向后用劲儿。

（5）抱起宝宝时，宝宝的双腿呈僵直状态，有时甚至牢牢交叉，呈现剪刀状。

另外，10个月以上的脑瘫患儿有如下明显症状：

（1）即便学会了爬行，爬起来也不协调——类似顺拐样，只有一侧能用上力，另一侧则是被拖着前行。

（2）爬行时是用屁股、大腿或膝盖来支撑身体，无法用四肢来支撑身体。

宝宝出现以上症状表现时，需要去医院就诊。

治疗以及家庭护理

注意帮助宝宝养成规律的作息时间，并要在专业人员的指导下开展家庭康复训练。切勿因操之过急、急于求成，盲目加大训练量，或者频繁地多处就医，否则可能给孩子造成身心的二次伤害。

配合医生积极查找病因也是十分关键的。

癫　痫

癫痫，俗称“羊癫风”或“羊角风”，是以反复发作为特征的脑部疾病。4岁以前是癫痫的高发年龄段。婴儿癫痫若不能得到及时治疗，会影响宝宝日后的成长、认知、智力和社会行为。

癫痫是大脑神经元过度异常放电引起的。因累及的脑功能区不同，癫痫可有多种发作表现。

案例

问：我家宝宝有好几次本来玩得好好的，突然停止活动，僵硬在那儿，两眼呆呆凝视前方。我喊他名字，他没有反应。几十秒之后，他恢复正常，也没有其他后续反应。他的这种情况真的是吓坏我了，请问这是怎么回事？

案例分析及常见病因

答：这个宝宝有可能处于癫痫早期，应到医院就医并进行脑电图、脑CT等影像学检查。

癫痫的发病原因有遗传因素、脑内结构异常和诱发因素（如月龄、饥饿、睡眠等）三种。原发性发作大部分是遗传因素导致，继发性原因有先天脑发育畸形、脑内有结节性硬化、遗传代谢性疾病、围生期脑损伤、颅内感染及中毒、脑血管病、营养代谢障碍及内分泌疾病等。直接原因是宝宝神经系统发育不健全，脑部异常放电。

不同的癫痫宝宝可能在发作时的表现各不相同；同一个宝宝在不同时期发作时的表现也可能不同。宝宝在发病时可能缺乏典型癫痫症状，仅表现为局部发作或者发作到一半就自行停止。婴儿的癫痫也具有其他年龄段的癫痫的发作特点，如突发突止、发病前没有明显先兆、持续时间短、周期性发病等。

癫痫的表现

癫痫的初期表现是，一些宝宝可能会对汗液十分敏感，当额头冒汗时可能会频繁摇晃脑袋；有的宝宝会不由自主地挠头、挤眼，或做类似咀嚼和吞咽的异常动作。

癫痫早期表现的特点是，宝宝常突然发作但持续时间短暂，能很快意识恢复且能继续正常活动。有的宝宝会出现意识丧失、呼叫不应、发作时两眼茫然凝视或固定朝向一边、语言和动作中断的情况。有的宝宝还可表现为某部位的肌阵挛，即躯体某部位的肌肉或肢体突然抽动，或屈或伸，且不一定有意识丧失的情况。

癫痫的大发作期的典型表现为意识丧失、呼叫不应。有的宝宝可能会有口

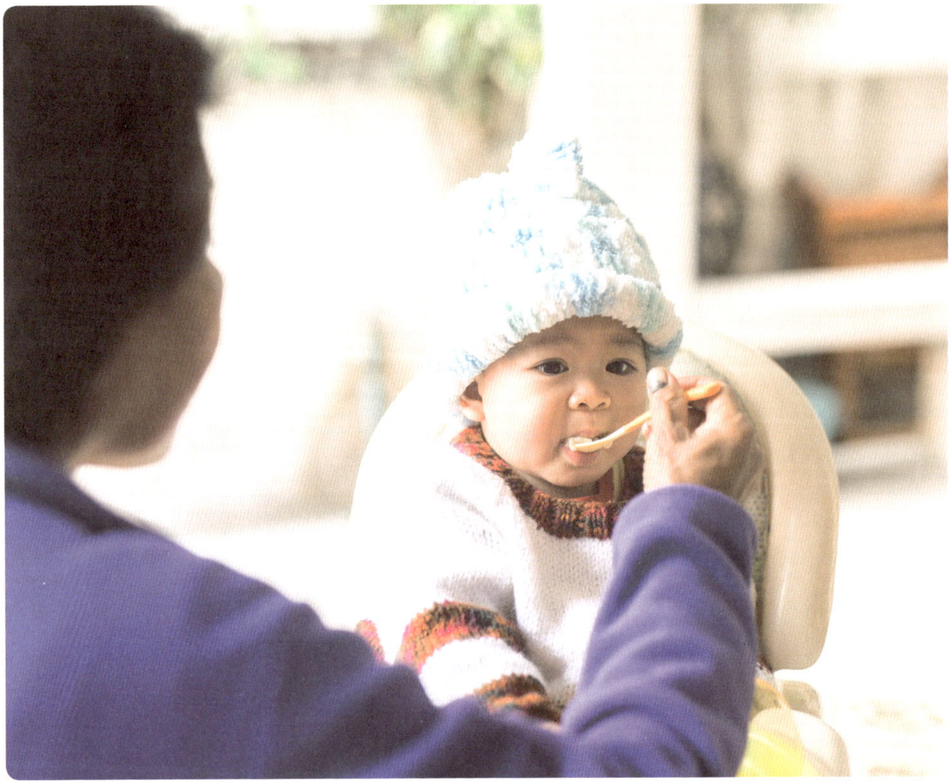

吐白沫、两眼上翻或偏斜一方的情况，甚至可能有瞳孔散大、四肢强直、握拳的表现，同时可有面部及四肢肌肉阵挛性抽动、呼吸急促或呼吸暂停的情况。常有宝宝因面部抽动导致舌咬伤，还有的宝宝会大小便失禁。发作持续时间比早期长，可持续1～5分钟。发作后不像早期能及时清醒，常有嗜睡的情况，经数小时才可恢复清醒。

大多数癫痫宝宝的发病缺少典型失神症状及全身强直—阵挛性惊厥，表现为特殊的、频繁的、微小的发作。

婴儿痉挛是婴儿期癫痫的特殊表现，主要包括鞠躬样痉挛（全身肌肉痉挛，躯干和腿弯曲，双臂张开）、点头样痉挛（肌肉痉挛局限于头颈部，类似点头）和闪电样痉挛（发作时间非常短暂，因而不易察觉）。

什么情况下应该去医院就诊

如果怀疑宝宝患有癫痫，要尽早带宝宝去医院就医；对于确诊的癫痫宝宝，要尽早进行全面、彻底、系统的治疗。如果治疗不彻底、用药不规范，治疗效果会差很多；癫痫往往会形成难治的顽固性癫痫。

任何形式的癫痫，若发作持续10分钟以上，应立即去医院就诊。对于剧烈抽搐发作，应请专业医生帮助。

癫痫的治疗主要是药物治疗，有适应证的可以接受手术治疗。癫痫的治疗目标是，完全控制发作，少或无药物不良反应，尽量提高生活质量。需要强调的是，癫痫是慢性病，需长期治疗；同时因为宝宝处于生长发育的关键期，用药要小心、严谨。

治疗以及家庭护理

1.癫痫发作时间短，因此医生一般见不到宝宝的发病状态。家长要尽量客观、全面、细致地向医生描述宝宝的发病情况及相关病史。

2.要在医生指导下让宝宝按时按量服药，不能随意增药、减药和停药，否则会加重病情。

3.家长要认真了解癫痫的成因和治疗方案，坚持长时间按要求治疗。一般直至完全控制癫痫发作达2～3年后才可以逐渐减药、停药。

4.家长要多注意观察药物的不良反应以及药物间的相互作用，及时和医生沟通，以修改治疗方案。

5.治疗癫痫的药物可能会对宝宝的肝、肾造成损伤，因此要定期带宝宝随诊并检查肝、肾功能及血常规。这样，医生才能及时了解宝宝服药后的状况，并以此判断是否该换药、改变剂量还是停药。

6.宝宝发作时，家长要沉着处理，不必强行用外力压迫宝宝患侧，以免造成组织损伤；可将用布包裹好的筷子束塞入宝宝上下牙之间，以避免宝宝咬伤舌头，但不可随意塞别的东西，以免造成宝宝牙齿损伤或误吸；如果宝宝呕吐，可将宝宝头转向一侧，避免窒息；如果宝宝发作持续时间超过10分钟仍未缓解或者神志不清，应及时就医；不可在宝宝发病时喂水、喂药；等等。

7.生活上让宝宝养成规律的作息习惯；饮食上，予以营养、易消化、少油腻的食物，让宝宝多吃维生素含量高的水果和蔬菜，并要避免暴饮暴食。

脐疝

脐疝是指由于宝宝脐部的脐环没有完全闭合或者因为脐部周围的肌肉层过薄，腹腔脏器尤其是小肠通过薄弱部位向外突出形成的凸起。脐疝是新生儿和婴儿常见的疾病之一，尤其多见于低体重儿。

案例

问：我家宝宝出生20多天了。有天早上帮她换尿布，我发现她的肚脐部有一块凸起物。我被吓坏了，用手轻轻按压那个凸起物时发现其能往回缩，还能听到“咕咕”的声音。我发现宝宝哭闹特别厉害的时候，肚脐部会凸出得更加厉害。请问，这是怎么回事？

案例分析及常见病因

答：一般来讲，这种情况很可能是婴儿脐疝。宝宝哭闹、便秘时，脐疝会加重。很多家长误以为脐疝会引起宝宝哭闹。其实宝宝哭闹、便秘时，其腹内压增大，更易使得腹内脏器通过肚脐的薄弱部位向外突出。一般有脐疝的宝宝并不会出现严重的反应。

婴儿脐疝绝大多数是由于肚脐先天发育不良所致，一般危害很小。随着宝宝的腹肌慢慢发育，脐疝自愈的机会很大。家长不必太过紧张。

脐疝的表现

新生儿出生后不久可见脐部有鼓起的圆形凸起（疝囊）。脐疝通常在宝宝哭闹、咳嗽、用力排便时加重。宝宝安静时，大人用手可将凸起轻轻按压回去。

一般情况下，在宝宝1岁左右，随着肌肉的发育、脐环逐渐闭锁，脐疝状况会自行改善。如果宝宝肚脐部的凸起较大，或超过2周岁仍未自愈，或凸起不能回纳时，应及时咨询医生。

什么情况下应该去医院就诊

1.如果脐疝越来越大，或者凸起大于50px，或者宝宝4岁以后仍未自愈，应当去医院就诊。

2.宝宝突然哭闹，肚脐凸出部位变硬、颜色加深、不能归位，且触碰凸起部位宝宝痛苦加重时，脐疝可能发生了嵌顿，要及时带宝宝到医院就诊。

再具体一点儿来讲，当宝宝有以下一种或几种症状时，宝宝的脐疝可能发生了嵌顿，要及时带宝宝到医院就医。

1.宝宝突然长时间哭闹、呕吐；

2.宝宝的哭闹、呕吐进行性加重；

3.触碰凸起部位时，宝宝痛苦加重；

4.宝宝脐部的凸起变硬或者颜色加深，甚至不能回纳。

治疗以及家庭护理

1.常给宝宝穿柔软、舒适、干净的内衣，以避免对宝宝脐周的进一步伤害。

2.对于有脐疝的宝宝，要注意预防和治疗哮喘、咳嗽、便秘等可增加腹内压的症状。减少腹内压的增高有助于脐疝部位的组织发育。

3.必要时可在医生指导下采用胶布或绷带包扎的办法压迫疝囊，阻止疝出，但一定要在医生指导下进行操作。并要购买正规厂家的产品，注意脐部卫生，预防脐炎等并发症。

4.平时要多多关心宝宝，让宝宝心情舒畅，避免无休止哭闹；调整宝宝的饮食，让他合理进食，避免腹胀或便秘。

5.务必注意是否有嵌顿的情况发生。如果发生嵌顿，要及时就医。

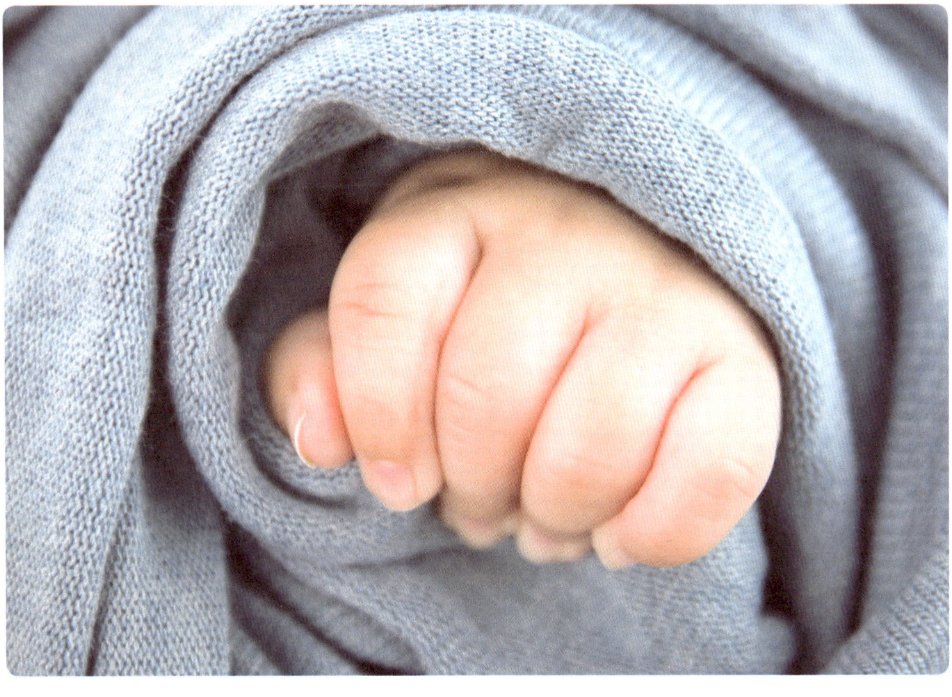

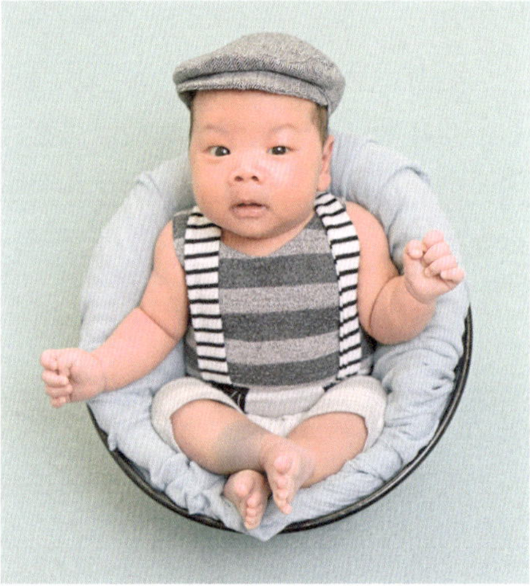

腹股沟疝

腹股沟区指下腹壁与大腿交界的三角区。腹股沟疝是指腹腔内脏器通过腹股沟区的缺损向体表突出所形成的包块，俗称“疝气”。腹股沟疝分为腹股沟斜疝和腹股沟直疝两种。

案例

问：我家小宝贝现在出生6天了。我们为他洗澡时，发现其腹股沟区有一个小的包块，阴囊也很大。宝宝哭闹、用力及大便时，包块更为明显；轻轻按压或者宝宝躺下后，包块可以消失；吃奶和睡觉不受影响。宝宝到底是怎么了？

案例分析及常见病因

答：这是比较典型的腹股沟疝的表现。腹股沟疝是一种先天性的发育异常。在发育异常的情况下，腹内压增高时腹腔内的肠管能够到达阴囊，从而形成腹股沟疝。

腹股沟疝的表现

1. 大腿根处有小包块或小隆起，包块较大时可突入阴囊内。
2. 宝宝哭闹、大便或用力时，包块出现；宝宝安静、平躺或双腿抬高时，包块消失。
3. 轻轻按压包块，包块可以消失。包块很软，略有弹性。
4. 轻轻复位时，有时可听见“咕噜”声，“疝气”的名字由此而来。

什么情况下应该去医院就诊

如果包块出现后不能自行回复、增大变硬、持续存在、不能复位，而且用手碰的时候孩子明显出现疼痛、烦躁易怒、不安躁动，甚至伴有呕吐、腹胀，提示包块内有肠管被卡住。这时，情况十分危急，需要立即去医院就诊。

治疗以及家庭护理

1. 被诊断为有腹股沟斜疝的宝宝，一旦出现不明原因的突发性哭闹不安，应立即解开尿布，脱下裤子，观察大腿根部，看是否出现包块。
2. 宝宝如果发生了嵌顿，应让宝宝平卧，抬高宝宝的屁股，轻轻拍打宝宝，嵌顿的肠管有可能自行复位。

3.切记不要用力向腹腔内还纳包块，否则可能弄伤肠管。

一旦采取了上述方法，包块仍不能顺利复位，不要让宝宝饮水或吃东西，请及时带宝宝到医院就诊。

贫 血

贫血是婴幼儿的常见疾病，尤以6～36个月的婴幼儿最为多见。引起贫血的原因多种多样。贫血常伴随其他症状，轻则影响生长发育，重则可能导致休克死亡。日常生活中，应当注重预防宝宝贫血，及时发现，及时治疗。

案例

问：宝宝出生后一直在吃母乳。现在宝宝6个月了，我近期发现宝宝精神状态很不好，不爱活动，食欲有所减退，面色发黄，口唇、指甲和手掌发白。我带宝宝去医院检查，医生说宝宝的血红蛋白和红细胞均低于正常值，说是宝宝贫血，让我们继续做血清铁蛋白等检查。我想问一下，为什么要检查血清铁蛋白？吃母乳的宝宝也会缺铁吗？

案例分析及常见病因

答：根据血生化检查，宝宝的血红蛋白和红细胞均低于正常值，可初步判定宝宝贫血。根据导致贫血的原因分类，贫血可分为很多种，如失血性贫血、溶血性贫血、红细胞及血红蛋白生成不足性贫血等。

在我国，由于营养摄入不足所引起的婴儿贫血的发病率较高，尤以缺铁性贫血、营养性巨幼细胞性贫血最为常见。

缺铁性贫血指缺铁引起的贫血。一般而言，新生儿在胎儿期从母体获得的铁可以满足其出生后4个月之内对铁的需求。所以，宝宝早期不易发生缺铁。但早产儿从母体获得的铁比较少，而且后续生长发育对铁的需求量大，可能较早发生缺铁现象。此外，由于母乳和替代乳品中铁含量均低，如果不能及时添加辅食，宝宝6个月后易发生缺铁性贫血。宝宝对铁的吸收利用能力低，更容易发生缺铁性贫血，如长期腹泻、肠吸收不良的宝宝。

营养性巨幼细胞性贫血一般由缺乏维生素B_{12}和（或）缺乏叶酸引起。这里所讲的“缺乏”一般都是由于摄入不足、消化吸收障碍或者因生长阶段需求量增加导致的摄入“相对不足”。

贫血的表现

贫血的表现与贫血的病因、程度、发病的急慢等因素有关，具有一般表现和不同病因所导致的特殊表现。

一般表现有，宝宝的皮肤、黏膜

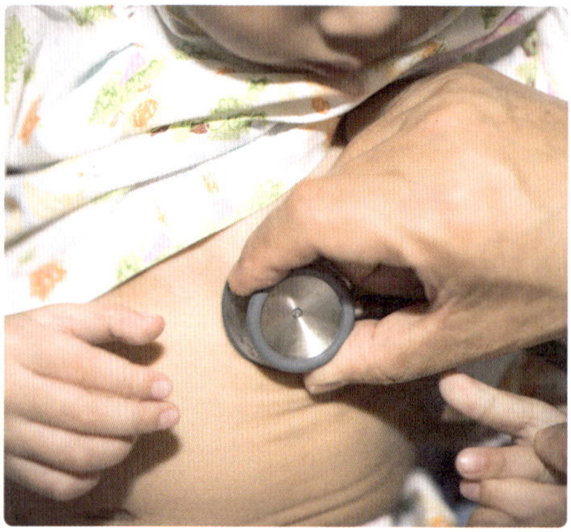

（睑结膜、口腔黏膜），尤其是指甲和手掌，呈现苍白色甚至蜡黄色；精神状态不佳，易疲倦、烦躁，情绪不佳，对周围反应能力、注意力不集中。长期贫血的宝宝可能会有毛发干枯、营养低下、发育迟缓等特点。

贫血也可能引发机体各系统出现相关症状。呼吸和循环系统可因缺血引起缺氧，因此宝宝可能出现呼吸加速、心率加快、脉搏加强等状况，宝宝哭闹时会加重。消化系统由于缺氧会导致肠蠕动减缓，宝宝可能会出现食欲减退、恶心、腹胀或便秘等状况，严重者会有异食癖（如吃纸、土等）。免疫系统可因缺血表现为免疫力下降，宝宝因此易生病。

营养性巨幼细胞性贫血除上述表现外还有特殊表现，如呈现虚胖状态或者面部会有轻度水肿，甚至皮肤上会有出血点或瘀斑，偶有轻度黄疸，此时常伴肝脾肿大，厌食、恶心、呕吐、舌炎等消化系统症状。缺乏维生素B_{12}的宝宝常有表情呆滞、目光迟钝、对周围反应低、少哭少笑甚至智力退化等表现。缺乏叶酸的宝宝可能会出现神经系统异常。

宝宝如果出现以上症状表现，需要去医院就诊。

治疗以及家庭护理

1.注重科学喂养。对于6月龄后的宝宝，要及时添加辅食，并要注意食物多样、健康；纠正宝宝的偏食行为。要预防婴幼儿的缺铁性贫血，须根据宝宝的消化能力，选择富含铁的食物，同时补充蛋白质和维生素C，促进铁的吸收。鸡蛋黄、动物肝脏、瘦肉、动物血制品、豆制品、绿色蔬菜、木耳和蘑菇等均是铁含量高的食物，可让宝宝多吃一些。给宝宝吃动物肝脏时，也不要过频、过多。以鸡肝为例，一般推荐一周吃一次即可，一次可吃2～3个鸡肝（泥）。

2.平时注意观察宝宝的皮肤、毛发、体重、进食情况、精神状况，以及时发现贫血征兆。

3.宝宝若是缺铁性贫血，可以口服铁剂。然而，口服铁剂对宝宝的肠胃刺激较大，可能会引起宝宝恶心、腹泻和腹痛。应注意观察宝宝服药后的不良反应，及时和医生沟通。

4.宝宝若是营养性巨幼细胞性贫血，要在医生的指导下补充维生素B_{12}和叶酸，同时在治疗初期注意补钾。

营养不良

小儿营养不良主要指小儿摄取的能量和蛋白质不足所导致的营养缺乏症，尤以3岁以下的婴幼儿最为多见。同时，有很多宝宝会伴有微量营养素缺乏。宝宝营养不良将影响宝宝的体格发育，可能导致宝宝抵抗力下降、智力发育迟缓等，对宝宝成年后的身体健康状况也可能会产生不利影响。

案例

问：宝宝已经10个月了，近3个月来反复腹泻。宝宝的大便呈稀水样或蛋花汤样，每日能有10多次。宝宝虽然可以吃东西，但吃进去很快就排出来，所以我只给宝宝吃米粉。现在，宝宝比同龄宝宝小很多。我想给宝宝加些营养，又不知道是否会加重宝宝的腹泻。请问，我现在该怎么做？

案例分析及常见病因

答：初步可以判定该宝宝营养不良。宝宝是否伴有其他疾病，应当去医院做进一步的检查。

婴儿时期的营养不良主要有以下三个原因。

1.摄入不足。摄入不足主要因喂养不当引起，如母乳不足但又没有及时添加其他替代品；奶粉冲泡过稀或奶粉的营养成分少；随着宝宝月龄的增加，母乳中的营养成分已不能满足宝宝的生长需要，又没有及时添加辅食；长期以粥、米粉等淀粉类食品喂养，不添加其他营养成分；等等。较大月龄宝宝营养不良的原因可能因偏食引起，一般只缺乏某种或某几种营养素。

2.消化吸收障碍。消化吸收障碍可能是由于宝宝消化系统在解剖结构上或生理功能上有异常所致，如肠梗阻、迁延性腹泻等。

3.日常供应量不能满足宝宝的需求。这种情况一般发生在宝宝的加速生长阶段。为了加速生长，这一时期的宝宝对营养的需求量会增大。家长如果还按照之前的喂养量去喂养宝宝，就会导致宝宝摄入“相对不足”。

营养不良的表现

营养不良的早期表现不明显。当宝宝不爱活动、精神状态不佳（烦躁不安或精神萎靡）、体重增长速度过缓时，家长就要注意了。

随着营养不良情况的加重，宝宝会出现一个明显的变化——消瘦。从外观来看，宝宝的皮肤干燥、苍白、失去弹性，额头上甚至出现皱纹，肌肉萎缩有“皮包骨”的感觉，身高、体重均低于同年龄段的宝宝。同时，宝宝精神状态不稳定，容易哭闹，反应慢，没有食欲，腹泻、便秘交替，体温低，易生病。营养不良的宝宝通常伴有营养不良性贫血。

重度营养不良的宝宝可能还伴有脏器功能损害。

什么情况下应该去医院就诊

对于轻度营养不良的宝宝，一般只需要改善喂养方式，增加营养供给量，就能改善宝宝的营养状况，不需要带宝宝去医院就诊。

对于中重度营养不良的宝宝，要及时带宝宝去医院就诊，以确定宝宝的营养状况以及有无其他并发症。宝宝营养缺乏严重时，要进行输液及药物治疗，若有脏器损害更要及时治疗。

对于疾病引起的营养不良，要治疗原发病和补充营养双管齐下。

营养不良的宝宝可能同时缺乏微量元素或者患有营养不良性贫血，建议带宝宝到医院检查，以选择相应的治疗方案。

平时定期到医院检查可以及时发现问题，避免宝宝营养不良。

治疗以及家庭护理

基本原则是，按照宝宝的生长规律科学喂养，排除由疾病引起的营养不良，改善宝宝的消化能力，纠正偏食，若只缺乏某种营养，可以有针对性地补充等。

轻度营养不良的治疗和护理以调节饮食为主，对于重度营养不良，要在医生指导下采取循序渐进的喂养方式，防止宝宝的肠胃短时间不能接受大量喂养，必要时可配合输液或者药物治疗。

轻度营养不良症状轻微，较难发现。如果宝宝的情绪、行为较往常有变化时，要注意考虑是不是营养不良所致。

对于0～6个月的宝宝，母乳喂养能够满足其全部体液、能量和营养素的需要。因此，除非有母乳分泌不足、母亲患有传染性或精神性疾病、宝宝患有代谢性疾病等不适合母乳喂养的情况，否则对于0～6个月内的宝宝，要坚持母乳喂养。

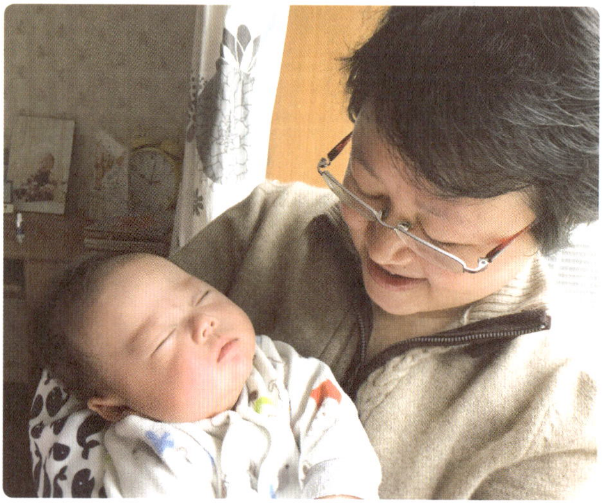

宝宝出生后两周，要为宝宝补充维生素D。维生素D的补充量为每日400IU。

对于7～24个月的宝宝，虽然母乳仍是其重要的营养来源，但已不能满足宝宝的营养需求，要开始增添辅食，并培养宝宝自主进食的能力。

给宝宝增添辅食时，可以从富含铁的糊状食物开始（这主要是为了避免宝宝缺铁性贫血）。辅食添加原则为，每次只增加一类新食物，应由少到多、由细到粗循序渐进地添加。添加辅食时，应以宝宝的实际接受状况为主。如果宝宝出现不消化的情况，可暂缓新辅食的添加，切不可盲目添加甚至强迫喂食。辅食应当新鲜、健康、少盐、少油、少糖。

如果宝宝偏食，则应当尽快纠正。纠正偏食的小技巧有：提高食物质量，比如在造型上对食物进行改良，提高宝宝对食物的接受度；让宝宝和家人一起吃饭，以刺激宝宝的食欲；让宝宝养成规律的饮食习惯；保障宝宝每日有适当的活动量；等等。

让宝宝在心情愉悦的状态下进食，尤其在喂养过程中要避免训斥甚至打骂宝宝，以训练宝宝在进食时集中注意力，避免噎呛。

如果宝宝肠胃消化能力差，要注意把丢失的营养成分考虑在内，给宝宝提供营养更充分的食物。

家长要定期监测宝宝的体格发育情况，让宝宝适度、平稳地生长，同时避免宝宝营养过剩。

尿布疹

尿布疹是指尿布覆盖部分（如肛门附近、臀部、会阴部等处）皮肤发红，并出现散在斑丘疹或疱疹，主要是由于局部皮肤完整性受到破坏后被粪便中的细菌或局部潮湿环境中的霉菌感染所致，又称红臀或尿布皮炎，常见于新生儿晚期和婴儿期。

案例

问：我家宝宝4个月了，前几天开始拉肚子。昨天我发现其臀部皮肤发红。今天，我为他换尿布时，又发现发红的皮肤开始出现皮疹。宝宝烦躁不安，哭闹。请问，这是怎么回事？

案例分析及常见病因

答：这个宝宝很有可能出现了尿布疹。宝宝最近拉肚子，大人没有及时为其更换尿布，使其臀部皮肤长时间浸渍在稀便中，继而出现皮肤发红，甚至出现皮疹。

尿布疹的常见原因如下：

1.宝宝尿布覆盖区长时间潮湿、不干净。宝宝大小便后，若尿片没有得到及时更换，湿气很容易导致皮肤发炎。另外，尿布上的尿液自然分解后产生的化学物质会进一步刺激皮肤；粪便中的助消化物质也会侵蚀皮肤，使皮肤出现皮疹。

2.腹泻的宝宝更容易出现尿布疹。由于大便稀以及大便次数增加，宝宝尿布覆盖区域很难保证干净和干爽。

3.对于开始吃辅食的宝宝，食物品种的增加会引起消化过程的改变，使其皮肤更敏感，从而也更容易出现尿布疹。

4.对于因各种原因使用了抗生素的宝宝，抗生素除了会杀灭有害的细菌，也会杀灭人体内外正常的菌群，从而可能导致潮湿皮肤中霉菌的大量繁殖，进而增加尿布疹的发生机会。

尿布疹的表现

尿布疹的典型表现是皮肤发红或出现细小的疹子，开始时多出现于下腹部、臀部、生殖器和大腿根部皱褶处，也就是直接接触尿液或粪便的部位。此时，如果护理得当，相关症状一般3～4日内便会消失。如果护理不当，发生症状处接下来会出现皮肤破损，出现糜烂渗液，接触尿液和粪便时反应会加重，进而容易合并细菌或霉菌感染。

治疗以及家庭护理

为减少宝宝患尿布疹的风险，家长应注意以下几点：

1.宝宝大便后，应尽快为其更换尿布。宝宝每次大便后，都要用柔软的布巾和水为其清洗尿布覆盖区。如果用湿纸巾擦拭，一定不要用力过大，以免皮肤受损。

2.宝宝小便后，也应尽快为其更换尿布，以减少皮肤与湿气接触的时间。

3.更换尿布时，应让宝宝的屁股暴露在空气中的时间尽量长一些。

4.宝宝皮肤干爽后，可涂上一些含有氧化锌的护臀霜，以减少下次排便时粪便对局部皮肤的刺激。

什么情况下应该去医院就诊

1.如果护理得当，尿布疹的相关症状在48～72小时内会有明显改善。否则，应该去医院皮肤科就诊。

2.如果出现糜烂渗液或者合并感染，也应尽快去皮肤科就诊。

幼儿急疹

幼儿急疹是婴幼儿常见的一种急性发热出疹性疾病，又称婴儿玫瑰疹。其特点是热退疹出，如在发热3～5天后体温突然下降，皮肤随之会出现玫瑰色的斑丘疹。如无并发症，可很快痊愈。

案例

问：我家宝宝10个月大，3天前突然

发热，其体温最高达40℃。除了吃饭比以前差一点儿，他没有其他表现，精神状态很好。发热持续了3天，今天热退了。但是，宝宝全身都出现了红色的疹子。请问，这是怎么回事？

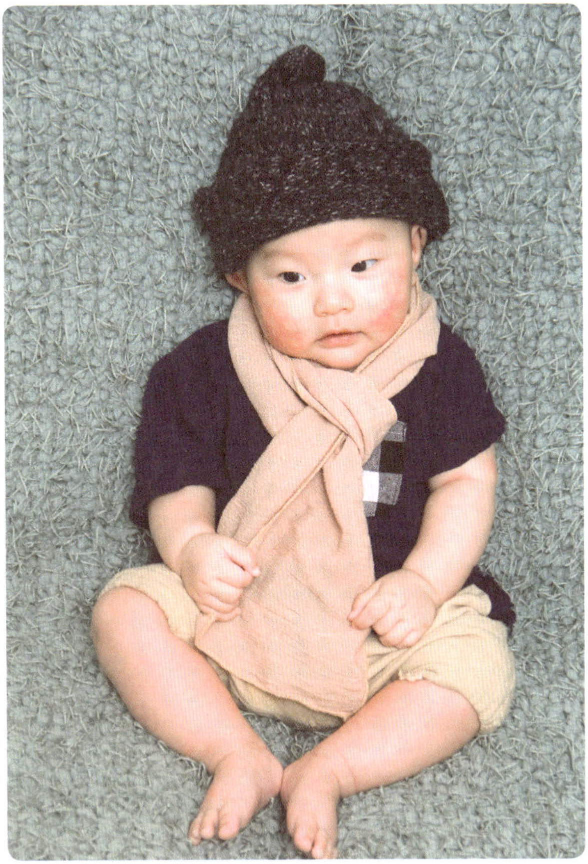

案例分析及常见病因

答：这个宝宝很有可能患了幼儿急疹。幼儿急疹的典型特征就是热退疹出。

幼儿急疹主要由人类疱疹病毒6型（HHV-6）引发，也可由人类疱疹病毒7型（HHV-7）、柯萨奇病毒A和B、埃可病毒、腺病毒、副流感病毒引发。

幼儿急疹的表现

感染病毒后1～2周内，多无症状，继而突然发生高热——体温可达39℃～40℃，可伴有食欲减退。发热期间，宝宝精神状态无明显改变，可伴有恶心、呕吐、咳嗽。极少数宝宝会出现烦躁、嗜睡、惊厥等。

宝宝发热3～5天后，体温突然下降，在24小时内降至正常。热退后，宝宝会出现皮疹。皮疹呈红色，散布全身，大小不等，压之褪色。皮疹通常先发生于面颈部及躯干，以后渐渐蔓延到四肢。皮疹不痒，无须处理，2～4天后会自行消退且不会留有任何痕迹，如没有脱屑和色素沉着。

出疹期间，孩子会比较烦躁、不高兴。请注意孩子出疹时的体温，有些孩子身上隐约出现皮疹时还会有低热，一般体温不会超过38℃。疹子明显后，体温完全正常。

1岁左右的婴幼儿突然发生高热，没有其他呼吸道症状，热退后出现皮疹，一般都是患上了幼儿急疹。

什么情况下应该去医院就诊

宝宝出现以下情况，应立即带宝宝到医院就诊。

1.婴幼儿发热达到38℃或更高，并且持续超过24小时；

2.发热伴惊厥；

3.精神不好，烦躁不安；

4.前囟膨隆。

治疗以及家庭护理

1.在宝宝发热的时候，不要给宝宝穿太多衣服，要为其穿轻薄一点儿的衣服，以便于其散热；

2.如果宝宝腋下体温超过38.5℃，要给宝宝服用退热药，如对乙酰氨基酚；

3.如果宝宝的食欲减退，不必担心，可让宝宝多喝水。

湿 疹

湿疹是由多种因素引起的一种皮肤炎症反应，表现为多型性的皮疹，如红斑、丘疹、鳞屑和渗出；瘙痒难耐。患儿的主要表现是烦躁不安、哭闹。

案例

问：我家宝宝5个月大。最近，天气转冷，宝宝头面部以及耳后开始出现散在的红色小皮疹，皮肤发红。现在，皮疹逐渐增多，融合成片。宝宝会用手抓出疹部位，常常烦躁不安，夜间哭闹明显。这是怎么回事?

案例分析及常见病因

答：这个宝宝面部以及耳后的皮疹很有可能是湿疹。湿疹病因复杂，经常是各种因素相互作用的结果。

1.生活环境及气候因素。寒冷、干燥、炎热等因素均可以导致湿疹。需要注意的是，气候干燥地区的宝宝更容易患湿疹。

2.食物因素。有的宝宝有可能对牛奶、鸡蛋、鱼、虾等食物过敏，也容易因此患湿疹。

3.外界刺激因素。如动物皮毛、植物、化妆品、肥皂、人造纤维等均可诱发湿疹。

4.遗传因素。如父母患过过敏性疾病（如哮喘、过敏性鼻炎、湿疹等），子女患湿疹的可能性大。

湿疹的表现

婴幼儿湿疹的皮损主要发生在两颊、额及头皮，严重病例可发展至躯干、四肢。湿疹的典型症状之一是瘙痒剧烈。婴幼儿可表现为烦躁不安。

1.根据皮疹的特点，湿疹可分为渗出型及干燥型。

渗出型湿疹多发生于肥胖宝宝；初起于两颊出现瘙痒性红斑，界限不清；继而在红斑基础上出现针头大小的丘疹、丘疱疹、水疱。搔抓、摩擦后很快形成糜烂、渗出和结痂等。皮损可迅速扩展至其他部位，如头皮、额、颈、腕、四肢等。病情时重时轻，某些食品或环境等因素可使病情加剧。可出现继发感染，可伴发局部淋巴结肿大甚至发热等全身症状。极少数患儿的皮疹由于处理不当会扩展至全身，并常伴有腹泻、营养不良、全身淋巴结肿大等。

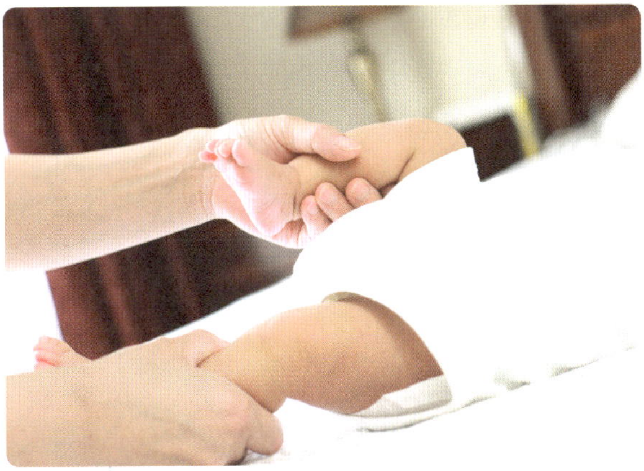

干燥型湿疹常见于瘦弱宝宝，主要表现为淡红色或暗红色斑片、密集小丘疹，但无水疱，皮肤干燥无明显渗出，表面附有灰白色米糠状鳞屑。病程慢性者也可有轻度皮肤肥厚、皲裂、抓痕或血痂，常累及面部、躯干和四肢。

2.根据皮损临床起病的缓急，湿疹可分为急性、亚急性、慢性三期。

急性湿疹表现为红疹、丘疹，渗出明显。

亚急性湿疹介于急性和慢性两者之间。

慢性湿疹表现为皮肤增厚、粗糙，抓痕明显，渗出很少。

三者之间经常没有明显的界限。有的患儿可同时具有三期症状，有的则不一定要分别经历三期。

治疗以及家庭护理

湿疹并没有任何可根治的方法，但是经过恰当的治疗和护理，可以很好地控制，因而在几个月或几年后消失。最有效的预防方法就是防止皮肤干燥、瘙痒，同时避免接触容易诱发湿疹的物质。

1.适当使用润肤品（如硅霜、润肤霜、润肤乳等）。经常规律使用润肤产品可以减轻皮肤的瘙痒和干燥。湿疹急性期，可在全身大剂量使用。

2.科学地为宝宝洗澡。每天可让宝宝在温热的水中泡澡；之后，冲掉其身上残留的香皂（香皂可能就是一种刺激性物质）；在宝宝洗好澡之后3分钟内全身抹上润肤品，以帮其锁住皮肤表面的水分。

3.避免质硬或有刺激性的衣服（如羊毛或编织粗糙的衣物等）。

4.对于轻度湿疹，可用低敏的护肤霜保持皮肤湿润；对于中重度的湿疹，保湿的同时可配合使用弱效外用激素；对于有破口合并细菌或真菌感染的湿疹，可联合使用抗感染的药膏，比如莫匹罗星、派瑞松等。

5.对于瘙痒特别剧烈的、面积比较大的湿疹，可以考虑配合口服药治疗。比较常用的有副作用非常小的抗组胺药，例如西替利嗪、氯雷他定、氯苯那敏等。很多家长担心，抗组胺药会不会让机体产生依赖性呢？抗组胺药不是激素，不会让机体产生依赖性，家长们不用担心这个问题。前面提到的西替利嗪和氯苯那敏，宝宝吃了可能会打瞌睡。鉴于这种情况，吃药时间可以安排在睡觉前半小时或者1小时。这样，吃了药以后，宝宝晚上能睡得好一些。抗组胺药用多久，需要根据病情来定。

食物过敏

食物过敏是免疫机制导致的食物不良反应，是由食物蛋白引起的异常或过强的免疫反应。很多食物都有可能引起过敏反应，不过常见的可引起过敏的食物种类却比想象中要少很多。食物过敏的症状会累及多个系统，如皮肤、呼吸、消化、心血管等系统。

案例

问：宝宝现在10个月大了。她6个月的时候，我给她炖了鲫鱼汤。她喝过后全都吐出来了。我当时不知道是怎么回事。后来，她每次喝鱼汤后都会吐出来，我才感觉根源可能是鱼汤。

案例分析

答：这个宝宝很可能对鱼肉过敏。鱼肉是常见的可导致过敏的食物。

可引起过敏的常见食物

婴幼儿90%的食物过敏与下列食物有关：

1.牛奶（详见牛奶过敏）。

2.鸡蛋。

3.花生和坚果（如腰果、核桃等）。

4.大豆。

5.小麦。

6.鱼（如金枪鱼、鲑鱼、鳕鱼等）以及甲壳类动物（如虾、蟹和龙虾等）。

导致食物过敏的因素有：

1.遗传因素。食物过敏最容易发生于家族病史中有过敏性疾病（如哮喘、过敏性鼻炎、湿疹等）的宝宝。

2.环境因素。剖宫产、过早或过晚引入固体食物、过多摄入维生素制剂、烟草烟雾暴露等情况也容易导致食物过敏。

食物过敏的表现

食物过敏反应由轻到重可包括以下表现：

1.皮肤症状。如瘙痒的皮疹、湿疹、荨麻疹、水肿等。

2.呼吸道症状。如喷嚏、喘鸣、喉头紧迫感等。

3.消化道症状。如恶心、呕吐、腹泻、便血等。

4.循环系统症状。如皮肤苍白、头晕目眩、意识丧失等。

食物过敏和食物不耐受的区别

食物不耐受比食物过敏更常见，不过两者很容易被混淆。这两个概念经常被人们交叉使用。需要清楚的是，食物过敏是免疫系统疾病，而食物不耐受与免疫系统无关。例如，一个乳糖不耐受的宝宝是由于机体内缺乏消化奶中的糖分（乳糖）所需的酶，从而出现胃痛、腹胀和腹泻。

什么情况下应该去医院就诊

严重的食物过敏反应会危及生命，不过非常罕见。这样的食物过敏可能引起以下一些症状：

1.喉头或舌根水肿。

2.呼吸困难。

3.喘鸣。

4.血压突然降低。

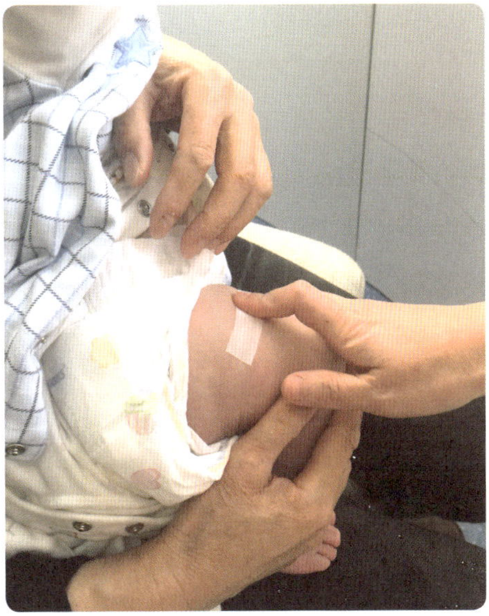

5.皮肤青紫。

诊断和处理

食物激发试验是诊断食物过敏最可靠的方法。食物激发试验之前，需停用一切可影响激发试验结果的药物（如组胺、激素等）1～2周，并回避所有可疑致敏食物2～4周。然后，将可疑致敏食物以不能引起症状的量加入普通食物中，逐渐增至常量。每次加量前仔细观察相应的临床症状，监测生命体征。一旦出现相关临床表现时，应立即停止试验。对于在院内观察2小时无特殊反应的患儿，家长带患儿离开医院后应继续观察患儿的表现，仔细记录症状。可疑食物诱发出症状即为阳性，可确诊为食物过敏。食物激发试验过程可能诱发严重过敏反应，须在有抢救设备并有诊断食物过敏经验的医院进行。

治疗食物过敏的主要方法就是避免吃那些可引起过敏的食物。食物过敏并没有任何根治方法。不过，幸运的是，大部分食物过敏会随着宝宝逐渐长大，免疫系统逐渐成熟，慢慢消失。

食物过敏的家庭护理和预防

食物过敏的发病机制并不明确，没有确切的预防措施。如果能做到以下几点，可以大大减少食物过敏的发生。

1.至少纯母乳喂养至宝宝6个月大。

2.在宝宝6月龄（满180天）后为其添加固体食物，甚至高度致敏的食物，如鱼、花生等；8月龄后开始为其添加蛋黄。

3.适当为宝宝补充益生菌制剂。

4.减少吸入性过敏原暴露，避免烟草烟雾的暴露。

牛奶过敏

牛奶过敏一般发生在婴儿期内，是牛奶蛋白引起的异常或过强的免疫反应。宝宝对牛奶过敏与宝宝的消化系统还不成熟有很大关系。

案例

问：我家宝宝8个月了。2个月前，因母乳不足而添加婴儿配方奶粉，宝宝立即出现口周潮红及风团，随之发生腹泻，全身皮肤有散在红色斑丘疹出现。更换不同品牌的奶粉之后，宝宝仍有这些状况。请问，我家的宝宝是对牛奶过敏吗?

案例分析

答：这个宝宝应该是对牛奶过敏。牛奶过敏是很常见的。

牛奶过敏的表现

根据具体的症状表现，可将牛奶过敏分为轻中度过敏和重度过敏。

1.轻中度牛奶过敏常见症状如下：胃肠道食物反复反流、呕吐、腹泻、便秘（伴或不伴肛周皮疹）、便血；皮肤反应为湿疹样表现、红斑、风团、水肿；呼吸系统反应为流涕、慢性咳嗽、气喘。

2.重度牛奶过敏常具有一种或多种下列症状：由于拒食、腹泻、呕吐或反流造成生长障碍、便血，导致贫血、肠道疾病或溃疡性结肠炎；皮肤可能有严重的渗出性湿疹，伴有生长障碍、贫血；呼吸系统的主要反应是伴有呼吸困难的急性喉头水肿或支气管阻塞；等等。

严重的过敏反应，症状进展迅速，可能累及两个以上器官系统，尤其是心血管系统，从而出现如血压下降及心律失常等表现，甚至过敏性休克。

什么情况下应该去医院就诊

如果宝宝进食牛奶后出现以下情况，应立即带他到医院就诊。

1.呼吸困难。

2.皮肤青紫。

3.看起来异常虚弱。

4.全身出现荨麻疹。

5.头颈部水肿。

6.腹泻，大便中带血。

牛奶过敏的诊断

牛奶过敏的诊断和食物过敏相似。

口服牛奶激发试验为主要确诊依据。口服牛奶激发试验费时、费力，家长与儿童的依从性差，且存在一定风险，故须在具有急救设备的医院内并由专业人员实施。对于曾发生过严重牛奶过敏反应的宝宝，不宜进行口服牛奶激发试验。

牛奶过敏的预防

如果长期吃母乳的宝宝出现了牛奶过敏，妈妈本身应进食“无奶餐”。妈妈的饮食中不能有任何牛奶制品，并要通过服用维生素及钙片来补充相关营养成分。

对于吃配方奶的宝宝，应回避含有牛奶蛋白成分的食物及普通配方奶粉，要吃特殊配方奶粉。特殊配方奶粉主要用水解蛋白制成，水解蛋白可避免过敏反应。

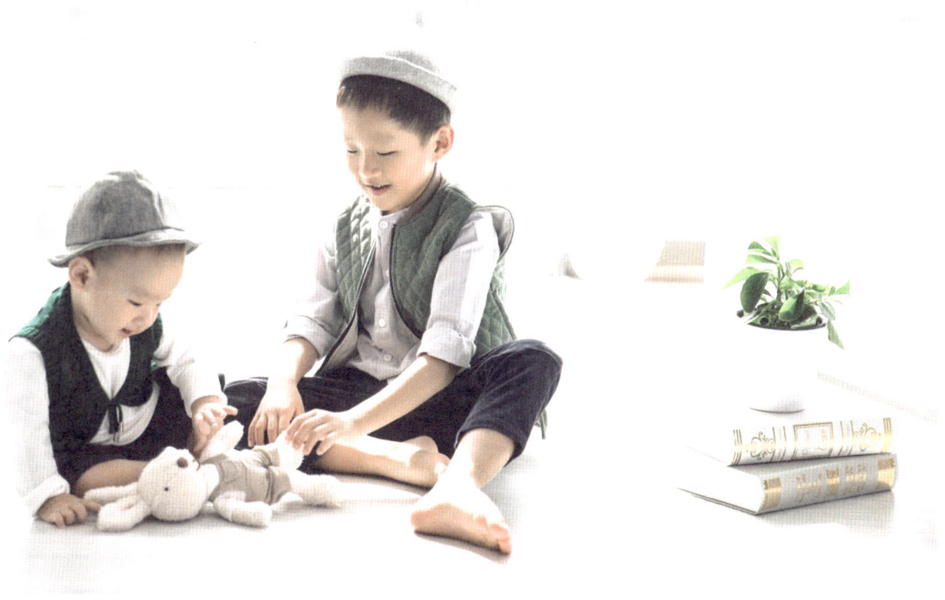

宝宝出生后吃的第一口奶最好是母乳或水解蛋白配方奶，这可很大程度降低甚至避免之后的过敏反应。研究证明，纯母乳喂养至6个月可以杜绝或者缓解宝宝对牛奶过敏的情况。

对有严重家族过敏史的宝宝，如果不能进行母乳喂养，可以直接使用特殊配方奶粉。

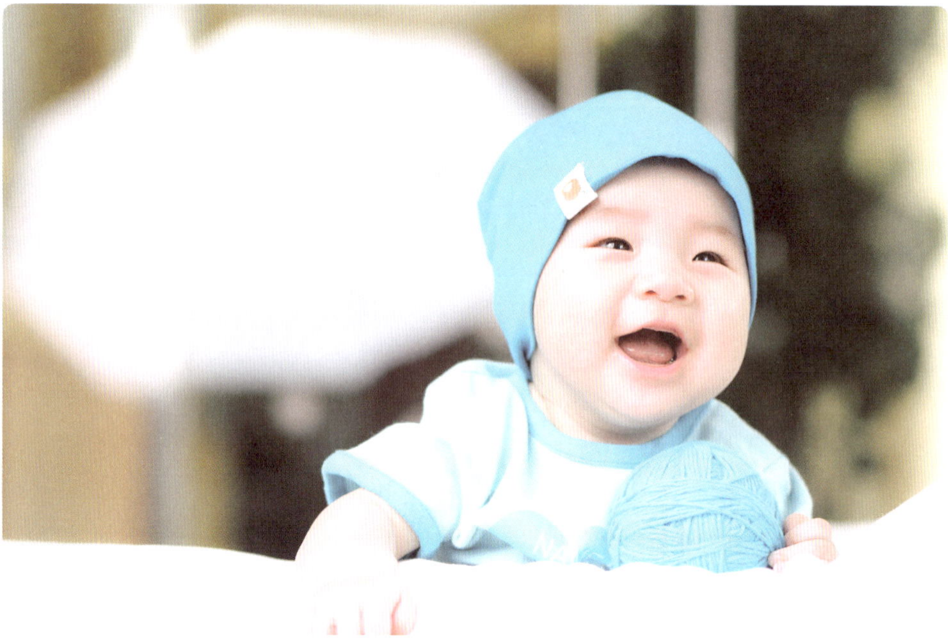

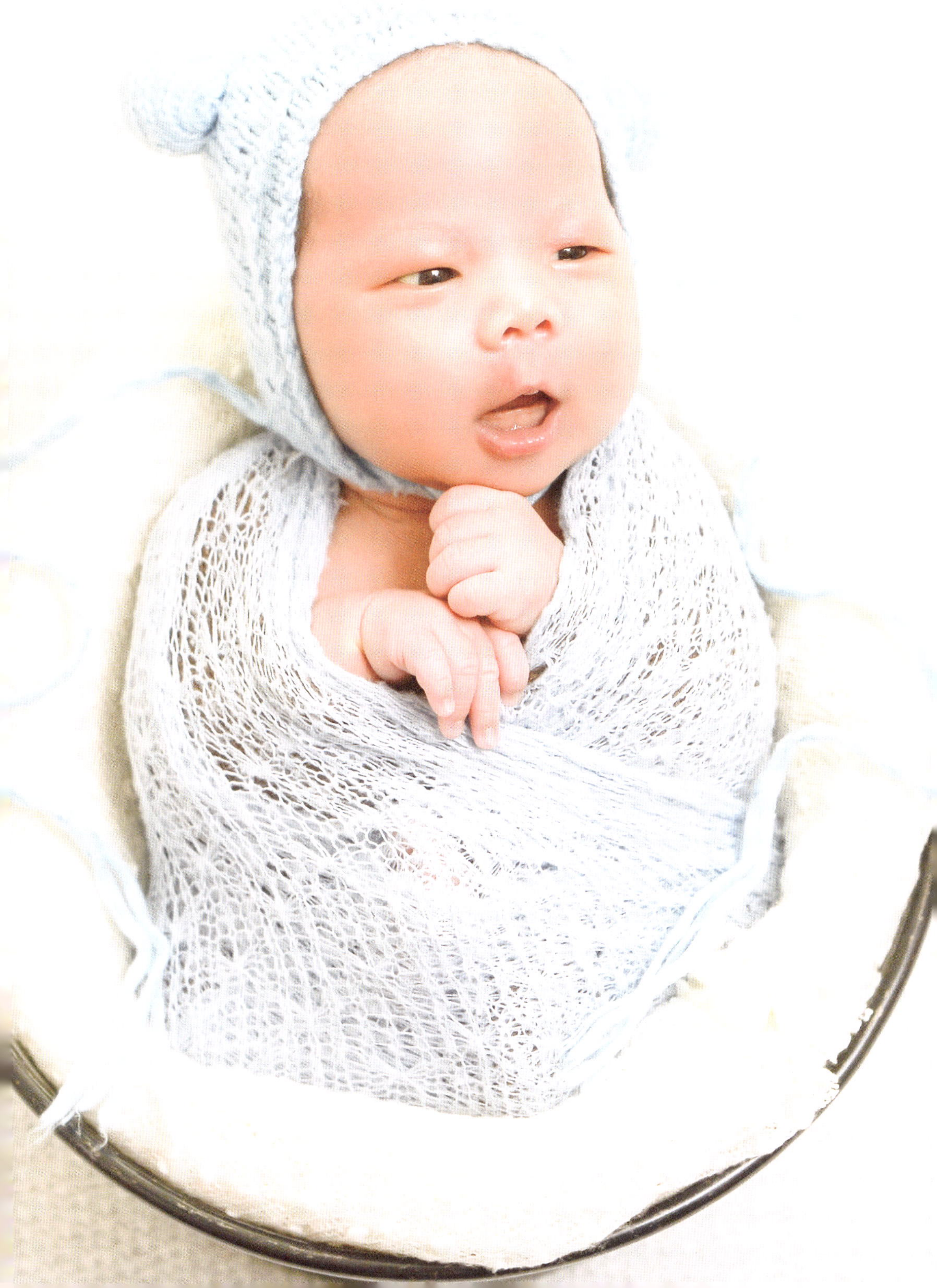

附录一　3岁以下婴幼儿健康养育照护指南（试行）

为贯彻落实《中共中央 国务院关于优化生育政策促进人口长期均衡发展的决定》《国务院办公厅关于促进3岁以下婴幼儿照护服务发展的指导意见》（国办发〔2019〕15号）和《健康儿童行动提升计划（2021—2025年）》（国卫妇幼发〔2021〕33号），提升儿童健康水平，促进儿童早期发展，加强婴幼儿养育照护指导，强化医疗机构通过养育风险筛查与咨询指导、父母课堂、亲子活动、随访等形式，指导家庭养育人掌握科学育儿理念和知识，提高婴幼儿健康养育照护能力和水平，特制定本指南。

一、婴幼儿健康养育照护的重要意义

婴幼儿时期是儿童生长发育的关键时期，这一时期大脑和身体快速发育。为婴幼儿提供良好的养育照护和健康管理，有助于儿童在生理、心理和社会能力等方面得到全面发展，为儿童未来的健康成长奠定基础，并有助于预防成年期心脑血管病、糖尿病、抑郁症等多种疾病的发生。

儿童早期是生命全周期中人力资本投入产出比最高的时期，儿童早期的发展不仅决定了个体的健康状况与发展，也深刻影响着国家人力资源和社会经济发展。对婴幼儿进行良好的养育照护和健康管理是实现儿童早期发展的重要举措。父母是婴幼儿养育照护和健康管理的第一责任人，儿童保健人员要强化对养育人养育照护的咨询指导。

二、婴幼儿健康养育照护的基本理念

理念是行动的先导，科学的养育照护理念是促进婴幼儿健康成长的重要保障。儿童保健人员要指导养育人充分认识健康养育照护的重要意义，树立科学的育儿理念，掌握科学育儿知识和技能。

（一）重视婴幼儿早期全面发展

0～3岁为婴幼儿期。婴幼儿早期发展是指儿童在这个时期生理、心理和社会能力方面得到全面发展，具体体现在儿童的体格、运动、认知、语言、情感和社会适应能力等各方面的发展。早期发展对婴幼儿的成长具有重要意义，养育人要关注婴幼儿的全面发展。

（二）遵循儿童生长发育规律和特点

养育照护中养育人要遵循婴幼儿生长发育的规律，尊重个体特点和差异，不盲目攀比，避免揠苗助长。要做好定期健康监测，及时关注婴幼儿生长发育异常表现，做到早发现、早诊断、早干预。

（三）给予儿童恰当积极的回应

养育人要了解各年龄段婴幼儿身心发展特点，在养育照护中应关注婴幼儿的表情、声音、动作和情绪等表现，理解其所发出的信号和表达的需求，及时给予恰当、积极的回应。

（四）培养儿童自主和自我调节能力

婴幼儿的自理能力和良好的行为习惯是在日常生活中逐步养成的。在保证安全的前提下，养育人要为婴幼儿提供自由玩耍的机会，鼓励儿童自由探索，引导婴幼儿发展解决问题的能力和创造力。养育人要帮助婴幼儿建立规律的生活作息，养成良好的生活习惯，逐渐培养其自理能力，不包办代替。养育人要帮助儿童识别自己和他人的情绪，适时建立合理规则，发展儿童的自我调节能力。

（五）注重亲子陪伴和交流玩耍

婴幼儿在与养育人的亲密相处中逐渐认识自我、建立自信、培养情感和拓展能力。养育人应充分参与对婴幼儿的养育照护，提供高质量的亲子陪伴与互动，共同感受成长的快乐，建立融洽的亲子关系。交流和玩耍是亲子陪伴的重要内容，也是养育照护中促进婴幼儿早期发展的核心措施。

（六）将早期学习融入养育照护全过程

在日常养育过程中，婴幼儿通过模仿、重复、尝试等，发展运动、认知、语言、情感和社会适应等各方面能力。养育人要将早期学习融入婴幼儿养育照护的每个环节，充分利用家庭和社会资源，为婴幼儿提供丰富的早期学习机会。

（七）努力创建良好的家庭环境

家庭是婴幼儿早期成长和发展的重要环境。要构建温馨、和睦的家庭氛围，给儿童展现快乐、积极的生活态度，培养积极、乐观的品格。同时，要为婴幼儿提供整洁、安全、有趣的活动空间，有适合其年龄的玩具、图书和生活用品。

（八）认真学习提高养育素养

养育人要学习婴幼儿生长发育知识，掌握养育照护和健康管理的各种技能和方法，不断提高科学育儿的能力，在养育的实践中，与儿童同步成长。

养育人的身心健康会影响养育照护过程，从而对儿童健康和发展产生重要影响。养育人应主动关注自身健康，保持健康生活方式，提高生活质量，定期体检，及时发现和缓解养育焦虑，保持身心健康。

三、婴幼儿健康养育照护咨询指导内容

（一）生长发育监测

1.目的和意义。

婴幼儿健康不仅表现为没有疾病或虚弱，还体现在身体、心理和社会功能的完好状态以及潜能的充分发展。监测婴幼儿体格生长、心理行为发育和社会适应能力发展，是保障和促进婴幼儿健康成长的重要手段。

指导养育人了解婴幼儿生长发育的特点，积极参加儿童定期健康检查，开展生长发育家庭监测，并及时发现问题，在医务人员指导下尽早干预，从而促进婴幼儿身心健康发展。

2.指导要点。

（1）定期健康检查。

养育人应定期带婴幼儿接受国家基本公共卫生服务项目0～6岁儿童健康管理，1岁以内婴儿应当在出院后1周内、满月、3月龄、6月龄、8月龄和12月龄，1～3岁幼儿在18月龄、24月龄、30月龄和36月龄时监测其健康状况，及早发现消瘦、超重、肥胖、发育迟缓、贫血、维生素D缺乏佝偻病、眼病、听力障碍、龋病等健康问题，查找病因，及时干预。

（2）体格生长监测。

指导养育人使用0～3岁儿童生长发育监测图（附件1）进行家庭自我监测。若儿童体重、身长（身高）等体格生长水平低于第3百分位或高于第97百分位，或者出现生长速度平缓或下降或突增，应及时就诊。

（3）心理行为发育监测。

婴幼儿心理行为发育涉及感知、认知、大运动、精细动作、语言、社会适应与交往等多方面。指导养育人及时了解0～3岁婴幼儿的心理行为发育里程碑；在接受国家基本公共卫生服务项目0～6岁儿童健康检查时，积极配合进行“儿童心理行为发育问题预警征象”筛查（附件2）等儿童心理行为发育检查，及时发现发育偏异的可能和风险，进行进一步评估和早期干预。

（4）眼病的防控与家庭照护。

指导养育人提高对视力不良和近视的防控意识，引导家庭定期主动接受儿童眼保健和视力检查服务，完成各年龄阶段的眼病筛查、视力和“远视储备量”的监测，以早期发现和治疗早产儿视网膜病变、先天性白内障、视网膜母细胞瘤等致盲性眼病，预防近视的发生。

日常养育照护中应保证婴幼儿充足睡眠、均衡膳食和户外活动时间，减少持续近距离用眼时间，保持婴幼儿眼部清洁卫生。2岁以内不建议观看或使用电子屏幕，2岁以上观看或使用电子屏幕时间每天累计不超过1小时，每次使用时间不超过20分钟。如婴幼儿出现以下症状应及时就诊：不能追视、对外界反应差；看东西时凑近、眯眼、皱眉、斜眼、歪头；瞳孔区发白、畏光、流泪、眼部发红或有脓性分泌物等。

（5）听力障碍的预防与家庭照护。

指导家庭积极主动接受儿童耳及听力保健服务，注意观察儿童对声音的反应和语言发育的情况。日常养育中，应远离强声或持续噪声环境，避免儿童去有强工业噪声、娱乐性噪声的场所；避免儿童使用耳机；洗澡或游泳时防止呛水和耳部进水；不要自行清洁外耳道，避免损伤；避免头部、耳部外伤和外耳道异物；儿童罹患腮腺炎或脑膜炎后，应注意观察其听力变化。

如发现儿童有以下情形之一，应及时就诊，接受进一步评估：耳部及耳周皮肤异常；外耳道有分泌物或异常气味；有拍打或抓挠耳部的动作；有耳痒、耳痛、耳胀等症状；对声音反应迟钝，或有语言发育迟缓的表现；头常常往一侧歪，或对呼唤无回应。

（6）龋病的防控与家庭照护。

婴幼儿萌出第一颗乳牙时就应开始清洁牙齿。养育人可根据月龄选用纱布、指套牙刷、儿童常规牙刷早晚为婴幼儿清洁牙齿。建议使用儿童含氟牙膏，牙膏使用量为米粒大小。每次进食后喂白开水或清洁口腔。尽量避免餐间摄入含糖饮食，饮水以白水为主。养育人不应将食物嚼碎后再喂给婴幼儿、不应与婴幼儿共用餐具，婴幼儿喂养器具应经常清洗消毒。

第一颗乳牙萌出到12月龄之间，进行第一次口腔检查和患龋风险评估，之后每3～6个月定期检查。对患龋中、低风险的婴幼儿，每年使用含氟涂料2次；对高风险的婴幼儿，每年使用4次。乳磨牙深窝沟可行窝沟封闭。一旦发现牙齿有颜色、质地及形态的改变建议及时就诊。

（二）营养与喂养

1.目的和意义。

充足的营养和良好的喂养是促进婴幼儿体格生长、机体功能成熟及大脑发育的保障。养成良好的饮食习惯，是培养婴幼儿健康生活方式的重要内容，为成年期健康生活方式奠定基础。

指导养育人掌握母乳喂养、辅食添加、合理膳食、饮食行为等方面的基本知识和操作技能，为婴幼儿提供科学的营养喂养照护，预防儿童营养性疾病的发生，促进儿童健康成长。

2.指导要点。

（1）母乳喂养。

①母乳喂养优点。母乳含有丰富的营养素、免疫活性物质和水分，能够满足0～6个月婴儿生长发育所需的全部营养，有助于婴幼儿大脑发育，降低婴儿患感冒、肺炎、腹泻等疾病的风险，减少成年后肥胖、糖尿病、心脑血管疾病等慢性病的发生，增进亲子关系，还可以减少母亲产后出血、乳腺癌、卵巢癌的发病风险。

②母乳喂养方法。出生后尽早进行皮肤接触、早吸吮、早开奶。6个月内的婴儿提倡纯母乳喂养，不需要添加水和其他食物。做到母婴同室、按需哺乳，每日8～10次以上，使婴儿摄入足量乳汁。

③促进乳汁分泌的方法。婴儿充分地吸吮是促进乳汁分泌的最有效方法。母亲心情愉悦、睡眠充足、营养均衡也是促进泌乳的重要因素。若持续母乳不足，应在医生评估指导下处理。

④早产儿哺乳。母乳喂养是早产儿首选的喂养方式，提倡母亲亲自喂养和袋鼠式护理。对胎龄<34周、出生体重<2000克的早产儿或体重增长缓慢者，根据医生指导，在母乳中添加母乳强化剂。

（2）微量营养素的补充。

①足月儿生后数日内开始，在医生指导下每天补充维生素D400国际单位，促进生长发育。纯母乳喂养的足月儿或以母乳喂养为主的足月儿4～6月龄时可根据需要适当补铁，以预防缺铁性贫血的发生。

②早产或低出生体重儿一般生后数日内开始，在医生指导下，每天补充维生素D800～1000国际单位，3个月后改为每天400国际单位；出生后2～4周开始，按2毫克/（千克·天）补充铁元素，上述补充量包括配方奶及母乳强化剂中的含量。酌情补充钙、维生素A等营养素。

（3）辅食添加。

①添加时间。婴儿6个月起应添加辅食，在合理添加辅食基础上，可继续母乳喂养至2岁及以上。早产儿在校正胎龄4～6月时应添加辅食。

②添加原则。每次只添加一种新的食物，由少量到多量、由一种到多种，引导婴儿逐步适应。从一种富含铁的泥糊状食物开始，逐渐增加食物种类，逐渐过渡到半固体或固体食物。每引入一种新的食物，适应2～3天后再添加新的

食物。

③辅食种类。制作辅食的食物包括谷薯类、豆类及坚果类、动物性食物（鱼、禽、肉及内脏）、蛋、含维生素A丰富的蔬果、其他蔬果、奶类及奶制品等7类。添加辅食种类每日不少于4种，并且至少应包括一种动物性食物、一种蔬菜和一种谷薯类食物。6～12月龄阶段的辅食添加对婴儿生长发育尤为重要，要特别注意添加的频次和种类。婴幼儿辅食添加频次、种类不足，将明显影响生长发育，导致贫血、低体重、生长迟缓、智力发育落后等健康问题。6～9月龄婴儿，每天需要添加辅食1～2次。9～12月龄婴儿，每天添加辅食增为2～3次。

④合理制作。婴幼儿辅食应单独制作，选用新鲜、优质、无污染的食材和清洁的水制作。烹调宜用蒸、煮、炖、煨等方式，食材要完全去除硬皮、骨、刺、核等，豆类或坚果要充分磨碎。1岁以内婴儿辅食应保持原味，不加盐、糖和调味品，1岁以后辅食要少盐、少糖。鼓励幼儿尝试多样化食物，避免食用经过腌制、卤制、烧烤的食物，以及重油、甜腻、辛辣刺激的重口味食物。

6～24月龄婴幼儿辅食添加要点详见附件3。

（4）培养良好的饮食习惯。

1岁以后幼儿逐步过渡到独立进食，养育人要为幼儿营造轻松愉快的进食环境，引导而不强迫幼儿进食。安排幼儿与家人一起就餐，并鼓励自主进食。关注幼儿发出的饥饿和饱足信号，及时做出回应。不以食物作为奖励和惩罚手段。幼儿进餐时不观看电视、手机等电子产品，每次进餐时间控制在20分钟左右，最长不宜超过30分钟，并逐渐养成定时进餐和良好的饮食习惯。

（三）交流与玩耍

1.目的和意义。

交流和玩耍是婴幼儿养育照护的重要内容，有利于构建良好的亲子依恋关系和伙伴关系，提升儿童体格生长和运动能力发育水平，促进心理行为和社会能力的发展。

指导养育人重视并掌握亲子交流与玩耍运动的知识与技能，充分利用家庭和社会资源，为儿童提供各种交流玩耍的机会，促进婴幼儿各种能力的协同发展。

2.指导要点。

（1）亲子交流。

①身体接触。养育人通过抚摸、拥抱等身体的亲密接触进行亲子交流，让婴幼儿感受到养育人的关爱，建立依恋，培养亲情。

②肢体语言。养育人通过眼神、表情、肢体动作等方式，表达对婴幼儿的关注、喜爱、鼓励和安慰，从而进一步增进亲子感情，促进亲子交流互动。

③语言交流。养育人尽早使用语言同婴幼儿进行交流，从简单的语音开始，逐渐提升到单词、短语，再到完整的语句。向婴幼儿描述周围的人、日常用品、活动和事物等，帮助孩子练习听和说，培养理解和表达能力；随着语言能力的提高，要经常为婴幼儿讲故事、读绘本、唱儿歌，多听多说，为婴幼儿提供丰富的语言环境。

（2）玩耍运动。

①自由玩耍。养育人应利用室内和户外各种条件和场所，与婴幼儿一起进行不拘形式的自由玩耍。主动营造快乐的氛围，关注婴幼儿的好奇心，并通过陪伴、互动、示范等方式引导婴幼儿尝试不同的活动，激发探索的兴趣。

②亲子游戏。亲子互动游戏是婴幼儿最常见和重要的活动方式，如念儿歌、模仿动物叫声、和婴儿一起模仿打电话、听指令拿东西、躲猫猫、拍手游戏、叫名字、照镜子、指认身体部位等。根据婴幼儿的年龄和发育水平选择玩具，鼓励养育人利用日常用品或自制玩具进行游戏，如用空盒子玩垒高游戏。在亲子游戏中，注重婴幼儿认知、语言、情感及社会交往等能力的发展，提倡父亲参与。

③运动锻炼。顺应婴幼儿运动发育规律，充分利用室内外安全和开放的活动场地，提供爬、走、跑、跳等大动作，以及抓握、垒高、涂鸦等精细动作的练习机会。避免婴幼儿久坐超过1小时。幼儿每天身体活动时间至少3小时，其中户外活动时间至少2小时，遇到雾霾、高温等特殊天气宜酌情减少户外活动时间。

不同年龄段的婴幼儿亲子交流与玩耍运动要点详见附件4。

（3）社交体验。

①家庭活动。养育人要为婴幼儿提供快乐的家庭生活，包括日常的衣食住行和各种家庭活动。有计划地让幼儿参与力所能及的家务劳动，如练习整理自己的衣物、用品、玩具、书本等，提升生活技能和自理能力。通过走亲访友、家庭聚会、生日和节日活动等家庭活动，帮助婴幼儿学习和他人相处，获得丰富的生活体验。

②同伴交往。养育人应经常为婴幼儿创造与同龄伙伴交流和玩耍的机会。通过示范和引导，帮助幼儿发展关心、分享、合作等亲社会行为，对积极的行为给予及时肯定和赞赏。在与小朋友交往中，帮助幼儿学习简单的行为规则。关注婴幼儿的情绪变化，通过抚摸、拥抱、柔和的语调等方式缓解其焦虑、恐惧、愤怒等不良情绪。

③社区活动。养育人应充分利用社区资源（公园、儿童活动中心、儿童游乐园、文体场所等），带儿童参观、游览、玩耍，接触大自然，获得丰富体验。

（四）生活照护指导

1.目的和意义。

良好的日常生活照护是促进婴幼儿生长发育的基本保障，是养育人实践回应性照护的重要体现，也是建立亲子关系的重要纽带。

指导养育人重视对婴幼儿的生活照护，创设良好的居家环境，掌握日常护理和推拿保健技巧，培养婴幼儿健康的生活方式，养成良好的生活作息习惯。

2.指导要点。

（1）居家环境。

①家庭氛围。营造温馨、和谐、愉快的家庭氛围。在构建良好亲子关系的同时，也要构建良好的夫妻关系和亲友关系，家人之间应充分沟通，保持一致的养育观念和态度。正确处理家庭矛盾，避免对婴幼儿忽视，杜绝虐待婴幼儿和一切形式的家庭暴力。

②家庭设施。居家环境要整洁、舒适。提供适合婴幼儿年龄特点的用具，如餐具和水杯、儿童便器等。根据婴幼儿发育水平提供适当的玩具、图片和图书等。在合适位置张贴图案简洁、色彩鲜艳、富有童趣的挂图。

③儿童空间。家庭中设置相对固定和安全的婴幼儿活动区域，空间和设施要符合婴幼儿的特点和发育水平。

（2）日常护理。

①衣着护理。为婴幼儿提供合格、舒适、清洁、安全的衣物。穿衣或换尿布时，注意观察婴幼儿的反应，通过表情、语言等给予回应和互动，逐步引导婴儿学会主动配合和自主穿衣。

②盥洗护理。重视婴幼儿个人卫生，经常为婴幼儿洗澡，且养育人应全程在场。借助唱儿歌、讲故事等方式为婴幼儿示范正确的洗手、洗脸、刷牙等盥洗方法，引导和鼓励幼儿自己动手。

③大小便护理。关注婴幼儿大小便前的动作和表情，掌握其时间规律，固定大小便场所，逐步培养幼儿表达大小便的方式，2岁后逐渐减少白天使用尿布的时间。

（3）推拿保健。

指导养育人学会使用摩腹、捏脊等婴幼儿常见推拿保健方法，对婴幼儿进行日常推拿保健，增强婴幼儿体质。

（4）睡眠照护。

①睡眠环境。卧室应安静、空气新鲜，室内温度20℃～25℃为宜。白天不必过度遮蔽光线，夜晚睡后熄灯。卧室不宜放置电视等视屏类产品。

②睡眠时间。保证婴幼儿的充足睡眠，每天总睡眠时间在婴儿期为12～17小时，幼儿期为10～14小时。婴幼儿夜间睡眠时间应达到8小时以上。

③入睡方式。培养婴幼儿自主入睡习惯，敏感识别婴幼儿睡眠信号，及时让其独立入睡，避免养成抱睡、摇睡、含乳头睡等不良入睡习惯。

（五）伤害预防

1.目的和意义。

预防伤害是养育人的基本责任，对婴幼儿一生的健康至关重要，也是帮助婴幼儿养成安全意识和行为习惯的重要内容。

指导养育人树立预防婴幼儿伤害的意识，牢记婴幼儿不能离开养育人的视线范围，养成安全看护的行为习惯，提升环境安全水平，掌握常用急救技能，预防婴幼儿伤害发生。

2.指导要点。

（1）加强看护。

①专心看护。看护婴幼儿时，不应同时使用手机等电子设备，不从事其他非必要活动。多人与婴幼儿一起时，应明确一人负责照护。

②近距离看护。与婴幼儿保持较近的距离。婴幼儿在水中或水边、高处、身边有动物等情况下，与婴幼儿保持伸手可及的距离。

③看护禁忌。不让婴幼儿处在无人看护的状态下，不与婴幼儿做不安全的游戏，不让未成年人看护婴幼儿。

④行为示范。养育人自身遵守安全规则，在日常看护中为幼儿做出安全示范，教会其识别伤害风险，提升幼儿的安全意识，帮助其建立安全行为习惯。

（2）营造安全环境。

①清除隐患。随时排查和清除婴幼儿活动区域内的尖锐物品，可放入口、鼻、耳的小件物品或食物，破损玩具，不安全的运动娱乐设备和电器、药物、化学品等。

②隔离危险。楼梯、厨房应安装护栏、门栏，将药物、日用化学品、热物、刀具、电源、电器放置在婴幼儿无法接触到的固定位置，水池、沟渠要安装护栏，水桶、水盆、井等要加盖。

③使用安全产品。选择有安全质量认证的、适龄的玩具和儿童用品。使用儿童安全座椅、家具防护角、窗户锁等安全相关产品。

（3）紧急处置。

①心肺复苏。养育人应主动学习并掌握婴幼儿意识、呼吸、心跳的判断方法，不同年龄段婴幼儿心肺复苏方法。

②常见伤害处置。养育人应主动学习基本的院前止血、包扎、固定、搬运技术。学会用腹部冲击法、背部叩击法、胸部冲击法等，处置婴幼儿气道异物梗阻。掌握烧烫伤后用凉水冲洗、浸泡，安全去除伤处衣物，防止创面感染的现场处理方法。

③虐待暴力处置。注意观察婴幼儿，怀疑婴幼儿遭受虐待或暴力时，应及时寻求专业部门的援助，并向公安机关等部门报告。

（六）常见健康问题的防控及照护

1.目的和意义。

定期接受健康检查、及时接种疫

苗是预防婴幼儿常见健康问题的必要策略，也是婴幼儿健康成长的重要保障。

通过指导，使养育人了解、辨识婴幼儿常见健康问题，掌握相应的家庭护理技能。

2.指导要点。

（1）高危儿家庭护理。

对存在健康风险因素的高危儿，如早产儿、出生低体重儿、有出生并发症的新生儿等，要指导养育人及时就诊，在医生指导下进行家庭干预和护理。

（2）营养性疾病的防控。

①缺铁性贫血。婴儿6月龄起，要及时添加富含铁的食物，以预防缺铁性贫血。发生缺铁性贫血应按医嘱及时补充铁剂。

②营养不良。要合理添加辅食，保障婴幼儿生长所需能量、蛋白质及其他营养素。连续2次体重增长不良或营养改善3～6个月后身长仍增长不良者，需到专科门诊进行会诊治疗。强化儿童营养与喂养指导，提倡吃动并重，预防和减少儿童超重和肥胖。

③维生素D缺乏性佝偻病。发病高峰在3～18月龄。婴幼儿出生数日后即可开始补充维生素D，尽早进行户外活动，充分暴露身体部位，可预防佝偻病发生。发生维生素D缺乏性佝偻病应按医嘱治疗。

（3）传染病的预防与家庭护理。

幼儿急疹、风疹、手足口病、水痘、流感等为婴幼儿常见传染病。养育人应及时为婴幼儿接种疫苗，保持室内空气流通，注意个人卫生，积极进行运动锻炼，传染病流行期间不去人多聚集的地方，预防传染病的发生。婴幼儿患病期间要遵医嘱进行治疗，做好隔离和环境物品的清洁消毒，注意休息和营养，做好口腔、皮肤等的护理。

（4）危重症识别。

婴幼儿如出现以下症状，建议立即就诊：精神状态较平时差，进食量明显减少，不能喝水或吃奶；抽搐或囟门凸起；频繁呕吐；呼吸加快（1分钟计数呼吸次数，<2月龄超过60次、2～12月龄超过50次、2～3岁超过40次）；鼻翼翕动、胸凹陷等呼吸困难，呼吸暂停伴紫绀；腹泻水样大便持续2～3天，大便带血，小便明显减少或无尿；眼窝凹陷或囟门凹陷，皮肤缺乏弹性，哭时泪少；脐部脓性分泌物多，脐周皮肤发红和肿胀；新生儿皮肤严重黄染（手掌或足底）、皮肤脓疱；眼或耳部有脓性分泌物。

附件：

1.0～ 3 岁儿童生长发育监测图

2.儿童心理行为发育问题预警征象筛查表

3.6～24月龄婴幼儿辅食添加要点

4.婴幼儿亲子交流与玩耍要点

附件1　0～3 岁儿童生长发育监测图

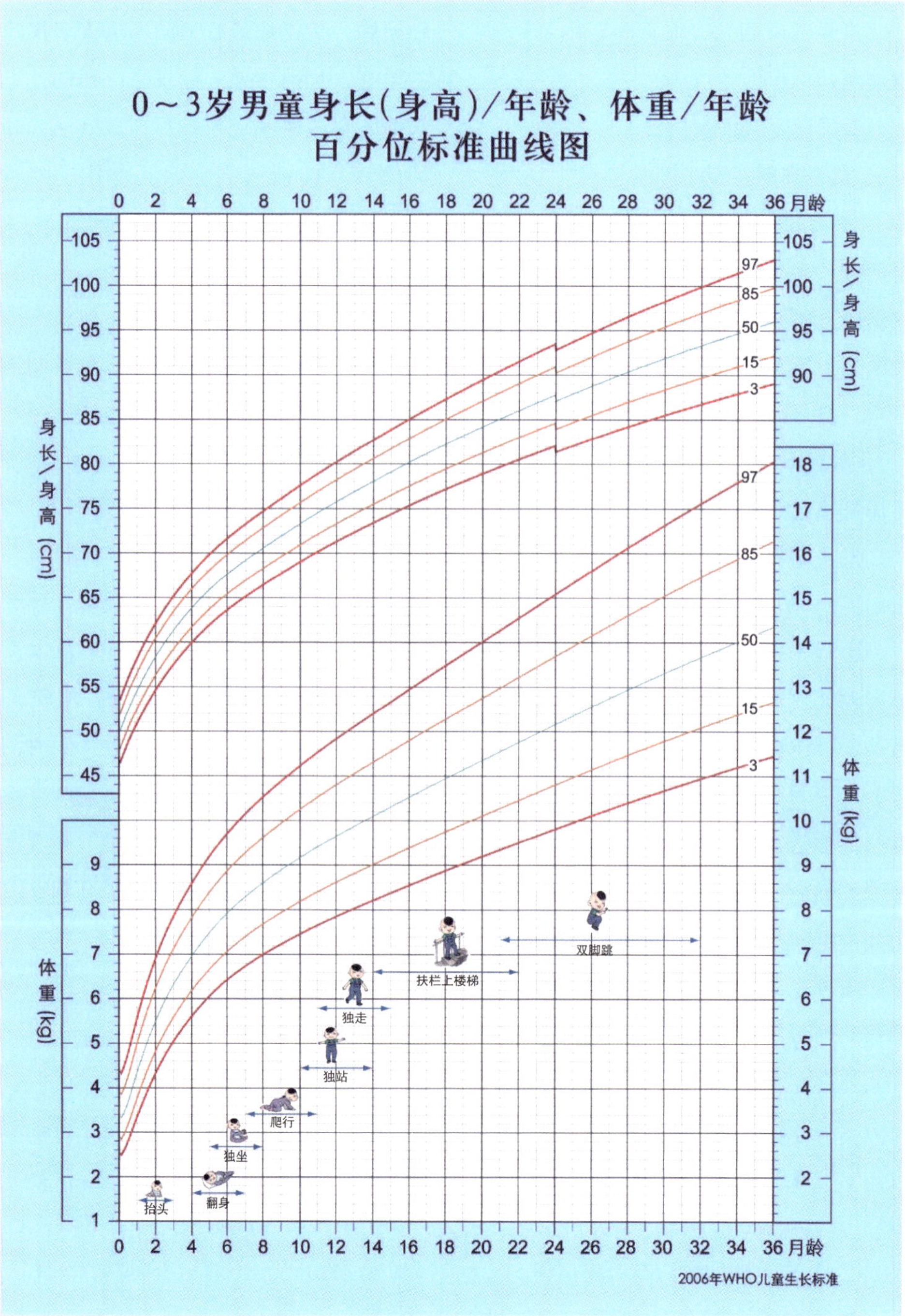

0～3岁女童身长(身高)/年龄、体重/年龄百分位标准曲线图

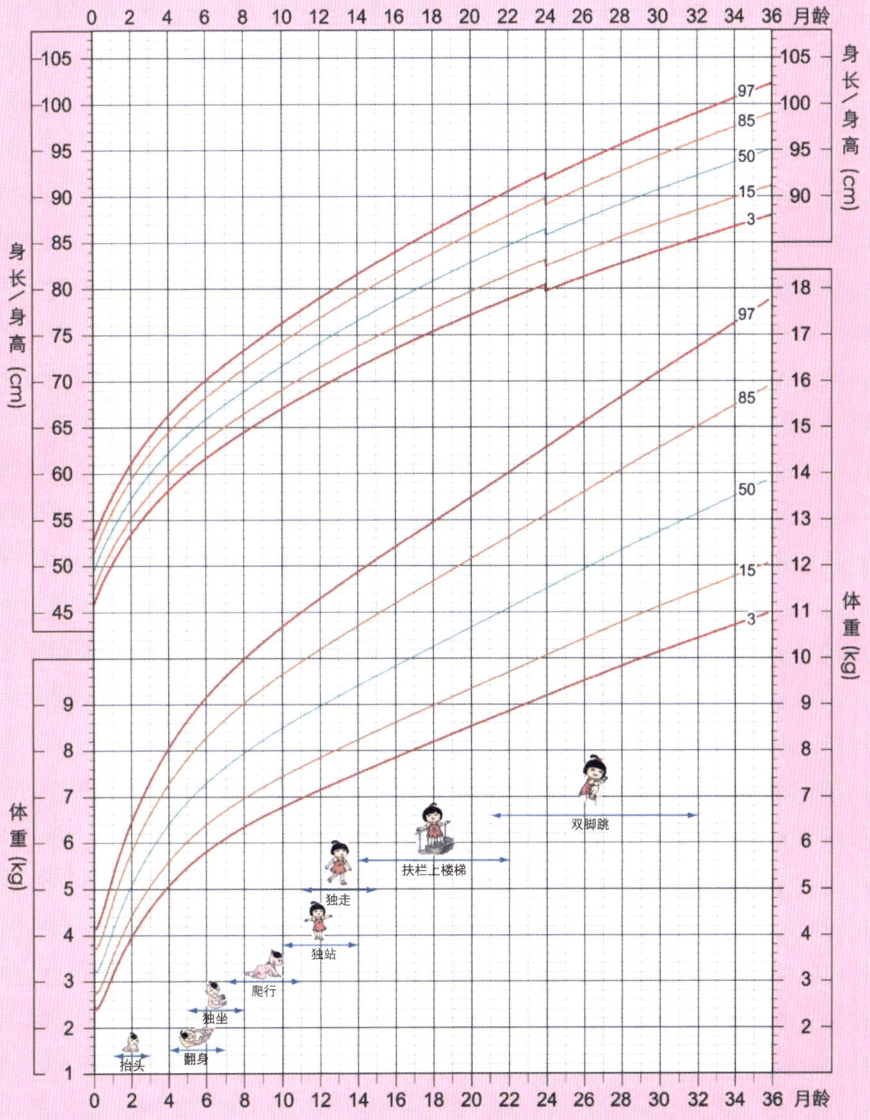

2006年WHO儿童生长标准

附件2　儿童心理行为发育问题预警征象筛查表

年龄	预警征象		年龄	预警征象	
3月	1.对很大声音没有反应	□	6月	1.发音少，不会笑出声	□
	2.逗引时不发音或不会微笑	□		2.不会伸手抓物	□
	3.不注视人脸，不追视移动的人或物品	□		3.紧握拳松不开	□
	4.俯卧时不会抬头	□		4.不能扶坐	□
8月	1.听到声音无应答	□	12月	1.呼唤名字无反应	□
	2.不会区分生人和熟人	□		2.不会模仿“再见”或“欢迎”动作	□
	3.双手间不会传递玩具	□		3.不会用拇食指对捏小物品	□
	4.不会独坐	□		4.不会扶物站立	□
18月	1.不会有意识叫“爸爸”或“妈妈”	□	24月	1.不会说3个物品的名称	□
	2.不会按要求指人或物	□		2.不会按吩咐做简单事情	□
	3.与人无目光交流	□		3.不会用勺吃饭	□
	4.不会独走	□		4.不会扶栏上楼梯/台阶	□
30月	1.不会说2～3个字的短语	□	36月	1.不会说自己的名字	□
	2.兴趣单一、刻板	□		2.不会玩“拿棍当马骑”等假想游戏	□
	3.不会示意大小便	□		3.不会模仿画圆	□
	4.不会跑	□		4.不会双脚跳	□
4岁	1.不会说带形容词的句子	□	5岁	1.不能简单叙说事情经过	□
	2.不能按要求等待或轮流	□		2.不知道自己的性别	□
	3.不会独立穿衣	□		3.不会用筷子吃饭	□
	4.不会单脚站立	□		4.不会单脚跳	□
6岁	1.不会表达自己的感受或想法	□			
	2.不会玩角色扮演的集体游戏	□			
	3.不会画方形	□			
	4.不会奔跑	□			

注：适用于0～6岁儿童。检查有无相应月龄的预警征象，发现相应情况在“□”内打“√”。该年龄段任何一条预警征象阳性，提示有发育偏异的可能。

附件3　6～24月龄婴幼儿辅食添加要点

月龄	频次（每天）	母乳之外食物 每餐平均进食量	食物质地 （稠度/浓度）	食物种类
6个月之后 （6月龄） 开始添加辅食 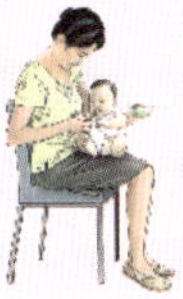	继续母乳喂养 + 从1次开始添加泥糊状食物逐渐推进到2次	从尝一尝开始 逐渐增加到2～3小勺 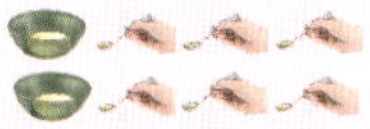	稠粥/肉泥/菜泥 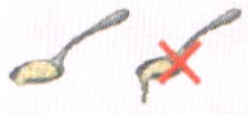	辅食主要包括以下7类： 1.谷薯/主食类（稠粥、软饭、面条、土豆等） 2.动物性食物（鱼、禽、肉及内脏） 3.蛋类 4.奶类和奶制品（以动物乳、酸奶、奶为主要原料的食物等） 5.豆类和坚果制品（豆浆、豆腐、芝麻酱、花生酱等） 6.富含维生素A的蔬菜和水果（南瓜、红心红薯、杧果等） 7.其他蔬菜和水果（白菜、西蓝花、苹果、梨等） ＊添加辅食种类每日不少于4种，并且至少应包括一种动物性食物、一种蔬菜和一种谷薯类食物
6～9月龄 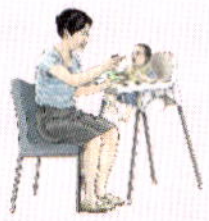	继续母乳喂养 + 逐渐推进（半）固体食物摄入到1～2次	每餐2～3勺 逐渐增加到1/2碗 （250mL的碗） 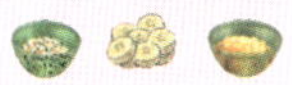	稠粥/糊糊/捣烂/煮烂的家庭食物 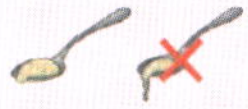	
9～12月龄 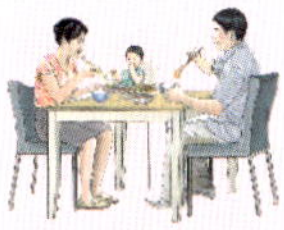	逐渐推进（半）固体食物摄入到2～3次 + 继续母乳喂养	1/2碗 （250mL的碗） 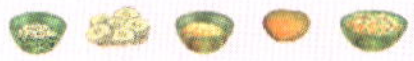	细细切碎的家庭食物/手指食物/条状食物	
12～24月龄 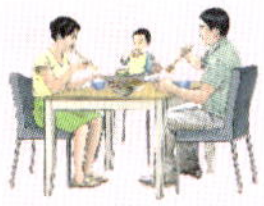	3次家庭食物进餐 + 2次加餐 + 继续母乳喂养	3/4碗到1整碗 （250mL的碗） 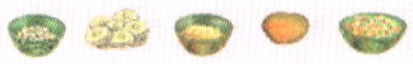	软烂的家庭食物	

附件4　婴幼儿亲子交流与玩耍要点

0~1月龄	1~3月龄	3~6月龄
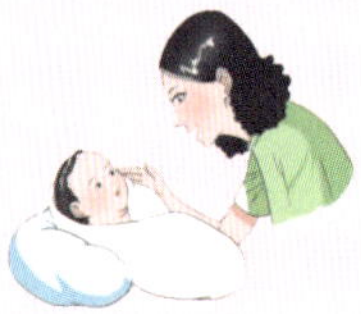 **交流：**注视新生儿的眼睛，温柔地与他（她）说话，尤其是哺乳、照护的时候，让新生儿看养育人的脸，听养育人的声音。	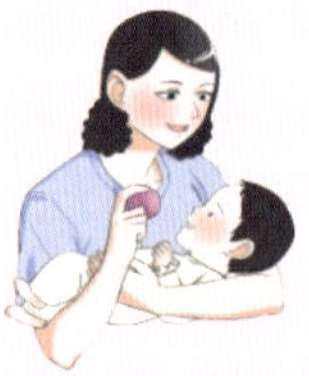 **交流：**在喂奶时或孩子清醒时，对着他（她）笑，模仿他（她）的声音和他（她）说话交流。	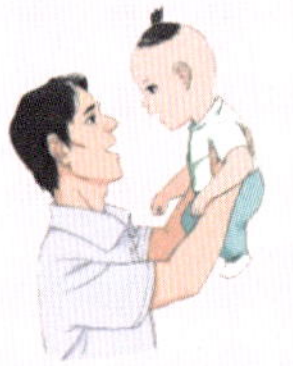 **交流：**经常和孩子说话、逗笑，通过模仿他（她）的声音、表情和动作与他（她）交流。
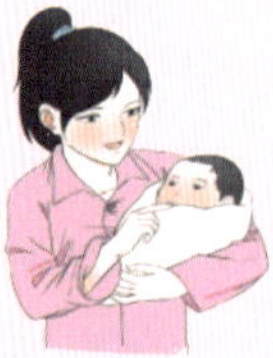 **玩耍：**让新生儿看、听，接触养育人，自由地活动四肢；轻轻地抚摸和怀抱他（她），与他（她）亲密皮肤接触会更好。	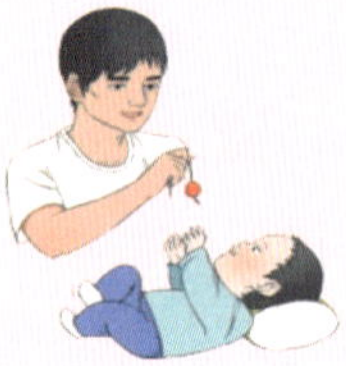 **玩耍：**让孩子看、听，接触养育人，自由地活动四肢；在床上、炕上帮助婴儿俯卧、抬头；慢慢移动彩色玩具或物品让他（她）看、触摸，可用红球、绳子串起的圆环做玩具。	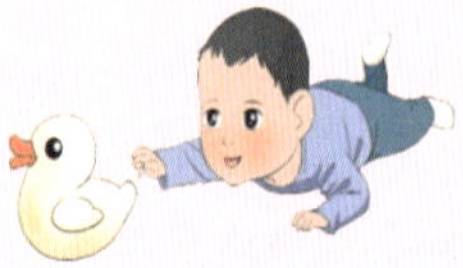 **玩耍：**多让孩子俯卧、抬头，帮助他（她）翻身，让孩子伸手去够、抓握玩具，可用不同质地的，如布或塑料瓶做的玩具。
6~9月龄	**9~12月龄**	**12~18月龄**
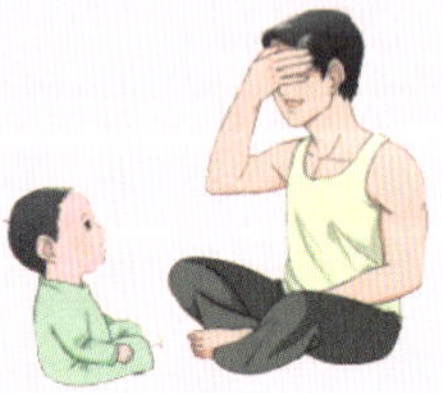 **交流：**对孩子的声音和兴趣给予回应，叫他（她）名字观察反应，用布遮住脸玩“躲猫猫”，和他（她）说看到的人或物品。	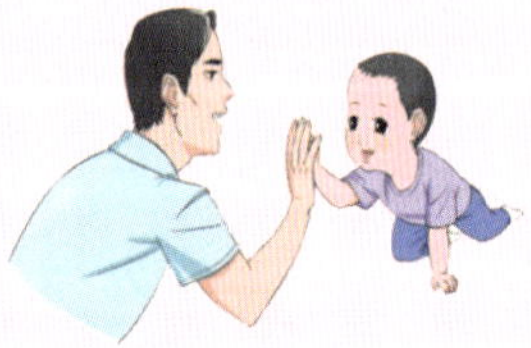 **交流：**教孩子认家中物品、人及身体部位，和孩子说话、唱歌、结合场景边说边做手势，如拍手“欢迎”、挥手“再见”。可用具有五官的娃娃作玩具。	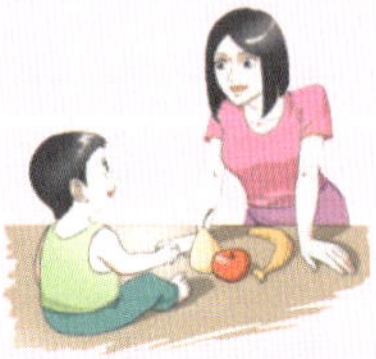 **交流：**问孩子简单的问题，回应他（她）说的话。用简单的指令调动他（她）的活动，如“把杯子给我”；鼓励他（她）称呼周围的人，看物品和图片，说出名称。

续表

6～9月龄	9～12月龄	12～18月龄
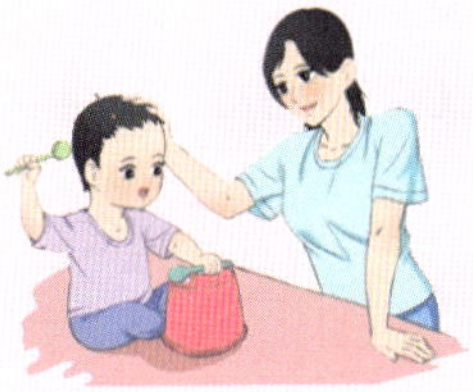	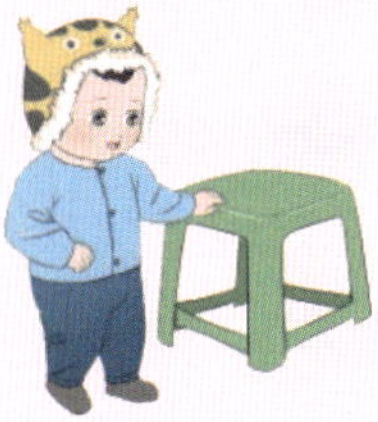	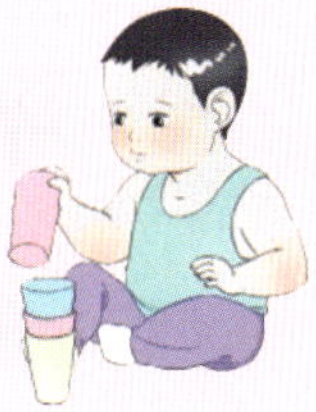
玩耍： 让孩子练习坐，在床上、炕上翻滚，给他（她）提供一些干净、安全的家庭物品，让他（她）抓握、传递、敲打，可用杯子、勺子做玩具。	**玩耍：** 鼓励孩子爬行、站立和扶走，让他（她）练习用拇食指捏小物品。把玩具放在布下面与孩子玩“藏猫猫”。	**玩耍：** 鼓励孩子独自行走、蹲下和站起，握笔涂画，用套叠杯、碗、饮料瓶玩堆叠游戏，或把物品放进容器再拿出来。

18～24月龄	24～36月龄
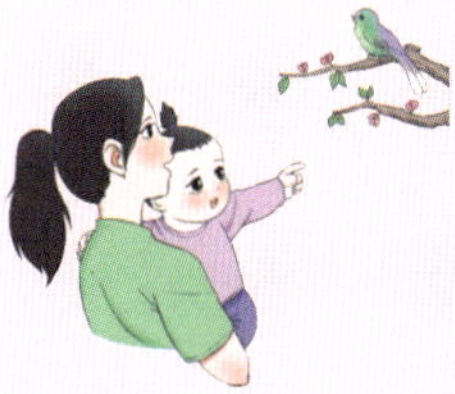	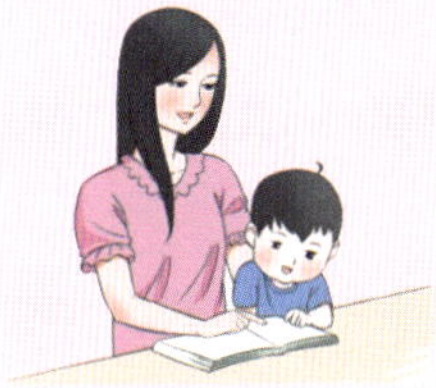
交流： 与孩子多说话，问他（她）问题并耐心等待他（她）的回答，用清晰、正确的发音回应他（她）说的话。带他（她）边看大自然、图画书和物品，边和他（她）交谈。	**交流：** 与孩子一起看图画书，讲故事、说儿歌，尝试和他（她）讨论图画书的内容；教他（她）说自己的姓名、性别，教他（她）认识物品的形状、颜色、用途。
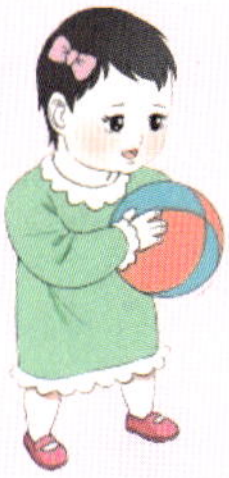	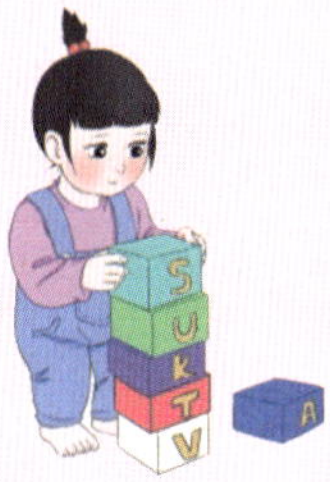
玩耍： 多户外活动，鼓励孩子扶着支撑物上下台阶，玩扔球、踢球，练习翻书、拧开瓶盖。引导他（她）玩给娃娃喂饭等模仿性游戏。	**玩耍：** 让孩子练习单脚站立、双脚蹦跳、踢球等，培养他（她）自己洗手、吃饭、扣扣子、穿鞋等生活自理能力；鼓励他（她）与小朋友玩“开火车”“骑竹竿”等游戏。

附录二　母乳喂养相关问题

奶多的妈妈如何进行母乳喂养

奶多是很多妈妈羡慕的事情。殊不知，真正奶多的妈妈才明白那是一种“幸福的烦恼”。

小芳生产后2个月时，奶水非常多，但是她的母乳喂养经历并不顺利。每次吃奶时，宝宝都会被妈妈“强大”的奶阵呛到，每次被呛到以后都会大哭，宝宝因此一度抗拒妈妈的乳头。宝宝吃奶不积极，小芳十分着急。

在这种情况下，妈妈不妨尝试半躺式喂奶姿势，在背后垫一个大枕头，靠着坐好，这个时候是非常舒服的，因为不用直着腰，易于挺起胸给宝宝喂奶。采用这样的姿势，妈妈腰部不需要用力，全身将十分放松。这个时候，让宝宝趴在妈妈的胸前，宝宝低下的头能自然地含住妈妈的乳头。采用这种姿势哺乳，妈妈的奶阵不会那么冲。同时，宝宝低着头吸吮时也比仰着头吃奶时更放松。

半躺式喂奶不仅能帮宝宝避免因为妈妈奶多而呛奶，也会让妈妈更加轻松、舒适地喂奶。

双胞胎妈妈的母乳喂养

双胞胎宝宝在外人看来很萌、很可爱，对于妈妈来讲却是很大的考验。不过，虽然养育两个宝宝对双胞胎妈妈来讲很辛苦，但双胞胎妈妈也会收获双倍的幸福。做好准备，坚持哺乳，双胞胎妈妈会有充足的乳汁来喂好两个宝宝。

双胞胎妈妈如果刚刚经历了剖宫产手术，去枕平卧阶段可以在两边的腋下各放一个枕头，之后在家人帮助下让两个宝宝侧趴在妈妈的两边吃奶。妈妈身体恢复后，可以坐喂，使用双胞胎哺乳枕，两侧各放一个宝宝，用抱橄榄球姿势同时喂奶。同时喂奶可以大大减少妈妈喂奶的次数和时间，开始时最好在家人辅助下进行。喂奶结束后，把宝宝抱开，把哺乳枕拿下来，妈妈就可以躺下休息了。

等双胞胎宝宝再长大一些，宝宝自己可以找到适合自己的吃奶姿势。很多双胞胎妈妈会发现，两个宝宝常常要一起吃奶。大多数妈妈开始的时候是轮流喂两个宝宝，渐渐地一天当中会有一到两次同时喂。此后，轮流喂与同时喂还会交替出现。部分双胞胎宝宝会各自选择在固定一侧乳房吃奶。

哺乳期妈妈使用药物要注意什么

哺乳期妈妈在使用药物时将面临心理和生理的双重煎熬与纠结，既要治疗自身的疾病，又要保证哺乳时宝宝的安全。无论如何纠结，哺乳期妈妈都要根据自身的身体状况、疾病情况，听从医生的建议使用药物，不能一味地考虑母乳喂养而拒绝使用药物，从而延误病情。一般来讲，哺乳期使用药物应考虑以下一些因素：

1.尽可能减少药物对宝宝的影响。要确定所用药物对宝宝是否安全，同时根据宝宝的日龄或月龄来确定合理用量。宝宝越小，肝肾功能越不完善，对药物越不耐受。

2.一定要在医生指导下使用药物，能不用尽量不用。

3.一般来说，孕期不宜使用的药物在哺乳期也不宜使用。具体情况建议遵医嘱。

4.哺乳期妈妈自身的身体状况也要考虑，如有无影响宝宝的疾病。比如，妈妈患有带状疱疹，应避免与宝宝亲密接触，可以考虑喂奶前更换衣物，并可使用密闭材料（比如保鲜膜）遮盖疱疹处，避免宝宝接触。

哺乳妈妈感冒怎么办

普通感冒一般7～14天就会痊愈，不一定需要药物治疗。感冒期间，妈妈要充分休息，大量饮水，补充维生素C。妈妈还可以通过使用加湿器、洗热水澡或者用热毛巾湿敷口鼻来缓解鼻塞、胸闷、头晕等症状。当然，妈妈也可以服用对乙酰氨基酚或布洛芬来缓解感冒症状。如果喉咙痛，可选用淡盐水漱口，如果仍不能缓解，可使用咽喉痛喷雾剂或润喉片；严重者可使用对乙酰氨基酚。咳嗽有痰时，可使用的止咳祛痰药物主要有右美沙芬（L1）、羟甲基半胱氨酸、盐酸氨溴索、溴己新。哺乳期间，应避免一切含有磷酸可待因（L4）的药物制剂，因为含有磷酸可待因成分的止咳药物（如磷酸可待因糖浆、氨酚双氢可待因、复方磷酸可待因溶液等），可能会给宝宝的呼吸带来不良影响。哺乳期妈妈应该尽量避免含有伪麻黄素的感冒药或治咳嗽的药水，因为伪麻黄素有时会导致母乳喂养的宝宝变得烦躁不安。伪麻黄素还可能会影响乳汁分泌。

妈妈感冒合并细菌感染，可以使用哪些药物

当感冒合并细菌感染，从而引起扁桃体炎、气管炎、支气管炎甚至肺炎，可在医生指导下使用下列药物：

1.青霉素类抗菌药物，例如阿莫西林、美洛西林、哌拉西林等；

2.头孢菌素类抗菌药物，例如头孢硫脒、头孢孟多酯、头孢西丁、头孢克肟等；

3.大环内酯类抗菌药物，例如红霉素、阿奇霉素等；

4.其他抗菌药物。亚胺培南（碳青霉烯类）、万古霉素（多肽类）可以安全使用；美罗培南（碳青霉烯类）在严密监测宝宝药物反应的情况下，可以使用。

以下抗菌药物在哺乳期间应避免使用。如果必须使用，需要根据具体情况询问医生或药师，以确定是否需要暂停哺乳。

1.喹诺酮类抗菌药物（比如左氧氟沙星等）；

2.四环素类抗菌药物（比如米诺环素、四环素等）；

3.氨基糖苷类抗菌药物（比如链霉素、庆大霉素、卡那霉素、西索米星等）；

4.氯霉素。

哺乳期妈妈得了乳腺炎，可以使用哪些药物

引起乳腺炎的主要病原菌为金黄色葡萄球菌。妈妈得了乳腺炎，可在医生指导下使用以下抗菌药物：

1.常用青霉素类或头孢菌素类抗菌药物，如氟氯西林（Flucloxacillin）、头孢氨苄（Cephalexin）。

2.对青霉素类或头孢类过敏者，可使用红霉素类（Erythromycin）抗菌药物或根据细菌培养和药敏试验结果选用抗菌药物。

3.抗菌药物应坚持服用一个疗程，约10～14天，不能擅自停药。

4.伴有发热的乳腺炎，可以遵医嘱辅以中药治疗。

5.常用的外用药物。皮肤水肿明显者遵医嘱可用25%硫酸镁湿敷；根据中医辨证可以酌情局部外敷，以促进炎症消退。

发生过敏、哮喘的哺乳妈妈如何选用药物

哺乳期发生过敏的妈妈用药应注意以下几点：

1.尽量使用不会引起嗜睡的抗组胺药，例如氯雷他定、非索非那定和西替利嗪，其中氯雷他定最为安全。特非那定和阿司咪唑有时会导致吃母乳的宝宝烦躁不安，请谨慎使用。

2.避免传统的抗组胺药。例如异丙嗪和抗感明，哺乳期间需谨慎使用。

3.多数经口鼻吸入制剂可以安全使用。

具体可参见下表：

疾病	用法分类	常用药物	是否影响哺乳机制
荨麻疹	口服	氯雷他定	不影响哺乳
过敏性鼻炎	鼻用激素	雷诺考特（布地奈德）	局部用药，不影响哺乳
		内舒拿（糠酸莫米松）	
		辅舒良（丙酸氟替卡松）	
	鼻用抗组胺药	爱赛平（盐酸氮卓斯汀）	
		0.05%羟甲唑啉	
	鼻用减充血剂	0.05%赛洛唑啉	
		麻黄碱滴鼻液	
	洗鼻液	生理海盐水	
		生理盐水	

此外，对于哺乳期妈妈的哮喘的治疗，重在尽可能控制哮喘，防止加重。大部分治疗哮喘的药物对母乳喂养都是安全的。具体可参见下表：

疾病	常用药物	是否影响哺乳
哮喘	吸入激素（β受体激动剂）	局部用药，不影响哺乳
	沙美特罗替卡松粉吸入剂（舒利迭）	
	沙美特罗替卡松气雾剂（舒利迭）	
	布地奈德干粉吸入剂（普米克都保）	
	布地奈德福莫特罗干粉吸入剂（信必可都保）	
	沙丁胺醇气雾剂（万托林）	
	孟鲁司特钠（顺尔宁、白三平）	宝宝6个月大时可用。宝宝4个月以下偶尔可用

哺乳期间妈妈可以喝茶、咖啡，或吃巧克力吗

哺乳期间应尽量避免茶、咖啡、巧克力等。因为喝茶、咖啡，或吃巧克力后，妈妈摄入的咖啡因大约有1%最终会进入乳汁。新生儿需要通过很长时间才能降解并排出这些咖啡因。宝宝6个月时，需要2～3小时能从体内排出咖啡因。哺乳期间，咖啡因摄取过量的妈妈会发现宝宝易激惹，而且不容易入睡。如果哺乳期间妈妈抵御不住诱惑，每日最多可摄入300mg咖啡因。如果孩子是新生儿或早产宝宝，妈妈更要谨慎。除了茶、咖啡、巧克力外，有些软饮料中也含有咖啡因，妈妈也需特别注意。当妈妈摄入咖啡因时，要观察咖啡因对宝宝的影响。

下表列出了各种饮料或食物中咖啡因的含量，供妈妈们参考：

食物/饮料	咖啡因含量
滤煮咖啡	(60mg～120mg)/250mL
咖啡因配方饮料/能量饮料	80mg/250mL
速溶咖啡（1茶勺/杯）	(60mg～80mg)/250mL
茶	(10mg～50mg)/250mL
可乐	48.75mg/250mL
白巧克力	20mg/100g
绿茶	(35mg～70mg)/250mL

哺乳期间妈妈可以喝酒吗

哺乳期间不建议饮酒。虽然有研究显示，酒精对吃母乳的宝宝的影响与妈妈的酒精摄入量及饮用时间无直接相关，但妈妈哺乳期间偶尔或少量饮酒对宝宝是否有害也未得到证实，因为酒精是可以通过血液进入乳汁的，会对宝宝造成一定的影响。一般情况下，妈妈饮用1个标准杯的酒需要2小时才能从体内排出。以此类推，2杯需要4小时，3杯需要6小时。时间从开始饮酒时算起。

如果妈妈希望少量饮酒，需提前计划，最好在喂奶后开始饮酒；也可以提前挤奶，在身体内还有酒精残留，宝宝又需要吃奶时给予挤出的母乳。

哺乳期间妈妈可以吸烟吗

吸烟不仅对泌乳机制有影响，同时会影响妈妈和宝宝的健康，因而如果妈妈能够戒烟，最好戒烟。有研究表明，长期暴露于吸烟环境的宝宝更容易患肺炎、哮喘、中耳炎、气管炎、鼻窦炎、眼睛过敏和喉炎等，更容易发生肠绞痛和婴儿猝死综合征等。而且，长期暴露于吸烟环境的宝宝更易烦躁、更不易被安抚。且这些宝宝成年后更容易发生肺癌和心血管疾病，在成年后也更容易吸烟。吸烟的母亲更容易断奶，并且容易发生碘缺乏的状况。因而，对于正在进行母乳喂养的妈妈，如果有可能，最好戒烟。

如果母亲不能戒烟，建议如下：

1.尽可能减少吸烟的量；

2.在母乳喂养前半小时和母乳喂养时不要吸烟；

3.尽量在母乳喂养后吸烟。妈妈体内的尼古丁至少要95分钟才可减少一半，故应尽可能延长吸烟与母乳喂养的时间间隔；

4.避免在宝宝周围吸烟；

5.吸烟后要先更换衣物再接触宝宝。吸烟时将头发用发套罩起，以减少接触有害气体。吸烟后要洗手和刷牙，再接触宝宝。

宝宝舌系带过短相关问题

什么是舌系带过短

舌系带过短是指宝宝出生后舌系带没有退缩至舌根下，导致舌头不能伸出口外，舌尖不能上翘。严重的舌系带过短，会影响吸吮母乳，有些在下切牙萌出过程中会发生舌系带外伤性溃疡。这两种情况均是舌系带延长手术的适应证。舌系带过短的发生率在3%左右。

刚出生的宝宝，正常情况下，舌头可以外伸而超过下颌的牙龈。假如宝宝的舌头呈心形或者“W”形，或妈妈哺乳时感觉疼痛的话，就需要检查宝宝是否有舌系带过短的问题。舌系带过短除可能造成母乳喂养困难外，还可能造成宝宝语言学习困难、牙齿及下颌发育异常以及相关心理问题。

舌系带过短的影响

1.对宝宝的影响：

（1）无法正确含乳；

（2）无法持续吃奶；

（3）无效吸吮，表现为宝宝总是不断要吃奶；

（4）宝宝在吃奶时很受挫，或容易睡着；

（5）宝宝吃奶时不满足，常在乳房上出现咀嚼动作；

（6）宝宝体重增长缓慢或下降。

2.对母亲的影响：

（1）哺乳时疼痛，甚至导致喷乳反射不佳，哺乳后乳头变形；

（2）乳头与乳晕连接处发生皲裂、长疱甚至流血；

（3）发生继发性乳房感染，甚至发生乳腺炎和/或乳腺管堵塞。

需要注意的是，宝宝舌系带过短不一定会发生上述状况。另外，有一些宝宝有上述症状，并不是因为舌系带过短造成的。

舌系带过短的治疗

医学界对于舌系带过短的概念及处理仍有相当多争议。鉴于舌系带延长术可以改善宝宝含乳、增加乳汁移出和减少母亲乳头疼痛，越来越多的母乳喂养专家支持切开舌系带，认为有助于母乳喂养。

舌系带延长术非常简单，不需要住院。通常等宝宝吸入麻醉剂镇静后，通过切开、缝合方式可有效延长舌系带。谨慎评估后，此手术应当由熟悉手术的医师或儿科牙科医师来执行，也有些医生会采用激光切开舌系带。通常，舌系带过短不会引发语言学习困难等相关问题。如无喂养或其他问题，可在宝宝稍大些时在局部麻醉下行相关手术。

舌系带延长术后的注意事项

宝宝在接受舌系带延长术后一般不需要特殊的术后护理，不需要拆线。缝线多在2～3周自行脱落。术后如有少量出血，可在舌下塞纱布止血，这同时可以防止舌系带粘连可能。宝宝术后可以马上回妈妈身边吃母乳。在术后1～2周的愈合过程中，有些宝宝的切口处可能有白色的斑块或痂皮。如果在此过程中保持干净，伤口发生感染的概率很小。

术后，需再次评估宝宝含乳、母亲乳头是否疼痛等。如果母乳喂养仍然没有得到改善，可向母乳喂养专业人士寻求帮助。若有再次粘连可能，需要二次手术。

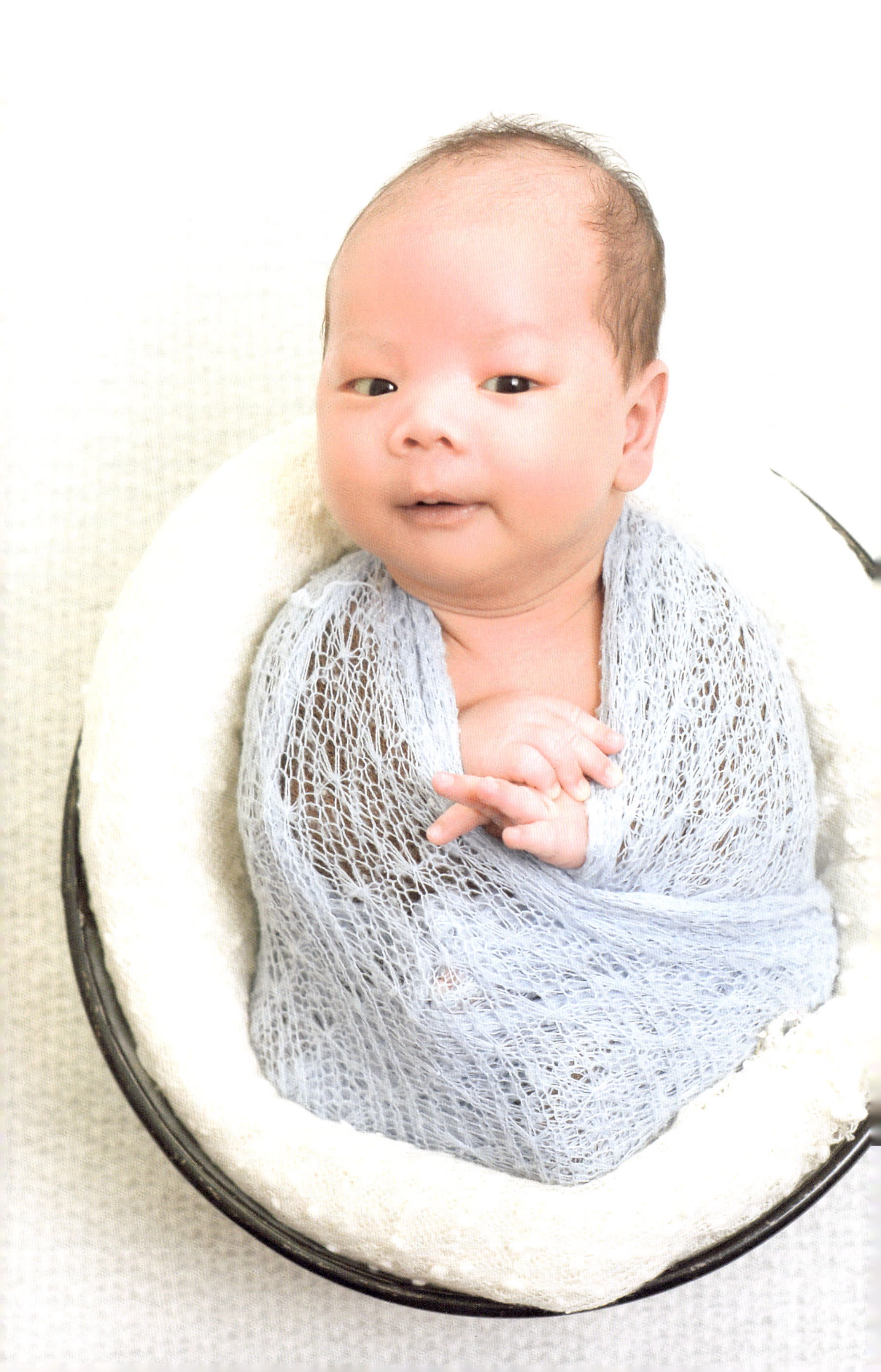

附录三　新生儿典型护理案例

案例1：新生儿泪腺炎（先天性泪囊炎）

红红刚出生10多天，就被爸爸妈妈带到了儿科门诊。红红总是眼泪汪汪的，而且眼睛上还经常有淡黄色的分泌物，严重的时候双眼都睁不开。

红红的爸爸妈妈不明白，红红小小年纪，怎么就这么多愁善感、泪眼蒙眬！其实，红红是得了小宝宝常见病——新生儿泪腺炎。

什么原因会导致新生儿泪腺炎呢？在胎儿时期，胎儿的鼻泪管的开口处有膜状物封闭。大多数新生儿在出生后，这层膜会自动破裂，泪道由此开始畅通。如果这层膜状物没有破裂，或者鼻泪管开口处被上皮碎屑所堵塞，就可能继发细菌感染。

因为鼻泪管堵塞，宝宝常常有溢泪表现。严重的时候，宝宝眼睛常会有分泌物溢出。有的家长误认为宝宝眼屎过多是因为宝宝“上火”了，不是给宝宝稀释奶粉，就是给宝宝喂好多水；母乳喂养的妈妈因此也不敢吃肉和蛋了。宝宝根本吃不饱不说，眼泪汪汪和眼睛分泌物多的现象也一点儿没有好转。殊不知，这是鼻泪管堵塞惹的祸。

鼻泪管堵塞虽然不是什么严重的疾病，但是如果短时间内反复发生或者迁延不愈，会继发结膜、角膜感染，造成很严重的眼疾。因此，早期诊断以及早期治疗非常重要。最好根据宝宝的堵塞情况，在医务人员的指导下进行泪囊按摩、药物治疗，甚至手术治疗。

鼻泪管堵塞初期可采用泪囊局部压迫按摩法。家长跟医生学习后，可在家为宝宝按摩。按摩前，一定要洗净双手，剪短指甲，让宝宝处于仰卧位，由另一家长固定宝宝的头部和四肢（笔者推荐最好在宝宝吃母乳的时候为宝宝按摩，因为这时候宝宝配合度很高，由宝宝鼻根部泪囊区顺鼻翼向下推挤，迫使泪囊分泌物向下冲开封闭膜。每次操作都要将泪囊内容物挤压干净，每天可按摩2～3次。按摩时注意用力均匀，既要保证一定的力度，又不要太用力，以防损伤宝宝皮肤。如连续按摩2～3周无效，同时宝宝已经超过3月龄，可根据医嘱进行泪道加压冲洗以冲破膜组织；仍无效者可采用泪道探通术，这是根治本病最有效的方法。

要特别注意的是，如果宝宝的眼睛已经继发感染，例如出现眼睑红肿伴有黄绿色的分泌物，需要先应用抗生素滴眼液控制感染3～5天后再进行按摩。请遵医嘱选用适用于新生儿的眼药水或者眼药膏；注意保存方法和保质期；使用过程中瓶口不要接触其他物品；要及时盖上瓶盖单独保存，以免污染。

案例2：先天性肌斜颈

毛毛15天的时候，妈妈发现她脖子左侧有肿块、头喜欢往左倾斜、下巴喜欢向右歪，于是到医院就诊。随即，医生诊断毛毛有先天性肌斜颈。妈妈很焦虑，毛毛怎么会有先天性肌斜颈呢？该怎么办？

医学上，先天性肌斜颈是指胸锁乳突肌的先天性纤维瘢痕性挛缩，导致头和颈不对称畸形，头倾向患侧，下颏倾向健侧，多因产伤、异常分娩或胎位异常引起胸锁乳突肌损伤、血肿机化、挛缩而致。本病诊断比较容易，小儿出生后数日至满月后在颈部可见或可触摸到在胸锁乳突肌上部、中部或下部有肌性肿块，伴头颈倾斜畸形，即可确诊。

在日常护理时要注意观察宝宝，当宝宝出现以下症状时要特别注意：

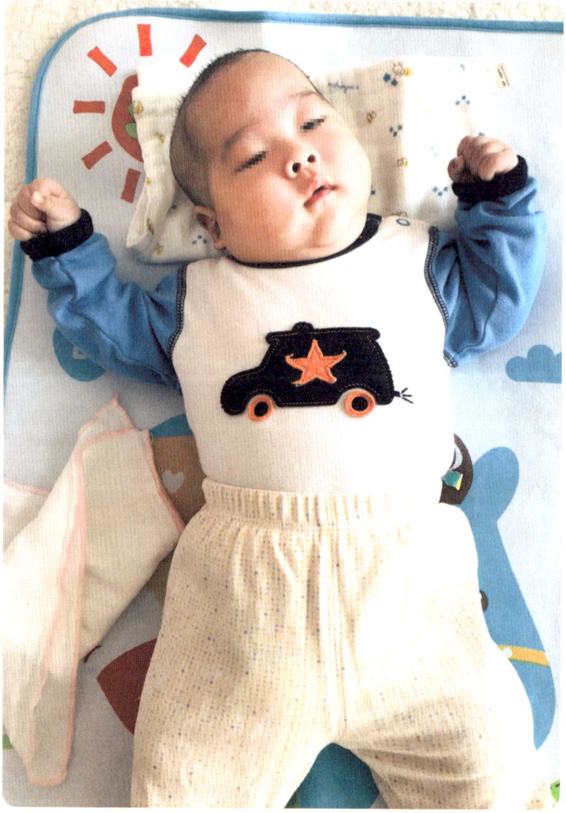

1.头倾向一侧，下巴倾向对侧肩膀；

2.颈部可见或可触摸到，在胸锁乳突肌上部、中部或下部有肌性肿块；

3.脸部左右大小不对称；

4.颈部活动受限。

这些症状，宝宝可能一出生就有，也可能在后来才慢慢出现。建议尽快到医院儿科就诊，以确诊宝宝是否患有先天性肌斜颈，以便早发现、早治疗。

关于先天性肌斜颈，一些人抱着侥幸的心态，认为宝宝随着年龄增加会自然而然地恢复正常；也有些人认为宝宝既然脖子歪了，就应该接受手术治疗，这又矫枉过正。因此，正确认识是否有头位不正，并分清是斜颈、偏头，还是颈椎发育异常等，是个很重要的问题。务必请专业医生进行诊断。

除一些特殊的情况需要手术治疗，多数先天性肌斜颈可通过一些锻炼以及家庭矫治得以缓解甚至彻底纠正。下面介绍一些简单实用的家庭矫正方法：

1.在医生指导下可以给宝宝做局部热敷、按摩。经过一段时间的物理治疗后包块可能会变软、变小直至消失。

2.在医生的建议和指导下，进行矫正锻炼，如睡觉、喂奶时，采用与畸形相反的体位；每天定时定量给宝宝做与畸形方向相反的颈部活动。这样的治疗，可以融入日常照料中，如抱宝宝时，保证宝宝能转头看向不受限一侧；平时尽量把玩具放在宝宝健侧，鼓励宝宝向健侧转头锻炼等；帮宝宝进行伸展锻炼，让宝宝多左右转颈；等等。

案例3：髋关节发育异常

在妞妞3个月时，妞妞妈发现妞妞两侧大腿纹不对称，仔细观察还发现妞妞双腿屈曲的姿势略有不对称，因此非常紧张。后经骨科医生查体，妞妞被诊断为髋关节发育不良。那什么是髋关节发育不良？预后怎样？

髋关节发育不良是一种较为常见的骨科疾病，每1000个人当中就有3～5个人髋关节发育不良。导致髋关节发育不良的因素包括髋关节发育不良家族史、臀位出生（出生时屁股先出来）、过期产（超过预产期较长时间出生）、襁褓过紧、多胎妊娠（双胞胎、三胞胎等）、幼年时有长期舞蹈或杂技训练经历等。另外，斜颈、唐氏综合征患者，也容易出现此病。

对于先天性髋关节发育不良的宝宝，不管采用哪种方式治疗，都需要在专业医生的诊断和治疗下进行。医护人员会指导家长如何在家里照顾穿着固定带的宝宝。吊带的松紧度以能放进两个手指为宜。踝关节和小腿的肩带应牢固，但

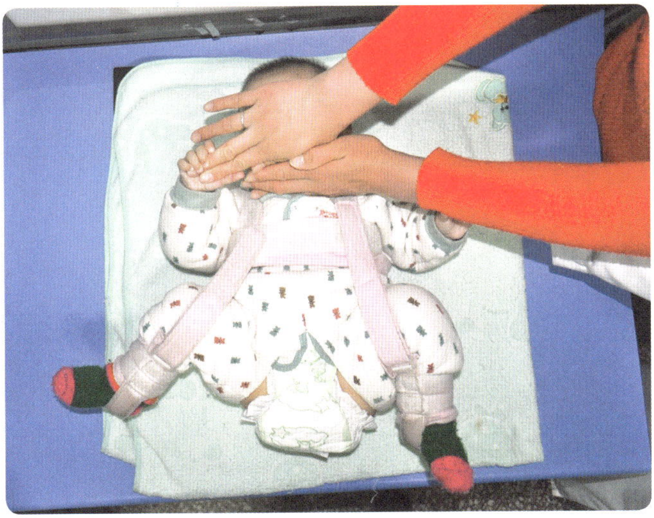

不要太紧。宝宝需要几天时间来适应固定带。有些宝宝开始时会很不舒服，因此会哭闹或烦躁不安，过几天应该会逐渐适应。在较长一段时间内，宝宝需要按时复查，规范锻炼，以保证髋关节正常发育。

宝宝穿戴固定带时，可以继续吃母乳。最初可能需要尝试一些不同的体位，直到妈妈和宝宝都找到一个舒适的姿势。重要的是，要适时改变一下宝宝的体位。宝宝的颅骨非常柔软，长期处于一个位置会影响其头部形状。

宝宝穿戴固定带时，如何给宝宝洗澡？如果宝宝需24小时佩戴固定带，那就不能用常规的方式洗澡。在这种情况下，宝宝只能进行海绵浴，医生会告诉你怎么做，需尽量保证支具吊带干燥。如果固定带可以拆卸，给宝宝洗澡时要特别注意清洗其膝盖和臀部皱褶，在重新使用固定带之前用毛巾擦干宝宝全身皮肤。无论何种情况，每天要监测宝宝的皮肤，注意清洁，如果发现宝宝皮肤发红甚至红肿，要立即去看医生。

穿戴固定带时，宝宝可以穿正常的尿布。为宝宝换尿布的时候要特别注意，不要抱着宝宝的脚，否则会改变宝宝髋关节的复位位置。

对于发育性髋关节脱位和髋关节发育不良的宝宝，不管采用哪种方式治疗，都需要在专业儿童骨科医生的指导下进行，不要盲目相信一些道听途说的甚至网上的方法自行处置。一般6～12月龄宝宝的发育性髋脱位，常常需要在麻醉的情况下复位，之后需用石膏固定6～8周以稳定髋关节。对于12～18月龄的宝宝，需在全身麻醉的状况下在宝宝大腿根处做一个小切口来放松一些肌腱，之后复位脱位的股骨头，再以石膏固定维持复位。18月龄以上患儿的发育性髋关节脱位则需要接受截骨手术，以保证股骨头能够持续而稳定地置入髋臼内。手术后宝宝通常还需要石膏固定5～6周。

对于发育性髋关节脱位和髋关节发育不良的宝宝，在很长一段时间内都需要按时复查、规范锻炼，以保证髋关节能够无限接近正常发育，从而达到最佳的治疗效果。

附录四　全书操作视频索引表

视频1：儿童安全座椅的使用（见第007页）
视频2：促进泌乳反射（见第015页）
视频3：袋鼠式护理（见第018页）
视频4：哺乳姿势（见第026页）
视频5：半躺式哺乳姿势（见第029页）
视频6：新生儿的正确抱姿（见第030页）
视频7：为新生儿更换衣服（见第031页）
视频8：新生儿脐部护理（见第036页）
视频9：臀部护理（见第041页）
视频10：为新生儿洗澡（见第043页）
视频11：为宝宝拍嗝（见第045页）
视频12：手挤奶的方法（见第047页）
视频13：为新生儿做抚触（见第053页）
视频14：抬头操（见第092页）
视频15：听声寻物（见第132页）
视频16：婴儿背巾的使用方法（见第136页）
视频17：翻身看看（见第148页）
视频18：荡秋千（见第167页）
视频19：小小音乐家（见第182页）
视频20：开飞机（见第199页）
视频21：小鼓咚咚（见第218页）
视频22：抓木珠（见第235页）
视频23：看到了，找到了（见第251页）
视频24：驮物爬行（见第272页）
视频25：手指谣（见第288页）
视频26：自己抓（见第308页）

附录五　国家免疫规划疫苗儿童免疫程序及说明（2021版）

国家免疫规划疫苗儿童免疫程序表（2021版）

可预防疾病	疫苗种类	接种途径	剂量	英文缩写	接种年龄														
					出生时	1月	2月	3月	4月	5月	6月	8月	9月	18月	2岁	3岁	4岁	5岁	6岁
乙型病毒性肝炎	乙肝疫苗	肌内注射	10或20μg	HepB	1	2					3								
结核病[1]	卡介苗	皮内注射	0.1mL	BCG	1														
脊髓灰质炎	脊灰灭活疫苗	肌内注射	0.5mL	IPV			1	2											
	脊灰减毒活疫苗	口服	1粒或2滴	bOPV					3								4		
百日咳、白喉、破伤风	百白破疫苗	肌内注射	0.5mL	DTaP				1	2	3				4					
	白破疫苗	肌内注射	0.5mL	DT															5
麻疹、风疹、流行性腮腺炎	麻腮风疫苗	皮下注射	0.5mL	MMR								1		2					
流行性乙型脑炎[2]	乙脑减毒活疫苗	皮下注射	0.5mL	JE-L								1			2				
	乙脑灭活疫苗	肌内注射	0.5mL	JE-I								1、2			3				4
流行性脑脊髓膜炎	A群流脑多糖疫苗	皮下注射	0.5mL	MPSV-A							1		2						
	A群C群流脑多糖疫苗	皮下注射	0.5mL	MPSV-AC												3			4
甲型病毒性肝炎[3]	甲肝减毒活疫苗	皮下注射	0.5或1.0mL	HepA-L										1					
	甲肝灭活疫苗	肌内注射	0.5mL	HepA-I										1	2				

注：1.主要指结核性脑膜炎、粟粒性肺结核等。

2.选择乙脑减毒活疫苗接种时，采用两剂次接种程序。选择乙脑灭活疫苗接种时，采用四剂次接种程序；乙脑灭活疫苗第1、2剂间隔7～10天。

3.选择甲肝减毒活疫苗接种时，采用一剂次接种程序。选择甲肝灭活疫苗接种时，采用两剂次接种程序。

国家免疫规划疫苗儿童免疫程序说明（2021版）

第一部分　一般原则

一、接种年龄

（一）接种起始年龄：免疫程序表所列各疫苗剂次的接种时间，是指可以接种该剂次疫苗的最小年龄。

（二）儿童年龄达到相应剂次疫苗的接种年龄时，应尽早接种，建议在下述推荐的年龄之前完成国家免疫规划疫苗相应剂次的接种：

1.乙肝疫苗第1剂：出生后24小时内完成。

2.卡介苗：小于3月龄完成。

3.乙肝疫苗第3剂、脊灰疫苗第3剂、百白破疫苗第3剂、麻腮风疫苗第1剂、乙脑减毒活疫苗第1剂或乙脑灭活疫苗第2剂：小于12月龄完成。

4.A群流脑多糖疫苗第2剂：小于18月龄完成。

5.麻腮风疫苗第2剂、甲肝减毒活疫苗或甲肝灭活疫苗第1剂、百白破疫苗第4剂：小于24月龄完成。

6.乙脑减毒活疫苗第2剂或乙脑灭活疫苗第3剂、甲肝灭活疫苗第2剂：小于3周岁完成。

7.A群C群流脑多糖疫苗第1剂：小于4周岁完成。

8.脊灰疫苗第4剂：小于5周岁完成。

9.白破疫苗、A群C群流脑多糖疫苗第2剂、乙脑灭活疫苗第4剂：小于7周岁完成。

如果儿童未按照上述推荐的年龄及时完成接种，应根据补种通用原则和每种疫苗的具体补种要求尽早进行补种。

二、接种部位

疫苗接种途径通常为口服、肌内注射、皮下注射和皮内注射，具体见第二部分“每种疫苗的使用说明”。注射部位通常为上臂外侧三角肌处和大腿前外侧中部。当多种疫苗同时注射接种（包括肌内、皮下和皮内注射）时，可在左右上臂、左右大腿分别接种，卡介苗选择上臂。

三、同时接种原则

（一）不同疫苗同时接种：两种及以上注射类疫苗应在不同部位接种。严禁将两种或多种疫苗混合吸入同一支注射器内接种。

（二）现阶段的国家免疫规划疫苗均可按照免疫程序或补种原则同时接种。

（三）不同疫苗接种间隔：两种及以上注射类减毒活疫苗如果未同时接

种，应间隔不小于28天进行接种。国家免疫规划使用的灭活疫苗和口服类减毒活疫苗，如果与其他灭活疫苗、注射或口服类减毒活疫苗未同时接种，对接种间隔不做限制。

四、补种通用原则

未按照推荐年龄完成国家免疫规划规定剂次接种的小于18周岁人群，在补种时掌握以下原则：

（一）应尽早进行补种，尽快完成全程接种，优先保证国家免疫规划疫苗的全程接种。

（二）只需补种未完成的剂次，无须重新开始全程接种。

（三）当遇到无法使用同一厂家同种疫苗完成接种程序时，可使用不同厂家的同种疫苗完成后续接种。

（四）具体补种建议详见第二部分“每种疫苗的使用说明”中各疫苗的补种原则部分。

五、流行季节疫苗接种

国家免疫规划使用的疫苗都可以按照免疫程序和预防接种方案的要求，全年（包括流行季节）开展常规接种，或根据需要开展补充免疫和应急接种。

第二部分　每种疫苗的使用说明

一、重组乙型肝炎疫苗（乙肝疫苗，HepB）

（一）免疫程序与接种方法

1.接种对象及剂次：按“0–1–6个月”程序共接种3剂次，其中第1剂在新生儿出生后24小时内接种，第2剂在1月龄时接种，第3剂在6月龄时接种。

2.接种途径：肌内注射。

3.接种剂量：①重组（酵母）HepB：每剂次10μg，无论产妇乙肝病毒表面抗原（HBsAg）阳性或阴性，新生儿均接种10μg的HepB。②重组[中国仓鼠卵巢（CHO）细胞]HepB：每剂次10μg或20μg，HBsAg阴性产妇所生新生儿接种10μg的HepB，HBsAg阳性产妇所生新生儿接种20μg的HepB。

（二）其他事项

1.在医院分娩的新生儿由出生的医院接种第1剂HepB，由辖区接种单位完成后续剂次接种。未在医院分娩的新生儿由辖区接种单位全程接种HepB。

2.HBsAg阳性产妇所生新生儿，可按医嘱肌内注射100国际单位乙肝免疫球蛋白（HBIG），同时在不同（肢体）部位接种第1剂HepB。HepB、HBIG和卡介苗（BCG）可在不同部位同时接种。

3.HBsAg阳性或不详产妇所生新生

儿建议在出生后12小时内尽早接种第1剂HepB；HBsAg阳性或不详产妇所生新生儿体重小于2000g者，也应在出生后尽早接种第1剂HepB，并在婴儿满1月龄、2月龄、7月龄时按程序再完成3剂次HepB接种。

4.危重症新生儿，如极低出生体重儿（出生体重小于1500g者）、严重出生缺陷、重度窒息、呼吸窘迫综合征等，应在生命体征平稳后尽早接种第1剂HepB。

5.母亲为HBsAg阳性的儿童接种最后一剂HepB后1～2个月进行HBsAg和乙肝病毒表面抗体（抗-HBs）检测，若发现HBsAg阴性、抗-HBs阴性或小于10mIU/mL，可再按程序免费接种3剂次HepB。

（三）补种原则

1.若出生24小时内未及时接种，应尽早接种。

2.对于未完成全程免疫程序者，需尽早补种，补齐未接种剂次。

3.第2剂与第1剂间隔应不小于28天，第3剂与第2剂间隔应不小于60天，第3剂与第1剂间隔不小于4个月。

二、皮内注射用卡介苗（卡介苗，BCG）

（一）免疫程序与接种方法

1.接种对象及剂次：出生时接种1剂。

2.接种途径：皮内注射。

3.接种剂量：0.1mL。

（二）其他事项

1.严禁皮下或肌内注射。

2.早产儿胎龄大于31孕周且医学评估稳定后，可以接种BCG。胎龄小于或等于31孕周的早产儿，医学评估稳定后可在出院前接种。

3.与免疫球蛋白接种间隔不做特别限制。

（三）补种原则

1.未接种BCG的小于3月龄儿童可直接补种。

2.3月龄～3岁儿童对结核菌素纯蛋白衍生物（TB-PPD）或卡介菌蛋白衍生物（BCG-PPD）试验阴性者，应予补种。

3.大于或等于4岁儿童不予补种。

4.已接种BCG的儿童，即使卡痕未形成也不再予以补种。

三、脊髓灰质炎（脊灰）灭活疫苗（IPV）、二价脊灰减毒活疫苗（脊灰减毒活疫苗，bOPV）

（一）免疫程序与接种方法

1.接种对象及剂次：共接种4剂，其中2月龄、3月龄各接种1剂IPV，4月龄、4周岁各接种1剂bOPV。

2.接种途径：

IPV：肌内注射。

bOPV：口服。

3.接种剂量：

IPV：0.5mL。

bOPV：糖丸剂型每次1粒；液体剂型每次2滴（约0.1mL）。

（二）其他事项

1.如果儿童已按疫苗说明书接种过IPV或含IPV成分的联合疫苗，可视为完成相应剂次的脊灰疫苗接种。如儿童已按免疫程序完成4剂次含IPV成分疫苗接种，则4岁无须再接种bOPV。

2.以下人群建议按照说明书全程使用IPV：原发性免疫缺陷、胸腺疾病、HIV感染、正在接受化疗的恶性肿瘤、近期接受造血干细胞移植、正在使用具有免疫抑制或免疫调节作用的药物（例如大剂量全身皮质类固醇激素、烷化剂、抗代谢药物、TNF-α抑制剂、IL-1阻滞剂或其他免疫细胞靶向单克隆抗体治疗）、目前或近期曾接受免疫细胞靶向放射治疗。

（三）补种原则

1. 小于4岁儿童未达到3剂（含补充免疫等），应补种完成3剂；大于或等于4岁儿童未达到4剂（含补充免疫等），应补种完成4剂。补种时遵循先IPV后bOPV的原则。两剂次间隔不小于28天。对于补种后满4剂次脊灰疫苗接种的儿童，可视为完成脊灰疫苗全程免疫。

2. 既往已有三价脊灰减毒活疫苗（tOPV）免疫史（无论剂次数）的迟种、漏种儿童，用bOPV补种即可，不再补种IPV。既往无tOPV免疫史的儿童，2019年10月1日（早于该时间已实施2剂IPV免疫程序的省份，可根据具体实施日期确定）之前出生的补齐1剂IPV，2019年10月1日之后出生的补齐2剂IPV。

四、吸附无细胞百白破联合疫苗（百白破疫苗，DTaP）、吸附白喉破伤风联合疫苗（白破疫苗，DT）

（一）免疫程序与接种方法

1.接种对象及剂次：共接种5剂次，其中3月龄、4月龄、5月龄、18月龄各接种1剂DTaP，6周岁接种1剂DT。

2.接种途径：肌内注射。

3.接种剂量：0.5mL。

（二）其他事项

1.如儿童已按疫苗说明书接种含百白破疫苗成分的其他联合疫苗，可视为完成相应剂次的DTaP接种。

2.根据接种时的年龄选择疫苗种类，3月龄～5周岁使用DTaP，6～11周岁使用儿童型DT。

（三）补种原则

1.3月龄～5周岁未完成DTaP规定剂次的儿童，需补种未完成的剂次，前3剂每剂间隔不小于28天，第4剂与第3剂间隔不小于6个月。

2.大于或等于6周岁儿童补种参考以下原则：

（1）接种DTaP和DT累计小于3剂的，用DT补齐3剂，第2剂与第1剂间隔1～2月，第3剂与第2剂间隔6～12个月。

（2）DTaP和DT累计大于或等于3剂的，若已接种至少1剂DT，则无须补种；若仅接种了3剂DTaP，则接种1剂DT，DT与第3剂DTaP间隔不小于6个月；若接种了4剂DTaP，但满7周岁时未接种DT，则补种1剂DT，DT与第4剂DTaP间隔不小于12个月。

五、麻疹腮腺炎风疹联合减毒活疫苗（麻腮风疫苗，MMR）

（一）免疫程序与接种方法

1.接种对象及剂次：共接种2剂次，8月龄、18月龄各接种1剂。

2.接种途径：皮下注射。

3.接种剂量：0.5mL。

（二）其他事项

1.如需接种包括MMR在内多种疫苗，但无法同时完成接种时，应优先接种MMR疫苗。

2.注射免疫球蛋白者应间隔不小于3个月接种MMR，接种MMR后2周内避免使用免疫球蛋白。

3.当针对麻疹疫情开展应急接种时，可根据疫情流行病学特征考虑对疫情波及范围内的6～7月龄儿童接种1剂含麻疹成分疫苗，但不计入常规免疫剂次。

（三）补种原则

1.自2020年6月1日起，2019年10月1日及以后出生儿童未按程序完成2剂MMR接种的，使用MMR补齐。

2.2007年扩免后至2019年9月30日出生的儿童，应至少接种2剂含麻疹成分疫苗、1剂含风疹成分疫苗和1剂含腮腺炎成分疫苗，对不足上述剂次者，使用MMR补齐。

3.2007年扩免前出生的小于18周岁人群，如未完成2剂含麻疹成分的疫苗接种，使用MMR补齐。

4.如果需补种两剂MMR，接种间隔应不小于28天。

六、乙型脑炎减毒活疫苗（乙脑减毒活疫苗，JE-L）

（一）免疫程序与接种方法

1.接种对象及剂次：共接种2剂次。8月龄、2周岁各接种1剂。

2.接种途径：皮下注射。

3.接种剂量：0.5mL。

（二）其他事项

1.青海、新疆和西藏地区无乙脑疫苗免疫史的居民迁居其他省份或在乙脑流行季节前往其他省份旅行时，建议接种1剂JE-L。

2.注射免疫球蛋白者应间隔不小于3个月接种JE-L。

（三）补种原则

乙脑疫苗纳入免疫规划后出生且

未接种乙脑疫苗的适龄儿童，如果使用JE-L进行补种，应补齐2剂，接种间隔不小于12个月。

七、乙型脑炎灭活疫苗（乙脑灭活疫苗，JE-I）

（一）免疫程序与接种方法

1.接种对象及剂次：共接种4剂次。8月龄接种2剂，间隔7～10天；2周岁和6周岁各接种1剂。

2.接种途径：肌内注射。

3.接种剂量：0.5mL。

（二）其他事项

注射免疫球蛋白者应间隔不小于1个月接种JE-I。

（三）补种原则

乙脑疫苗纳入免疫规划后出生且未接种乙脑疫苗的适龄儿童，如果使用JE-I进行补种，应补齐4剂，第1剂与第2剂接种间隔为7～10天，第2剂与第3剂接种间隔为1～12个月，第3剂与第4剂接种间隔不小于3年。

八、A群脑膜炎球菌多糖疫苗（A群流脑多糖疫苗，MPSV-A）、A群C群脑膜炎球菌多糖疫苗（A群C群流脑多糖疫苗，MPSV-AC）

（一）免疫程序与接种方法

1.接种对象及剂次：MPSV-A接种2剂次，6月龄、9月龄各接种1剂。MPSV-AC接种2剂次，3周岁、6周岁各接种1剂。

2.接种途径：皮下注射。

3.接种剂量：0.5mL。

（二）其他事项

1.两剂次MPSV-A间隔不小于3个月。

2.第1剂MPSV-AC与第2剂MPSV-A，间隔不小于12个月。

3.两剂次MPSV-AC间隔不小于3年，3年内避免重复接种。

4.当针对流脑疫情开展应急接种时，应根据引起疫情的菌群和流行病学特征，选择相应种类流脑疫苗。

5.对于小于24月龄儿童，如已按流脑结合疫苗说明书接种了规定的剂次，可视为完成MPSV-A接种剂次。

6.如儿童3周岁和6周岁时已接种含A群和C群流脑疫苗成分的疫苗，可视为完成相应剂次的MPSV-AC接种。

（三）补种原则

流脑疫苗纳入免疫规划后出生的适龄儿童，如未接种流脑疫苗或未完成规定剂次，根据补种时的年龄选择流脑疫苗的种类：

1.小于24月龄儿童补齐MPSV-A剂次。大于或等于24月龄儿童不再补种或接种MPSV-A，仍需完成两剂次MPSV-AC。

2.大于或等于24月龄儿童如未接种过MPSV-A，可在3周岁前尽早接种MPSV-AC；如已接种过1剂次

MPSV-A，间隔不小于3个月尽早接种MPSV-AC。

3.补种剂次间隔参照本疫苗其他事项要求执行。

九、甲型肝炎减毒活疫苗（甲肝减毒活疫苗，HepA-L）

（一）免疫程序与接种方法

1.接种对象及剂次：18月龄接种1剂。

2.接种途径：皮下注射。

3.接种剂量：0.5mL或1.0mL，按照相应疫苗说明书使用。

（二）其他事项

1.如果接种2剂次及以上含甲型肝炎灭活疫苗成分的疫苗，可视为完成甲肝疫苗免疫程序。

2.注射免疫球蛋白后应间隔不小于3个月接种HepA-L。

（三）补种原则

甲肝疫苗纳入免疫规划后出生且未接种甲肝疫苗的适龄儿童，如果使用HepA-L进行补种，补种1剂HepA-L。

十、甲型肝炎灭活疫苗（甲肝灭活疫苗，HepA-I）

（一）免疫程序与接种方法

1.接种对象及剂次：共接种2剂次，18月龄和24月龄各接种1剂。

2.接种途径：肌内注射。

3.接种剂量：0.5mL。

（二）其他事项

如果接种2剂次及以上含HepA-I成分的联合疫苗，可视为完成HepA-I免疫程序。

（三）补种原则

1.甲肝疫苗纳入免疫规划后出生且未接种甲肝疫苗的适龄儿童，如果使用HepA-I进行补种，应补齐2剂HepA-I，接种间隔不小于6个月。

2.如已接种过1剂次HepA-I，但无条件接种第2剂HepA-I时，可接种1剂HepA-L完成补种，间隔不小于6个月。

第三部分　常见特殊健康状态儿童接种

一、早产儿与低出生体重儿

早产儿（胎龄小于37周）和/或低出生体重儿（出生体重小于2500g）如医学评估稳定并且处于持续恢复状态（无须持续治疗的严重感染、代谢性疾病、急性肾脏疾病、肝脏疾病、心血管疾病、神经和呼吸道疾病），按照出生后实际月龄接种疫苗。卡介苗接种详见第二部分“每种疫苗的使用说明”。

二、过敏

所谓“过敏性体质”，不是疫苗接种的禁忌证。对已知疫苗成分严重过敏或既往因接种疫苗发生喉头水肿、过敏性休克及其他全身性严重过敏反应的，禁忌继续接种同种疫苗。

三、人类免疫缺陷病毒（HIV）感染母亲所生儿童

对于HIV感染母亲所生儿童的HIV感染状况分3种：（1）HIV感染儿童；（2）HIV感染状况不详儿童；（3）HIV未感染儿童。由医疗机构出具儿童是否为HIV感染、是否出现症状、是否有免疫抑制的诊断。HIV感染母亲所生小于18月龄婴幼儿在接种前不必进行HIV抗体筛查，按HIV感染状况不详儿童进行接种。

（一）HIV感染母亲所生儿童在出生后暂缓接种卡介苗，当确认儿童未感染HIV后再予以补种；当确认儿童HIV感染，不予接种卡介苗。

（二）HIV感染母亲所生儿童如经医疗机构诊断出现艾滋病相关症状或免疫抑制症状，不予接种含麻疹成分疫苗；如无艾滋病相关症状，可接种含麻疹成分疫苗。

（三）HIV感染母亲所生儿童可按照免疫程序接种乙肝疫苗、百白破疫苗、A群流脑多糖疫苗、A群C群流脑多糖疫苗、白破疫苗等。

（四）HIV感染母亲所生儿童除非已明确未感染HIV，否则不予接种乙脑减毒活疫苗、甲肝减毒活疫苗、脊灰减毒活疫苗，可按照免疫程序接种乙脑灭活疫苗、甲肝灭活疫苗、脊灰灭活疫苗。

（五）非HIV感染母亲所生儿童，接种疫苗前无须常规开展HIV筛查。如果有其他暴露风险，确诊为HIV感染的，后续疫苗接种按照附表中HIV感染儿童的接种建议接种。

对不同HIV感染状况儿童接种国家免疫规划疫苗的建议见附表。

四、免疫功能异常

除HIV感染者外的其他免疫缺陷或正在接受全身免疫抑制治疗者，可以接种灭活疫苗，原则上不予接种减毒活疫苗（补体缺陷患者除外）。

五、其他特殊健康状况

下述常见疾病不作为疫苗接种禁忌：生理性和母乳性黄疸，单纯性热性惊厥史，癫痫控制处于稳定期，病情稳定的脑疾病、肝脏疾病、常见先天性疾病（先天性甲状腺功能减低、苯丙酮尿症、唐氏综合征和先天性心脏病）和先天性感染（梅毒、巨细胞病毒和风疹病毒）。

对于其他特殊健康状况儿童，如无明确证据表明接种疫苗存在安全风险，原则上可按照免疫程序进行疫苗接种。

表 HIV感染母亲所生儿童接种国家免疫规划疫苗建议

疫苗种类	HIV感染儿童		HIV感染状况不详儿童		HIV未感染儿童
	有症状或有免疫抑制	无症状和无免疫抑制	有症状或有免疫抑制	无症状	
乙肝疫苗	√	√	√	√	√
卡介苗	×	×	暂缓接种	暂缓接种	√
脊灰灭活疫苗	√	√	√	√	√
脊灰减毒活疫苗	×	×	×	×	√
百白破疫苗	√	√	√	√	√
白破疫苗	√	√	√	√	√
麻腮风疫苗	×	√	×	√	√
乙脑灭活疫苗	√	√	√	√	√
乙脑减毒活疫苗	×	×	×	×	√
A群流脑多糖疫苗	√	√	√	√	√
A群C群流脑多糖疫苗	√	√	√	√	√
甲肝减毒活疫苗	×	×	×	×	√
甲肝灭活疫苗	√	√	√	√	√

注：暂缓接种表示确认儿童HIV抗体阴性后再补种，确认HIV抗体阳性儿童不予接种；“√”表示“无特殊禁忌”，“×”表示“禁止接种”。

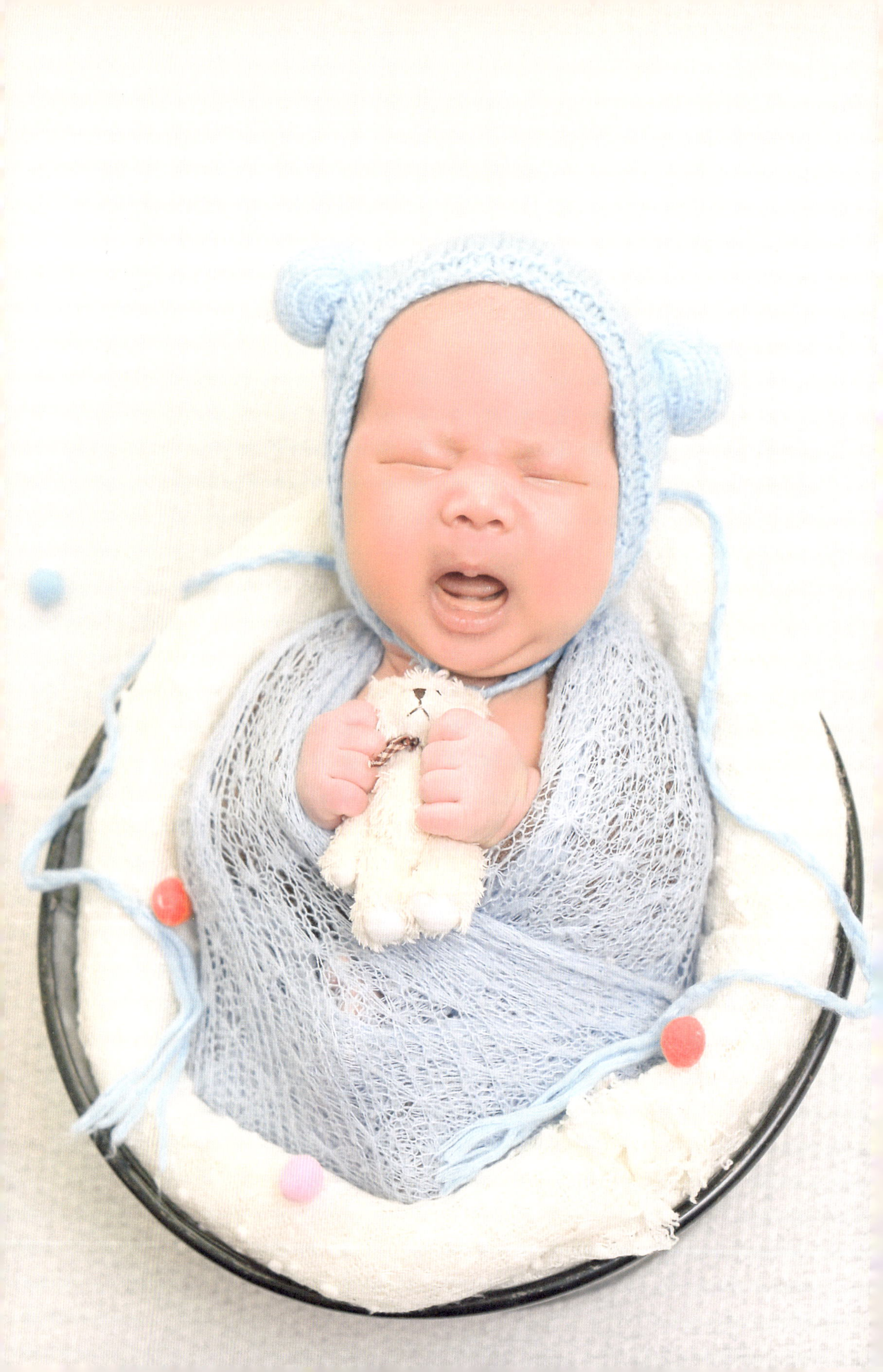

附录六　0～12个月婴儿智力发展简表

领域 项目	大运动	精细动作	语言	认知	社会性
新生儿（0～28天）	新生儿最早发展的基本动作是头部的动作。新生儿俯卧时不能抬头或可抬头15°，竖直抱时头颈部可以短暂挺立。	新生儿具有先天的抓握反射。成人将两个食指分别伸到新生儿握着的双手里，新生儿会自动握紧手指。	新生儿出生后的第一声啼哭是其最早的发音，也是其语言发展的基础。新生儿会用哭声来表达诉求。	刚出生几天的新生儿就能注视或跟踪眼前移动的物体。新生儿也具备一定的听觉能力。用玩具（如拨浪鼓）在距离新生儿耳边10cm左右处发出声响，新生儿头部有明显的运动反应。	新生儿会用不同的哭声来表达不同的生理需求，如饿了、尿了等。这是新生儿社会情绪发展的初始阶段。
2个月	2个月的宝宝仰卧时头可以自由转动，俯卧时可抬头45°左右。被竖直抱时，宝宝头部可以挺立几秒钟甚至1分钟。	2个月的宝宝，经常将手握成拳状，偶尔可将手张开。这是宝宝发展抓握能力的基础。此时，宝宝的两手偶尔能握在一起。	2个月的宝宝听到声音时，能转头寻找声源。这时期大人要经常与宝宝说话，宝宝会有表情反应。	2个月的宝宝能够注视红球，并能随着红球的移动转移视线；可以缓慢注视自己手中的物品，并能跟随物品上下移动视线。	此时期是宝宝养成良好的生活规律的初始阶段，大人要用心培养宝宝的睡眠、饮食及大小便习惯。
3个月	宝宝俯卧时，可以抬头90°。这时的宝宝还可以从仰卧位到侧卧位翻身。大人扶住宝宝两侧腋下将其竖直放在床上或地上，明显能感觉到宝宝的腿部可以支撑一点儿重量。	3个月的宝宝能够将两只手接触在一起；看到物体会舞动双手；手中抓握物体时，经常将其送入口中。	这时的宝宝很容易被逗笑，而且能发出笑声。3个月的宝宝能主动发出更多音，甚至能清晰地发出一些元音。	3个月的宝宝可以第一时间注意到自己面前的玩具，并且可以灵敏地追视，比如其视线可以跟随红球移动180°。	宝宝3个月的时候开始养成比较规律的生活习惯，比如每天的睡眠、饮食、大小便等都将有一定的规律。

续表

领域 项目	大运动	精细动作	语言	认知	社会性
4个月	俯卧时能用前臂撑起上半身；竖直抱时头能保持平衡；逐渐能从仰卧位翻身到侧卧位或俯卧位。	看见物体时会有意识地伸手接近物体，甚至能准确抓握物体，比如会够取悬吊的玩具，能用手摇花铃棒等。	4个月时是宝宝咿呀学语的开始阶段，宝宝在发元音的基础上可以发b、p、d、n、g、k等辅音，还能够发出da–da、ba–ba、na–na、ma–ma等重复音节。这时，宝宝偶尔发出的“ma–ma”好像是在叫妈妈。	已经可以调节视焦距，能随意看远或近的物体；听觉更加灵敏，能够非常自如地转头寻找声源。	生活更加规律，常在夜间睡眠，白天清醒时间延长。此年龄段的宝宝已可以舔食勺中的食物。
5个月	5个月的宝宝可以比较熟练地从仰卧位翻到侧卧位，再翻到俯卧位；坐时可竖直身体，可以靠着大人或物体独坐片刻。	5个月的宝宝手部力量越来越强，探索意识也在增强，可以准确伸手抓握物体，甚至可以有意识地摇晃、敲击物体。	5个月的宝宝能够模仿大人发音，有时也会自发地发出一些不太清晰的声音。此年龄段的宝宝对自己的名字已有反应，有人在背后叫其名字时能回头。	当玩具掉到地上或滚落到某个角落时，宝宝可以用目光追踪玩具。	5个月的宝宝消化功能增强了，手也能握住东西，可以自己将饼干喂到嘴里。
6个月	6个月的宝宝可以独坐一会儿。大人扶着宝宝站立时，宝宝会做出明显的抬腿动作。这时的宝宝能够趴着往前蹭，这是爬行的雏形。	6个月的宝宝能够抓取小物体。这时的宝宝还会不断地扔掉、捡起各种物体。玩积木等玩具时，宝宝可以轻松倒手了。	6个月的宝宝能听懂一些语气，可以通过声音识别熟悉的人，可以发“da–da、ma–ma”等音。	6个月的宝宝已经有一定的记忆能力，能够区别熟悉的人和陌生的人。	此年龄段的宝宝对大小便的指令有声音反应，可以将某些固体食物喂到自己嘴里。
7个月	7个月的宝宝已经能坐稳了，还可以连续翻滚。宝宝开始用上肢和腹部匍匐爬行，但这时的宝宝上肢与下肢的动作还不能协调配合。	7个月的宝宝能够准确地抓握物体，双手可以对击玩具，会将一只手的东西传递到另一只手中。	这个时期的宝宝已经能懂得“不”的意思，可以理解一些语言，能够清晰发出“pa–pa”的声音。	玩玩具时，如果手中有东西，宝宝可以先扔掉手中的玩具，再去拿另一个。	这个时期的宝宝可以用杯子喝水，能够关注自己经常使用的东西，如奶瓶、手绢等。
8个月	8个月的宝宝俯卧时能用四肢慢慢撑起身体，使腹部离开床面，逐渐学会手膝爬行。这个时期，一部分宝宝可以扶物站起，并且自己能坐下。	8个月的宝宝拇指、食指的动作更加协调，能够捏取比较小的物品。这时，宝宝很喜欢将食指伸入各种小洞或用食指拨弄各种物体。	这个时期的宝宝开始理解语言和动作的关系，比如“拿起”“放下”等；能够按照指令操作；可以清晰地发出“嗒嗒”的声音。	这个时期的宝宝可以持续用手追逐玩具。将玩具用手绢盖住，他能够掀开手绢找到玩具。	8个月的宝宝能够将食物送到嘴里，能看懂妈妈或其他成人的一些情绪。

续表

领域 项目	大运动	精细动作	语言	认知	社会性
9个月	9个月的宝宝爬得更快，动作更加协调，并且有了花样爬行动作。这个时期的宝宝可以在大人的帮助下站立、蹲下，可以自己扶着家具走。	9个月的宝宝能将手中的小物体投入容器中，比如能将小球投到小桶中。	9个月的宝宝非常喜欢模仿大人说话，比如大人经常能听到这个时期的宝宝喃喃自语。	这个时期的宝宝喜欢看带鲜艳图画的书，也喜欢听成人讲故事；能掀开小杯，寻找杯子下面扣着的小玩具。	这个时期的宝宝可以坐便盆大小便。成人给宝宝穿衣服时，宝宝能够伸手、伸脚配合穿衣。
10个月	10个月的宝宝扶着大人一只手可以站起来，从站姿可以坐下。这个时期的宝宝也能自己推开门。	可以将物品放进容器，再拿出来；能够打开杯盖，再盖上。虽然还不能将杯盖盖得很好，但宝宝已有这种意识。	10个月的宝宝更加喜欢模仿大人说话，可以听懂大人的简单指令，如“来”“再见”等，还可以明白“妈妈在哪里？”等问题。	可以用食指表示自己1岁了，能够一边翻书页，一边看图、看字；还可以掀开盒盖，寻找盒内的东西。	这时的宝宝能主动配合大人为其穿、脱衣服。
11个月	11个月的宝宝爬行自如，可以翻越障碍；自己扶着栏杆能够蹲下；被人牵着一只手能走几步；扶栏杆能将脚下的球踢开。	11个月的宝宝会用手势表达需求，能用手握笔在纸上乱涂乱画，能将书打开、合上，能够将杯子的盖子盖上或打开。	11个月的宝宝可通过声音表达需求；有时会装着会说话的样子，模仿大人的语气，发出一连串莫名其妙的声音。	这个时期的宝宝能够指出图画中有特点的部分，能够玩相对复杂的游戏。	这个时期的宝宝能够熟练地使用勺子自己吃半餐饭，可以养成良好的进餐习惯。
12个月	12个月的宝宝能够独自站立，并且可以独走几步，弯腰后能独自站直。	12个月宝宝的手部动作得到进一步发展，可以用笔在纸上画出清晰的印迹，会翻书。部分宝宝能搭两块积木。	12个月的宝宝大多已能主动发音，甚至清晰地发出声音。	宝宝看见铅笔、橡皮等知道怎么用；走到自己家门口或者熟悉的地方会用手指。	能同大人一起吃饭；会使用一些肢体语言。

附录七　婴儿身高体重发育表

女婴身高体重发育表

指标 月龄	身长（单位：cm）			体重（单位：kg）			头围（单位：cm）		
	下限值	中间值	上限值	下限值	中间值	上限值	下限值	中间值	上限值
出生时	46.4	49.7	53.2	2.54	3.21	4.10	31.6	34.0	36.4
1月	49.8	53.7	57.8	3.33	4.20	5.35	33.8	36.2	38.6
2月	53.2	57.4	61.8	4.15	5.21	6.60	35.6	38.0	40.5
3月	56.3	60.6	65.1	4.90	6.13	7.73	37.1	39.5	42.1
4月	58.8	63.1	67.7	5.48	6.83	8.59	38.3	40.7	43.3
5月	60.8	65.2	69.8	5.92	7.36	9.23	39.2	41.6	44.3
6月	62.3	66.8	71.5	6.26	7.77	9.73	40.0	42.4	45.1
7月	63.6	68.2	73.1	6.55	8.11	10.15	40.7	43.1	45.7
8月	64.8	69.6	74.7	6.79	8.41	10.51	41.2	43.6	46.3
9月	66.1	71.0	76.2	7.03	8.69	10.86	41.7	44.1	46.8
10月	67.3	72.4	77.7	7.23	8.94	11.16	42.1	44.5	47.2
11月	68.6	73.7	79.2	7.43	9.18	11.46	42.4	44.9	47.5
12月	69.7	75.0	80.5	7.61	9.40	11.73	42.7	45.1	47.8

男婴身高体重发育表

指标 月龄	身长（单位：cm）			体重（单位：kg）			头围（单位：cm）		
	下限值	中间值	上限值	下限值	中间值	上限值	下限值	中间值	上限值
出生时	46.9	50.4	54.0	2.58	3.32	4.18	32.1	34.5	36.8
1月	50.7	54.8	59.0	3.52	4.51	5.67	34.5	36.9	39.4
2月	54.3	58.7	63.3	4.47	5.68	7.14	36.4	38.9	41.5
3月	57.5	62.0	66.6	5.29	6.70	8.40	37.9	40.5	43.2
4月	60.1	64.6	69.3	5.91	7.45	9.32	39.2	41.7	44.5
5月	62.1	66.7	71.5	6.36	8.00	9.99	40.2	42.7	45.5
6月	63.7	68.4	73.3	6.70	8.41	10.50	41.0	43.6	46.3
7月	65.0	69.8	74.8	6.99	8.76	10.93	41.7	44.2	46.9
8月	66.3	71.2	76.3	7.23	9.05	11.29	42.2	44.8	47.5
9月	67.6	72.6	77.8	7.46	9.33	11.64	42.7	45.3	48.0
10月	68.9	74.0	79.3	7.67	9.58	11.95	43.1	45.7	48.4
11月	70.1	75.3	80.8	7.87	9.83	12.26	43.5	46.1	48.8
12月	71.2	76.5	82.1	8.06	10.05	12.54	43.8	46.4	49.1

注：以上数据均来源于原卫生部妇幼保健与社区卫生司2009年6月发布的《中国7岁以下儿童生长发育参照标准》。为了方便广大父母参照使用，在这里我们将基于中间值+2SD（2个标准差）设为上限、−2SD设为下限。上限和下限之间视为一般状态。

附录八　儿童生长发育曲线图

（出处：世界卫生组织儿童生长标准）

0～5岁女孩身（长）高生长曲线图

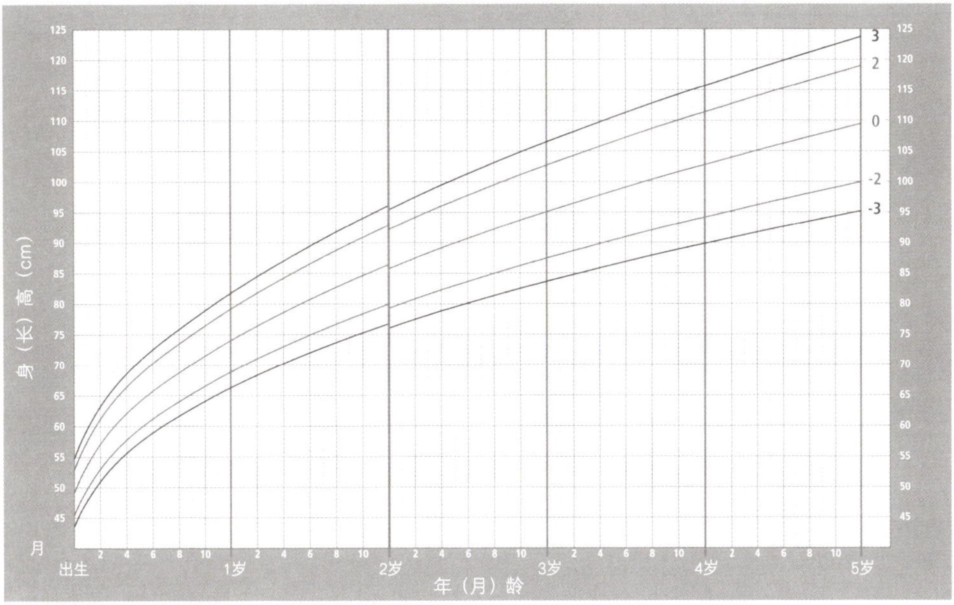

0～5岁男孩身（长）高生长曲线图

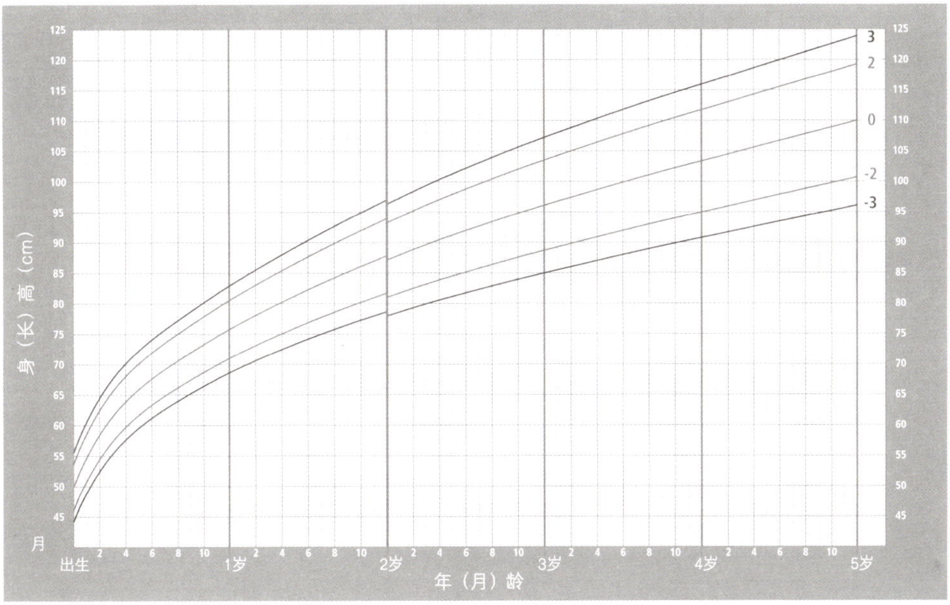

0～5岁女孩体重生长曲线图

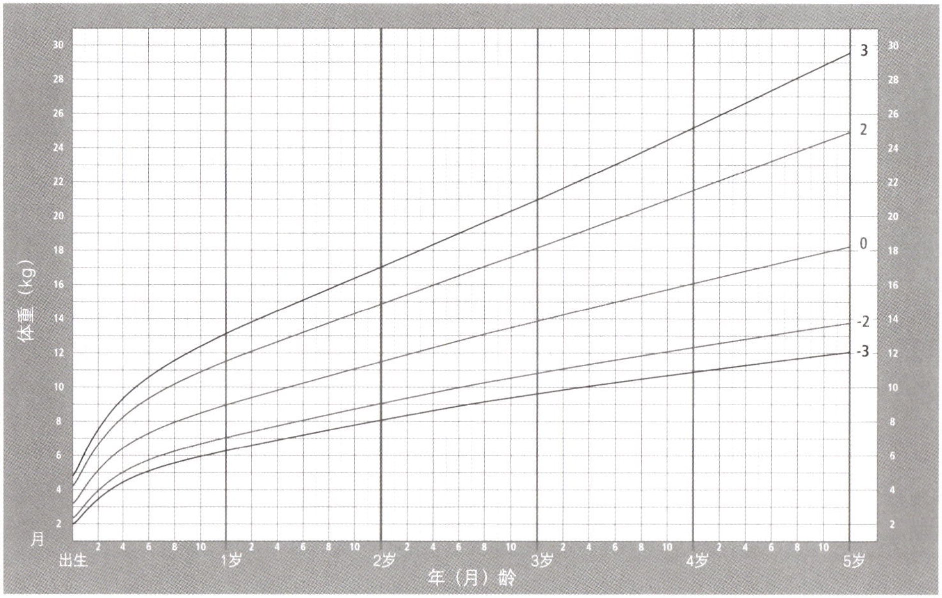

0～5岁男孩体重生长曲线图

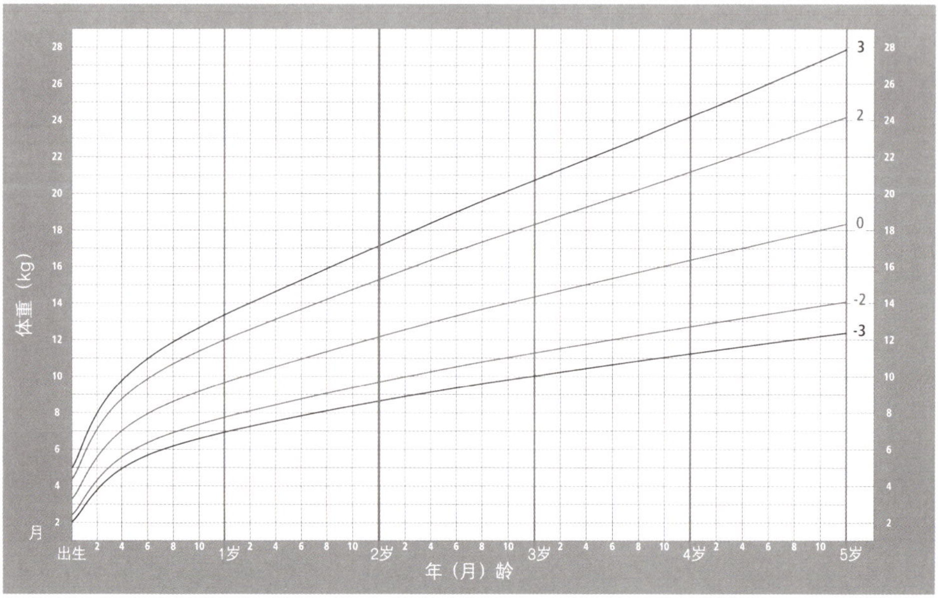

0～5岁女孩BMI生长曲线图

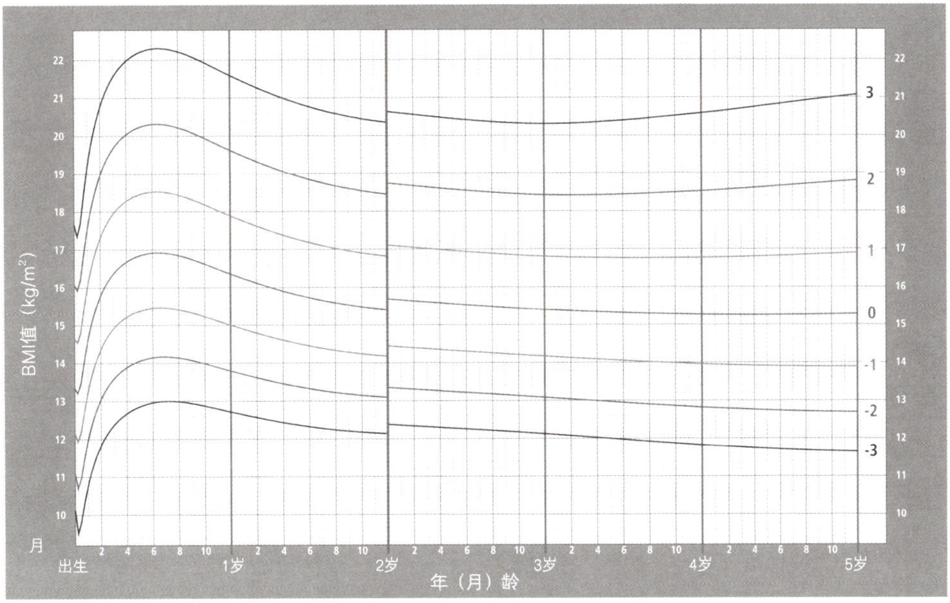

0～5岁男孩BMI生长曲线图

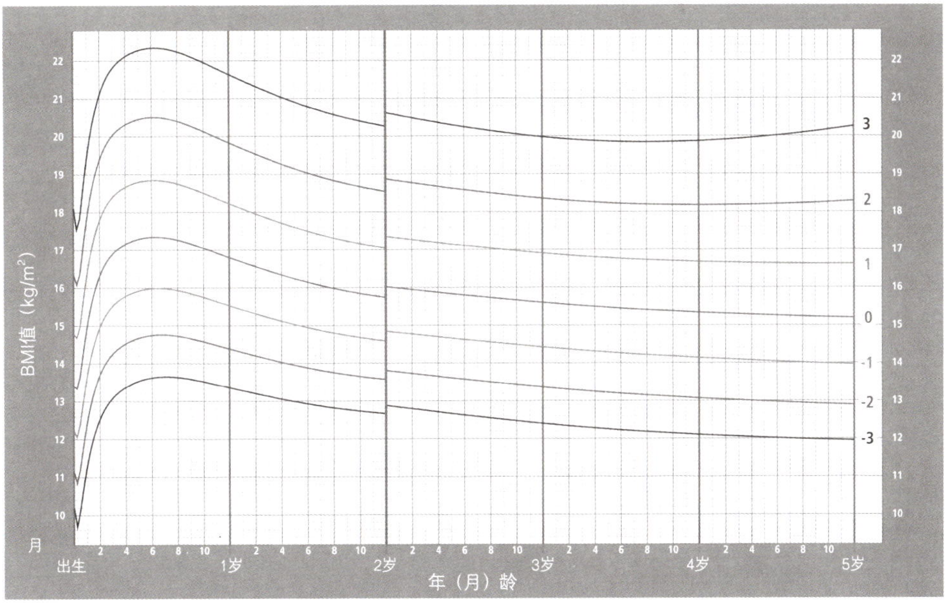

0～5岁女孩头围生长曲线图

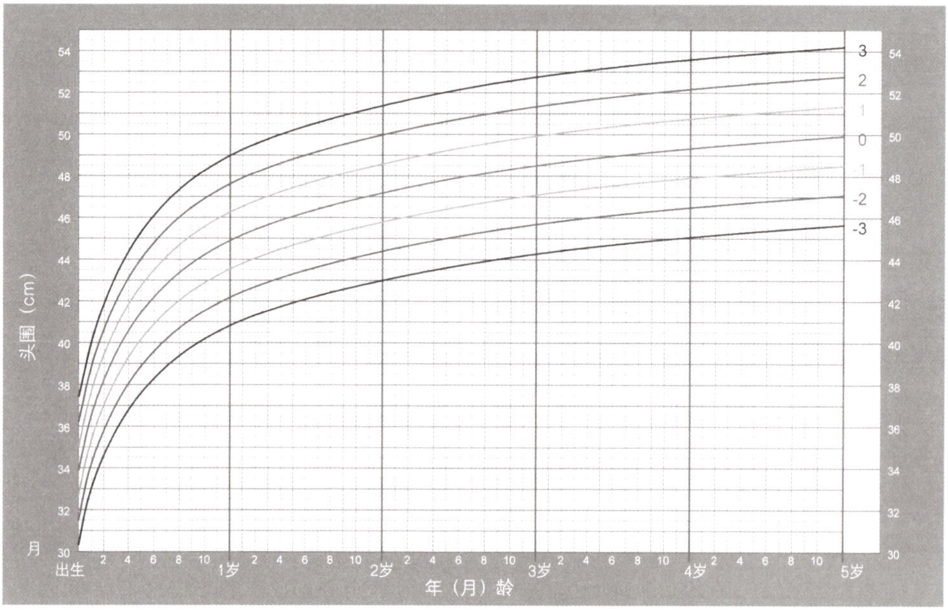

0～5岁男孩头围生长曲线图

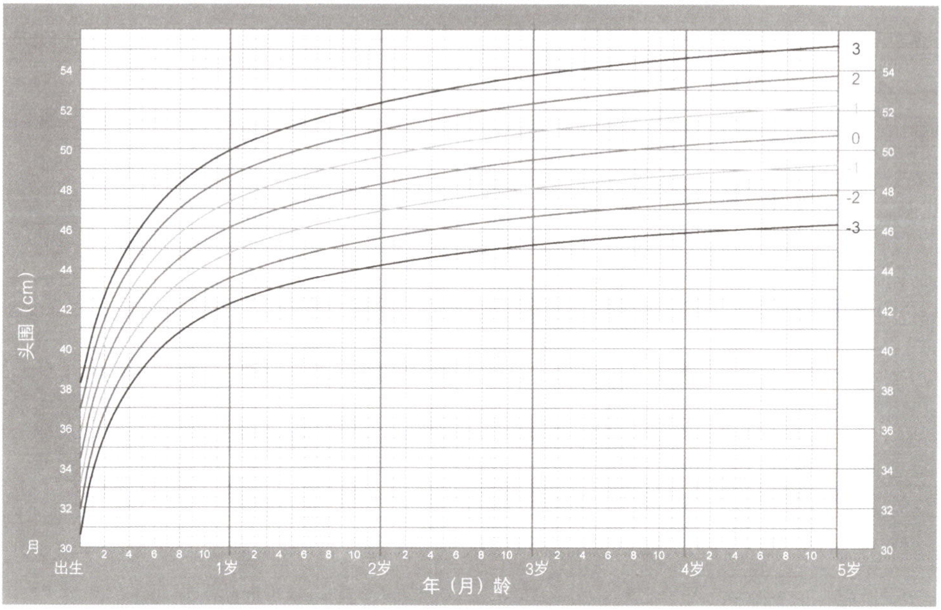

参考文献

1.陈宝英孕产育儿研究中心编著，《新生儿婴儿护理百科全书》，2011，中国人口出版社。

2.［美］塔尼娅·奥尔特曼主编，唐亚等译，《美国儿科学会育儿百科》（第7版），2020，北京科学技术出版社。

3.［美］威廉·西尔斯等著，邵艳美译，《西尔斯亲密育儿百科》，2019，南海出版公司。

4.何萃华编著，《协和孕育大讲堂》，2012，中国中医药出版社。

5.郑玉巧著，《郑玉巧育儿百科》，2009，化学工业出版社。

6.［日］松田道雄著，王少丽主译，《育儿百科》，2010，华夏出版社。

7.［美］伯顿·L.怀特著，宋苗译，《从出生到3岁》，2007，京华出版社。

8.邵肖梅等主编，《实用新生儿学》（第5版），2019，人民卫生出版社。

9.［美］玛莎·西尔斯、威廉·西尔斯著，赵家荣译，《西尔斯母乳喂养全书》，2013，江苏文艺出版社。

10.李刚编著，《〈中国居民口腔健康指南〉解读》，2010，中国医药科技出版社。

后　记

在本书即将以全新面貌出版之际，我首先要感谢我们的编委。他们将各自多年的研究和临床经验，毫无保留地整理、记录下来，这才有了本书的雏形。他们对本书在结构布局、学术水平、呈现方式等方面提出的宝贵建议，更是成了这本权威、前沿、阅读形式新颖的育儿指南的灵魂。

我还要感谢为我们拍摄操作视频的12位宝宝和他们的爸爸妈妈！感谢为我们提供宝宝照片的爸爸妈妈！感谢试读书稿并给我们反馈宝贵意见和建议的爸爸妈妈！

我更要感谢来自中国妇幼保健协会、中国教育科学研究院、北京妇产医院、北京儿童医院、首都儿科研究所、北京协和医学院、北京大学护理学院、北京大学第三医院、北京师范大学等机构的专家的帮助和支持！

现在，母婴健康方面的刊物、图书很多，其中不乏粗制滥造之作。在与中国妇女出版社的合作中，我深刻地感受到他们对内容质量要求之严谨，以及他们的敬业态度。在此，我们要感谢中国妇女出版社为本书付出辛劳的编辑们。作为作者，我很放心把心血交给他们，相信读者也能从本书体会到他们的敬业精神。

最后，我要特别感谢童芽健康科技研究院。没有他们的鼎力支持，本书很难如期与读者见面。

未来，我们还将继续推出家庭养育指南系列，为中国父母尤其是新手父母解惑答疑。

欢迎您能为本书提供宝贵的意见和建议，欢迎您跟我联系。我的电子邮箱是：cby2040@126.com。

陈宝英

主任医师、教授，北京妇产学会执行会长

曾任世界卫生组织母婴和妇女保健研究培训中心主任

首都医科大学附属北京妇产医院原党委书记兼院长

用户读后感

时隔8年，我迎来了我的第二个孩子。我之前的育儿经验已经被我淡忘或已过时。我重拾育儿书籍时，这本育儿宝典刷新了我的育儿知识，在养育二宝的过程中给了我极大的帮助。相较别的育儿书籍，该书更为全面、详细，几乎涵盖养育宝宝可能碰到的所有问题。无论新手妈妈还是有养育经验的妈妈，都应有一本这样的书。让育儿更轻松些吧！

——胡宸睿妈妈

几乎所有的新手爸爸妈妈都会遇到各种各样的护理养育宝宝的难题。本书有着系统、全面、权威的育儿知识，可让新手爸爸妈妈在养育宝宝的路上不再焦虑！强烈推荐此书！

——马心祎妈妈

我买了许多育儿书，但每天都在翻查这一本。这本《新生儿婴儿护理养育指南》将养育与护理融为一体，对于各方面的知识介绍得也很详细，还有视频可以参考，实用性很强。

——杜宇辰妈妈

育儿书我看过很多本。特别推荐这本书给新手妈妈们！这本书实用、靠谱，按月龄介绍婴儿的成长状态以及相应的护理、养育方式，可让妈妈更加了解自己的孩子，可帮妈妈更好地养育孩子。

——赵祎男妈妈

感谢童芽带给我们的这本全面、实用的育儿书籍。生活中的很多育儿难题，都能从书中找到答案。这本书帮了我很大的忙！此外，书里的视频更棒！值得推荐！祝本书大卖！

——孙靖桐妈妈

这本《新生儿婴儿护理养育指南》，是一本真正的新手妈妈必备指南。它不仅从喂养、常见疾病护理、疫苗接种等方面提供了详尽的信息，更从婴儿发育指标、家庭对孩子的影响甚至适合不同月龄宝宝的亲子游戏等方面提供了十分全面的信息。本书还有直观的视频可观看，可让新手妈妈不再焦虑。本书可谓真正实用的养育指南!

——刘煜邦妈妈

当我的无条件爱我、依赖我的小天使降临时，作为新手妈妈，我除了深感幸福与喜悦外，也深感紧张与焦虑，担心自己准备得不够充分，做得不够好，无法给宝宝周到的呵护。这本《新生儿婴儿护理养育指南》在此时给了我很大的帮助。对于1岁之内宝宝的养育及护理，本书给出了科学、全面、细致的指导。难能可贵的是，这并不是一本枯燥的理论性书籍，而是具有很强的实操性。本书内容生动，形式新颖，还配有动态视频，学习起来十分方便。我十分愿意把这本陪伴我走过最忙乱、最忐忑，也最美好的那段时光的好书推荐给全国的妈妈们。愿每个妈妈在它的帮助下，都能成为自己和宝宝心目中最棒的妈妈!

——张钧羿妈妈

这是一本每个新手妈妈都需要的“百科全书”，关于0～1岁宝宝的绝大多数养育问题，你都能在这本书中找到答案。有了这本书，你不会再困惑，不会再紧张，不会再不知所措。

——张添童妈妈

从备孕到怀孕再到生娃，一路走来，我深知专业知识的重要性。这本书很专业、很全面。书中的很多育儿理念都是最新的。本书不仅有护理养育知识，还有心理、早教、营养辅食等相关知识。真的超赞！推荐给全国的新手妈妈!

——袁圆妈妈

每一个新手妈妈面对刚刚出生的小宝宝都会不知所措，当宝宝出现各种小问题时更是充满焦虑和困惑。这本书就是您身边的育儿专家，它为你可能遇到的各种常见问题提供了非常有效和简便的解决方法。有了它的帮助，相信所有新手妈妈都可以在带娃的路上游刃有余，尽情享受当妈妈的乐趣。

——张景芃妈妈

专家推荐

育儿是一个漫长且艰辛的过程。相信很多初为人母的妈妈都曾面临各种各样的关于育儿的困惑和问题。这本书可以为您提供全方位的系统的指导。有了本书的帮助，您必将成为一个“专家级”的妈妈。

——明　理

玛丽之家（成都）幼儿成长中心创始人

《新生儿婴儿护理养育指南》的编委都是来自育儿一线的儿科医生，以及护理、早教、营养、心理等各领域的专家。本书涵盖0～12个月宝宝成长过程中可能遭遇的各种常见问题及应对方法，很实用，非常适合宝爸、宝妈们。母婴行业的同人也可以拿来当教科书使用。

——余桂珍

广东省东莞市妇幼保健院主任护师、硕士生导师

《新生儿婴儿护理养育指南》不仅是国内第一本按照婴儿生长规律讲述其生长特点和养育护理方式的育儿读物，也是一本集护理、养育、医疗于一体的专业书籍。本书还介绍了袋鼠式护理、半躺式喂养等婴儿护理新技术。本书不仅适合妈妈，也适合护理人员和育婴工作者。

——王爱华

潍坊医学院护理学院教授、教研室主任

我从事早教行业多年，很认真地读了《新生儿婴儿护理养育指南》这本书。我认为，本书内容非常专业，书中所讲的育儿理念非常先进。本书不仅理论指导意义强，实操性也很强。向大家推荐这本书！

——王晓丰

大连市天天早教董事长、创始人

《新生儿婴儿护理养育指南》是真正实用的工具书。孩子一落地，初为人母的妈妈必定手足无措。这本书对于婴儿成长过程中可能遭遇的各种问题，都逐一进行了讲解说明，一定会成为宝妈的好帮手。相信看了这本书的人一定会跟

我有同样的感受。

——程怡婧

宋庆龄青少年儿童科技文化交流中心早教教师

这本书逐天、逐周、逐月详细讲解养育新生儿和婴儿过程中可能遭遇的各种关于护理、喂养、疾病、早教的问题，非常实用，很适合宝妈们！

——陈改婷

河北省邯郸市中心医院主任护师（助产）

《新生儿婴儿护理养育指南》一书凝聚了国内近百名权威专家多年的专业智慧及临床经验：内容科学、全面、新颖，实用性强；集理论、操作视频、科普问答于一体；将医疗、护理、养育等问题科学地结合起来，是医务人员最好的工作指南！是宝妈们最好的育儿百科全书。

——董丽媛

山西医科大学第一医院分娩室科护士长
山西医科大学护理学院妇产科教研室主任、硕士生导师

《新生儿婴儿护理养育指南》的编委都是行业内的专业人士。本书内容很符合养育实际，能够很好地指导新手妈妈科学养育宝宝。书中有些实操内容（比如给宝宝穿衣、脐部护理、给宝宝换尿布等）还配有操作视频，能让宝妈更加直观地学习育儿知识。

——李　鹤

月安馨母婴产后康复中心院长

作为孩子的妈妈，我深知育儿的艰辛和不易；作为一名医学类院校的教师，我深知婴幼儿成长过程中可能遭遇各种难题。《新生儿婴儿护理养育指南》这本书恰恰能让您的育儿之路轻松、从容，能让您轻松应对0～12个月宝宝可能出现的各种问题。所以，这是一本很值得宝妈们认真读一读的好书。

——王志稳

北京大学医学部护理学院教授
循证护理研究中心主任